静脉治疗专科护士规范

血管通路

技能培训与管理

Skills Training
and Management of
Vascular Access

张京慧
吴 畏 | 主编

 化学工业出版社

·北 京·

内容简介

本书由中南大学湘雅医院血管通路团队组织编写，多维度、多层面阐述了血管通路技能培训和管理方面的应用，涵盖了血管通路相关血管解剖、血管通路相关药物知识及超声和放射影像在血管通路技术中的应用等基础知识，血管通路质量控制管理内容，外周静脉导管、中线导管、中心静脉导管、经外周静脉置入中心静脉导管、输液港植入、导管维护技术等规范化操作流程。本书内容全面，图文并茂，并附有操作视频二维码方便操作参考。本书适合从事血管通路工作的临床医生、静脉治疗专科护士及相关专业技术人员的在职培训、继续教育使用。

图书在版编目（CIP）数据

血管通路技能培训与管理/张京慧，吴畏主编. —北京：化学工业出版社，2024.4（2024.9 重印）
ISBN 978-7-122-44767-8

Ⅰ.①血…　Ⅱ.①张…②吴…　Ⅲ.①静脉-导管治疗　Ⅳ.① R459.9

中国国家版本馆 CIP 数据核字（2024）第 001447 号

责任编辑：戴小玲　　　　　　　　　　　文字编辑：翟　珂　张晓锦
责任校对：王　静　　　　　　　　　　　装帧设计：史利平

出版发行：化学工业出版社（北京市东城区青年湖南街 13 号　邮政编码 100011）
印　　装：北京盛通印刷股份有限公司
710mm×1000mm　1/16　印张 25¹/₂　字数 501 千字　2024 年 9 月北京第 1 版第 2 次印刷

购书咨询：010-64518888　　　　　　　　售后服务：010-64518899
网　　址：http ://www.cip.com.cn
凡购买本书，如有缺损质量问题，本社销售中心负责调换。

定　　价：168.00 元　　　　　　　　　　　　　　　版权所有　违者必究

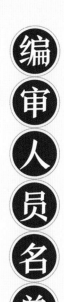

主　编：张京慧　吴　畏

副主编：胡元萍　欧阳玉燕　彭小贝　朱　芳　樊玉花

编　者（排名不分先后）

张京慧　吴　畏　胡元萍　欧阳玉燕　彭小贝

樊玉花　朱　芳　刘　琼　陈文凤　吴丽丹

朱岭梅　周　霞　邱赛男　张志鹏　吕　梅

彭畅立　罗延诚　黄明霞　赵春光　王　飒

莫　丹　裴贻刚　唐旸烁　唐朝辉　贺连香

胡红玲　刘万里　廖和平　李丹梅　廖锦堂

管玉蛟　刘　伟　曾　蔚　姚晓长　陈　华

师正坤　张彩兰　曾巧苗　李　文　姜萍岚

黄　琼　马　娜　李　霞　张赞玲　张建一

石亮荣　肖湘成　王铭杰　刘艳辉　侯剑媚

罗玲霞　张　娟　周芳丽　段　敏　唐　丽

谢龙龙　赵　京　钟　平　周　艳　何　娇

姚　念　彭　莎　徐　然　马贵媛　胡佳吉

王　晶　李湘平　刘　鑫　徐彬斌　吴思容

陈　幸　黄　勋　王宪伟　廖伟华　夏　凡

插　图：周祺舜　申剑飞　邓可亦

主　审：李春燕　岳丽青

序

　　血管通路工具由最初的动物羽毛、动物膀胱，到一次性输液钢针，再到今天的外周血管通路装置、中心血管通路装置、动脉导管、骨髓腔穿刺装置、脐动静脉置管等，其功能不断完善，血管通路技术也在不断创新、发展。输液形式也由全开放式输液系统到半开放式输液系统，再到现在的全密闭式输液系统，极大地保证了患者输液安全。面对新方法及新材料的应用，提高医护人员血管通路技能水平，规范血管通路技能培训与质量管理，是保障患者生命通道的重要措施。

　　自有输液治疗以来，血管通路技能的培训与管理一直在前进的路上，在循证中求索，在实践中创新。血管通路可帮助患者治疗疾病，恢复健康。但在血管通路应用中，一直存在一些问题：如何最大限度地保护患者血管，如何在预算有限的情况下开展新技术，如何实现标准化管理？加上临床实践中对血管通路功能不断提出的新要求，我们亟须用技术创新来解决，用技能培训来提高，用质量管理来规范，《血管通路技能培训与管理》一书应运而生。

　　《血管通路技能培训与管理》由中南大学湘雅医院血管通路团队牵头编写，参考国内外新近指南、标准及共识，尽可能呈现当前最佳证据、临床专业知识和实践中的最佳解决方法。本着培养专业的血管通路技能及管理人才的初心，围绕开展标准化操作规范的宗旨，我们介绍了不同血管通路工具的标准化操作规范，并拍摄了系列操作视频。该书编写内容力求全面，涵盖血管通路技术相关的解剖、生理、药理、影像等基础知识，血管通路管理制度、质量标准及质控监测指标、风险防范和应急预案，外周血管通路装置、中心血管通路装置、动脉导管、脐动静脉导管等不同血管通路置管及维护操作规范等。

该书本着"来自临床、贴近临床、指导临床"的宗旨，具有很好的实用性及指导性。编写形式力求创新，以权威纸质版与数字融媒体形式有机结合，实现优势互补，共建共享高质量融媒体课程，推动血管通路技能人才培养。该书科学严谨，图文并茂，既反映新近研究进展，又有详细具体的操作指导，内容全面，操作性强，是血管通路技能培训与管理不可多得的蓝本，希望本书未来能够成为广大临床医务工作者的良师益友，成为指导和规范血管通路技术操作的标准用书，成为静脉治疗专科护士规范化培训教材，成为专业学位研究生的选修教材。也希望在本书的推动下，医务同行不断加强探索与实践，推动我国血管通路技能迈上新的台阶。

　　本人有幸出版前先阅，受益匪浅，愿意向同行们推荐。

2023 年 12 月

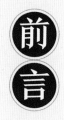

前言

　　随着医疗技术的不断发展，治疗方案呈现多样化、复杂化特点，血管通路工具也呈现多功能、多规格、多材质的选择，血管通路穿刺技术不再局限于裸眼穿刺，可视化装置应用越来越广泛，腔内心电实时定位等技术成为静脉治疗专科护士的必备技能。为适应新时代新技术的发展，提高医护人员血管通路技能，规范血管通路质量管理，保障患者生命安全，对临床医务人员开展系统化、规范化、同质化的血管通路技能培训，对血管通路质量做好风险防范管理非常必要。

　　《血管通路技能培训与管理》紧扣临床医务人员继续教育培养目标和要求，以患者安全为出发点，以血管通路技术为主线，融入血管通路技能的新理念、新业务、新技术，以期达到提高医务人员的临床实践能力、创新能力和终生自主学习能力的最终目的。

　　本书共有三篇，包括血管通路的基础知识、管理制度、操作技术三大部分。第一篇主要介绍血管通路概述、血管通路相关血管解剖、血管通路相关药物知识、血管通路装置的选择、超声在血管通路技术中的应用、放射影像在血管通路技术中的应用及心腔内心电定位在血管通路技术中的应用。第二篇主要从血管通路多学科管理团队、血管通路管理制度、血管通路质量控制三大块进行阐述。第三篇以"定义—目的—适应证—禁忌证—标准操作规范—注意事项—健康教育"为轴线，详细介绍了外周静脉导管、中线导管、中心静脉导管、经外周静脉置入中心静脉导管、输液港植入、血液透析导管、新生儿脐动静脉置管、其他血管通路工具置入，以及导管维护技术。

　　该书紧跟血管通路技能发展新趋势，结合最新血管通路相关指南、共识及标准，凸显血管通路技能培训课程的特点。编写内容全面，有理论有实践，有广度有深度。编写形式新颖，以权威纸质版为基础，融合数字化视频教学，可实现临床医务人员的在职培训教育，达到事半功倍的效果。本书主要供从事血管通路工作的临床医师、专科护士、医疗技术人员的在职培训、继续教育使用，也可作为相关专业学位研究生的选修课程用书。

本书由湘雅医院血管通路团队牵头编写，编写过程中得到了医院领导及来自临床药学科、放射科、肾内科、超声科、普外科、血管介入科、新生儿科、感染控制中心等专家的大力支持，同时也得到了中南大学湘雅医学院生理学、解剖学教授的精心指导，也有外院护理同行的倾心帮助，本书出版得到中南大学研究生高水平教材的经费支持（项目编号：2023JC021）、国家自然科学基金面上项目（项目编号：72174210）、湖南省自然科学基金科卫联合项目（项目编号：2022JJ70168）支持，在此一并表示诚挚谢意！

　　由于编写时间仓促，编者知识水平和能力有限，书中不足之处在所难免，敬请各位读者斧正。

编　者

2023 年 12 月

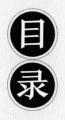

目录

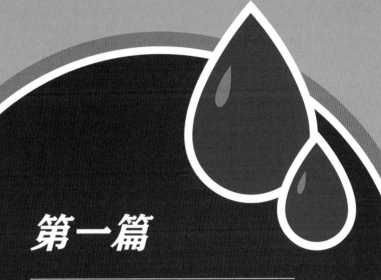

第一篇

基础知识

第一章 血管通路概述

第一节 血管通路技术发展史

静脉治疗历程是一部漫长的发展史，从第一根羽毛管针头雏形，到今天多种多样的血管通路工具；从奠定血液循环理论、疾病细菌理论，到发现 ABO 血型、RH 血型、蛋白质和氮平衡之间的奥秘，静脉输液、静脉输血、肠外营养技术经过了不断探索、不断创新、不断发展之路，静脉治疗学科也得到不断发展。下面我们按照时间轴顺序介绍安全输液探索之路（表 1-1-1）、安全输血探索之路（表 1-1-2）、肠外营养探索之路（表 1-1-3）、血管通路装置发展史（表 1-1-4）、血管通路辅助器材发展史（表 1-1-5）、静脉治疗学科发展（表 1-1-6）。

表 1-1-1 安全输液探索之路

时间	历史大事
1616 年	英国医师 William Harvey 首次提出了血液循环的理论，发现心脏通过心肌持续的收缩和舒张运动控制着全身血液循环，为后人开展静脉输液治疗奠定了理论基础
1656 年	英国医师 Christopher Wren 和 Robert 用羽毛管针头，把药物注入狗的静脉，为历史上首例静脉输液的行为，开创了静脉输液治疗的先河
1662 年	德国医师 John 为抢救严重感染患者，首次将药物注入人体，导致患者由于感染致死，以致后来的 150 年历史长河中，无人敢越雷池一步
1831 年	欧洲霍乱暴发，苏格兰医师 Thomas Latta 将煮沸后的食盐水注入患者静脉，成功治疗霍乱患者，奠定了静脉输液的治疗模式
19 世纪 60 年代	Louis Pasteur 发现疾病细菌理论，阐明发酵和腐败会引起细菌的生长繁殖。格拉斯哥大学外科教授 Joseph Lister 基于细菌理论提出伤口化脓可能与微生物感染有关，破坏微生物的生长环境或阻止被污染的空气接触伤口可能会预防感染发生的假设，为灭菌理论奠定了基础
1889 年	Williams Hals 医师在手术中使用了橡胶手套，此后使用手套成为医疗操作程序中的常规步骤
1920 年	世界上第一个玻璃瓶装静脉输液产品诞生，由广口玻璃瓶和天然橡胶材质制成，属于开放式输液管路，但安全性较差，很快被淘汰
1922 年	Drinker 首次运用动物模型证实在胸骨的骨髓腔内输入液体可以迅速到达外周循环
1923 年	Florence Seibert 医师首次在蒸馏水中发现致热原，采用灭菌的方法可有效去除液体中的致热原
20 世纪 30 年代	出现第二代静脉输液产品，由玻璃或硬塑料容器与带有滤膜的一次性输液管路构成，第二代产品属于半开放式输液系统，污染机会减少

时间	历史大事
1934 年	Josefson 首次报告将骨髓腔输液运用于人体
20 世纪 70 年代后期	全密闭静脉输液系统（第三代静脉输液系统）出现，输液容器改为塑料材质的软袋，在重力滴注过程中不必用进气针使袋内外气体相连，具有很好的防污染的作用

表 1-1-2　安全输血探索之路

时间	历史大事
1665 年	Richard Lower 医师首次使用羽毛管成功将一只狗颈动脉血液输注到另一只狗颈静脉中
1667 年	法国国王路易十四的御医 John Baptiste Denis 将羊血直接注入一个 15 岁男孩的静脉，结果导致男孩死亡
1818 年	英国伦敦妇产科医师 James Blundell 首次成功实施人与人输血
1821 年	为解决输血并发症血液凝固问题，法国医师 Jean Louis Prevost 与 Jeans B.Dumas 成功将成分血应用于动物之间的输注
1834 年	James Blundell 应用输血技术成功救治一名大出血产妇
1875 年	Landis 通过研究不同动物之间输血时发生的溶血现象，创立了抗原抗体反应的理论
1901 年	奥地利维也纳大学病理解剖研究所助教 Karl Landsteiner 发现，有些人的血清会与某些人的红细胞发生凝集，确定了人类最初的三种血型（A 型、B 型、O 型），开辟了现代输血的道路
1902 年	捷克医师发现人的第四种血型（AB 型），从而确立了 ABO 血型分类，使得静脉输血成为安全的急救手段
1907 年	Reuben Ottenberg 开始应用 ABO 血型系统选择相同的血型进行输血治疗
1915 年	Oswald Robertson 发现了抗血液凝集的方法，应用枸橼酸钠抗血液凝集成功
1939 年	Levine 和 Stetson 发现血清中的抗 Rh 抗原
1941 年	Levine 和 Burnham 发现抗 Rh 抗原会引起妊娠及分娩时大出血。同年，血浆首次被作为成分血使用，分离血浆的新技术也得到迅速发展
1943 年	红细胞成功分离并被使用
1962 年	首次过滤技术降低了白细胞的污染和血液中红细胞的纤维凝集

表 1-1-3　肠外营养探索之路

时间	历史大事
1852 年	Bidder 与 Schmidt 发现了蛋白质与体内氮平衡之间的关系，从而奠定了营养支持的基础
1853 年	法国生理学家 Claude Bernard 将含糖溶液注入狗的血管中。在随后的 20 年里，他继续试验，不仅注入含糖溶液，还有蛋清和牛奶，这些试验都有一些成功
1931 年	美国医师 Dr Baxter 与同伴合作在改造后的汽车库内生产出世界上第一瓶输液产品——5% 葡萄糖注射液，在第二次世界大战中 5% 葡萄糖注射液大量应用于伤病员的抢救
1935 年	Emmett Holt 首次将蓖麻油提炼的脂肪乳剂作为营养物质注入人体
1940 年	Schohl 与 Blackfan 成功地将合成氨基酸溶液输入婴儿体内

时间	历史大事
1944 年	Helfich 与 Abelson 成功将 50% 葡萄糖、10% 氨基酸与 10% 橄榄油卵磷脂乳剂通过静脉输入一个 5 岁的儿童体内
20 世纪 80 年代	肠外营养的发展经历了从营养素分瓶输入到混合输入的过程

表 1-1-4 血管通路装置发展史

时间	历史大事
1656 年	英国医师 Christopher Wren 和 Robert 使用羽毛管和动物膀胱，做成了第一根静脉输液用针头
1877 年	Nikolai Vladimirovich 开展世界首例血管吻合术，使用丝线缝合法将狗的门静脉和下腔静脉直接缝合建立瘘管
1929 年	德国外科医师 Werner Forssmann 经过自己肘窝部位放置一根静脉导管，这是最早的经外周静脉置入中心静脉导管雏形，因该项技术他于 1956 年获得诺贝尔医学奖
1940 年	费城的 Tocantins 和 O'Neill 医师开发了用于临床骨髓腔输液的实用技术及穿刺用特殊针头
1950 年	梅奥医学中心的麻醉科医师 Massa 研发了 Rochester 聚乙烯导管针，取代了既往的橡胶导管
1952 年	Seldinger 首次描述将 J 型导丝沿着穿刺针置入到动脉或静脉中，后采用他的名字命名该项技术，该技术促进了介入治疗的发展
1957 年	出现一次性头皮针
1960 年	Wilson 在上肢和下肢外周静脉置入中心静脉导管，用于危重症患者的中心静脉压监测
1962 年	德国贝朗公司发明了第一支留置针
1962 年	历史上第一支硅胶导管被 Steward 和 Sanislow 研制成功
1966 年	Dr Henry Tenckhoff 发明了通过皮下隧道的一种带涤纶套袖的导管，解决了细菌生长和导管污染问题，这就是隧道式中心静脉导管（tunneled central vascular catheters，TCVC）的雏形
1966 年	Brescia、Cimino、Appel 和 Hunvich 在前臂中建立动静脉瘘，确保静脉血流速度达到 250～300mL/min
1967 年	Dudrick 首次通过颈外静脉或颈内静脉经皮置入中心静脉导管进行肠外营养
1972 年	Dr Robert Hickman 联合 Jim Sisley 发明了更大管腔的 Hickman CVC 导管，这种导管最初在 Fred Hutchinson 肿瘤研究中心主要为肿瘤患者采血或输注化学性药物
1975 年	Hoshal 开发的硅胶材质经外周静脉置入中心静脉导管（peripherally inserted central venous catheter，PICC）又称经外周置入中心静脉导管、经外周静脉穿刺中心静脉置管，首次上市
1979 年	Hickman、Buckner、Clift、Sanders、Stewart 和 Thomas 通过增加导管壁厚度和管腔直径开发出隧道型双腔硅胶导管和三腔导管

时间	历史大事
20 世纪 80 年代	我国开始应用静脉留置针
20 世纪 80 年代	植入式输液港应运而生，该导管经皮下置入锁骨下静脉，尾端端口装置放置于胸壁皮下组织中
1982 年	Niederhuber、Ensminger、Gyves、Liepman、Doan 和 Cozzi 研发的完全植入式静脉输液港上市，应用于肿瘤等患者
20 世纪 90 年代后	静脉留置针逐渐在我国临床上被广泛应用
1997 年	我国协和医院胃肠外科医师引进了 PICC 技术
20 世纪末	输液港应用于硬膜外麻醉
2007—2009 年	耐高压输液港和耐高压经外周穿刺的中心静脉导管上市，用于增强 CT 和冠状动脉的高压造影

表 1-1-5　血管通路辅助器材发展史

时间	历史大事
1970 年	输液接头为肝素帽
1980 年	第一代钝针接头出现，可降低医务人员针刺伤危害
20 世纪 80 年代	日本、美国和德国等国家就进行了智能型输液装置的研制
1992 年	分隔膜无针输液接头出现，可减少钝针反复穿刺导致的橡胶脱落
20 世纪 90 年代中期	国内开始进行输液泵、手臂浅静脉红外线显示仪、输液恒温加热器和新型热敷器等智能输液辅助装置的研制
1999 年	正压、负压、平衡压机械阀输液接头出现
2009 年	防逆流输液接头出现，较好地降低了导管堵塞风险

表 1-1-6　静脉治疗学科发展

时间	历史大事
1940 年以前	静脉输液由医师执行操作，护士只协助做相关物品准备工作
1940 年以后	护士可独立执行静脉输液操作，静脉输液技术得以迅速发展
1972 年	美国成立静脉输液护理学会
1980 年	静脉输液护理学会更名为静脉输液护士协会 (intravenous nurses society，INS)，INS 指南成为世界各地静脉输液治疗参考的行业标准
1990 年	我国中华护理学会成立了静脉输液专业委员会
2013 年	原国家卫生和计划生育委员会首次以行业标准的形式发布《静脉治疗护理技术操作规范（WS/T 433—2013）》，该标准 2014 年 5 月 1 日正式实施
2023 年	国家卫生健康委员会对《静脉治疗护理技术操作规范（WS/T 433—2013）》进行了更新完善，发布了《静脉治疗护理技术操作标准（WS/T 433—2023）》

第二节　常见血管通路工具

一、外周静脉通路装置

外周静脉通路装置指导管尖端位于腔静脉或右心房以外的导管，包括一次性静脉输液钢针、短外周静脉导管、长外周静脉导管、中线导管。外周血管通路装置可以置入浅表组织皮肤下的浅表静脉，以及位于肌肉组织下的深静脉中。

1. 一次性静脉输液钢针

一次性静脉输液钢针（图 1-2-1）用于短期或单次给药；腐蚀性药物不应使用一次性静脉输液钢针。

2. 短外周静脉导管

短外周静脉导管（short peripherally inserted catheters，SPIC）由不锈钢的芯、软的外套管及塑料针座三部分组成，包括开放式 SPIC 及密闭式 SPIC。开放式 SPIC（图 1-2-2）分为直型 SPIC、直型加药壶型 SPIC、直型防针刺伤型 SPIC；密

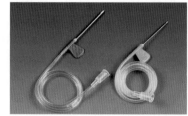

图 1-2-1　一次性静脉输液钢针

闭式 SPIC（图 1-2-3）包括直型 SPIC、Y 型 SPIC、防堵管防针刺伤 SPIC。通常由浅表静脉置入，宜用于短期静脉输液治疗，不宜用于腐蚀性药物等持续性静脉输注，留置时间 72～96h。避免持续输注具有刺激性或发疱性的药物，对于紧急抢救中的输液治疗，如输注血管升压药，先通过 SPIC 输注，直至中心血管通路装置被安全置入（在 24～48h 内，尽快置入中心血管通路装置）。

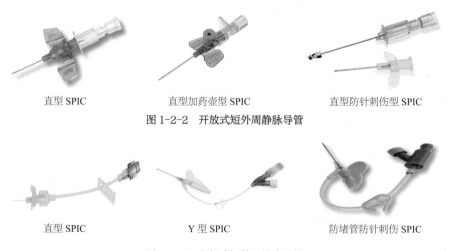

直型 SPIC　　　　　直型加药壶型 SPIC　　　　　直型防针刺伤型 SPIC

图 1-2-2　开放式短外周静脉导管

直型 SPIC　　　　　　Y 型 SPIC　　　　　防堵管防针刺伤 SPIC

图 1-2-3　密闭式短外周静脉导管

3. 迷你中线导管（长外周静脉导管）

迷你中线导管（mini-midline，MML）（图 1-2-4）又称长外周静脉导管（long peripherally inserted catheters，LPIC），指置入浅表或深处的外周静脉，导管尖端不超过腋窝水平，导管留置时间 1～4 周。当 SPIC 的各方面条件都符合，但难以对血管进行触诊或肉眼难以观察时，建议采用超声引导或近红外技术置入 LPIC。选择 LPIC 时应评估血管深度，以确保导管长度的三分之二位于静脉内。

4. 中线导管

中线导管（middle catheters，MC）（图 1-2-5）指经贵要静脉、头静脉或肱静脉置入上臂外周静脉，导管尖端位于腋窝水平或锁骨下静脉，留置时间 4 周；对于新生儿，除上臂静脉外，还可经头皮静脉置入中线导管，导管尖端位于锁骨上方的颈静脉，或者置入下肢，导管尖端位于腹股沟褶皱。MC 适用于低刺激性、等渗或接近等渗药物，如抗菌药物、补液和外周静脉对其具有良好耐受的镇痛药。MC 不适用于持续输注腐蚀性药物、胃肠外营养液、渗透压＞ 900mOsm/L 的液体及 pH ＞ 9 或 pH ＜ 5 的液体。在间歇性输注已知的刺激性和发疱性药物时，由于静脉炎或外渗的风险增加，应增加对置管部位的监测。间歇性输注发疱剂 6 天以上时，需要权衡其风险和益处。当患者有血栓病史、高凝状态、肢体血流减缓或终末期肾病需要静脉保护时，避免使用中线导管。

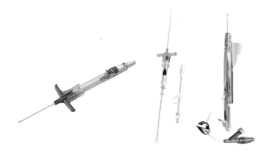

图 1-2-4　迷你中线导管

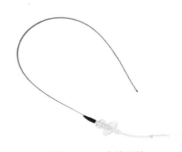

图 1-2-5　中线导管

二、中心静脉通路装置

中心静脉通路装置（central vascular access devices，CVADs）指导管尖端位于上腔静脉或下腔静脉的导管，以腔静脉与右心房交界处最佳。包括中心静脉导管、经外周置入中心静脉导管、植入式输液港、血液透析导管等。

1. 中心静脉导管

中心静脉导管（central venous catheter，CVC）指经颈内静脉、锁骨下静脉、股静脉置入，导管尖端位于上腔静脉或下腔静脉的导管（图 1-2-6）。CVC 包括非隧道型 CVC 和隧道型 CVC。通常颈内静脉入路发生机械性并发症较少；留置时间越长，血栓形成和感染的风险越大。股静脉入路发生感染风险较高，但紧急情况下更容易找到目标血管。腋窝-锁骨下入路发生感染和有症状深静脉血栓的风险较低，但机械性并发症的概率会增加。为降低感染发生，可选择隧道型中心静脉导管。一般推荐使用颈内静脉置管，但如果无法通过颈内静脉置管，则可使用颈外静脉、头臂静脉或股静脉。

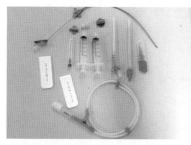
A 中心静脉导管类型

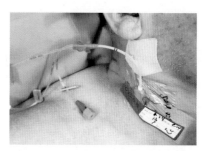
B 颈内静脉 CVC

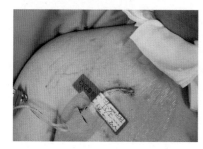
C 锁骨下静脉 CVC

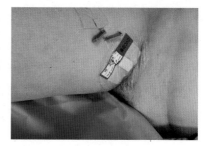
D 股静脉 CVC

图 1-2-6　中心静脉导管

2. 经外周静脉置入中心静脉导管

经外周静脉置入中心静脉导管指经外周静脉置入导管，导管尖端位于上腔静脉与右心房交界处（CAJ）或靠近 CAJ 的上腔静脉下段，下肢置管导管尖端位于横膈膜水平以上的下腔静脉，以下腔静脉与右心房交界处最佳。留置时间小于 1 年，可用于任何性质的药物输注。PICC（图 1-2-7）分为单腔 PICC（图 1-2-7A、图 1-2-7B）、双腔 PICC（图 1-2-7D）、三腔 PICC（图 1-2-7C），无瓣膜 PICC（图 1-2-7B、图 1-2-7C）、前端瓣膜 PICC（图 1-2-7D）、末端瓣膜 PICC（图 1-2-7A）、硅胶材质 PICC（图 1-2-7A）、聚氨酯材质 PICC（图 1-2-7B～图 1-2-7D），耐高压 PICC（图 1-2-7C、图 1-2-7D）、不耐高压 PICC（图 1-2-7A、图 1-2-7B），只有耐高压导管可用于高压注射造影剂。

3. 植入式输液港

植入式输液港指导管经皮下隧道连接港体埋入皮下，导管尖端位于上腔静脉与右心房交界处（CAJ）或靠近 CAJ 的上腔静脉下段，下肢置管导管尖端位于横膈

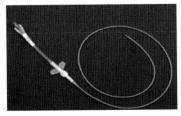

A 硅胶单腔前端瓣膜 PICC（不耐高压）

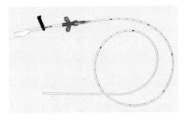

B 聚氨酯单腔无瓣膜 PICC（不耐高压）

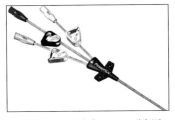

C 聚氨酯三腔无瓣膜 PICC（耐高压）

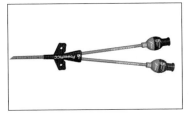

D 聚氨酯双腔末端瓣膜 PICC（耐高压）

图 1-2-7　PICC

膜水平以上的下腔静脉。可用于任何性质的药物输注，但只有耐高压材质导管方可高压注射造影剂。留置时间可长达几十年，具体留置时间受穿刺隔和穿刺针影响。输液港（图 1-2-8）按照港体位置不同分为胸壁港、上臂港、下肢港（图 1-2-8）。

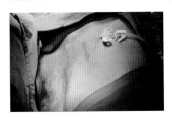

A 胸壁港

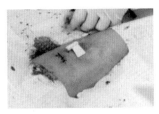

B 上臂港

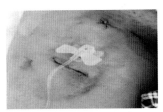

C 下肢港

图 1-2-8　输液港

4. 血液透析导管

血液透析导管（hemodialysis vascular access devices，HVADs）指应用于血液透析患者的血管通路，包括临时性血液透析导管及长期性血液透析导管。临时性血液透析导管（图 1-2-9）包括动静脉直接穿刺导管以及无隧道和涤纶套的透析导管（non-cuffed catheter，NCC），NCC 包括颈内静脉 NCC、股静脉 NCC、锁骨下静脉 NCC；长期性血液透析导管（图 1-2-10）包括带隧道和涤纶套的透析导管（tunnel-cuffed catheter，TCC）、自体动静脉内瘘（autogenous arteriovenous fistula，AVF）、移植物动静脉内瘘（arteriovenous graft，AVG）。

动静脉直接穿刺适用于急性中毒、急性高血钾、急性心力衰竭患者，但容易导致血肿、疼痛、血管破坏、血流量不足。临时性血液透析导管适用于预计留置时间小于 21 天的患者，颈内静脉置管是肾功能不全血液透析患者的最佳选择，

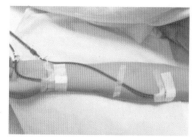

A 动静脉直接穿刺导管

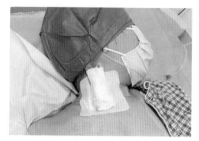

B 颈内静脉 NCC

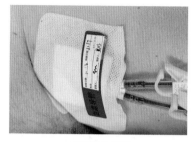

C 股静脉 NCC

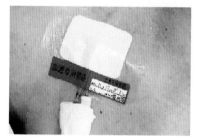

D 锁骨下静脉 NCC

图 1-2-9　临时性血液透析导管

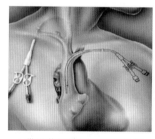

A 带隧道和涤纶套的透析导管

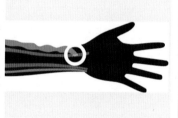

B 自体动静脉内瘘示意

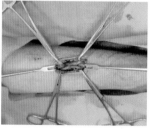

C 自体动静脉内瘘术中

图 1-2-10　长期性血液透析导管

并发症相对较少，留置时间较长；股静脉置管适用于紧急抢救，但下肢活动受限，且导管相关性血栓、导管相关性感染风险较高；锁骨下静脉置管活动不受限，敷料易固定，但穿刺困难，易出现气胸、血胸、中心静脉狭窄等并发症。

三、其他血管通路

1. 骨髓腔内通路

骨髓内输液（intraosseous infusion，IOI）是一种在特殊情况下利用骨髓腔中丰富的血管网将药物和液体通过骨髓腔输入血液循环的紧急输液给药方法。骨髓腔内通路（图 1-2-11）与外周静脉通路及中心静脉通路相比，具有操作成功率高、耗时短、易掌握的优势，适用于外周血管条件差的危急重症救治患者。理论上可以输入任何性质的药物，但由于研究数据有限，目前不推荐经骨髓腔内通路输注

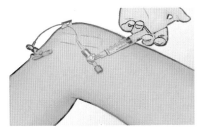
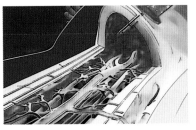

图 1-2-11　骨髓腔内通路示意

化疗药物、脂肪乳剂。

2. 脐血管导管

脐血管导管（umbilical catheters，UC）（图 1-2-12）指留置于脐静脉或脐动脉的导管，脐动脉导管放置时间不宜超过 5 天，脐静脉导管放置时间不宜超过 14 天，不需要时应当及时拔除。不宜在脐血管导管局部使用抗菌软膏或乳剂，使用低剂量肝素（0.25～1.0U/mL）持续输入脐动脉导管以维持其通畅。

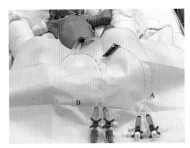
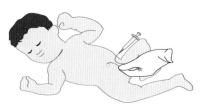

A 脐动脉导管　B 脐静脉导管　　　　　　　　　C 脐血管导管示意

图 1-2-12　脐血管导管

3. 动脉导管

动脉导管（arterial catheters，AC）指插入外周动脉或肺动脉的导管，短期用于获取血液样本，分析危重患者的血气数据，进行血流动力学监测。动脉导管（图 1-2-13）一般使用 18～20mm 导管经桡动脉或足背动脉置管，并发症发生率较低。在超声引导下进行动脉导管插入，可以减少插管相关并发症。

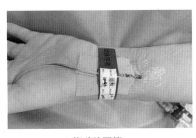
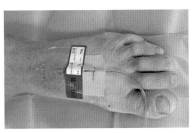

A 桡动脉置管　　　　　　　　　　　　　　　B 足背动脉置管

图 1-2-13　动脉导管

4. 植入式肝动脉药盒

植入式肝动脉药盒（图 1-2-14）是指经股动脉穿刺置管，导管头端位于肝动脉内的植入式体内导管药盒系统，主要由留置导管和埋于皮下的药盒组成，可供反复多次肝动脉灌注化疗（hepatic arterial infusion chemotherapy，HIAC）。与常规一次性经皮穿刺肝动脉置管化疗相比，植入式肝动脉药盒可避免股动脉反复穿刺置管，提高患者长时间持续 HIAC 和反复多次 HIAC 治疗的舒适性和依从性，同时降低治疗费用。

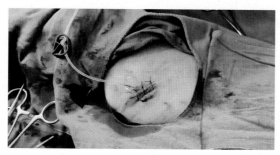

图 1-2-14　植入式肝动脉药盒

第三节　血管通路辅助器材

血管通路辅助器材包括输液装置、输血装置、输液接头、过滤设备、流速控制设备、加温设备、止血带、洁净层流工作台和生物安全柜等。

一、输液装置

输液装置（图 1-3-1）是用于输液的装置，由瓶塞、穿刺针、软管、莫菲滴管、流量调节器、药液（空气）过滤器、配套头皮针等组件组成，经环氧乙烷灭菌。一次性使用输液装置按材质分为聚氯乙烯（polyvinyl chloride，PVC）输液器、聚烯烃热塑弹性体（thermoplastic elastomer，TPE）输液器，以及添加遮光成分的避光输液器等。较为安全的是非 PVC 输液器，即超低密度聚乙烯输液器，此种输液器不含增塑剂邻苯二甲酸（di-2-ethylhexylPhthalate，DEHP），适用于孕妇、新生儿、发育期儿童等。

按过滤器滤孔直径大小分为普通过滤网输液器（孔径 15μm 左右）和精密过滤输液器（孔径 ≤ 5μm）；按静脉穿刺针或置入导管的连接方式分为普通接口输液器和螺旋接口输液器；按插瓶针多少分为单穿刺针输液器和多穿刺针输液器；按滴速调节器功能分为普通调节器输液器和微剂量调节器输液器；按排气功能

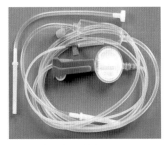
A 普通输液器

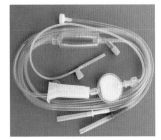
B 精密过滤输液器

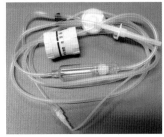
C 调速输液器

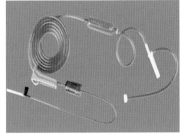
D 避光输液器

图 1-3-1　输液装置

分为自排气式输液器和手工排气式输液器。避光输液器是在 PVC 材料中加入具有吸收紫外光功能的遮光材料，能够阻挡 290～450nm 的紫外光。一次性使用精密过滤输液器终端滤器能够有效阻挡微粒进入人体，减少静脉炎、局部缺血水肿、血栓等不良反应的发生。滤网孔径越小，对微粒的滤除效果越好。在输入药液量较大或输入中药制剂、脂肪乳注射液等微粒含量较高的药物时，宜选择精密过滤输液器。输液装置应每 24h 更换 1 次，如怀疑被污染或完整性受到破坏，应立即更换。

二、输血装置

输血装置（图 1-3-2）是用于输注血液及血制品的装置，一次性输血装置由穿刺针、空气过滤器、莫菲滴管、血液过滤网、导管、流量调节器、一次性使用静脉输液针等组件组成。输血时必须使用带有过滤装置的输血器输注，输血装置宜 4h 更换 1 次。

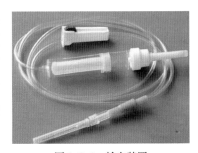
图 1-3-2　输血装置

三、输液接头

输液接头（图 1-3-3）指用于输液的附加装置，用于封闭导管末端，经输液接头给药。输液接头包括肝素帽、无针输液接头、三通接头。无针输液接头按内部结构不同分为机械阀接头和分隔膜接头，按功能分为正压接头、负压接头、平衡压接头。正压接头在移除输液装置或注射器时产生一次性正压，可以防止输液装置移除后血液在导管内残留，且只有在移除输液装置或注射器时才会起作用。负压接头在断开输液连接的瞬间，液体移动的方向与正压接头相反，即出现液体和血液回流。平衡压接头在断开输液连接的瞬间，液体移动的方向既不左也不右，为静止状态。操作人员应遵循产品指示，用于冲管、封管、夹闭和断开操作。

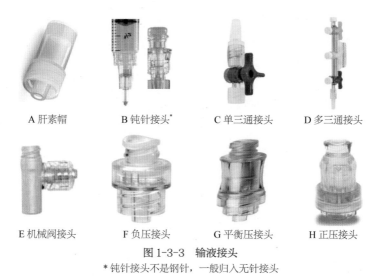

A 肝素帽　　B 钝针接头*　　C 单三通接头　　D 多三通接头

E 机械阀接头　　F 负压接头　　G 平衡压接头　　H 正压接头

图 1-3-3　输液接头

* 钝针接头不是钢针，一般归入无针接头

四、过滤设备

输液过滤设备是指输液器近患者端的过滤装置（图 1-3-4），由带微孔滤膜构成，根据需要可过滤掉直径不等的微粒。带有过滤器的输液器和输血器可显著减少各种输液、输血不良反应的发生，但也容易导致输液速度减慢、沉淀物堵塞等现象。精密过滤输液器一般配置了更高级别的过滤装置，能够起到更好的过滤效果。《输液治疗实践标准》（第 9 版）要求输入肠外营养（parenteral nutrition，PN）

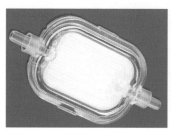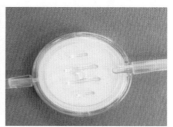

图 1-3-4　过滤装置

溶液需使用适用于溶液类型的过滤器过滤；血液和血液成分需使用与规定成分相适应的过滤器过滤；椎管内输液使用无表面活性剂、微粒保持和空气消除过滤器过滤；从玻璃安瓿中提取的药物使用过滤针或过滤吸管过滤。一般来说，输入非脂类液体时，应使用直径为 0.2μm 孔隙过滤膜的过滤器，它可以去除细菌及微粒并能消除液体中的气泡；输入脂类或全营养液时，应使用直径为 1.2μm 孔隙过滤膜的过滤器，它可以去除微粒并能消除液体中的气泡。

五、流速控制设备

流速控制设备（图 1-3-5）能精确控制输送药液的流速和流量，并能对输液过程中出现的异常情况进行报警，及时自动切断输液通路。流速控制设备包括容积或滴速控制的输液泵、微量注射泵、患者自控镇痛泵、便携式输注泵、输液工作站，以及广泛应用于放射科的高压注射泵和营养液输注的营养泵。流速控制设备的应用有助于提高用药的安全性、滴注药物剂量的准确性，同时有利于减轻医护人员的工作强度，提高医务人员的工作效率。

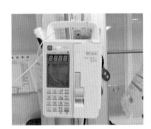

A 输液泵

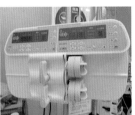

B 微量注射泵

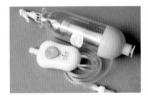

C 患者自控镇痛泵

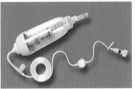

D 便携式输注泵

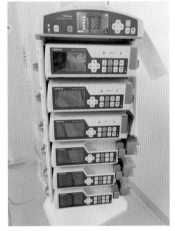

E 输液工作站

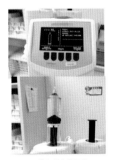

F 高压注射泵

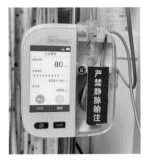

G 营养泵

图 1-3-5　流速控制设备

六、加温设备

加温设备（图 1-3-6）指通过加热输液管对输入人体的液体进行加温的仪器，适用于术前、术中、术后患者的输血和输液，静脉营养液输注，儿童或新生儿输液，寒冷环境下输血和输液等。使用时温度不宜设置太高，一般设在 42℃以下。输液前应详细了解和阅读药物说明书，不宜加热的液体则不宜使用加温设备。

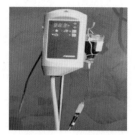

图 1-3-6　加温设备

七、止血带

在进行外周静脉穿刺时，为了增加静脉的充盈度而使用止血带。此外，四肢的大出血可用止血带进行应急止血。

八、洁净层流工作台

洁净层流工作台（图 1-3-7）是静脉药物配制中心使用的最重要的净化设备。它主要有三个基本作用：①为工作区域提供净化的空气；②通过提供稳定净化的气流防止层流台外空气进入工作区域；③将人和物料（输液袋、注射器、药品等）带入的微粒清除出工作区域。洁净工作台按空气流向分为水平流层和垂直流层，按操作面分为单人、双人及单面、双面。

九、生物安全柜

生物安全柜（图 1-3-8）是能防止实验操作处理过程中某些含有危险性或未知性生物微粒发生气溶胶散逸的箱型空气净化负压安全装置。其广泛应用于微生物学、生物医学、基因工程、生物制品等领域的科研、教学、临床检验和生产中，是实验室生物安全中一级防护屏障中最基本的安全防护设备。临床应用于抗肿瘤药物配制过程。

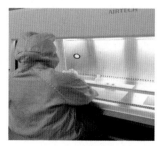
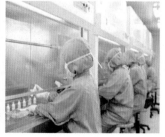
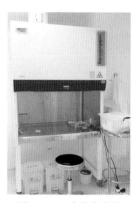

图 1-3-7　洁净层流工作台　　　　图 1-3-8　生物安全柜

血管通路相关血管解剖

第一节　血管解剖结构

血管是循环系统的重要组成部分，包括动脉（artery）、静脉（vein）及毛细血管（blood capillary），遍布全身。动脉（大动脉、中动脉、小动脉、微动脉）和静脉（大静脉、中静脉、小静脉、微静脉）具有类似的血管壁结构，其管壁从内到外依次为内膜、中膜、外膜，毛细血管仅由一层内皮细胞及基膜组成。动脉管壁较静脉管壁厚，静脉内有静脉瓣，可阻止血液反流。血管基本结构见图2-1-1。

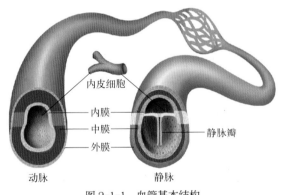

图 2-1-1　血管基本结构

一、内膜

位于血管壁的最内层，由内皮、内皮下层、内弹性膜组成。内膜受损易导致静脉炎和静脉血栓发生，主要与机械刺激、药物刺激、微生物感染有关。

二、中膜

位于内膜和外膜之间，由平滑肌细胞、弹性纤维、胶原纤维构成，与静脉壁的弹性和收缩功能相关，可随血压变化而扩张或塌陷，以维持血管壁张力。

三、外膜

位于血管壁最外层，由疏松结缔组织构成，对血管起到支持和保护作用，可保持血管舒缩的紧张性。静脉中膜和外膜硬化，可导致血管弹性下降，脆性增大，易滑动，造成静脉穿刺困难。

第二节　常用血管评估

一、头颈部静脉

头颈部静脉包括浅静脉和深静脉，其中浅静脉包括面静脉、颞浅静脉、颈前静脉和颈外静脉等，深静脉包括颅内静脉、颈内静脉和锁骨下静脉等。常用于血管通路置管的静脉有颈外静脉、颈内静脉、锁骨下静脉（图 2-2-1）。

（1）颈外静脉（external jugular vein）是颈部浅静脉最大的一支，管径平均约 0.6cm。由下颌后静脉的后支和耳后静脉、枕静脉在下颌角附近汇合而成。经胸锁乳突肌的浅面斜向后下，至该肌后缘、锁骨中点上方，穿过深筋膜注入锁骨下静脉或颈内静脉。颈外静脉末端管腔内有一对瓣膜，但

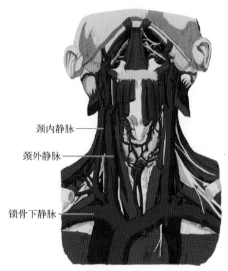

图 2-2-1　颈外静脉、颈内静脉、锁骨下静脉

功能不全，不能有效防止血液反流，且该静脉位置表浅，故当上腔静脉回流受阻，静脉压升高时，可使颈外静脉怒张。颈外静脉也是穿刺、置管的主要部位；锁骨上方 6cm 处的胸锁乳突肌浅面至肌后缘一段，是穿刺或切开颈外静脉的最佳部位，自下颌角至锁骨中点的连线为颈外静脉的体表投影，是小儿静脉穿刺的常用部位。有少数人的颈外静脉垂直注入锁骨下静脉，在插管时应考虑到此种情况。

（2）颈内静脉（internal jugular vein）　为头颈部静脉回流的主干，在颈内动脉和颈总动脉的外侧下行，其全长几乎均为胸锁乳突肌所覆盖。颈内静脉的属支有颅内属支和颅外属支，收集脑部、面部和颈部的血液。颈内静脉内有 2～3 对静脉瓣，以阻止血液反流。静脉壁很薄，易与构成颈动脉鞘的筋膜及其邻近的肌腱密切相连，当颈内静脉破裂时，由于管腔不易闭锁及胸腔负压对静脉的吸力，有导致静脉内空气栓塞的可能。颈内静脉置管、输液、更换输液管道时，要注意防止空气进入血管内形成空气栓塞。拔除颈内静脉导管时，要注意及时按压，封

闭伤口，避免空气进入血管内形成空气栓塞。颈内静脉穿刺可在胸锁乳突肌的前、中、后三个方向进行。前路穿刺在颈动脉三角处触及颈总动脉搏动，在搏动点外侧旁开 0.5～1.0cm，在甲状软骨上缘水平进针，穿刺针方向与颈内静脉走向一致；中路穿刺在锁骨上小窝的顶端约离锁骨上缘 2～3 横指处作为进针点；后路穿刺常选在胸锁乳突肌的外侧缘中、下 1/3 交点或锁骨上 2～3 横指处作为进针点。

（3）锁骨下静脉（subc lavian vein） 位于锁骨后方，与锁骨下动脉伴行，在第 1 肋外缘处由腋静脉延续而成，向内行至胸锁关节后方与颈内静脉汇合成头臂静脉。成人锁骨下静脉长为 3～4cm，直径 1～2cm，由于管径较粗，血流量大，如进入空气则危害甚大。锁骨下静脉的主要属支是腋静脉和颈外静脉。锁骨下静脉与周围筋膜结合紧密，位置较固定，管腔较大，利于静脉穿刺或长期置入导管进行输液。由于锁骨下静脉与锁骨下动脉、第一肋骨、肺、胸膜解剖关系紧密，穿刺时易刺破肺尖部胸膜，导致血胸、气胸。临床上锁骨下静脉穿刺常选择经锁骨上和锁骨下两种入路途径（图 2-2-2）。锁骨上穿刺选择在胸锁乳突肌锁骨头的外侧缘、锁骨上约 1cm 处为穿刺点。锁骨下穿刺选择在锁骨中、外 1/3 交界处，锁骨下方约 1cm 为进针点。

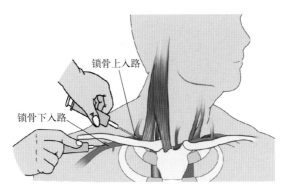

图 2-2-2　锁骨下静脉穿刺入路途径

二、上肢静脉

上肢静脉分为浅静脉和深静脉，最终汇入腋静脉和锁骨下静脉。上肢浅静脉（图 2-2-3）包括手背静脉网、头静脉、贵要静脉、肘正中静脉及前臂正中静脉。上肢深静脉从手掌至腋窝，各段静脉都与同名动脉相伴行，且多为两条，主要的静脉为肱静脉及腋静脉（图 2-2-4）。

（1）手背静脉网（dorsal venous rete of hand） 手背静脉网的桡侧与拇指静脉汇合形成头静脉，尺侧与小指静脉汇合形成贵要静脉。临床上常用于外周静脉输液、采血等，穿刺时注意避开关节。

（2）头静脉（cephalic vein） 起自手背静脉网桡侧，绕前臂桡侧上行至肘窝，

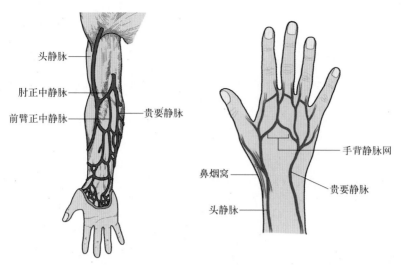

图 2-2-3　上肢浅静脉

在肘窝位于肘正中静脉桡侧，再沿肱二头肌外
侧上行经过三角胸大肌沟，穿深筋膜注入腋静
脉或锁骨下静脉。头静脉管径前粗后细，肘关
节下附近管径较大，位置表浅，经三角胸肌间
沟处管径明显变窄。头静脉行程较贵要静脉
长，静脉瓣较多，穿深筋膜以大于 20° 的锐角
汇入腋静脉或锁骨下静脉，穿刺易发生导管反
折入腋静脉或颈静脉，可能有分支与颈静脉或
锁骨下静脉相连，导致导管推进困难。临床常
用于前臂浅静脉置管，不作为 PICC 置管的最
佳血管。

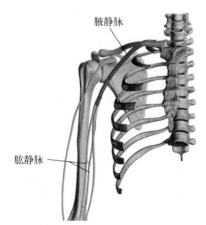

图 2-2-4　肱静脉和腋静脉

（3）贵要静脉（basilic vein）　起自手背静脉网的尺侧，静脉长度约 33cm；
管径大，前臂中部管径男性约 1.90mm，女性约 1.85mm；肘正中静脉处管径男性
约 2.35mm，女性约 2.26mm；末端管径男性约 2.90mm，女性约 2.60mm。收集
手和前臂尺侧浅层结构的静脉血，以小于 10° 锐角汇入肱静脉。静脉管径较粗，
变异少，位置表浅恒定，静脉瓣少，是 PICC 置管的首选静脉。

（4）肘正中静脉（median cubital vein）　连于贵要静脉和头静脉，呈 N 形。
静脉浅表、明显，静脉位置较固定，易穿刺，静脉瓣较多，个体差异较大。自头
静脉分出，斜向内上方注入贵要静脉，在肘窝中部与深部静脉之间有恒定的交通
支相连，是临床静脉采血、输液常用血管，PICC 盲穿的备选静脉，但 PICC 置
管出现送管困难的发生率高于贵要静脉。

（5）前臂正中静脉（median antebrachial vein）　起自手掌静脉丛，沿前臂前面上行，汇入肘正中静脉或分两头分别汇入贵要静脉和头静脉。前臂神经末梢较为丰富，穿刺时患者痛觉敏感，临床一般不作为首选静脉。

（6）肱静脉（brachial vein）　由桡静脉和尺静脉在肘窝处汇合而成，分为内侧支和外侧支，毗邻肱动脉及正中神经。两条肱静脉在大圆肌下缘处汇合成腋静脉。肱静脉位置较深、固定、粗、直，为超声引导下 PICC 置管的备选血管。

（7）腋静脉（axillary vein）　在大圆肌下缘处由肱静脉延续而来，至第一肋骨外侧缘处向上续于锁骨下静脉，是锁骨下静脉向外的延续，在锁骨内称锁骨下静脉，出锁骨称为腋静脉，主要接受头静脉和贵要静脉等静脉的汇入。以胸小肌上、下缘为标志，将其分为三段，大圆肌腱下缘至胸小肌下缘为第一段，胸小肌上、下缘之间为第二段，胸小肌上缘及第一肋外侧缘为第三段。腋静脉第三段在胸廓外，穿刺不易造成气胸；远离动脉，无伴行的神经，外径尺寸大，位置较表浅，常作为腋静脉穿刺的理想部位。

三、胸部静脉

胸部静脉（图 2-2-5）主要有头臂静脉、上腔静脉、奇静脉、下腔静脉等。

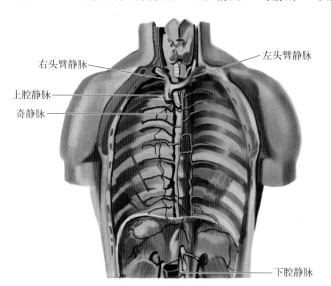

右头臂静脉
左头臂静脉
上腔静脉
奇静脉
下腔静脉

图 2-2-5　胸部静脉

（1）头臂静脉（brachiocephlic veins）　又称无名静脉，左右各一，由同侧锁骨下静脉与颈内静脉在胸锁关节后方汇合而成，汇合处的夹角称静脉角，是淋巴导管的注入部位。左侧静脉角有胸导管（左淋巴导管）注入，右侧静脉角有右淋巴导管注入。左、右头臂静脉内无瓣膜。左头臂静脉较长，且位置较水平，右头臂静脉较短，几乎垂直下降，因此中心静脉置管时选择右侧血管置入时发生送管困难、导管异位的概率相对较低。除颈内静脉和锁骨下静脉两大属支外，头臂静脉还收纳椎静脉、颈深静脉、甲状腺下静脉、肋间上静脉、胸廓内静脉等属支。

（2）上腔静脉（superior vana cava）　为粗短的静脉干，成人上腔静脉全长5～7cm，管径20～30mm，血流量为2000～3000mL，经上腔静脉输液可迅速发挥治疗效果。上腔静脉由左、右头臂静脉在右侧第1胸肋关节后方汇合而成。上腔静脉位于纤维心包内，沿升主动脉的右侧垂直下降，穿入心包，并在右侧第3胸肋关节下缘注入右心房，在穿心包之前有奇静脉注入，其内无瓣膜。收纳头颈部、上肢和胸部的静脉。

（3）奇静脉（venae azygos）　在右膈脚处起自右腰升静脉，沿食管后方和胸主动脉右侧上行，约平第4胸椎高度向前跨过右肺根上方，注入上腔静脉，因此，PICC置管偶尔会异位到奇静脉。其属支有肋间后静脉、食管静脉、支气管静脉和半奇静脉。奇静脉沿途收集右侧肋间后静脉、食管静脉、支气管静脉和半奇静脉等的血液。奇静脉向上注入上腔静脉，向下借右腰升静脉连于下腔静脉。因此，奇静脉是连通上腔静脉系和下腔静脉系的重要通道之一，当上腔静脉或下腔静脉阻塞时，该通道可成为重要的侧支循环途径。

（4）下腔静脉（inferior vena cava）　是体内最大的静脉干，由左、右髂总静脉在第4或第5腰椎高度汇合而成。沿脊柱右前方、腹主动脉右侧上行，经肝下面的腔静脉沟，穿膈的腔静脉裂孔入胸腔，注入右心房。下腔静脉主要收集下肢、盆腔和腹部的静脉血，属支分为壁支和脏支两种，壁支有膈下静脉和四对腰静脉，脏支有睾丸（卵巢）静脉、肾静脉、肾上腺静脉和肝静脉等。见图2-2-6。

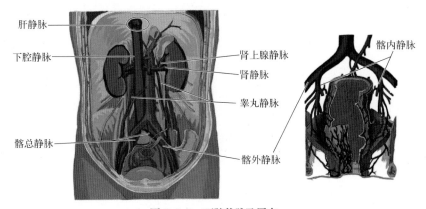

图 2-2-6　下腔静脉及属支

四、下肢静脉

下肢的静脉分为深静脉、浅静脉两类，浅、深静脉之间交通丰富。浅静脉

（图2-2-7）起于足背静脉弓，包括小隐静脉、大隐静脉及其属支。深静脉（图2-2-8）与同名动脉伴行，胫前静脉和胫后静脉汇合成一条腘静脉，腘静脉后移行为股静脉。

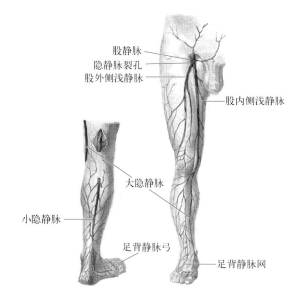

图 2-2-7　下肢浅静脉

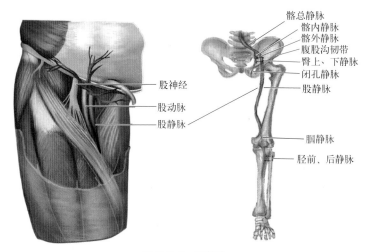

图 2-2-8　深静脉

（1）足背静脉（foot dorsal vein）　足背皮肤较薄，缺少脂肪，故足背浅静脉清晰可见，常用于外周静脉穿刺。足背静脉外侧端、内侧端分别合成小隐静脉和大隐静脉。

（2）小隐静脉（small saphenous vein）　起自足背静脉弓的外侧端，经外踝后方，沿小腿后面上行，经腓肠肌内、外侧之间至腘窝，穿腘筋膜注入腘静脉。小隐静脉收集足外侧部和小腿后部浅层结构的静脉血，腓肠神经与之伴行。小隐静脉位于足背静脉弓的外侧端，较为充盈且容易固定，较容易穿刺成功，常作为外周静脉穿刺困难的学龄前儿童的备选血管。

（3）大隐静脉（great saphenous vein） 是全身最长的浅静脉，在足的内侧缘起于足背静脉弓，经内踝的前方、小腿内侧、膝关节内后方上行至大腿内侧，在耻骨结节外下 3～4cm 处，穿隐静脉裂孔注入股静脉。大隐静脉在注入股静脉之前还收纳股内侧浅静脉、股外侧浅静脉、阴部外静脉、腹壁浅静脉和旋髂浅静脉等 5 条属支。大隐静脉收纳足、小腿和大腿内侧及大腿前部浅层结构的静脉血。当深静脉回流受阻时，浅静脉瓣膜关闭不全，深静脉血液反流入浅静脉，导致下肢浅静脉曲张。大隐静脉位于内踝前方的位置，表浅而固定，是临床静脉穿刺的常见部位。大隐静脉管腔内静脉瓣多，药物在血管停留时间较长，静脉输注刺激性药物时容易导致静脉炎、静脉血栓发生。因此，成年患者应避免在下肢留置外周静脉导管。

（4）股静脉（femoral vein） 股静脉由腘静脉后移形成，伴股动脉上行，在腹股沟韧带后方延续为髂外静脉。股静脉接受大隐静脉和与股动脉分支伴行的静脉。股三角由腹股沟韧带、缝匠肌和长收肌围成，从外向内有股神经、股动脉和股静脉及其分支，还有股管（空隙）等结构。股静脉在腹股沟韧带稍下方位于股动脉的内侧，位置较固定，临床常在此进行静脉穿刺和静脉插管，用于静脉输液、心导管介入、血管介入检查治疗等。应用股静脉置管技术进行长期输液，因局部温湿度、邻近会阴部，容易导致导管相关血流感染，影响患者生活质量。

第三节　不同血管通路工具穿刺血管的选择

根据 2024 年美国静脉输液学会编制的第 9 版《输液治疗实践标准》，不同血管通路常用静脉选择存在差异，短外周静脉导管一般选择上肢背侧和腹侧的掌骨静脉、头静脉、贵要静脉和肘正中静脉，成人不宜选择下肢留置。长外周静脉导管一般选择上肢背侧和腹侧的头静脉、贵要静脉和肘正中静脉。中线导管常选择上臂部位的贵要静脉、头静脉和肱静脉。经外周静脉置入中心静脉导管（PICC）优先选择肘窝上方的贵要静脉，其次是肱静脉和头静脉。非隧道型（non-tunneled）中心静脉导管（central venous catheter，CVC）通常选择颈内静脉入路，机械性并发症发生较少，但留置时间越长，血栓形成和感染的风险越大；选择股静脉入路时感染风险较高，但紧急情况下更容易找到目标血管；腋窝-锁骨下入路发生感染和有症状深静脉血栓的风险较低，发生机械性并发症的概率会增加。隧道型带涤纶套中心静脉导管和植入式输液港（PORT）建议使用颈内静脉、锁骨下静脉置管，也可以选择手臂或股静脉。动脉导管（AC）的穿刺血管常选择桡动脉或足背动脉留置。不同血管通路工具穿刺部位的选择参见表2-3-1，血管通路工具常用血管分布见图2-3-1。

表 2-3-1　不同血管通路工具穿刺部位的选择

血管通路工具类型	穿刺部位	穿刺血管
SPIC	上肢背侧和腹侧	掌骨静脉、头静脉、贵要静脉和肘正中静脉
LPIC	上肢背侧和腹侧	头静脉、贵要静脉和肘正中静脉
MC	上臂部位	贵要静脉、头静脉和肱静脉
PICC	肘窝下、上臂中部、颈部、下肢	贵要静脉、肘正中静脉、头静脉、肱静脉、颈外静脉、颈内静脉、大隐静脉、股静脉等
非隧道型 CVC	颈部、锁骨下、腹股沟	颈内静脉、腋静脉-锁骨下静脉、股静脉
隧道型带涤纶套 CVC	颈部、腹股沟	颈内静脉、股静脉
胸壁式 PORT	颈部、锁骨下	颈内静脉、锁骨下静脉
手臂港	上臂、腹股沟	贵要静脉、肱静脉、头静脉、股静脉
动脉导管	腕部、足背、腹股沟、肘窝	桡动脉、足背动脉、股动脉、肱动脉

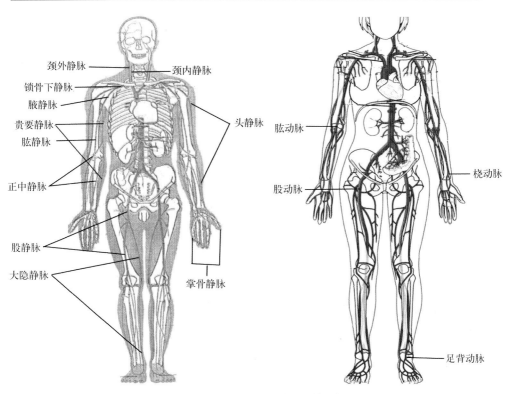

图 2-3-1　血管通路工具常用血管分布

血管通路相关药物知识

第一节　药物渗透压

一、渗透与渗透压

溶剂通过半透膜由低浓度向高浓度溶液扩散的现象，称为渗透。施加于溶液液面上恰能阻止纯溶剂与溶液间发生渗透现象的压力，称为该溶液的渗透压。溶液的渗透压与溶液中溶质的浓度成正比，而与溶液中溶质颗粒的种类无关。血浆渗透压测定可反映机体水和电解质的代谢情况，正常人血浆渗透压为280～320mOsm/L。渗透压在280～320mOsm/L 的溶液，称为等渗溶液。渗透压低于血浆渗透压正常范围的溶液，称为低渗溶液。渗透压高于血浆渗透压范围的溶液，称为高渗溶液。

二、药物渗透压与输液安全

1. 药物渗透压影响红细胞内外液之间的水交换

细胞内液与细胞外液之间的渗透压是影响细胞内液与细胞外液之间水交换（图 3-1-1）的主要因素。当细胞内液和细胞外液的渗透压相等时，体液处于渗透平衡状态；当细胞内液与细胞外液之间渗透压不等时，水从渗透压低的一侧经细胞膜渗透到渗透压高的一侧。以红细胞为例，若静脉输注药物为低渗溶液，即将红细胞置于低渗溶液中，水分子向红细胞内渗透，红细胞肿胀，最后破裂而出现溶血现象。若静脉输注液体为高渗溶液，即将红细胞置于高渗溶液中，水分子则向红细胞外渗透，导致红细胞出现皱缩。若输注液体为等渗溶液，即将红细胞置于等渗溶液中，才能保持红细胞内外水平衡，保持红细胞的正常形态。因此，静脉输注高渗溶液时，用量不能太大，注射速度不能太快，否则可导致血管内局部高渗引起红细胞皱缩。高渗溶液只有缓慢输注入体内，才可被大量体液稀释成等渗溶液。低渗溶液输注时，应将其溶于 0.9% 氯化钠注射液（生理盐水）或 5% 葡萄糖注射液中使用，避免导致红细胞破裂。

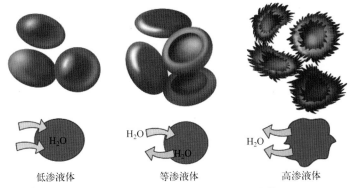

低渗液体　　　　　　等渗液体　　　　　　高渗液体

图 3-1-1　细胞内液与细胞外液之间水交换

2. 药物渗透压不同对血管内皮损伤不一样

高渗性药物可吸收血管内皮细胞水分，造成血管内膜脱水并暴露于高渗性药物中而受损，渗透压越高对血管内皮细胞的刺激越大，尤其是血流速度较慢的小血管，容易引起静脉炎、渗漏及血栓形成。药物渗透压不同，对血管内皮损伤的危险程度不同，药物渗透压小于 400mOsm/L 时为低度危险，药物渗透压 400～600mOsm/L 时为中度危险，药物渗透压大于 600mOsm/L 时为高度危险，高度危险药物可在 24h 内导致患者出现化学性静脉炎。因此，输注高渗透压药物时，应选择管径粗、血流速度快的大血管输注。中心静脉因管径粗、血流速度快、血流量大，不受输液速度的限制，输注入血管的液体可很快被稀释，而不引起血管内皮损伤。国内外指南均推荐，渗透压大于 900mOsm/L 的药物不可使用外周静脉导管输液。

三、临床常用药物的渗透压

临床常用药物的渗透压见表 3-1-1。

表 3-1-1　临床常用药物的渗透压

药物名称	渗透压 /（mOsm/L）	药物名称	渗透压 /（mOsm/L）
0.9% 氯化钠注射液	308	阿昔洛韦注射液	316
5% 葡萄糖注射液	250	更昔洛韦注射液	320
甘露醇注射液	5%：275 10%：550 15%：825 20%：1098 25%：1375	注射用盐酸多西环素	310
		注射用氨苄西林钠	328～372
		注射用苯唑西林钠	398
		注射用美罗培南	300
中 / 长链脂肪乳注射液 （C6～24）	10%：272 20%：273	左氧氟沙星注射液	250
		盐酸洛美沙星注射液	302

药物名称	渗透压 /（mOsm/L）	药物名称	渗透压 /（mOsm/L）
盐酸多巴胺注射液	277	20% 葡萄糖注射液	1250
盐酸多巴酚丁胺注射液	280	50% 葡萄糖注射液	2526
注射用泮托拉唑钠	295	5% 碳酸氢钠注射液	1190
磷苯妥英钠注射用浓溶液	312	10% 氯化钾注射液	2666
		复方氨基酸注射液（18AA-Ⅱ）	8.5%：810 11.4%：1130
注射用吗啡注射液	295	小儿复方氨基酸注射液（18AA-Ⅰ）	619
盐酸格拉司琼注射液	290	丙氨酰谷氨酰胺注射液	921
盐酸昂丹司琼注射液	270	盐酸胺碘酮注射液	700 ～ 800
注射用盐酸多柔比星	280	碘海醇注射液	700 ～ 800
注射用顺铂	300	注射用氟尿嘧啶	650
3% 氯化钠注射液	1030	注射用硫酸长春新碱	610
10% 葡萄糖注射液	500	注射用环磷酰胺	352

第二节 药物酸碱度

一、体液酸碱度

pH（hydrogen ion concentration）值是溶液酸碱度的表示方法，是 H^+ 浓度的负对数。所有溶液的 pH 值一般都在 0～14。正常状况下血液中的 H^+ 浓度变化范围很小，血液正常 pH 值范围为 7.35～7.45。pH 值小于 7 的溶液呈酸性，pH 值大于 7 的溶液呈碱性。pH 值越小，溶液的酸性越强，pH 值越大，溶液的碱性越强。

二、药物酸碱度与输液安全

（1）药物 pH 值与静脉炎关系　药物的 pH 值在 6～8 时对静脉影响较小，pH 值超出此范围时，均可导致酸碱平衡失调，影响血管内皮细胞吸收水分，增加血管通透性，出现局部红肿、血液循环障碍、组织缺血缺氧，干扰细胞内膜的正常代谢及正常功能，并诱发血小板聚集和继发的血栓性静脉炎的链式反应，增加化学性静脉炎的发生率。研究发现，输注 pH 值＜ 4.5 药物发生静脉炎风险为100%；pH 值为 5.9 时，50% 发生轻度到中度的血管炎。输注 pH 值＞ 8.0 的碱性药物，可使内膜粗糙，血栓形成可能性大。输注 pH 值＞ 9.0 为强碱性药物，可使血管通透性增大，造成渗漏。因此，国内外静脉治疗标准或指南均推荐 pH 值 < 5 或 pH 值 > 9 的药物选择中心静脉通路装置。

（2）药物 pH 值与药物的溶解度的关系　药物 pH 值影响药物溶解度，碱性药物溶解度很低，制备注射剂过程中需加入盐酸以增加其溶解度，如盐酸氯丙嗪。同样的，盐酸氯丙嗪使用过程中遇到碱性药物溶解度降低导致药物沉淀，输液过程中应避免两种药物同时输注，如果同一管路输注两种药物时，两种药物之间应使用生理盐水脉冲冲洗导管。

三、临床常用药物 pH 值

常用药物的 pH 值见表 3-2-1。

表 3-2-1　常用药物的 pH 值

药物名称	pH 值	药物名称	pH 值
复方氯化钠注射液	4.5 ～ 7.5	中 / 长链脂肪乳注射液（C6~24）	6.5 ～ 8.8
5% 氯化钙注射液	4.5 ～ 6.5	尼莫地平注射液	6.0 ～ 8.0
葡萄糖氯化钠注射液	3.5 ～ 5.5	注射用灯盏花素	6.3 ～ 8.3
0.9% 氯化钠注射液	4.5 ～ 7.0	注射用苯唑西林钠	6.0 ～ 8.5
葡萄糖注射液	50%：3.2 ～ 6.5 10%：3.2 ～ 6.5 5%：3.2 ～ 6.5	注射用头孢地嗪钠	5.5 ～ 7.5
10% 氯化钾注射液	5.0 ～ 7.0	注射用美罗培南	7.3 ～ 8.3
5% 碳酸氢钠注射液	8.0 ～ 9.0	盐酸格拉司琼注射液	4.7 ～ 7.3
		碘海醇注射液	6.5 ～ 7.8
20% 甘露醇注射液	5.0 ～ 7.0	氟康唑注射液	4.0 ～ 8.0
木糖醇注射液	5.0 ～ 6.0	注射用维生素 C	5.0 ～ 7.0
葡萄糖酸钙注射液	4.0 ～ 7.5	注射用克林霉素磷酸酯	5.5 ～ 7.0
复方氨基酸注射液（18AA-Ⅱ）	5.6	注射用青霉素钠	5.0 ～ 7.0
小儿复方氨基酸注射液（18AA-Ⅰ）	5.5 ～ 7.0	注射用头孢噻肟钠	4.5 ～ 6.5
丙氨酰谷氨酰胺注射液	5.4 ～ 6.0	注射用头孢他啶	5.0 ～ 7.0
乳酸环丙沙星注射液	3.3 ～ 4.6	氯霉素注射液	4.5 ～ 7.5
注射用盐酸多西环素	1.8 ～ 3.3	注射用氨曲南	4.5 ～ 7.5
注射用盐酸万古霉素	2.5 ～ 4.5	注射用硫酸链霉素	5.0 ～ 8.0
注射用硫酸妥布霉素	3.0	注射用阿奇霉素	6.0 ～ 7.5
左氧氟沙星注射液	3.8 ～ 5.8	注射用阿糖胞苷	6.5 ～ 8.0
加替沙星注射液	3.5 ～ 5.5	注射用乳糖酸红霉素	6.0 ～ 7.5
盐酸洛美沙星注射液	3.5 ～ 6.0	注射用氯唑西林钠	5.0 ～ 7.0

药物名称	pH 值	药物名称	pH 值
盐酸胺碘酮注射液	2.5～4.0	注射用头孢孟多酯钠	6.0～8.5
重酒石酸去甲肾上腺素注射液	2.5～4.5	注射用头孢匹胺	6.0～8.0
盐酸多巴胺注射液	2.5～4.5	注射用亚胺培南西司他丁钠	6.5～7.5
盐酸多巴酚丁胺注射液	2.5	注射用双黄连（冻干）	5.7～6.7
硝酸甘油注射液	3.0～6.5	注射用美洛西林钠	5.5～7.5
盐酸吗啡注射液	2.0～6.0	头孢地秦钠	5.5～7.0
异烟肼注射液	3.5～5.5	硫酸卡那霉素注射液	6.5～7.5
盐酸异丙嗪注射液	4.0	注射用两性霉素 B	7.2～8.0
盐酸肾上腺素注射液	2.5～5.0	注射用替考拉宁	7.2～7.8
盐酸昂丹司琼注射液	3.3～4.0	注射用单磷酸阿糖腺苷	6.5～8.0
注射用硫酸长春新碱	3.5～5.5	注射用磷霉素钠	6.5～8.5
注射用盐酸多柔比星	4.0～5.5	复方骨肽注射液	6.5～7.5
注射用盐酸表柔比星	2.4～3.6	脑苷肌肽注射液	6.5～8.0
顺铂注射液	3.5～6.0	小牛血去蛋白提取物注射液	6.5～7.5
紫杉醇注射液	4.4～6.5	脑蛋白水解物注射液	6.9～7.5
注射用头孢唑林钠	4.5～6.5	地西泮注射液	6.0～7.0
维生素 B$_6$ 注射液	2.5～4.0	苦参素注射液	7.5～8.5
盐酸伊曲康唑	4.5	单硝酸异山梨酯注射液	6.0～7.5
注射用头孢拉定	3.5～6.0	地高辛注射液	6.5～7.5
注射用盐酸头孢吡肟	4.0～6.0	甘草酸二铵注射液	6.0～8.0
注射用哌拉西林他唑巴坦钠	5.0～7.0	注射用促肝细胞生长素	6.0～7.0
硫酸庆大霉素注射液	3.5～6.0	复方甘草酸铵注射液	5.5～7.5
硫酸阿米卡星注射液	4.0～7.0	脱氧核苷酸钠注射液	5.5～7.0
甲硝唑葡萄糖注射液	4.5～6.0	硫辛酸注射液	7.0～8.0
注射用盐酸去甲万古霉素	2.8～4.5	茵栀黄注射液	5.5～7.0
注射用阿莫西林钠	3.6	乳酸依沙吖啶注射液	5.5～7.0
盐酸林可霉素注射液	3.0～5.5	重组人促红素注射液（CHO 细胞）	6.9
硫酸依替米星氯化钠注射液	5.0～7.0	甲钴胺注射液	5.3～7.3
氧氟沙星注射液	3.5～7.5	注射用腺苷钴胺	5.5～7.0
注射用头孢哌酮钠他唑巴坦钠	3.5～6.5	注射用亚叶酸钙	6.5～8.5
注射用头孢哌酮钠舒巴坦钠	3.6～6.5	重组人粒细胞刺激因子注射液（特尔津）	6.95～7.45
注射用盐酸头孢替安	1.2～1.7	注射用重组人粒细胞巨噬细胞刺激因子（特尔立）	7.07

药物名称	pH 值	药物名称	pH 值
注射用头孢唑啉钠	4.5 ～ 6.5	精蛋白人胰岛素混合注射液（30R）	7.0
注射用头孢硫脒	4.0 ～ 6.0	精蛋白人胰岛素混合注射液（50R）	7.0
注射用七叶皂苷钠	5.0 ～ 7.0	精蛋白锌胰岛素注射液	6.6 ～ 8.0
替硝唑氯化钠注射液	3.5 ～ 5.5	重组人胰岛素注射液	7.0 ～ 7.8
注射用拉氧头孢钠	5.0 ～ 7.0	胰岛素注射液	6.6 ～ 8.0
利巴韦林注射液	4.0 ～ 6.0	低精蛋白锌胰岛素注射液	7.0
艾迪注射液	3.8 ～ 5.0	30/70 混合重组人胰岛素注射液	7.0 ～ 7.8
安乃近片	5.0 ～ 7.0	门冬胰岛素注射液	7.0
柴胡注射液	5.5 ～ 7.0	氨甲环酸注射液	6.5 ～ 7.5
咪达唑仑注射液	3.0	硫酸鱼精蛋白注射液	6.0 ～ 7.0
醒脑静注射液	5.0 ～ 7.0	人纤维蛋白原	6.5 ～ 7.5
胞磷胆碱注射液	5.4	氨基己酸注射液	6.0 ～ 7.0
吡拉西坦注射液	4.0 ～ 7.0	人凝血因子Ⅷ	6.5 ～ 7.5
盐酸洛贝林注射液	2.7 ～ 4.5	人凝血酶原复合物	6.5 ～ 7.5
注射用还原型谷胱甘肽	4.99	低分子量肝素钠注射液	5.0 ～ 7.5
盐酸氯丙嗪注射液	3.0 ～ 5.0	低分子量肝素钙注射液	5.0 ～ 7.5
氟哌啶醇注射液	3.0 ～ 3.6	肝素钠注射液	6.0 ～ 8.5
依托咪酯注射液	5.0 ～ 6.5	肝素钙注射液	5.0 ～ 8.0
盐酸丁卡因注射液	5.0 ～ 6.0	注射用尿激酶	6.0 ～ 7.5
盐酸利多卡因注射液	3.5 ～ 5.5	注射用降纤酶	5.5 ～ 7.0
盐酸普鲁卡因注射液	3.5 ～ 5.0	凝血酶	7.0
盐酸布比卡因注射液	4.5 ～ 6.0	琥珀酰明胶注射液	7.4
盐酸罗哌卡因注射液	4.0 ～ 6.0	生脉注射液	5.5 ～ 7.0
盐酸氯胺酮注射液	3.5 ～ 5.5	三磷酸腺苷二钠注射液	6.0 ～ 7.5
枸橼酸芬太尼注射液	4.0 ～ 6.0	甲硫酸新斯的明注射液	5.0 ～ 7.0
盐酸曲马多注射液	4.5 ～ 8.5	卡巴胆碱注射液	5.5 ～ 7.5
盐酸哌替啶注射液	4.0 ～ 6.0	去乙酰毛花苷注射液	5.0 ～ 7.0
盐酸布桂嗪注射液	3.0 ～ 4.5	丹参注射液	5.0 ～ 7.0
苯磺顺阿曲库铵注射液	3.25 ～ 3.65	曲克芦丁注射液	5.0 ～ 7.0
罗库溴铵注射液	3.8 ～ 4.2	参麦注射液	5.0 ～ 7.0
注射用维库溴铵	4.0	银杏叶提取物注射液	5.5 ～ 7.0
硫酸阿托品注射液	3.5 ～ 5.5	注射用前列地尔	4.0 ～ 8.0

药物名称	pH 值	药物名称	pH 值
盐酸消旋山莨菪碱注射液	4.0～4.6	注射用果糖二磷酸钠	5.55
氢溴酸加兰他敏注射液	4.5～7.0	灯盏细辛注射液	5.5～7.5
盐酸倍他司汀注射液	4.5～6.0	酒石酸美托洛尔注射液	6.0
依达拉奉注射液	3.6～4.0	盐酸乌拉地尔注射液	5.8～6.5
银杏达莫注射液	2.5～4.5	盐酸雷尼替丁注射液	6.5～7.5
右旋糖酐-40 葡萄糖注射液	4.0～7.0	人血白蛋白	6.4～7.4
参附注射液	4.5～7.0	羟乙基淀粉 40 氯化钠注射液	6.2～7.0
重酒石酸间羟胺注射液	3.0～4.0	黄体酮注射液	7.4
盐酸去氧肾上腺素注射液	2.5～4.5	复方倍他米松注射液	7.0～9.0
盐酸地尔硫䓬注射液	4.3～5.3	注射用尿促性素	6.0～8.0
盐酸普罗帕酮注射液	3.5～5.0	注射用人生长激素	6.5～8.5
甲磺酸酚妥拉明注射液	2.5～5.0	地塞米松磷酸钠注射液	7.0～8.5
盐酸艾司洛尔注射液	3.5～5.5	醋酸泼尼松龙注射液	4.2～7.0
甲磺酸二氢麦角碱注射液	4.4～5.4	曲安奈德注射液	5.0～7.5
鲑降钙素注射液	3.9～4.5	注射用绒促性素	6.0～8.0
盐酸维拉帕米注射液	4.0～6.0	玻璃酸钠注射液	5.0～7.5
氯膦酸二钠注射液	4.5～5.5	注射用糜蛋白酶	5.5～6.5
米力农注射液	3.2～4.0	硫酸镁注射液	5.0～7.0
盐酸罂粟碱注射液	2.5～4.0	硫辛酸注射液	7.0～8.0
甘精胰岛素注射液	4.0	重组人促红素注射液（CHO 细胞）（利血宝）	5.5～6.5
盐酸麻黄碱注射液	4.5～6.5	右旋糖酐铁注射液	5.2～6.5
盐酸异丙肾上腺素注射液	2.5～4.5	灭菌注射用水	5.0～7.0
盐酸溴己新注射液	3.0～4.5	左卡尼汀注射液	5.5～6.5
美司钠注射液	4.0～6.0	注射用丝裂霉素	5.5～8.5
醋酸奥曲肽注射液	4.0～4.5	注射用盐酸阿柔比星	5.0～6.5
盐酸甲氧氯普胺注射液	2.5～4.5	左卡尼汀注射液	5.5～6.5
盐酸格拉司琼氯化钠注射液	4.0～6.0	脂肪乳注射液（C14～24）	6.0～8.5
盐酸雷莫司琼注射液	4.0～5.0	注射用丝裂霉素	5.5～8.5
亮菌甲素注射液	4.2～5.2	注射用盐酸阿柔比星	5.0～6.5
注射用丁二磺酸腺苷蛋氨酸	2.4	伊班膦酸钠注射液	6.0～6.5
注射用辅酶 A	5.5	注射用重组人白介素-11	7.0
盐酸精氨酸注射液	3.0～5.0	卡铂注射液	5.5～7.5

药物名称	pH 值	药物名称	pH 值
甘油果糖注射液	3.0～6.0	康艾注射液	5.0～6.0
垂体后叶注射液	3.0～4.0	利妥昔单抗注射液	6.2～6.8
缩宫素注射液	2.5～4.5	注射用氨磷汀	7.0
马来酸麦角新碱注射液	3.0～5.0	多西他赛注射液	5.5～7.5
盐酸利托君注射液	4.7～5.5	注射用异环磷酰胺	4.0～7.0
维生素 B_{12} 注射液	4.5～6.0	注射用帕米膦酸二钠	6.0～7.4
维生素 K_1 注射液	5.0～6.5	注射用盐酸博来霉素	4.5～6.0
注射用重组人粒细胞巨噬细胞刺激因子	3.5～4.5	注射用人干扰素 α1b	6.5～7.5
重组人粒细胞刺激因子注射液	4.0	注射用人干扰素 α2b	6.5～7.5
精蛋白人胰岛素注射液	5.3	注射用核糖核酸	6.0～8.0
酚磺乙胺注射液	3.5～6.5	鸦胆子油乳注射液	5.0～7.0
蛇毒血凝酶注射液	2.5～9.0	注射用磷酸氟达拉滨	7.2～8.2
氨甲苯酸注射液	3.5～4.5	羟基喜树碱氯化钠注射液	8.0～9.5
盐酸苯海拉明注射液	4.5～6.5	注射用甲氨蝶呤	7.0～9.0
注射用促皮质素	3.8～4.5	注射用奥沙利铂	5.0～7.0
维生素 B_1 注射液	2.5～4.0	注射用红色诺卡氏菌细胞壁骨架	5.0～7.0
维生素 C 注射液	5.0～7.0	破伤风抗毒素	6.0～7.0
注射用水溶性维生素	5.6～6.1	黄芪注射液	6.0～7.5
多种微量元素注射液	2.2	参芪扶正注射液	6.0～7.5
注射用盐酸米托蒽醌	3.0～4.5	碘海醇注射液	6.5～7.8
注射用达卡巴嗪	3.0～4.0	复方泛影葡胺注射液	6.0～7.6
依托泊苷注射液	3.16	依地酸钙钠注射液	6.5～8.0
注射用硫酸长春地辛	3.5～4.5	碘克沙醇注射液	6.8～7.6
注射用盐酸表柔比星	5.21	碘普罗胺注射液	6.5～8.0
盐酸伊立替康注射液	3.5～3.8	注射用阿昔洛韦	10.5～11.6
注射用酒石酸长春瑞滨	3.5	更昔洛韦注射液	11.0
注射用放线菌素 D	5.5～7.5	注射用氨苄西林钠舒巴坦钠	10.0
高三尖杉酯碱注射液	3.5～4.5	呋塞米注射液	8.5～9.5
注射用盐酸吉西他滨	2.5～4.0	注射用泮托拉唑钠	9.0～10.0
替尼泊苷注射液	5.0	注射用奥美拉唑钠	10.3～11.3
注射用盐酸吡柔比星	4.5～6.0	磷苯妥英钠注射用浓溶液	12
盐酸氮芥注射液	3.0～5.0	注射用氟尿嘧啶	9.2

药物名称	pH 值	药物名称	pH 值
注射用异环磷酰胺	4.0～7.0	注射用头孢曲松钠	6.0～8.0
注射用盐酸吉西他滨	2.5～4.0	注射用阿莫西林钠	8.0～10
注射用盐酸平阳霉素	5.1	注射用头孢呋辛钠	6.0～8.5
注射用盐酸托泊替康	2.5～3.5	阿莫西林克拉维酸钾片	8.0～10.0
注射用盐酸柔红霉素	4.5～6.5	注射用氨苄西林钠舒巴坦钠	8.0～10.0
亚砷酸氯化钠注射液	4.5～6.5	克拉霉素片	7.5～10.0
静注人免疫球蛋白	4.0	膦甲酸钠氯化钠注射液	9.5～10.5
注射用香菇多糖	4.5～7.0	苯巴比妥钠注射液	9.5～10.5
氟马西尼注射液	4.0	丙戊酸钠注射用浓溶液	7.5～9.0
氯解磷定注射液	3.5～4.5	注射用阿魏酸钠	8.0～9.0
亚甲蓝注射液	3.5～5.0	蔗糖铁注射液	10.5～11.1
乙酰胺注射液	5.0～6.5	托拉塞米注射液	8.3
盐酸纳洛酮注射液	3.0～4.0	奥扎格雷钠注射液	7.5～9.0
二巯丙磺钠注射液	3.0～5.0	肌苷注射液	8.8～9.1
注射用氢化可的松琥珀酸钠	7.8～8.0	氨茶碱注射液	9.6
荧光素钠注射液	8.0～9.8	替加氟注射液	9.5～10.5

第三节 药物毒性

一、药物毒性

药物毒性指药物输注后导致机体出现生理、生化功能异常，或组织结构发生病理变化的反应，或由于用药量过大或时间过长导致患者机体出现某种功能性或器质性损害。常见的药物毒性有细胞毒性药物，可影响血管内膜的正常代谢和功能，影响 DNA 和蛋白质的合成。如长春瑞滨静脉输注时可导致静脉炎发生率增高到 86%，表柔比星药物外渗后可导致组织坏死，因此输注细胞毒性药物时宜通过中心静脉置管。吉西他滨输注时间延长或增加用药频率可导致药物毒性增大，因此静脉滴注的时间不宜超过 30min。

二、常见细胞毒性药物

常见细胞毒性药物见表 3-3-1。

表 3-3-1　常见细胞毒性药物

分类		药物名称	特殊溶解剂	稀释剂	输注时间	其他注意事项
作用于DNA化学结构药物	烷化剂	环磷酰胺	—	0.9%氯化钠注射液	—	水溶液仅能稳定2~3h，须现配现用。对尿路有刺激性，应用时按医嘱鼓励患者多饮水。大剂量使用时应水化、利尿。同时给予尿路保护剂美司钠
		异环磷酰胺	灭菌注射用水	0.9%氯化钠注射液或林格液1000mL	4h	溶液不稳定，须现配现用。大剂量应用时给予尿路保护剂美司钠
		氮芥	—	—	本品应现配现用，在10min内使用，且只能用于皮下注射、肌内注射和口服	本品水溶液极不稳定，溶解后10min内立即经侧管注入，不宜静脉滴注。氮芥对局部组织有较强刺激作用，反复注射的静脉可引起静脉炎和栓塞性静脉炎，药液漏于血管外可引起局部肿胀、疼痛，甚至组织坏死
		卡莫司汀	—	5%葡萄糖注射溶液或0.9%氯化钠注射液150mL	不少于1h	化疗结束后3个月内不宜接种活疫苗。预防感染，注意口腔卫生
		福莫司汀	无菌乙醇溶液4mL	5%等渗葡萄糖液250mL	—	现用现配，避光输注
	铂类化合物	顺铂	—	0.9%氯化钠注射液或5%葡萄糖注射液	—	用药后，患者需摄入足够的水分。本品应避免接触铝制品。避光输注或按照药品使用说明书
		卡铂	—	5%葡萄糖注射液250~500mL	—	溶解后，应在8h内用完。输注及存放时应避免直接日光照射。本品应避免接触铝制品
		奥沙利铂	—	5%葡萄糖注射液250~500mL	2~6h	用药期间患者注意保暖、水，避免冷空气刺激呼吸道，禁冷食，戴手套、避免摸凉物及金属类物品。本品应避免接触铝制品
		奈达铂	—	0.9%氯化钠注射液	不少于1h	单独输注，不宜使用氨基酸、pH值<5的酸性溶液配制（如电解质溶液、5%葡萄糖注射液或葡萄糖氯化钠注射液等）。本品应避免接触铝制品。在存放及输注时应避免日光直接照射

分类	药物名称	特殊溶解剂	稀释剂	输注时间	其他注意事项
蒽环类及其他	多柔比星	注射用水或0.9%氯化钠注射液5mL	0.9%氯化钠注射液、5%葡萄糖注射液或5%葡萄糖氯化钠注射液	—	配制后的溶液避光保存在2~8℃，并在24h内使用。外渗可引起局部组织坏死
	盐酸多柔比星脂质体	—	5%葡萄糖注射液250mL	不少于30min	禁止大剂量注射或未经稀释使用。禁用于肌内和皮下注射。禁用0.9%氯化钠注射液溶解稀释
	表柔比星	灭菌注射用水	0.9%氯化钠注射液或5%葡萄糖注射液	—	不可肌内注射和鞘内注射。外渗可引起局部组织坏死
	吡柔比星	5%葡萄糖注射液或注射用水10mL	5%葡萄糖注射液	—	溶解后即时用完，室温下放置不得超过6h。外渗可引起局部组织坏死
作用于DNA化学结构药物	达卡巴嗪	0.9%氯化钠注射液10~15mL	5%葡萄糖注射液250~500mL	不少于30min	对光和热极不稳定（遇光或热易变红）。在水中不稳定，放置后溶液变浅红色。需临时配制，并立即避光输注。用药期间禁止活性病毒疫苗接种
	丝裂霉素	0.9%氯化钠注射液	—	—	不可作肌内或皮下注射。使用低pH值溶解液有时会降低效价，尽量避免同低pH值的注射剂配伍。溶解后会快速受pH值影响，在pH值8.0时稳定，但在pH值7.0以下时，随pH值下降其稳定性也降低
影响核酸合成药物 二氢叶酸还原酶抑制剂	甲氨蝶呤	—	5%葡萄糖注射液或0.9%氯化钠注射液	—	避免接触皮肤、黏膜。甲氨蝶呤注射液较稳定，在室温可以保存24h以上。大剂量使用时需补液、观察尿量，使用亚叶酸钙解救。用药期间不得实行免疫接种

分类	药物名称	特殊溶解剂	稀释剂	输注时间	其他注意事项
影响核酸合成药物 二氢叶酸还原酶抑制剂	培美曲塞	生理盐水20mL	0.9%氯化钠注射液稀释至100mL	不少于10min	不能溶于含有钙的稀释剂，包括林格乳酸盐注射液。配好的药液置于冰箱冷藏或室温（15～30℃），无需避光，其物理及化学特性24h内保持稳定
胸腺核苷合成酶抑制剂	氟尿嘧啶	—	0.9%氯化钠注射液或5%葡萄糖注射液	不少于6h	与甲氨蝶呤合用，应先给予氨甲蝶呤，后再给予氟尿嘧啶。外渗可引起局部组织损伤
	雷替曲塞	—	0.9%氯化钠注射液或5%葡萄糖注射液50～250mL	15min	单独输注
DNA多聚酶抑制药	阿糖胞苷	苯甲醇或0.9%氯化钠注射液	注射用水、0.9%氯化钠注射液或5%葡萄糖注射液	—	大剂量治疗时不要用苯甲醇溶解。苯甲醇溶解的药物可保存48h。0.9%氯化钠注射液溶解的药物应尽快使用
	吉西他滨	生理盐水5mL	0.9%氯化钠注射液	30min	配制好的溶液应存在室温并在24h内使用，不得冷藏，以防结晶析出
	氟达拉滨	注射用水2mL	0.9%氯化钠注射液	30min	单独输注。治疗期间或治疗后，应该避免接种活疫苗
拓扑异构酶抑制剂	伊立替康	—	5%葡萄糖注射液或0.9%氯化钠注射液	30～90min	配制好的溶液在2～8℃条件下保存时间不应超过24h，或在室温条件下（25℃）不超过6h。可出现严重腹泻，胆碱能综合征。避免接种活疫苗
	拓扑替康	灭菌注射用水 按照1mg/mL 的比例溶解	0.9%氯化钠注射液或5%葡萄糖注射液	30min	开瓶后须立即使用，稀释后20～25℃可保存24h
	羟喜树碱	—	0.9%氯化钠注射液	4h	呈碱性，应尽量避免与其他药物混合使用
	依托泊苷	—	0.9%氯化钠注射液	不少于30min	稀释后立即使用，不宜静脉注射，不得做胸腔、腹腔和鞘内注射

分类	药物名称	特殊溶解剂	稀释剂	输注时间	其他注意事项
拓扑易购酶抑制剂	替尼泊苷	—	5%葡萄糖注射液或0.9%氯化钠注射液	不少于30min	应使用不含增塑剂DEHP的大容量灭菌容器制备溶液和输注液药液。药液需在配制完4h内使用，因此在使用前后必须用5%葡萄糖注射液或0.9%氯化钠注射液彻底冲洗管路。药液中不应混入其他药物
干扰有丝分裂药物　长春碱类药物	长春新碱	—	0.9%氯化钠注射液	—	使用时避免日光直接照射。合用L-天冬酰胺酶时须在长春新碱给药后12~24h使用。外渗可引起局部组织坏死
	长春地辛	—	5%葡萄糖注射液	6~12h	药物溶解后应在6h内使用
	长春瑞滨	—	0.9%氯化钠注射液	6~10min内	必须经静脉给药。外渗可引起局部组织坏死
干扰微管蛋白合成药物	紫杉醇	—	0.9%氯化钠注射液、5%葡萄糖注射液或5%葡萄糖氯化钠注射液	3h	容易发生过敏反应，用药前应给予地塞米松、苯海拉明和H2受体拮抗药进行预处理。输注前、输注15min、输注结束时测量血压、心率和呼吸。输注时应采用非聚氧乙烯材料的输液瓶和输液器，并使用过滤器
	多西他赛	专用溶剂	5%葡萄糖注射液或0.9%氯化钠注射液	1h	在接受多西他赛治疗前必须口服地塞米松等药物进行预处理。配制最终浓度不超过0.74mg/mL，应立即使用
	紫杉醇（清蛋白结合型）	0.9%氯化钠注射液	0.9%氯化钠注射液	—	溶药时注意每瓶药物使用20mL 0.9%氯化钠注射液，应将0.9%氯化钠注射液沿瓶壁缓慢注入，以免形成泡沫。溶解后应立即使用，如不能立即使用，溶液置于室温下保存不应超过8h。不能经过滤器输注
其他类药物	门冬酰胺酶	注射用水	0.9%氯化钠注射液或5%葡萄糖注射液	15~30min	用1~10kU的稀释液皮试，观察15~30min，注意过敏反应。不能用0.9%氯化钠注射液溶解

第四节 药物配伍禁忌

一、药物配伍禁忌

配伍禁忌指两种或两种以上药物混合使用时，相互间发生物理和化学反应，出现使药物中和、水解、破坏、失效等理化反应，可能发生浑浊、沉淀、变色、产生气体等外观异常现象，也可能发生肉眼不可见的理化反应。

二、药物配伍禁忌与输液安全

药物溶解时，注意溶剂的 pH 值、药物溶解度，以及药物与溶剂之间化学反应等；含有钙镁等阳离子的药物易形成难溶性沉淀，阴离子型药物不能与阳离子型药物生物碱配伍；阳离子生物碱类药物与高 pH 值药物混合时容易出现沉淀，阳离子型药物与阴离子型药物混合时也容易出现沉淀；两种高分子化合物如抗生素、胰岛素、肝素、水解蛋白配伍应用时，可能形成不溶解化合物；选择抗生素溶剂时，要注意抗生素 pH 值与溶剂 pH 值是否接近，差距越大分解失效越快；中药注射成分复杂，与其他药物配伍使用，可能出现沉淀，因此中药注射液不推荐与其他药物配伍使用。临床使用静脉导管输液时，必须在两组不相容药物之间脉冲推注生理盐水，或者使用一定量的生理盐水或适宜的溶液间隔开来，以减少药物性导管堵塞发生。

三、常用药物配伍禁忌

掌握静脉输注药物的配伍禁忌知识，可减少导管堵塞并发症发生率，同时对患者的安全用药有着重大的意义。常见的药物配伍禁忌见表 3-4-1。

表 3-4-1　静脉滴注药物配伍禁忌

序号	药物 1	药物 2	配伍结果
1	青霉素	氧氟沙星	浑浊
2	青霉素	氨茶碱、碳酸氢钠	青霉素失活、降效
3	青霉素	新斯的明、拉贝洛尔	对神经不良反应有相加作用
4	青霉素	葡萄糖、硝普钠	分解快
5	青霉素	重酒石酸间羟胺注射液（阿拉明）、盐酸去氧肾上腺素注射液（新福林）	起化学反应
6	青霉素	缩宫素、鱼精蛋白、地塞米松	青霉素迅速降解、失效

序号	药物 1	药物 2	配伍结果
7	青霉素	庆大霉素、阿米卡星	庆大霉素、阿米卡星失活、降效
8	青霉素	尿激酶、羟乙基淀粉、肝素钠	增加出血的危险
9	青霉素	大环内酯类	有拮抗作用，可降低青霉素疗效
10	青霉素	维生素 C	青霉素分解快、降效
11	青霉素	氢化可的松	青霉素降效
12	青霉素	黄芩注射液、黄连注射液	沉淀
13	青霉素	谷氨酸钠、精氨酸	过敏反应
14	青霉素	头孢呋辛、头孢拉定、头孢他啶	相同的作用靶点而产生拮抗效应，存在交叉耐药性
15	青霉素	去甲万古霉素、万古霉素	沉淀
16	青霉素	地西泮	出现分层
17	青霉素	氟哌啶醇、盐酸麻黄碱、阿托品	青霉素迅速降解失效
18	青霉素	氯丙嗪	白色浑浊沉淀
19	青霉素	盐酸吗啡	氧化变质
20	青霉素	去氧肾上腺素	青霉素迅速降解，并影响两药的溶解度
21	青霉素	氨甲苯酸、氨甲环酸	两药作用相拮抗
22	青霉素	甲泼尼龙琥珀酸钠、甘露醇	青霉素降解、灭活
23	青霉素	胰岛素	增强胰岛素作用，引起低血糖一系列反应
24	青霉素	长春新碱、长春地辛、丝裂霉素	增加出血的危险
25	青霉素	异丙嗪	溶解度降低而析出青霉素结晶
26	青霉素	博来霉素	增加博来霉素毒性，引起肺部反应
27	青霉素	氟尿嘧啶、放线菌素 D、甲氨蝶呤、塞替哌、阿糖胞苷	增加出血的危险
28	青霉素	维生素 B_6、维生素 C	青霉素迅速降解、失效
29	氨苄西林-舒巴坦	环丙沙星、去甲万古霉素	沉淀
30	氨苄西林-舒巴坦	克林霉素、林可霉素、红霉素	抑制氨苄西林-舒巴坦的杀菌作用
31	氨苄西林-舒巴坦	多黏菌素 B、苯巴比妥钠	氨苄西林迅速分解失效
32	氨苄西林-舒巴坦	纳洛酮	含量下降
33	氨苄西林-舒巴坦	10% 葡萄糖注射液或 5% 葡萄糖氯化钠注射液	降效，室温 1h 失效
34	氨苄西林-舒巴坦	5% 碳酸氢钠	降效，且外观有乳光
35	阿莫西林克拉维酸钾	复方磺胺甲噁唑（复方新诺明）	毒性增高

序号	药物1	药物2	配伍结果
36	阿莫西林克拉维酸钾	阿米卡星、卡那霉素	抗菌活性明显减弱
37	阿莫西林克拉维酸钾	地西泮	沉淀
38	阿莫西林克拉维酸钾	甲氨蝶呤	增加肾损害概率
39	阿莫西林克拉维酸钾	别嘌呤醇	皮疹
40	阿莫西林克拉维酸钾	庆大霉素、妥布霉素	出现微黄色针状结晶，含量下降
41	阿莫西林克拉维酸钾	氯霉素、红霉素	阿莫西林杀菌作用抑制
42	阿莫西林克拉维酸钾	罂粟碱、四环素、维拉帕米	分解、析出阿莫西林结晶
43	阿莫西林克拉维酸钾	咪达唑仑、氯丙嗪、异丙嗪	分解、析出阿莫西林结晶
44	亚胺培南西司他丁	氟哌啶醇、氯丙嗪、哌替啶	分解、药效下降
45	亚胺培南西司他丁	咪达唑仑	咪达唑仑不良反应发生率增加
46	亚胺培南西司他丁	谷氨酸钠	失活
47	亚胺培南西司他丁	胺碘酮	胺碘酮发生降解
48	亚胺培南西司他丁	吉西他滨	肝肾功能损害
49	亚胺培南西司他丁	葡萄糖酸钙	沉淀、破坏缓冲系统
50	亚胺培南西司他丁	甘露醇	析出甘露醇结晶
51	亚胺培南西司他丁	间羟胺	降解
52	亚胺培南西司他丁	维生素C	失效、水解
53	阿奇霉素	头孢他啶、头孢呋辛、头孢曲松、头孢噻肟钠	疗效降低，产生抗药菌
54	阿奇霉素	左氧氟沙星	降解、失效
55	阿奇霉素	芬太尼	化学结构改变、失效
56	阿奇霉素	麦角新碱	急性麦角毒性症状
57	阿奇霉素	氨茶碱	茶碱中毒
58	阿奇霉素	苯妥英钠	肝脏损害
59	头孢曲松钠	克林霉素、林可霉素	呈拮抗作用
60	头孢曲松钠	万古霉素	肾毒性反应
61	头孢曲松钠	氟哌啶醇、2%盐酸利多卡因、多巴酚丁胺、罂粟碱、间羟胺、鱼精蛋白、异丙嗪、氟尿嘧啶	白色沉淀
62	头孢曲松钠	氯丙嗪、氨基糖苷类	浑浊
63	头孢曲松钠	氨茶碱	降解
64	头孢曲松钠	万古霉素、复方氯化钠、氯化钙、硫酸镁、乳酸钠林格液	沉淀
65	头孢曲松钠	莪术油葡萄糖	液体变为棕色

序号	药物 1	药物 2	配伍结果
66	头孢曲松钠	呋塞米、葡萄糖酸钙	浑浊
67	头孢曲松	维生素 C	氧化
68	头孢曲松	维生素 B_6	分解、析出结晶
69	头孢曲松	甲氨蝶呤	急性肾功能不全、少尿、尿毒症
70	头孢曲松	长春瑞滨	不良反应概率增加
71	头孢呋辛钠	头孢拉定、头孢唑林钠	导致血尿，肾损害增加
72	头孢呋辛钠	林可霉素、四环素	拮抗
73	头孢呋辛钠	去甲万古霉素、万古霉素	严重肾中毒
74	头孢呋辛钠	异烟肼	出血反应
75	头孢呋辛钠	苯巴比妥钠、肌苷	白色沉淀、药效下降
76	头孢呋辛钠	地西泮	肝、肾毒性增强
77	头孢呋辛钠	氟哌啶醇、多沙普仑、2% 盐酸利多卡因	分解，药效下降
78	头孢呋辛钠	咪达唑仑、尼可刹米、罂粟碱、间羟胺、垂体后叶激素	降解、沉淀
79	头孢呋辛钠	细胞色素 C	浑浊
80	头孢呋辛钠	氯丙嗪	分解
81	头孢呋辛钠	盐酸吗啡	排尿困难，增加吗啡中毒的危险性
82	头孢呋辛钠	多巴酚丁胺	降解、失效
83	头孢呋辛钠	去甲肾上腺素	溶液变红
84	头孢呋辛钠	氨茶碱	溶液由浅黄变白
85	头孢呋辛钠	雷尼替丁、呋塞米	肾毒性增加
86	头孢呋辛钠	氯苯那敏	抑制过敏原性物质反应
87	头孢呋辛钠	葡萄糖酸钙、氯化钙	不溶性络合物
88	头孢他啶	维生素 C	维生素 C 含量下降
89	头孢他啶	硝普钠	毒性反应
90	头孢他啶	5% 碳酸氢钠	降效
91	头孢他啶	鱼精蛋白、罂粟碱	白色沉淀，不良反应增加
92	头孢他啶	雷尼替丁	增加肾脏毒性
93	头孢他啶	氨茶碱	降解、效价降低
94	头孢他啶	长春地辛、氟尿嘧啶	分解，产生白色絮状物
95	头孢地嗪钠	万古霉素	肾毒性，损害肾小管
96	头孢地嗪钠	呋塞米、环孢素、顺铂	肾毒性
97	头孢哌酮钠	5% 碳酸氢钠	4h 后变色沉淀

序号	药物 1	药物 2	配伍结果
98	头孢哌酮钠	0.5% 甲硝唑	4h 后变色沉淀
99	头孢哌酮钠	奋乃静	变色、沉淀
100	头孢哌酮钠	哌替啶	变色、沉淀
101	头孢哌酮钠	环丙沙星	乳白色浑浊
102	头孢哌酮钠	西咪替丁	浑浊
103	头孢哌酮钠	拉贝洛尔	变色、沉淀
104	头孢哌酮钠	氨基糖苷类	沉淀或降效
105	头孢哌酮钠	酚磺乙胺（止血敏）	浑浊
106	头孢哌酮钠	氟哌酸（诺氟沙星）	乳白色浑浊
107	头孢哌酮钠	葡萄糖酸钙	浑浊
108	头孢哌酮钠	氧氟沙星	白色浑浊
109	头孢哌酮钠	莪术油葡萄糖	液体变为棕色
110	头孢哌酮钠	培氟沙星	白色浑浊、沉淀
111	头孢哌酮钠-舒巴坦钠	阿米卡星	沉淀或降效
112	头孢哌酮钠-舒巴坦钠	沐舒坦	白色浑浊
113	阿米卡星	全静脉营养液	1h 即出现脂肪乳的破乳现象
114	阿米卡星	庆大霉素	肾毒性增加
115	阿米卡星	林可霉素	增加药物毒性反应
116	阿米卡星	两性霉素 B	肾毒性增加
117	阿米卡星	多黏菌素 B	肾毒性增加
118	阿米卡星	呋塞米	耳毒性增加
119	阿米卡星	清开灵	浑浊
120	阿米卡星	妥布霉素	肾毒性、耳毒性增强
121	阿米卡星	头孢甲肟钠	抗菌活性减弱
122	阿米卡星	头孢哌酮、头孢他啶	肾功能损害
123	阿米卡星	尼莫地平	肾功能损害
124	阿米卡星	别嘌醇、苯妥英钠	沉淀
125	阿米卡星	阿曲库铵、维库溴铵	呼吸抑制
126	阿米卡星	2% 盐酸利多卡因、地西泮	呼吸抑制
127	阿米卡星	细胞色素 C、奥美拉唑	沉淀、变色
128	阿米卡星	新斯的明	肌张力减弱
129	阿米卡星	硝普钠	肾损伤、硫氰酸盐中毒
130	阿米卡星	异丙嗪	耳毒性

序号	药物 1	药物 2	配伍结果
131	阿米卡星	丝裂霉素、氟尿嘧啶	沉淀
132	阿米卡星	维生素 C	肾毒性、耳毒性增强
133	阿米卡星	硫酸镁	呼吸抑制
134	阿米卡星	卡铂、顺铂	肾毒性、耳毒性增强
135	氯霉素	氯唑西林钠	疗效降低
136	氯霉素	诺氟沙星葡萄糖	肾毒性
137	氯霉素	克林霉素、林可霉素	增加肝、肾毒性
138	氯霉素	去甲万古霉素、万古霉素	沉淀、毒性增强
139	氯霉素	胞磷胆碱	消化道反应
140	氯霉素	苯巴比妥钠	降低血药浓度、疗效
141	氯霉素	苯妥英钠、氯丙嗪	肝脏毒性反应，易发生精神症状
142	氯霉素	氟哌啶醇	肝毒性增强
143	氯霉素	硝普钠	肾毒性增强，降低硝普钠血药浓度
144	氯霉素	氨茶碱	失效
145	氯霉素	尼可刹米、洛贝林	肝毒性增强，易导致癫痫样惊厥
146	氯霉素	多巴酚丁胺、多巴胺	浑浊、沉淀
147	氯霉素	甘露醇	浑浊，呼吸、胃肠道系统等不良反应
148	氯霉素	阿糖胞苷、环磷酰胺	加剧骨髓抑制
149	氯霉素	胰岛素	易导致低血糖发生
150	氯霉素	维生素 C	氧化失效
151	氯霉素	葡萄糖	结晶或浑浊、沉淀
152	环丙沙星	青霉素 G 钠	1h 内形成大块沉淀
153	环丙沙星	氨茶碱	沉淀
154	环丙沙星	林可霉素	沉淀
155	环丙沙星	肝素	不相容
156	环丙沙星	氨苯西林钠	乳白色絮状沉淀
157	环丙沙星	复方丹参注射液	立即产生黄色沉淀
158	环丙沙星	红霉素	沉淀
159	环丙沙星	呋塞米	浑浊
160	环丙沙星	磷霉素	乳白色浑浊，沉淀
161	环丙沙星	碳酸氢钠	白色浑浊
162	环丙沙星	阿米卡星	变色，沉淀
163	诺氟沙星	氨苯西林	沉淀

序号	药物 1	药物 2	配伍结果
164	诺氟沙星	苯唑西林	沉淀
165	氧氟沙星	苯巴比妥钠	代谢加快、疗效降低
166	氧氟沙星	苯妥英钠	惊厥
167	氧氟沙星	复方氯化钠、葡萄糖酸钙	生物利用度降低
168	氧氟沙星	长春地辛、多柔比星	疗效降低
169	氧氟沙星	呋塞米	浑浊
170	左氧氟沙星	维生素 C	pH 值升高，维生素 C 微细结构光谱改变
171	左氧氟沙星	三磷酸腺苷	显著变化，不能配伍
172	左氧氟沙星	复方丹参注射液	乳白色浑浊
173	左氧氟沙星	呋塞米	浑浊
174	伊曲康唑	多西他赛、长春新碱	肾清除率降低、血药浓度增加
175	伊曲康唑	咪达唑仑	加强和延长镇静催眠效果
176	伊曲康唑	地高辛、硝苯地平	肾清除率降低、血药浓度增加
177	磷霉素	酚磺乙胺（止血敏）	变色、降效、pH 值改变
178	磷霉素	维生素 B_6	失效
179	磷霉素	葡萄糖酸钙	沉淀
180	红霉素	维生素 C	降效
181	红霉素	0.9% 氯化钠注射液	析出结晶、沉淀
182	红霉素	头孢菌素类抗生素	拮抗作用
183	红霉素	克林霉素、林可霉素	拮抗作用、交叉耐药性
184	红霉素	异烟肼	肝损害
185	红霉素	苯巴比妥钠、苯妥英钠	嗜睡、镇静等不良反应
186	红霉素	细胞色素 C	导致细胞色素 C 失效
187	红霉素	氯丙嗪	导致氯丙嗪失效
188	红霉素	新斯的明	拮抗
189	红霉素	硝普钠	药效降低
190	红霉素	胺碘酮、罂粟碱	红霉素抗菌效能几乎完全消失
191	红霉素	间羟胺、鱼精蛋白	降解、失效
192	红霉素	氨茶碱	氨茶碱中毒反应
193	红霉素	促皮质素、地塞米松	浑浊
194	红霉素	奥美拉唑	肝毒性、神经变性
195	红霉素	辅酶 A	静脉炎
196	红霉素	华法林、肝素钠	出血

序号	药物1	药物2	配伍结果
197	红霉素	甲泼尼龙琥珀酸钠	降低甲泼尼龙代谢
198	红霉素	长春地辛、长春新碱	增加神经系统不良反应
199	红霉素	多柔比星、异环磷酰胺	心脏毒性
200	红霉素	氯化钾	心血管不良反应增加
201	红霉素	硫酸镁、氯化钙	降效
202	红霉素	美司钠	失效
203	红霉素	四环素	肝功能损害
204	红霉素	甲氯芬酯	失效
205	红霉素	乳酸钠林格液	沉淀、浑浊
206	表柔比星	5%GNS 或复方氯化钠	不溶物呈红色漂浮状
207	表柔比星	5%GS 或 10%GS	降效
208	表柔比星	17- 氨基酸	降效
209	表柔比星	甲硝唑	降效
210	阿昔洛韦	5%GS 或 10%GS	变色
211	阿昔洛韦	5%GNS	变色
212	阿昔洛韦	门冬氨酸钾镁	白色絮状沉淀
213	阿昔洛韦	右旋糖酐 -40	变色
214	氟康唑	两性霉素 B	延迟浑浊，沉淀
215	氟康唑	氨苄西林钠	延迟浑浊，沉淀
216	氟康唑	葡萄糖酸钙	延迟浑浊，沉淀
217	氟康唑	头孢呋辛钠	沉淀
218	氟康唑	琥珀氯霉素	气体生成
219	氟康唑	克林霉素	沉淀
220	氟康唑	红霉素	沉淀
221	氟康唑	氧哌嗪西林钠	呈胶状
222	氟康唑	呋塞米	延迟沉淀
223	氟康唑	地西泮	沉淀
224	雷尼替丁	鱼精蛋白	失去活性
225	雷尼替丁	羟乙基淀粉、维生素 K_1	易引发出血
226	雷尼替丁	胰岛素	升高胰岛素血药浓度
227	雷尼替丁	环孢素	肾功能损害
228	山莨菪碱	乙酰唑胺	加重乙酰唑胺的不良反应
229	山莨菪碱	促皮质素	诱发青光眼

序号	药物1	药物2	配伍结果
230	山莨菪碱	他克莫司	增强不良反应
231	山莨菪碱	丝裂霉素、维生素 B_6	浑浊、沉淀、变色、活性降低
232	山莨菪碱	能量合剂	引起血糖过低
233	阿替普酶	卡铂	增加出血倾向
234	氨基己酸	酚磺乙胺	易引发血栓
235	氨基己酸	尿激酶	拮抗作用
236	氨基己酸	右旋糖酐	降低止血作用
237	氨基己酸	甘露醇、乳酸钠林格液	电解质紊乱、高钾血症
238	氨基己酸	促皮质素	浑浊
239	氨基己酸	阿糖胞苷	降低阿糖胞苷药效
240	氨基己酸	异丙嗪、丝裂霉素	浑浊、变色、活性下降
241	氨甲苯酸	呋塞米、促皮质素	浑浊、变色、活性下降
242	氨甲苯酸	异丙嗪、丝裂霉素	易引发血栓
243	氨甲苯酸	碳酸氢钠	降低疗效
244	氨甲苯酸	维生素 C	分解
245	氨甲苯酸	硫酸镁	减少吸收
246	氨甲环酸	垂体后叶素	拮抗
247	氨甲环酸	促皮质素	浑浊
248	酚磺乙胺	复方氨基酸	中毒
249	酚磺乙胺	尿激酶、异丙嗪、长春新碱	降低疗效
250	酚磺乙胺	右旋糖酐	拮抗
251	酚磺乙胺	促皮质素、地塞米松、丝裂霉素	浑浊、变色、活性下降
252	酚磺乙胺	碳酸氢钠	橙红色
253	肝素钠	华法林	导致出血
254	肝素钠	鱼精蛋白、维生素 K_1、垂体后叶素	降低药效
255	肝素钠	高血糖素、长春新碱、替尼泊苷	增加出血倾向
256	肝素钠	甲泼尼龙琥珀酸钠	增加胃肠道出血危险
257	肝素钠	依达比星	引发严重出血
258	肝素钠	氯化钾	导致高钾血症
259	肝素钠	葡萄糖氯化钠	失效
260	肝素钠	表柔比星、多柔比星	沉淀
261	肝素钠	米托蒽醌	活性降低
262	磷甲酸钠	阿米卡星、卡那霉素	导致肾毒性

序号	药物 1	药物 2	配伍结果
263	磷甲酸钠	庆大霉素、妥布霉素	肾损伤
264	磷甲酸钠	替考拉宁	肾损伤
265	磷甲酸钠	地西泮、氟哌啶醇	沉淀
266	磷甲酸钠	咪达唑仑、地高辛	沉淀
267	磷甲酸钠	多巴酚丁胺、苯海拉明	沉淀
268	磷甲酸钠	硫酸镁、亚叶酸钙	失效
269	硝酸异山梨酯	麻黄碱、肾上腺素	降低药效
270	硝酸异山梨酯	甲基多巴	导致体位性低血压
271	硝酸甘油	甲基多巴	导致体位性低血压
272	硝酸甘油	肾上腺素、去氧肾上腺素	降低药效
273	硝酸甘油	奥曲肽	浑浊、变色、沉淀、活性降低
274	盐酸恩丹西酮注射液	甘利欣	浑浊
275	盐酸恩丹西酮注射液	头孢拉定	浑浊
276	盐酸恩丹西酮注射液	呋塞米	浑浊
277	盐酸恩丹西酮注射液	复方丹参注射液	浑浊
278	盐酸恩丹西酮注射液	5- 氟尿嘧啶	浑浊
279	盐酸恩丹西酮注射液	肌苷	浑浊
280	呋塞米	洛美沙星	浑浊
281	呋塞米	米力农	沉淀
282	呋塞米	甲硝唑	沉淀
283	肌苷	沐舒坦	浑浊
284	5% 碳酸氢钠	培氟沙星	白色浑浊
285	5% 碳酸氢钠	西咪替丁	浑浊
286	地塞米松	异丙嗪	白色浑浊
287	地塞米松	普罗帕酮	浑浊
288	维生素 K_1	维生素 C	维生素 K_1 失效
289	维生素 K	格利福斯	鹅绒黄色浑浊
290	葡萄糖	碳酸氢钠	引起横纹肌麻痹与内脏损害
291	艾司洛尔	呋塞米	沉淀
292	尿激酶	碱性药物	沉淀
293	吗啡	氯丙嗪	呼吸抑制
294	甲氧氯普胺	阿托品	拮抗
295	异丙肾上腺素	阿托品	不良反应叠加

序号	药物 1	药物 2	配伍结果
296	肾上腺素	洋地黄类	易中毒
297	葡萄糖酸钙	洋地黄类	毒性增加
298	氨茶碱	酸性药物	有沉淀析出
299	庆大霉素	肝素钠	沉淀
300	布比卡因	碱性药物	沉淀
301	哌替啶	呋塞米	药效降低
302	哌替啶	异丙嗪	呼吸抑制引起休克
303	地西泮	0.9% 氯化钠注射液	浑浊
304	两性霉素 B	0.9% 氯化钠注射液	浑浊
305	沙丁胺醇	普萘洛尔	拮抗
306	沙丁胺醇	氯苯那敏、异丙嗪	不良反应增加
307	氯硝西泮	盐酸吗啡、盐酸哌替啶	过度抑制神经中枢
308	氯硝西泮	地高辛	增加地高辛的血药浓度
309	氯硝西泮	氟马西尼	拮抗
310	氯硝西泮	西咪替丁	过度抑制神经中枢
311	咪达唑仑	左旋多巴	左旋多巴疗效减弱
312	咪达唑仑	氨茶碱	失效
313	咪达唑仑	奥美拉唑、西咪替丁、雷尼替丁	中毒
314	咪达唑仑	呋塞米	导致体位性低血压
315	咪达唑仑	碳酸氢钠	白色沉淀

血管通路装置的选择

输液治疗前应根据诊断，评估可替代的治疗途径，以及各种治疗途径的风险和利益。根据治疗方案（药物性质、预期治疗时间、治疗频次、输液速度等）、患者健康状况［年龄、意愿、病史（包括手术史）、血管状况及置管史］、血管通路使用目的、医护能力及可用资源等，选择合适的血管通路装置类型。在满足治疗需求前提下，选择管径最细、管腔数最少、创伤性最小的血管通路装置。同时，制订血管通路计划时，应基于医师、护士、患者、家属之间共同沟通合作，应优先考虑患者血管的健康及保护。

一、治疗方案

治疗前应充分评估治疗方案，包括药物理化性质、治疗时间及频次、输液速度等，基于治疗方案评估选择血管通路装置。一次性静脉输液钢针、短外周静脉导管（SPIVC）、长外周静脉导管（LPIVC）、中线导管（MC）、中心静脉导管（CVC）、经外周穿刺的中心静脉导管（PICC）、输液港（PORT）、动脉导管（AC）的选择见表4-1-1。

二、患者健康状况

应综合考虑患者年龄、意愿、病史（包括手术史）、血管状况及置管史选择合适的血管通路装置。

（1）年龄和意愿　老年人血管弹性差、皮肤松弛，自我管理能力较低，容易导致穿刺困难、导管脱出等。儿童、新生儿血管管径细，自我管理能力低，配合度差，容易导致穿刺失败、导管脱出、药物外渗等并发症。对这些患者应考虑血管保护，推荐选择中长期血管通路装置，减少静脉穿刺次数，保护患者血管，降低药物外渗或渗出发生率。选择血管通路工具时，要尊重患者的置管意愿，不可强行为患者作决定，要取得患者知情同意。同时要尊重患者的肢体活动习惯，选择非惯性手。

（2）病史（包括手术史）　须考虑患者入院诊断及合并发症，可能影响到血管完整性及血管通路工具选择。糖尿病或长期使用糖皮质激素可能导致血管完整性受损，导致穿刺失败；肥胖症患者可能会影响穿刺部位、穿刺血管和可穿

表 4-1-1　基于治疗方案评估选择血管通路工具

类型		治疗方案	注意事项
外周静脉血管通路装置	一次性静脉输液钢针	适用于无刺激性、等渗、中性液体、单次给药、治疗时间 4h 左右	腐蚀性药物不应使用一次性静脉输液钢针
	SPIVC	适用于无刺激性、等渗、中性液体，多次给药、治疗时间 4～6 天左右。避免持续输注腐蚀性药物，胃肠外营养液，渗透压＞900mOsm/L 的液体，pH＞9 或 pH＜5 的液体	一般使用 20～24G 的 SPIV 输液或输血治疗，管径越大，静脉炎发生率越高，快速补液、造影剂推注，可选 16～20G，儿童、新生儿、老年患者选择 22～24G
	LPIVC	输注药物性质同 SPIVC，适用于 5～14 天治疗	当 SPIVC 的各方面条件都符合，但难以对血管进行触诊或肉眼难以观察时，建议采用超声引导/近红外技术置入长 PIVC
	MC	低刺激性、等渗或接近等渗药物（如抗菌药物），补液和外周静脉对其具有良好耐受的镇痛药，适用于 1 个月内治疗	不适用于持续输注腐蚀性药物、胃肠外营养液、渗透压＞900mOsm/L 的液体及 pH＞9 或 pH＜5 液体
中心静脉血管通路装置	CVC	适用于任何性质药物输注及血流动力学的监测。非隧道型导管适用于留置时间在 1 个月内的静脉治疗，隧道型导管适用于留置时间大于 1 个月的长期静脉治疗	高压注射造影剂需使用耐高压材质导管，中心静脉压监测使用前端开口无瓣膜导管，导管尖端必须达上腔静脉与右心房交界处
	PICC	适用于任何性质药物的中长期静脉治疗，留置时间可达 1 年	高压注射造影剂需使用耐高压材质导管，1.9F 的 PICC 导管不能用于输血和采集血标本，中心静脉压监测使用前端开口无瓣膜导管，导管尖端必须达上腔静脉与右心房交界处
	输液港	适用于任何性质的长期药物输注，留置时间受穿刺隔和穿刺针影响，可长达几十年	高压注射造影剂应使用耐高压导管
动脉导管	动脉导管	适用于危重症患者有创血压监测、血气分析标本采集及短期使用	20G 导管较 18G 导管发生并发症概率更低

刺性；因此，这类患者推荐超声引导下置入中长期血管通路装置。慢性肾病患者置管后存在静脉狭窄和闭塞风险，故应避免在上肢留置外周静脉导管、PICC 导管，以免影响将来动静脉瘘的构建，首选颈内静脉置管。乳腺癌患者应避开乳腺手术清扫腋窝淋巴结的肢体；合并有锁骨上淋巴结肿大、颈部肿块、淋巴水肿或动静脉瘘/移植的患者应避开在同侧置管。避开有手术史血管或血栓血管置管，避开安装起搏器侧肢体置管，避免在行放射治疗肢体穿刺置管，避免在脑血管意外后的患肢穿刺置管。上腔静脉完全阻塞患者应从下肢穿刺置管。

（3）血管状况及置管史　患者既往血管通路装置置管史，目前有无导管、导管功能情况、血管条件状况，都是血管通路装置选择的考虑因素。尽量选择粗、直、有弹性、充盈、易于触及、避开神经的血管穿刺，穿刺部位应避开肢体关节、触诊时疼痛的区域、受损区域和这些受损区域的远端部位，且导管与静脉管径比例至少小于45%。

三、血管通路使用目的

评估患者使用血管通路装置的目的，如果需要高压推注造影剂，则需要选择耐高压材质导管，如果需要监测中心静脉压，则推荐选择前端开口无瓣膜的中心静脉导管或 PICC 导管，如果需要反复多次采血，则可留置短外周静脉导管，如果需要进行有创血压监测，则留置动脉导管。

四、医护能力及可用资源

评估医疗机构具备的医护能力及可用的医疗资源，根据评估结果选择力所能及的较为合理的血管通路工具。当考虑自身能力不够时，可借助多学科团队力量或申请院外会诊。

第五章　超声在血管通路技术中的应用

第一节　超声概述

一、超声基本概念

正常人耳能听到的声音频率为 20～20000Hz。频率超过人类耳朵可以听到的最高阈值（20kHz）的声波称为超声（ultrasonics）。超声波属于弹性机械波的一种，可以通过介质传播，其在介质中呈纵波传播，即质点振动的方向与声波传播方向一致，这使得超声具有优秀的指向性，为超声诊断、治疗及介入引导提供明确方向。

二、超声波传播特性

与其他物理波一样，超声波在介质中传播时能发生透射、反射、衍射、散射及衰减、多普勒效应等。

（1）透射　指超声波可以穿过某一介质或者两种介质的界面而进入第二种介质内的特性，即穿透力。除介质本身性质外，决定超声透射能力的主要因素是超声波的频率和波长。超声频率越大，其穿透力越弱，可探测的深度越浅；超声频率越小，波长越长，其穿透力越强，可探测深度越深。因此，临床上进行超声检查时，应根据探测组织器官的深度及所需的图像分辨率选择不同频率的探头。

（2）反射　指超声波遇到大界面时，一部分超声波能量从界面处反射的能力。超声波反射的强弱主要取决于形成声学界面的两种介质的声阻抗差值，声阻抗差值越大，反射强度则越大。不同介质的接触面形成声学界面，两介质的声阻抗差大于 0.1%，即两种介质密度差达到 0.1%，就可对入射超声波形成反射。反射声强通常以反射系数表示：反射系数 = 反射波能量 / 入射波能量。

反射系数取决于构成界面介质的声阻抗差和超声入射角大小。空气的声阻抗值为 0.000428，软组织的声阻抗值为 1.5，二者声阻抗差相差约 4000 倍，故其界面反射能力特别强。临床上进行超声探查时，探头与体表间一定不能留有空隙，因而使用耦合剂来消除探头和检测体表间的空隙。图 5-1-1 显示的是颈前超声图像，由于超声波反射，颈部皮下软组织、颈动脉、颈静脉及肌肉等其他组织（图 5-1-2）都可通过反射和散射产生回声图像。

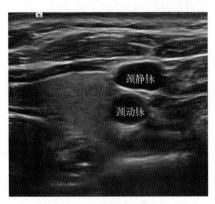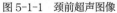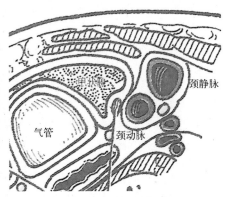

图 5-1-1　颈前超声图像　　　　　　图 5-1-2　颈前解剖示意

（3）衍射　当超声波遇到直径小于其一半波长的介质时，会绕过介质的边缘继续向前传播称为衍射。根据此规律，在临床检查时，应根据被探查目标的大小选择适当频率的探头，使超声波波长明显小于目标大小，避免超声波发生衍射，可以把较小的病灶检测出来。

（4）散射与衰减　声波遇到小界面而向多个方向辐射的现象称为散射。超声波在介质内传播时，随着传播距离增加而减弱，这种现象称为衰减。声能衰减主要由反射、吸收、散射、扩散等引起。声能的衰减与超声频率和传播距离有关。超声波的衰减与传播距离成正比，与频率成正比。在临床上，高频率探头的超声波衰减明显增大，穿透力也减弱，因此我们采用低频率探头探查较深处目标组织器官。

（5）多普勒效应　奥地利学者 Doppler Christian Andreas 发现当声源与接收器之间出现相对运动时，接收器接收到的频率与声源发出的频率不一致［会发生改变（谓之频移）］，当声源向着接收器运动时，声源频率升高，反之下降，这种频移的现象称为多普勒效应（Doppler effect）。频率变化大小，即频移，与相对运动的速度成正比。当声波在人体内传播时，如遇到血液中流动的红细胞就会发生频移。

三、超声诊断系统主要构成

临床超声诊断系统（图 5-1-3）主要由超声仪器、计算机数字化处理分析系统、存储系统组成。

临床医用超声诊断仪借助探头（即换能器）发生和接收超声波。压电材料

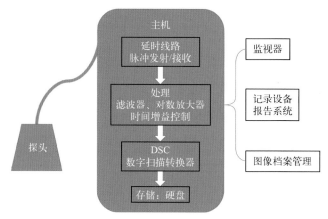

图 5-1-3 临床超声诊断系统

（陶瓷压电阵元）是医用超声探头内的核心组件，利用其产生和探测超声波。压电材料受到外界施压形变时受压表面产生电荷，而在交变电压下发生交替形变，产生机械振动形成声波，这种将机械能转换为电能过程称为压电效应（piezoelectric effect），反之称为逆压电效应（converse piezoelectric effect）。由此能实现机械能与电能相互转换。超声仪器对探头中压电材料施以数兆赫兹的交变电压，就会发生相应频率的机械振动进而产生超声波。而当探头受到回传反射的超声波交替压力作用时，产生相应的交变电压，达到接收超声波的目的。

超声探头（图 5-1-4）主要有三种类型：线阵探头、凸阵探头和相控阵探头。浅层血管（如四肢血管、颈部血管）的超声检查多使用线阵探头，而凸阵探头和相控阵探头多用于深层血管（如腹部血管）成像。

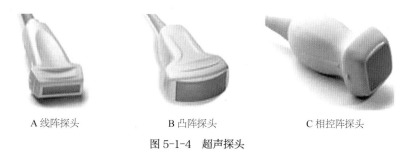

A 线阵探头　　　　　　B 凸阵探头　　　　　　C 相控阵探头

图 5-1-4　超声探头

四、超声成像模式

超声成像模式主要包括 A 模式、B 模式、M 模式、多普勒等模式。

（1）A 模式（A-mode）　又称幅度调制模式，是一种振幅的模式。当超声波在人体组织中传播时，遇到的每一个组织界面，都会产生反射回声，这种回声在示波器屏幕上以波的形式显示。目前临床仅眼科超声可能还有应用。

（2）B 模式（B-mode） 又称辉度调制模式，是一种亮度的模式，其工作原理是将 A 模式的幅度显示改为亮度调制显示，采用灰阶成像，回波信号被转换成显示器上的点亮度表示回波振幅，即回声的强弱以亮度显示。通过连续扫描，形成超声束扫查平面内组织切面的二维超声图像（图 5-1-5）。

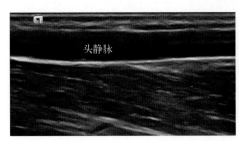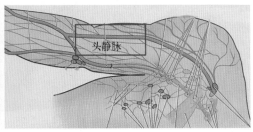

图 5-1-5　二维超声图像及解剖示意

（3）M 模式（M-mode） 工作原理是各层组织界面在声束内的位置移动得到的回声辉度随着水平扫描而构成对应的为位移-时间动态曲线。通过 B 模式下显示光标线，在以时间为轴线的波形图上表示光标线中组织运动状态，最常用于评价心脏瓣膜及心肌运动，如左心长轴 M 型超声心动图（图 5-1-6）。

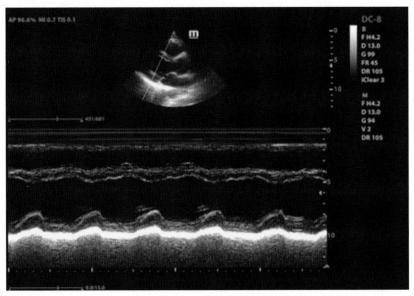

图 5-1-6　M 模式超声图像

（4）多普勒模式（D-mode） 多普勒成像原理是超声波的多普勒效应。通过发生脉冲或连续超声波，接收声束内运动物质的频移变化，依据频移大小计算物质运动的速度与方向及其随时间的变化，形成的曲线为多普勒频谱。多用于检测血流性质、方向和流速等，如图 5-1-7 所示为血流频谱图像。

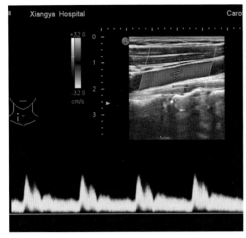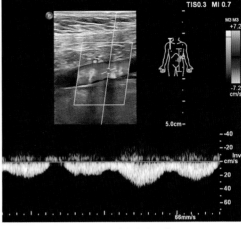

A 颈动脉血流频谱　　　　　　　　　　　　　B 锁骨下静脉血流频谱

图 5-1-7　血流频谱图像

第二节　血管超声仪在血管通路技术中的应用

一、血管超声仪探头选择

多数品牌超声仪具有调节超声频率功能，建议遵循浅表目标适当增加频率、深层目标适当降低频率的原则，选择适合探查目标的探头。四肢血管及颈部血管一般使用 5~10MHz 线阵探头，上肢血管较为浅表，建议采用 7~10MHz 的高频线阵探头，以增加图像分辨率，更好地显示浅表血管的结构；下肢血管较上肢血管深，一般使用 5~7MHz 线阵探头。成人腹壁较厚，建议采用 2~5MHz 凸阵探头探查腹部血管。针对体瘦患者或者小儿，可以采用低频（4~8MHz）线阵。

二、血管超声仪参数调节

血管超声仪一般做好了出厂设置，根据检查不同部位，按人体正常状态下各部位血流的特点，预置好检查条件并储存在机器内，以菜单形式指导操作，使操作过程既简单又方便。但当这些条件不能完全符合实际要求时，需要操作者适当调节控制按钮，对清晰准确地显示血流信号十分重要。

1. 二维显像的调节

（1）深度设置　用来选择成像深度。

（2）增益调节　以血管腔内不出现异常回声为宜。增益太低，会漏诊某些病变；增益太高，管腔内伪像增多。

（3）动态范围　数值太高，光点细小，但实时性减弱；数值太低，光点显示粗大。

（4）发射聚焦　设置聚焦区内发生声束数量和深度。在聚焦区内，超声分辨力最佳，要经常调节聚焦点至所要观察的结构处。

2. 彩色血流显像调节

（1）增益　以血管以外区域不产生彩色斑点为宜。增益太小，血流不能被显示；增益太大，会产生血流外溢现象。

（2）彩色标尺　与血流速度大小相宜，流速高的血流用高标尺，流速低的用低标尺。对于一定数值的血流，如果用过低速度标尺检测，则血流显示呈五彩缤纷样颜色，即出现色彩混叠；如果用过高速度标尺检测，则血流显示暗淡，甚至不被显示。

（3）彩色取样框大小及方向　用线阵探头检测外周血管时，取样框大小以包含所要观察的血管范围为宜，取样框太大，会使图像帧频减少，产生闪烁。取样框的方向调节很重要，应尽量使声束与血流间夹角小于90°。

（4）壁滤波　滤波的作用是滤掉非血管内结构所产生的多普勒信号，调节时低流速血流使用低通滤波，高流速血流使用高通滤波。

3. 频谱多普勒检查的调节

（1）增益　与彩色多普勒调节类似。增益太小，显示屏上无频谱显示；增益太大，频谱以外出现杂信号。

（2）速度标尺和基线　调节速度标尺，使同一方向的血流频谱显示在基线同一侧（图5-2-1），当速度标尺小于频谱最大值时，正向的频谱显示在基线下方（频谱混叠）（图5-2-2）。临床上使用的超声仪多具有频谱自动优化功能，操作者只要按下优化键，一键即能使频谱达到最佳状态，无须手动调节，但前提是频谱必须显示清晰。

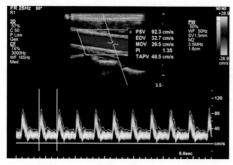

图 5-2-1　同一方向血流频谱显示在基线同侧

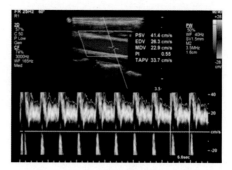

图 5-2-2　正向的频谱显示在基线下方（频谱混叠）

（3）取样容积大小和位置 取样容积大小即取样门的宽度，以不超过血管内径为宜，取样位置一般置于血管中央处，或狭窄血管残腔内。

（4）多普勒角度校正 为了准确测量流速，必须进行角度校正，校正线方向与血流方向一致，但校正角度需小于60°。

三、血管超声探查方法

1. 熟悉超声下血管特征

进行血管超声检查时，检查者首先要熟悉血管的走行及解剖位置，此外，还要掌握静脉不同于动脉的检测方法及诊断理念。四肢静脉分为深静脉和浅静脉，各具有解剖特色和功能差异。深静脉位于软组织深层，被肌肉组织环绕，是回心血流的主要通道。浅静脉位于皮肤深面，走行于浅筋膜和肌层之间，散布于皮肤表层，主要功能是进行皮温调节。

动脉和静脉在超声中具有不同特征，二维声像中，大静脉血管壁显示为内膜和外膜两层结构，由于分辨率关系，小静脉多显示单层高回声带。动脉管壁显示内膜、中膜、外膜三层结构。四肢静脉管腔内具有静脉瓣膜结构，越是远心端，其静脉瓣膜的数量越多，相反大静脉干、内脏静脉无静脉瓣。动脉管腔内无瓣膜。彩色多普勒模式下静脉超声表现为向心方向血流，呈现自发性、单向性和期相性频谱特征。由于静脉管壁薄，易受呼吸和压力影响继而产生管腔形态和血流动力学的变化。动脉血流为离心向血流，呈现有节律性的搏动性频谱，且具有与心搏一致的节奏性音调。具体见表5-2-1。

表5-2-1 动脉和静脉典型特征性超声

项目	动脉	静脉
二维声像	管壁为三层结构	管壁为单层结构
	具有搏动性	无搏动性（有波动）
	探头加压管腔不能完全闭合	探头加压管腔能完全闭合
彩色多普勒	离心方向	向心方向
频谱多普勒	有节律的搏动性频谱	与右心房压力相关的连续性频谱
	具有与心搏一致的节奏性音调	具有柔和的吹风样音调

2. 选择合适体位

检查时受检者应处于放松体位，上肢检查适当外展略外旋，下肢检查轻度外展外旋，腹部血管检查时勿重压腹部，遇肥胖患者时可适当调节条件增加超声穿透力，或者通过变换体位（如侧卧位）和探测切面（如肋间斜切探查下腔静脉肝后段）。

3. 操作要点

探头适当悬提，避免压迫血管，横断面（短轴）扫查时每间距约 2cm 适当加压，有助于快速定位并判断有无血栓。发现游离浮动性血栓声像后不可加压；当发现静脉管腔血流缓慢时，可加压远端肢体以增加静脉血流流速，增强血流信号显示，以排查血栓形成。超声对无名静脉、腔静脉等部位的血栓观察困难时，可以结合 CT 血管造影（CT angiography，CTA）和核磁共振静脉造影（magnetic resonance venography，MRV）等检查。当发现静脉置管周围出现血栓声像时，超声应评估血栓的范围是否累及近心端深静脉。超声评估静脉置管患者首先应观察导管位置是否正确，明确导管是否通畅。具体检查步骤如下：

（1）二维超声检查　将探头放置于拟定探查血管的体表标志处，利用二维超声识别及清晰地显示该血管切面图像，鉴别动脉和静脉。主要观察内容包括：①检查血管结构，包括血管壁的厚薄、回声强弱、有无夹层，中层、内膜是否光滑，有无局部膨大、局限性突出、变细，并测量管径及面积。②检查血管腔内有无异常回声，并描述异常回声的部位、形态、大小及性质，若为囊性回声，应观察有无搏动性，与血管之间有无通道；若为实质性回声，应观察肿块对血管压迫的程度。③检查静脉时注意静脉瓣回声及运动情况，探头压迫血管时观察管腔是否可以闭合。

（2）彩色多普勒检查　检查血管内彩色血流的充盈状态，有无充盈缺损，彩色血流边缘是否整齐，有无彩色血流变细；检查彩色血流色彩是否呈现单一色，彩色血流有无五彩镶嵌色、色彩倒错及色彩逆转现象；检查彩色血流的明暗程度，大致估计血流速度快、慢，并以此确定脉冲多普勒取样点所在的区域；在检查小血管时，应先采用彩色多普勒检查，彩色多普勒对寻找小血管很有帮助。

（3）频谱多普勒检查　有无频带增宽及频窗消失；有无节段性动脉血流速度的快、慢变化；动脉血流收缩期加速是否减慢或加快；肢体动脉频谱舒张期反向血流是否消失；双侧对照，注意流速是否存在很大差异；Valsalva 试验或挤压试验。

4. 注意事项

患者在检查时肌肉要处于放松状态，肌肉紧张会影响血流参数的测定结果。探头压力要适当，保持探头与皮肤的良好接触，使血管不受外来压力的影响。检查时，一般从血管的近心端向远心端，沿血管的解剖走行寻找血管长轴，若血管不易探测时，可先横扫，加上彩色多普勒帮助确定动脉和相伴静脉的位置。周围血管左、右两侧对称，常规应进行病侧与健侧的对比检查。取样容积应放置于管腔中央。多普勒增益要适当，以免引起频带增宽。静脉血栓形成的急性期，使用加压试验要慎重，以免血栓脱落导致肺栓塞。

四、血管超声的影像识别

1. 正常动脉声像图

动脉在二维超声、彩色多普勒、多普勒频谱显示如下声像图。

（1）动脉二维声像图　以正常颈总动脉的二维声像图（图5-2-3）为例，正常动脉管径左右对称，管壁分为三层，内膜层显示中等回声，外膜层为高回声，内、外膜之间的间质层呈无回声。内膜薄而平滑，与外膜平行，连续性好，血管腔内无回声。

（2）动脉彩色多普勒声像图　以正常颈总动脉的彩色多普勒声像图（图5-2-4）为例，血流性质为层流，在整个心动周期中，由于收缩期和舒张期流速变化，血管腔内显示略带起伏、稍有变化的彩色血流。

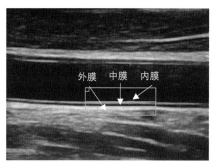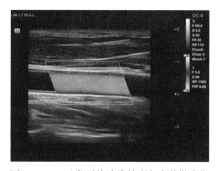

图 5-2-3　正常颈总动脉的二维声像图　　　图 5-2-4　正常颈总动脉的彩色多普勒声像图

（3）动脉频谱多普勒声像图　超声呈现典型的收缩期和舒张期频谱。颈总动脉频谱多普勒声像（图5-2-5）中舒张期流速较高，而上肢动脉频谱多普勒声像（图5-2-6）中舒张期流速相对较低，有时甚至出现舒张期短暂的反向血流频谱。

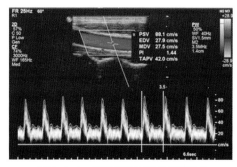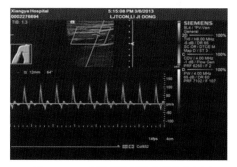

图 5-2-5　颈总动脉频谱多普勒声像　　　图 5-2-6　上肢动脉频谱多普勒声像图

2. 正常静脉及置管声像图

以正常贵要静脉为例，静脉在二维超声、彩色多普勒、多普勒频谱显示见图5-2-7。正常颈静脉和四肢静脉管壁显示清晰，内壁光滑，连续性好，壁薄，管腔内无回声，有时可见"雾状"回声，为红细胞散射回声。探头加压后静脉管腔变瘪或消失，深吸气或做 Valsalva 试验时，管径增宽。彩色多普勒显示管腔内向心性血流。频谱多普勒呈稍有变化的平坦型频谱，这种变化与呼吸运动有关，下肢静脉更明显。当患者血管留置导管时，可见导管声像图，导管壁呈现强回声，导管腔内为低回声。贵要静脉 PICC 声像见图 5-2-8，锁骨下静脉管腔内置管声像见图 5-2-9，股静脉 CVC 在下腔静脉的置管声像图见图 5-2-10，静脉瓣声像见图 5-2-11。

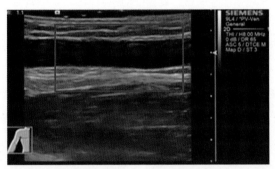

A 右侧贵要静脉二维声像图

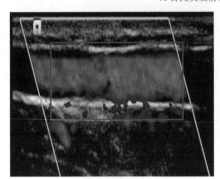

B 右侧贵要静脉彩色多普勒

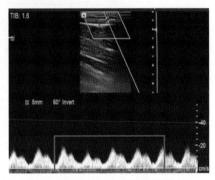

C 右侧贵要静脉多普勒频谱

图 5-2-7　正常贵要静脉声像图

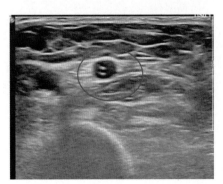

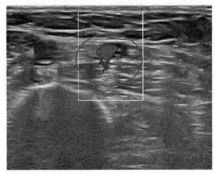

图 5-2-8　贵要静脉 PICC 声像图

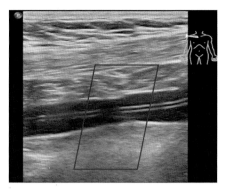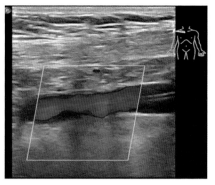

图 5-2-9　锁骨下静脉管腔内置管声像图

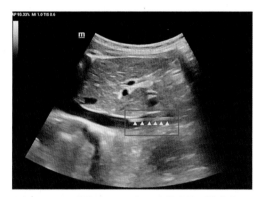

图 5-2-10　股静脉 CVC 在下腔静脉的置管声像图

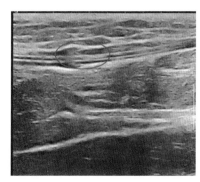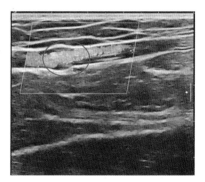

图 5-2-11　静脉瓣声像图

3. 静脉血栓声像图

静脉血管超声检查除了判断动脉和静脉外，还要排查管腔内是否存在血栓以及血流回流障碍，如果存在血栓，必要时还要评估血栓的机化程度和是否有脱落风险。深静脉管腔比浅静脉宽，发生血栓风险比浅静脉更大，由于容易受到肌肉收缩挤压，以及深静脉走行较为平直，更容易造成血栓脱落，导致严重的肺栓塞。临床上由于各种浅静脉置管、长期卧床、静脉曲张的情况，浅静脉血栓的情况亦不少见，由浅静脉血栓并发的深静脉血栓和肺动脉栓塞的情况也不容忽视。静脉血栓超声声像图如图 5-2-12 所示。

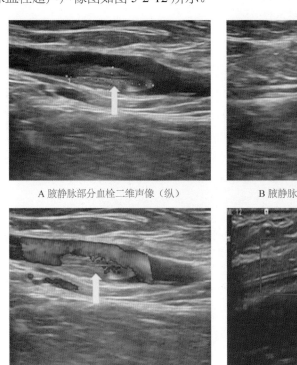
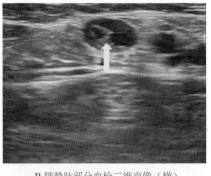

A 腋静脉部分血栓二维声像（纵）   B 腋静脉部分血栓二维声像（横）

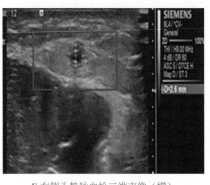
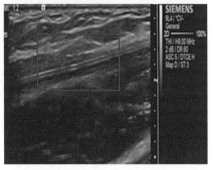

C 腋静脉部分血栓彩色多普勒   D 左侧头静脉血栓二维声像（纵）

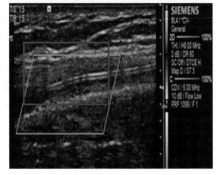

E 左侧头静脉血栓二维声像（横）   F 左侧头静脉血栓彩色多普勒，无血流信号

图 5-2-12　静脉血栓超声声像图

（1）二维超声表现　管腔内呈现实质性回声，部分或全部占据血管腔。血栓回声表现：急性期为低回声，慢性期为强回声；探头加压后，静脉管腔不能被压瘪；Valsalva 试验为阴性。

（2）彩色多普勒表现　静脉完全栓塞时，彩色多普勒在病变处或其近、远端不能探及彩色血流，远心端静脉血流流向浅静脉。部分栓塞时，于血栓边缘或血栓中间有条带状彩色血流显示，血流明显变细，粗细不一。部分病例仅在挤压远侧肢体后，才可见到点片状血流。

（3）脉冲多普勒表现　静脉完全栓塞时，在病变区域的近、远端均不能取到血流频谱信号；部分栓塞时，脉冲多普勒在非栓塞的部分取样时，可探及连续性血流频谱，即不随呼吸运动变化，小的侧支循环和血栓再通后血管，可显示此种血流频谱。

放射影像在血管通路技术中的应用

第一节 X 线在血管通路技术中的应用

一、X 线产生和成像原理

1. X 线产生

X 线产生需要：①电子源（阴极）；②阻挡电子的靶面（阳极）；③加速电子的高电压；④真空；⑤球管套（玻璃封装）。当快速运动的电子受到靶物质阻挡时产生 X 线。运动的电子具有动能，当电子突然被阻挡，其动能转化成热能（99%）和 X 线（1%）。X 线的产生示意见图 6-1-1。

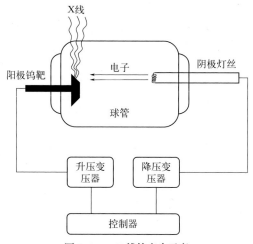

图 6-1-1 X 线的产生示意

2. X 线的成像原理

X 线影像的形成基于以下三个条件：① X 线具有一定的穿透力，能穿透人体的组织结构；②被穿透的组织结构存在密度和厚度的差异；③ X 线在穿透组织结构后（X 线衰减）有一定的剩余的 X 线量，剩余的 X 线使胶片中溴化银转化为银（胶片）或者激发荧光物质（透视）而成像。X 线的成像原理见图 6-1-2。

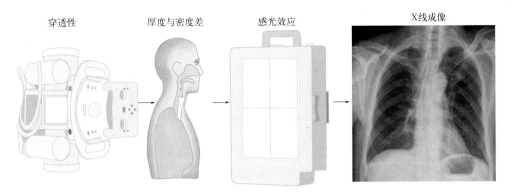

穿透性　　　　　厚度与密度差　　　　感光效应　　　　　　X线成像

图 6-1-2　X 线的成像原理

二、血管通路装置成像的原理

　　血管通路装置的主要成分为聚乙烯、聚氨酯或硅胶，其密度与肌肉密度相似。为了能使血管通路装置在 X 线片上清楚地显示，一般血管通路装置的制作材料中会加入一些高原子核的物质（如钡）成为高密度的物质，使其吸收更多的 X 线；X 线经过血管通路装置被吸收后（X 线衰减较多），剩余的 X 线相对较少，使胶片中溴化银转化为银离子的量较少（银离子表现为黑色），从而表现为白色；而肺组织因密度低，为低密度组织，X 线经过后被吸收的少（X 线衰减小），剩余的 X 线相对较多，使胶片中溴化银转化为银离子的量较少，从而表现为黑色（银离子表现为黑色）。周围软组织（如纵隔）吸收的 X 线位于血管通路装置与肺组织之间，表现灰色。血管通路装置经过 X 线成像后获得黑白对比强、层次差异好的影像学图像，能准确评估血管导管的走形及末端位置。

三、血管通路装置成像的理想投照方位

　　在 X 线成像中，为了尽量减少图像的放大、失真，要求照射部位紧贴胶片，并且离球管相对较远。在人体解剖中，上腔静脉位于脊椎的右侧，这说明置入上腔静脉的血管通路装置离右侧胸壁较近，因此，右侧位胸部 X 线片为中心静脉血管通路装置侧位成像的理想投照方位，胸部侧位定位血管导管见图 6-1-3；同时，在前后方位中，上腔静脉居中稍偏向前方、下行过程中且向前倾斜，因此，上腔静脉内的中心静脉血管通路装置离前胸壁较近，后前位胸部 X 线片为中心静脉血管通路装置正位成像的理想投照方位，胸部正位定位血管导管见图 6-1-4。

　　目前胸部 X 线片检查是中心静脉血管通路装置定位最简便、实用且行之有效的检查方法，理想的投照方式为后前位（正位投照）和右侧位（侧位投照）X 线片。对于明确双上腔静脉且中心静脉血管通路装置位于左侧上腔静脉内，可以采用左侧位投照减少图像的放大及失真效应。对于急诊患者或者体位变动困

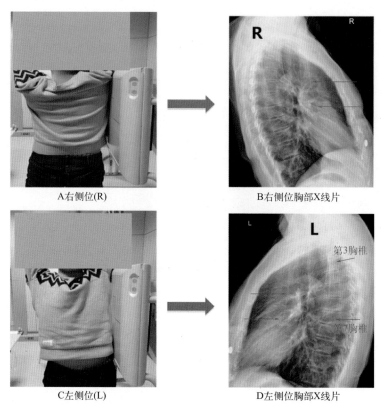

| A 右侧位(R) | B 右侧位胸部X线片 |
| C 左侧位(L) | D 左侧位胸部X线片 |

图 6-1-3　胸部侧位定位血管导管的选择

显示上腔静脉内血管通路装置较左侧位胸部 X 线片边缘更清晰、锐利

难的患者，采用患者的即时体位投照即可，不必追求理想投照体位。

四、血管通路装置导管尖端定位

（一）中心静脉血管通路装置的理想位置

血管通路装置包括外周静脉血管通路装置（peripheral vascular access devices，PVAD）和中心静脉血管通路装置（central vascular access devices，CVAD），中心静脉血管通路装置包括中心静脉导管（CVC）、经外周穿刺的中心静脉导管（PICC）、输液港（PORT），导管尖端位于上腔静脉或下腔静脉，中心静脉血管通道装置的理想位置（图 6-1-5）位于上 / 下腔静脉与右心房交界处。研究表明，上 / 下腔静脉与右心房交界处的压力最小，血流量最大、血流流速快，高渗药物和化疗药物可以迅速稀释，对血管的刺激极小，能有效避免静脉炎、导管血栓等并发症。在临床成功穿刺及置入 CVAD 的基础上，利用 X 线判断 CVAD 末端的位置并对其进行调整，确保 CVAD 末端位于上 / 下腔静脉与右心房交界处，达到功能最大化和并发症最小化。

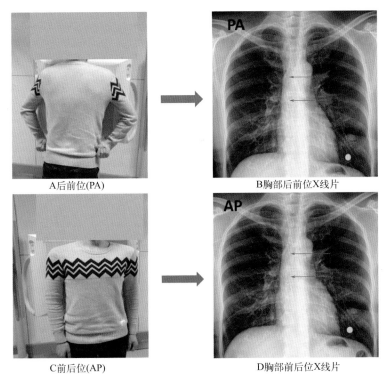

A后前位(PA)

B胸部后前位X线片

C前后位(AP)

D胸部前后位X线片

图 6-1-4　胸部正位定位血管导管的选择

后前位片显示上腔静脉内血管通路装置较前后位片边缘更清晰、锐利

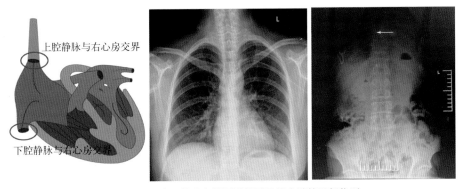

上腔静脉与右心房交界

下腔静脉与右心房交界

图 6-1-5　中心静脉血管通道装置导管尖端的理想位置

（二）胸骨、肋骨、脊椎显影的识别

1. 胸骨

在胸部后前位 X 线片上，大部分胸骨与纵隔阴影重叠，只有胸骨柄的两侧边缘可以突出纵隔阴影之外。在投照位置略有偏斜或胸骨柄的骨骼密度较高时，有时会误认为气管旁增大淋巴结或肺内病变。在胸部侧位 X 线片上整个胸骨阴影清晰可见。

2. 肋骨

肋骨（图6-1-6）共12对，均自后上向前下倾斜。正常肋骨的位置及肋间隙宽度一般两侧对称。吸气时胸腔增大，肋间隙增宽。呼气时胸腔缩小，肋间隙变窄。第1～7肋由肋软骨与胸骨相连；第8～10肋的肋软骨相互连接组成肋弓；第11～12肋是游离肋。第1肋软骨在25岁钙化，随着年龄增长，从下至上逐步钙化。前肋透明软骨与胸骨侧缘形成关节，后肋与相应胸椎形成关节。第1前肋与第2前肋之间的间隙称为第一肋间隙；第2前肋与第3前肋之间的间隙称为第2肋间隙；依次类推。第1肋前端相当于第5后肋端高度，第2肋前端相当于第6肋后端高度，依此类推。上腔静脉起始于第一胸肋关节后方，沿第1～2前肋间隙后方下行，穿过心包至第3胸肋关节，相当于第5～7后肋之间。

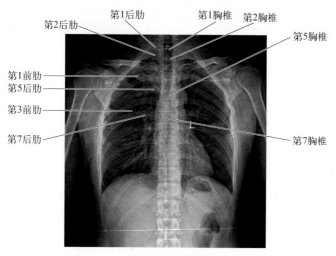

图6-1-6　肋骨

3. 脊椎

胸部后前位X线片上胸椎（图6-1-7）位于纵隔阴影之内，如投照条件适当，可清楚地看到第1～4胸椎，在心影后方的胸椎也隐约可见。胸部侧位X线片，胸椎有一轻度向后的曲度，上部数个椎体被两侧肩部重叠，因透光度较低而显示较不清楚，如透光度仍较低，应注意是否为肺部、胸膜或后纵隔等病变重叠所致。

（三）中心静脉血管通路装置导管尖端定位判定标准

在吸气末的胸部立位正位相上，中心静脉血管通路装置导管尖端定位判定标准：①上腔静脉行程区，即右侧第3前肋下缘与右侧第一肋软骨和胸骨柄交界水平之间4～6cm区域。②右心耳水平，即脊椎右侧旁、心脏大血管阴影右缘上下两端交界处。③上腔静脉与右心房交界处，相当于第7胸椎水平上下处脊椎右旁，或右侧第3前肋下缘。④下腔静脉行程区，在第4或第5腰椎椎体前方由左右髂

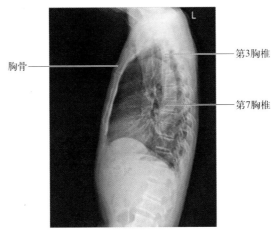

图 6-1-7　胸椎

胸骨

第3胸椎

第7胸椎

总静脉汇合而成，穿膈肌的静脉孔，再穿纤维心包进入右心房。⑤下腔静脉穿膈肌位置一般平第 8～10 胸椎水平，但不同人存在个体差异，且随呼吸发生变化。

五、常见血管通路装置位置异常的 X 线图像

中心静脉血管通路置管操作过程中，因操作不当或血管畸形，容易引起导管异位及送管困难。因此，置管后应进行导管定位，以帮助快速准确判断导管行程和导管位置、插入深度、有无异位、打折，帮助及时调整导管至理想的位置。在使用导管的过程中发现输液困难、疼痛、肿胀、导管脱出、导管拔除困难时，均应及时行 X 线检查确认导管的位置及相关情况。

常见的导管尖端位置异常包括导管位置过浅、导管位置过深、导管尖端异位等。如导管尖端位置过浅（图 6-1-8）、导管尖端位置过深（图 6-1-9）、导管尖

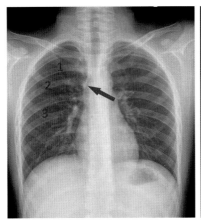
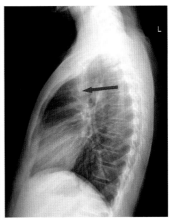

图 6-1-8　导管尖端位置过浅
1—第 1 前肋；2—第 2 前肋；3—第 3 前肋

端异位于同侧颈内静脉（图 6-1-10）、导管尖端位于左上腔静脉（图 6-1-11）、导管尖端反折在同侧腋静脉（图 6-1-12）、导管尖端反折在同侧锁骨下静脉（图 6-1-13）、导管尖端反折于对侧头臂静脉（图 6-1-14）、导管尖端异位于右心室（图 6-1-15）等。

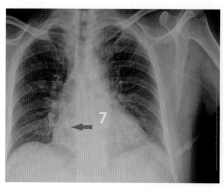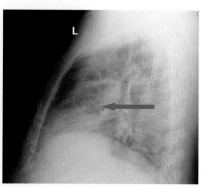

图 6-1-9　导管尖端位置过深

7—第 7 后肋；1—第 1 前肋；2—第 2 前肋；3—第 3 前肋；4—第 4 前肋

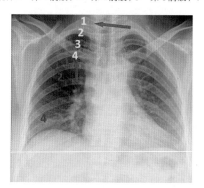

图 6-1-10　导管尖端异位于同侧颈内静脉

红色 1、2、3、4 分别是第 1、2、3、4 前肋；黄色 1、2、3、4 分别是第 1、2、3、4 后肋

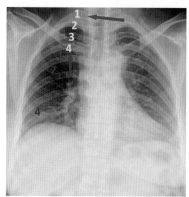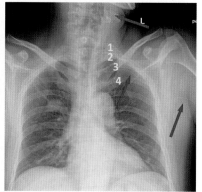

图 6-1-11　导管尖端位于左上腔静脉

红色 1、2、3、4 分别是第 1、2、3、4 前肋；黄色 1、2、3、4 分别是第 1、2、3、4 后肋

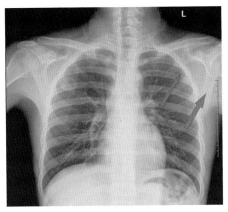

图 6-1-12　导管尖端反折在同侧腋静脉

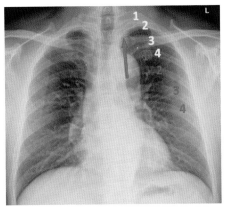

图 6-1-13　导管尖端反折在同侧锁骨下静脉
红色 1、2、3、4 分别是第 1、2、3、4 前肋；
黄色 1、2、3、4 分别是第 1、2、3、4 后肋

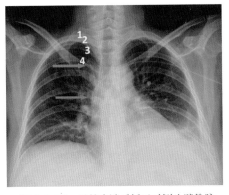

图 6-1-14　导管尖端反折于对侧头臂静脉
1、2、3、4 分别是第 1、2、3、4 后肋

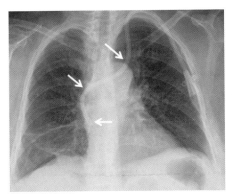

图 6-1-15　导管尖端异位于右心室

第二节　CT 和磁共振成像技术在血管通路技术中的临床应用

一、CT 的成像原理

与 X 线摄影相同，CT 成像仍然利用了 X 线，但其图像形成的方式与 X 线摄影有较大的不同，X 线摄影是投射成像，而 CT 是采用数据重建图像。CT 成像的基本原理是用 X 线束对人体检查部位一定厚度的层面进行扫描，由探测器接收透过该层面后剩下的 X 线，转变为可见光后，由光电转换器转变为电信号，再经模拟/数字转换器（analog/digital converter）转为数字信号，输入计算机处理。

二、CT 的图像重建

图像形成的处理有如将选定层面分成若干个体积相同的长方体，称之为体素（voxel）。扫描所得信息经计算而获得每个体素的 X 线衰减系数或吸收系数，再排列成矩阵，即数字矩阵（digital matrix）。数字矩阵可存储于磁盘或光盘中，经数字/模拟转换器（digital/anolog converter）把数字矩阵中的每个数字转为由黑到白不等灰度的小方块，即像素（pixel），并按矩阵排列，即构成 CT 图像。CT 图像重建处理步骤如图 6-2-1 所示。

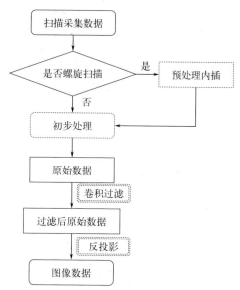

图 6-2-1　CT 图像重建处理步骤

三、CT 在血管通路技术中的临床应用（血管导管的显示及其并发症）

CT 扫描速度快，后处理功能强大，能多角度、多方位显示血管导管的走形及导管尖端位置。但由于血管导管中含有原子量高的材料（如钡），在 CT 图像中可形成放射状的伪影。同时，由于心跳波动的影响，容易出现血管导管错层的改变。CT 断层图像较胸部 X 线片能很好地显示各血管及心脏的解剖结构，对血管导管末端的位置能很好地显示和评估。导管在胸部 X 线片及 CT 断层图像中的显影见图 6-2-2。

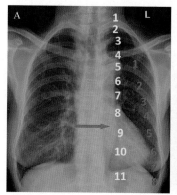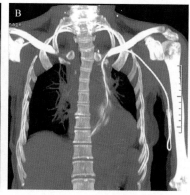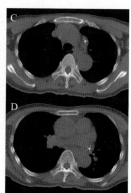

图 6-2-2　导管在胸部 X 线片及 CT 断层图像中的显影
1 ~ 11 分别表示第 1 ~ 11 胸椎

CT 除了能显示血管导管的走行及其尖端位置外，还能清楚地显示附壁血栓和静脉血栓，CT 断层图像显影下的导管相关血栓见图 6-2-3，但是不能显示纤维蛋白鞘及血管导管内的血凝块。

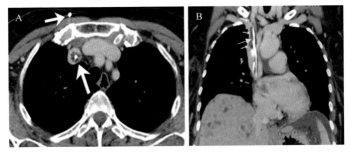

图 6-2-3　CT 断层图像显影下导管相关血栓

四、磁共振成像在血管导管中的应用

磁共振成像（magnetic resonance imaging，MRI）在血管导管中的应用主要采用了两个序列：①高分辨磁共振胰胆管造影（magnetic resonance cholangiopan-creatography，MRCP），成像原理为水成像技术；②高分辨 T2 加权成像（T2 weighted imaging，T2WI），利用了 T2WI 的流空效应。

MRCP 是利用快速采集弛豫增强序列获得重 T2WI 加权图像。因为水的弛豫时间较其他组织长，当采用较长的回波时间（time of echo，TE）时，其他组织的信号处于接近 0 位置，而水仍然有较高信号。MRCP 图像运用最大密度投影(maximal intensity projection，MIP) 呈现血管通路的尖端位置及其管腔结构。以透析导管为例，MRCP 图像可利用 MIP 技术清晰地显示导管双管腔及导管尖端位置，具体见图 6-2-4。

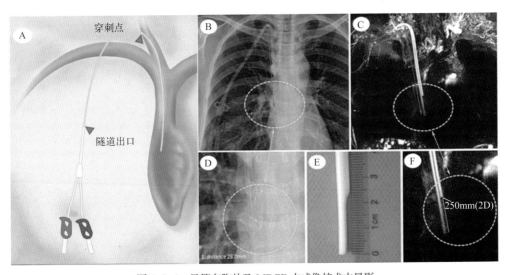

图 6-2-4　导管在胸片及 MRCP 水成像技术中显影

A 为透析导管模拟图；B 和 D 为胸部 X 线片显示透析导管尖端位置；C 和 F 为 MRCP 水成像技术显示
导管尖端位置；E 为导管尖端刻度

流空效应给成像区一次射频脉冲后，所有的组织从高能级状态开始衰减，其中血液由于流动而使激发的氢质子离开了成像区，MRI无法探测其信号，SE序列中T1WI、T2WI表现为无信号区（黑影）。在血管导管的显示及并发症评估中，流空效应越彻底则血管导管的评估越准确。以透析导管为例，MRCP图像可利用T2WI技术清晰地显示导管双管腔及导管尖端位置，具体见图6-2-5。

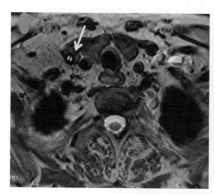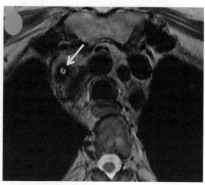

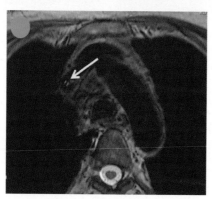

图6-2-5 高分辨T2WI显示双管腔透析导管

文献报道，血管导管长期留置在血管内，可能产生导管相关性血栓，包括纤维蛋白鞘、腔内血栓、附壁血栓、静脉血栓。导管相关性血栓的MRI图像（图6-2-6）特征如下：纤维蛋白鞘表现为高信号的管腔周边一层薄层高信号；腔内血栓表现为正常管腔大小，管腔表现为低信号；附壁血栓表现为低信号的上腔静脉内由于流空效应在一侧出现片状高信号；静脉血栓表现为低信号的上腔静脉内由于流空效应被高信号填充。高分辨MRI能清楚地显示管腔内外的并发症，可以作为导管相关性血栓评估的首选检查方法。

五、常见问题的处理

插管后经摄片证实血管导管在靶血管行程中，但不在上腔静脉内，可根据单

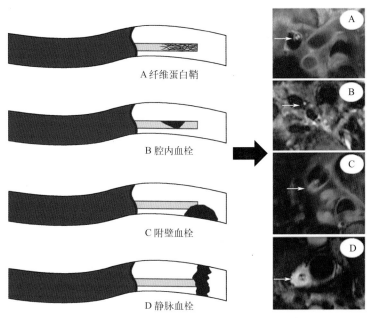

图 6-2-6　不同类型的导管相关血栓的 MRI 图像

个胸椎椎体约 2～3cm 推算血管导管的进退长度，可达目的。多次插管不成功可行透视下置管，实时跟踪导管的走行。

　　患者有心脏、纵隔、肺部病变导致上腔静脉不在正常位置时，须请相关专科医师会诊，确定血管导管尖端的最佳位置。

　　插管后经 CT/MRI 证实血管导管有折断或有血栓形成不通时，请介入科医师进一步处理。

心腔内心电定位在血管通路技术中的应用

第一节　心腔内心电定位概述

1. 概念

心腔内心电图（intracardiac electrocardiogram，IC-ECG）指将感知电极经外周血管置入心腔并放置在心腔内某一部位后记录到的局部心脏电活动。IC-ECG定位技术是以中心静脉导管内导丝作为腔内电极，引出规律性的P波变化以指示导管尖端位置的实时导管尖端定位技术。

2. 定位原理

窦房结位于上腔静脉入口与右心房后壁的交界处，是心脏兴奋的起源。窦房结自发产生动作电位，按照先后顺序引起心房和心室的电位变化，在ECG上显示出相应的波形，P波反映了心房的去极化过程。中心静脉血管通路置管过程中，操作者通过转换器或无菌导联线将右臂电极（RA）与中心静脉导管的支撑导丝连接，使其成为感知心电信号的腔内电极。由于置管过程中电极尖端（导管尖端）的位置在不断改变，模拟Ⅱ导联的向量方向也在发生了变化，当电极尖端接近或进入心房时心电图上所显示的P波大小及形态会发生明显变化。由此可判断探测电极尖端与心房电位综合向量轴之间的相对位置关系，以及导管尖端与心腔之间的距离大小，决定了P波大小及形态。故导管尖端在上腔静脉及右心房中不同部位所感知到的P波电压及向量方向不同，心电图上则表现为P波大小形态不同。根据这一原理即可反映中心静脉血管通路置管过程中导管尖端的位置。

心腔内电极越靠近窦房结，P波振幅越高，越远离窦房结，P波振幅越低，甚至出现负向P波。典型P波形态与导管尖端位置对应关系（图7-1-1）如下：导管尖端未达上腔静脉行程内时，P波与体表心电图（图7-1-1A）无明显差异；导管尖端进入上腔静脉时，P波逐渐增高（图7-1-1B）；导管尖端到达上腔静脉与右心房交界处时，P波正向最高（图7-1-1C）；导管尖端进入右心房顶部，P波呈现小负向大正向（图7-1-1D）；导管尖端进入右心房中部，出现双向P波（图7-1-1E）；导管尖端进入右心房底部，P波呈现大负向小正向（图7-1-1F）；导管尖端达下腔静脉与右心房交界处，P波倒置为负向P波（图7-1-1G）。

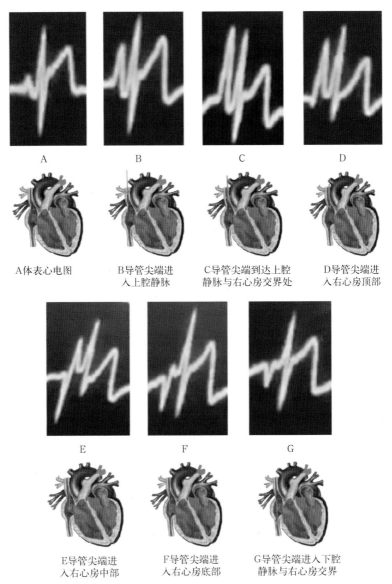

图 7-1-1　典型 P 波形态与导管尖端位置对应关系

3. 优势

心腔内电图应用于中心静脉导管尖端定位有许多优势，其灵敏度及特异度高、置管准确率高、并发症少、使用成本低；在置管过程中准确指示导管尖端位置，缩短危重症患者因等候拍摄床旁胸部 X 线片导致的输液延迟；降低因导管异位反复调管导致的血管损伤，减少调管后拍胸部 X 线片增加的辐射暴露。从患者安全、医务人员保护、经济效益等方面考虑，心腔内电图定位应用于中心静脉血管通路装置定位的规范与推广具有深远的临床意义。

第二节 心腔内心电定位临床应用

一、心腔内心电定位的适应证和禁忌证

（1）适应证 经颈内静脉、胸壁段腋静脉、锁骨下静脉、上肢静脉、下肢静脉、脐静脉等穿刺置入中心静脉血管通路装置的术中判断，判断导管尖端是否到达上腔静脉与右心房交界处。

（2）禁忌证 安装心脏起搏器的患者、心律失常的患者、心力衰竭致心脏增大的患者。

二、常用心腔内心电定位设备

临床上常用的 IC-ECG 定位导管尖端位置的设备（图 7-2-1）有：心电监护仪、心电图机、除颤仪、多普勒超声心电定位一体机，其优缺点见表 7-2-1。

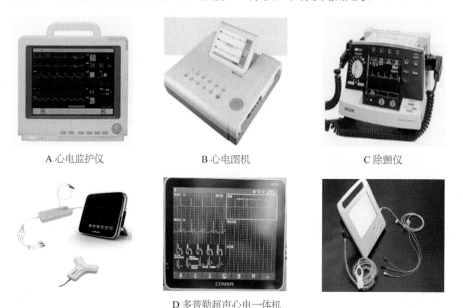

A 心电监护仪　　　　　　　B 心电图机　　　　　　　C 除颤仪

D 多普勒超声心电一体机

图 7-2-1 常用心腔内心电定位设备

三、心腔内心电定位操作步骤

（一）评估与准备

（1）评估心脏节律、心率，有无心律失常病史，心电图上有无可观察的 P 波。

（2）评估是否植入心脏起搏器。

表 7-2-1 不同心电定位设备优缺点

项目	心电监护仪	心电图机	除颤仪	多普勒超声心电定位一体机
优势	① 可获得性强 ② 操作常规化 ③ 功能齐全，适用场合广泛	① 可获得性强 ② 操作常规化 ③ 抗干扰能力强	① 可获得性强 ② 功能齐全，适用场合广泛 ③ 抗干扰能力强	① 专业性强 ② 操作简便、准确 ③ 多普勒超声和腔内心电定位切换自如，一机多能 ④ 体表和腔内心电图同一画面，便于比较
缺点	① 操作步骤繁琐 ② 抗干扰性不佳 ③ 无法实时对比体表和腔内心电 P 波变化	① 操作步骤繁琐 ② 无法实时对比体表和腔内心电 P 波变化	① 操作步骤繁琐 ② 无法实时对比体表和腔内心电 P 波变化	① 不易获得 ② 设备较贵

（3）去除患者体表金属物。

（4）确认患者穿宽松衣物，操作前清洁安放电极部位的皮肤。

（5）备好心电定位设备、电极片、无菌导联线、生理盐水棉球。

（6）遵照不同心电定位设备的使用说明书或操作规范安放电极，调试心电定位设备使心电示波清晰，描记并保存体表 Ⅱ 导联心电图。心电导联放置位置参考标准：①心电图机的肢体导联放置位置（图 7-2-2）为左上肢及右上肢的腕部和左下肢踝部。②心电监护仪肢体导联放置位置（图 7-2-3）为右上肢电极放置在右侧锁骨下窝靠近右臂，左上肢电极放置在左侧锁骨下窝靠近肩部，左下肢电极放置在左下腹肋弓下缘。③多普勒超声心电定位一体机参考相应的产品说明书安放电极片位置。

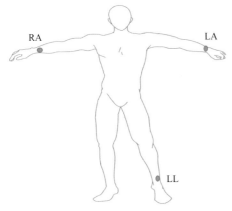

图 7-2-2 心电图肢体导联放置位置
右上肢（RA）、左上肢（LA）和左下肢（LL）

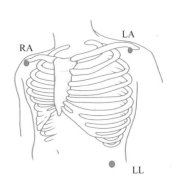

图 7-2-3 心电监护仪肢体导联放置位置
右上肢电极（RA）放置在右侧锁骨下靠近右臂，
左上肢电极（LA）放置在左侧锁骨下窝靠近左肩，
左下肢电极（LL）放置在左下腹肋弓下缘

（二）心腔内心电定位导管尖端

（1）描记体表 Ⅱ导联心电图，作为PICC置管中定位过程的参考。

（2）用无菌导联线或通过心电转换装置将右臂电极（RA）与导管支撑导丝连接。缓慢匀速送管，根据心腔内心电图P波的变化，参考图7-1-1判断导管尖端位置。经上腔静脉通路置管患者，随着导管在上腔静脉内缓慢送入，心腔内心电图的P波振幅逐渐高尖。继续送管，心腔内心电图显示P波最大振幅。继续送管，心腔内心电图显示P波呈负正双向时，描记心电图；回撤导管至P波正向最高峰，确定导管位置，描记心电图。经下腔静脉通路置管患者，导管尖端在下腔静脉行程内时，出现负向的P波或低钝的P波；继续送管，心腔内心电图首次显示P波，呈负正双向时，描记心电图；回撤导管2cm至负向P波，确定导管位置，描记心电图。

（三）心腔内心电定位注意事项

（1）引出稳定的心电图。前端开口导管可采用导管内金属导丝引出心电图，三向瓣膜型导管可采用导管内重力输注或连续泵注0.9%氯化钠注射液的方法引出心电图。

（2）当无心腔内心电图特征性P波改变时，应考虑发生导管异位等情况，可回撤导管后重新送入或在X线定位下调整导管位置。

（3）置管后建议拍摄X线片，确定导管尖端位置及导管在血管内的走行。记录导管尖端位置对应的导管刻度，保存置管中的心电图。

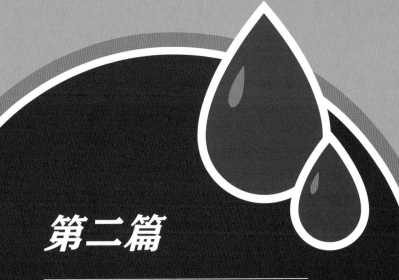

第二篇

管理制度

血管通路多学科管理团队

为保障血管通路质量安全控制与管理，推进血管通路新理念、新知识、新技术的临床应用，医院应成立血管通路多学科管理团队。

第一节　组织架构

血管通路多学科管理团队由血管通路专科护理小组及血管通路支持应急团队成员构成，血管通路专科护理小组在护理部主任指导下工作，下设组长1名，副组长1~2名，核心成员若干名，联络员若干名（每个护理单元1名），秘书1~2名。组长、副组长、核心成员由资深的静脉治疗专科护士担任，具有丰富的管理经验和静脉治疗专科知识，能引领静脉专业学科发展，能正确指导疑难病例置管和并发症的处理，有丰富的临床实践经验和一定的科研管理能力。支持应急团队成员由医务科律师、放射科医技人员、血管外科医师、普外科医师、介入科医师、麻醉科医师、烧伤重建外科医师、儿科/新生儿科医师、感染控制中心医师、超声科医技人员、药学部医师、血透中心医师、医学装备部人员及ICU/急诊医师等组成。血管通路多学科管理团队组织架构见图8-1-1。

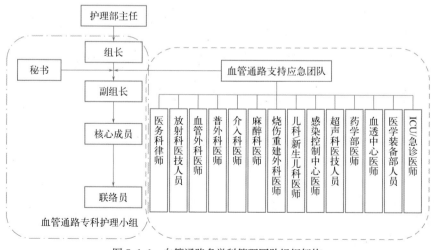

图8-1-1　血管通路多学科管理团队组织架构

第二节 工作职责

一、组长工作职责

在护理部主任领导下，完成以下工作。

① 负责血管通路新技术的准入、质量持续改进及其安全使用；审核 PICC 置管者、中线导管置管者、手臂港植入者、静脉治疗联络员资质，明确工作职责与权限，并对其定期进行培训及考核。

② 负责制订静脉治疗专科护士培训及工作计划，并组织实施。

③ 负责修订、规范血管通路技能的各项操作流程、质量标准及规章制度等。

④ 定期组织静脉治疗质量相关检查，并对其进行评价及指导持续质量改进。

⑤ 负责院内外静脉治疗疑难病例的会诊及院外会诊的安排。

⑥ 定期组织全院疑难病例讨论、严重静脉治疗不良事件分析。

⑦ 积极引进并推动血管通路新技术的临床应用。

⑧ 掌握本专科发展前沿动态，主持并参与静脉治疗相关的国际、国内学术会议；建立静脉治疗专科人才梯队，培养国际型专科护理人才，促进静脉治疗专科技术的可持续性发展。

⑨ 开展与血管通路相关的护理研究，促进成果转化；开展血管通路相关课题的国内外合作。

二、副组长工作职责

在组长指导下，协助组长完成以下工作。

① 起草静脉治疗年度工作计划，撰写静脉治疗年度工作总结。

② 协助组长修订、完善各项血管通路技术操作流程、质量标准及规章制度等。

③ 协助组长组织静脉治疗质量检查，及时总结、反馈，并对存在的问题提出持续改进方案，追踪改进效果。

④ 协助组长组织院内疑难病例会诊、院内外静脉治疗疑难病例的讨论及血管通路门诊的工作。

⑤ 协助组长组织全院静脉治疗不良事件分析及读书报告。

⑥ 协助组长组织院内外静脉治疗相关知识与技能的教学培训与考核；引进并推动静脉治疗通道新技术的临床应用。

⑦ 掌握本专科发展前沿动态，主持或参与静脉治疗相关的国际、国内学术

交流与合作。

⑧ 开展与静脉治疗相关的护理研究，促进其成果的转化。

三、秘书岗位职责

在组长和副组长的指导下，完成组长和副组长安排的工作，包括但不限于静脉治疗质量控制、培训、科研等资料收集和总结。

四、核心成员工作职责

在组长和副组长指导下，协助静脉治疗组长及副组长开展以下工作。

① 参与讨论和制订静脉治疗组年度工作计划。

② 参与血管通路门诊工作，参与院内外静脉治疗疑难病例的讨论、会诊工作。

③ 严格执行静脉治疗相关操作规范、质量标准及规章制度等，参加全院静脉治疗质量检查，及时总结、反馈，并针对问题提出持续质量改进方案。

④ 参与全院疑难病例讨论、读书报告会及静脉治疗不良事件分析。

⑤ 参与院内外静脉治疗相关知识与技能的培训、考核与教学。

⑥ 积极引进并推动静脉治疗通道新技术的临床应用。

⑦ 了解本专业发展前沿动态，积极参与静脉治疗相关的国际、国内学术交流与合作，并开展相关研究。

五、静脉治疗联络员职责

在组长、副组长、核心成员、护士长指导下，协助静脉治疗组完成以下相关工作。

① 负责督促全科护士严格执行静脉治疗相关的操作标准、质量标准及管理制度等。

② 负责科室静脉治疗质量监控，并针对问题及时提出持续改进方案，督促落实，并进行效果评价和记录。

③ 参加院内静脉治疗疑难病例的讨论、学术讲座及静脉治疗相关知识与技术的培训；负责科室全体护士静脉治疗知识与技术、管理制度及流程、应急预案、质量标准等相关的培训，并进行效果评价和记录。

④ 负责指导本科室静脉治疗疑难病例的技术指导，不能解决的相关技术难题，及时向护士长和静脉治疗专业委员会片区分管核心成员、副组长或组长报告，并申请会诊。

⑤ 负责上报科室静脉治疗不良反应及并发症，建立科室静脉治疗不良反应及并发症数据库。

⑥ 参与全院静脉治疗相关的教学与培训，积极推动静脉治疗新技术的临床应用，并开展相关科研工作。

六、责任护士工作职责

遵守静脉治疗护理操作技术规范、静脉治疗相关标准和指南以及院内下发的静脉治疗管理制度等，严格落实静脉治疗规范操作。发现静脉治疗不良事件和并发症及时上报、及时处理。

七、支持应急团队成员工作职责

支持应急团队成员是静脉治疗护理团队强有力的后备力量，在血管通路器材的准入、血管通路通道技能的安全保障、不良事件紧急处理方面提供支持保障。主要参与以下工作。

① 参与全院静脉治疗疑难置管患者会诊，对疑难患者血管通路工具选择及置管过程给予支持和指导。

② 参与紧急静脉治疗不良事件、严重静脉治疗并发症的会诊和处理，尽最大可能地减少静脉治疗不良事件及并发症的不良后果。

③ 参与静脉治疗不良事件的讨论及分析，并提出整改建议。

④ 参与院内、院外的静脉治疗专科护士培训工作。

⑤ 开展血管通路多学科协作循证研究及实践。

血管通路管理制度

第一节　血管通路门诊管理制度

一、血管通路门诊功能分区设置

血管通路门诊应设有候诊区、就诊区、维护室、置管室、处置室。

（1）候诊区　候诊区通风、洁净、舒适，配置座椅、饮用水，悬挂或播放就诊流程、血管通路相关知识、应急处理知识等宣传板报或视频，以便患者候诊时了解置管与维护相关知识，缓解患者紧张情绪。

（2）就诊区　就诊区备办公桌椅、医院内网电脑、打印机、办公用品，墙面悬挂 PICC 置管流程、手臂港植入流程及 PICC 和 PORT 维护流程等，方便患者了解置管和维护流程。

（3）维护室　毗邻就诊区和处置室，配备可调节高度的维护操作平台或治疗床、椅子，使患者维护时能保持舒适体位；配备空调、空气消毒机、无菌物品柜、换药车；配置内网电脑，及时录入患者维护信息。

（4）置管室　毗邻就诊区、维护室和处置室，室内配置空调、空气消毒机、氧气、负压吸引装置、心电监护仪、置管专用 B 超仪；急救车和急救药品，确保患者出现突发情况时及时救治；置管床、治疗车与治疗台，无菌物品柜、药物和液体柜、外用消毒液柜等；内网电脑、打印机、电话机等。

（5）处置室　宜设置处置室，室内配置洗手池、干手设备、拖把池、医疗垃圾与生活垃圾处理容器等。

二、血管通路门诊管理细则

（1）血管通路门诊在护理部领导下开展工作，由专职护士长或血管通路专科护理组长负责中心的日常工作与管理。

（2）血管通路门诊护士应接受系统规范的血管通路理论和相应专项能力操作

培训并考核合格，取得相应专项能力证书。

（3）遵守医院各项规章制度，严格执行各项操作流程与规范，认真落实查对制度，确保患者安全。

（4）遵守无菌技术原则，中心血管通路装置置入使用最大无菌屏障。严格执行消毒隔离制度，坚持一人一包一用，一次性物品不重复使用，防止交叉感染。

（5）PICC、中线导管、输液港植入前，务必签署置管同意与风险评估告知书，做好患者全面综合评估，填写置管评估表；置管后填写置管记录单和维护手册，粘贴条形码，建立置管患者信息档案，做好患者健康教育，并发放置管患者健康教育单。

（6）中心静脉导管维护前，全面综合评估导管及其周围皮肤组织情况，按维护流程与规范进行维护；维护后及时填写维护手册，建立维护患者信息档案，做好维护患者健康指导。

（7）对静脉治疗并发症患者，应全面、正确评估，妥善处理；发现罕见、疑难、重症静脉治疗并发症患者，应及时报告静脉治疗组长，申请会诊，妥善处理，详细记录。

（8）建立静脉置管与维护、并发症患者数据库，维护数据库的安全，定期进行数据的统计分析和总结，运用 PDCA 理论，持续进行改进。

（9）加强血管通路门诊耗材及药品管理，做到分区、分类、定位放置；每周清理、每月大检查 1 次，无过期、变质、损坏或标识不清的药品、物品及耗材。

（10）抢救仪器、抢救设备、置管专用 B 超仪、心电监护仪或心电多普勒超声检测仪等设备定位放置，定期维护保养，保持设备完好、处于备用状态，并有定期维护、检查及使用等记录。

（11）保持血管通路门诊环境整洁，每日用一定浓度的含氯消毒液拖地，擦拭桌椅和治疗床，清洁后通风，每日空气消毒 1 次，每周大清扫一次。

（12）每日填写血管通路门诊日志，做好信息录入、物品、药品、器材等交接班工作；及时补充物品、药品、器材等。

三、血管通路门诊就诊流程

为方便患者就诊，特制订血管通路门诊就诊流程如下（图 9-1-1）。

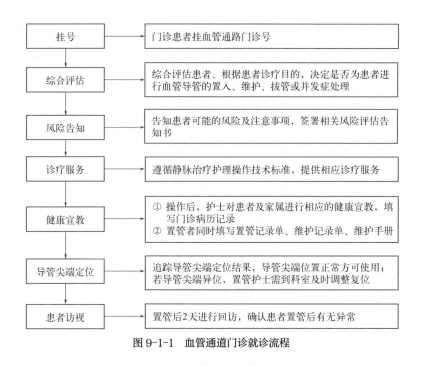

图 9-1-1　血管通道门诊就诊流程

第二节　不同血管通路装置的人员准入制度

随着护理学科和血管通路技术的不断发展，不同血管通路装置的置管和维护人员准入资质有不同的要求，都应接受相应的专业知识和技能培训，考核合格取得相应的资格证书，方可置管。胸壁港植入、中心静脉导管置管、血液透析导管置管、留置肝动脉导管、骨髓腔穿刺、脐动静脉置管、ECMO 置管仅能由受过培训并考核合格的医师完成，手臂港植入由受过培训且考核合格的医护人员完成，中线导管及 PICC 置管应由受过培训且考核合格的执业注册护士完成，外周静脉导管由执业注册护士完成。导管维护由受过培训且考核合格的医护人员完成。目前我国血管通路置管及维护专项技能的培训并没有指定统一的培训机构，一般由国家卫生健康委员会、中华护理学会、省级护理学会、全国大型三级甲等综合医院承担培训和考核工作。不同血管通路装置对置管和维护人员的资格要求如下：

一、一次性头皮钢针及短外周静脉/动脉导管置管及维护

一次性头皮钢针及短外周静脉/动脉导管置管和维护人员要求：①资质标准，获得国家执业护士资格；②继续教育，定期进行静脉治疗相关知识与技能培训，

每年完成继续教育学分不少于 10 个学时。

二、中线导管置管与维护

中线导管置管及维护要求系统接受过血管通路相关知识培训及中线导管置管及维护技能考核，并获得中线导管置管及维护培训合格证书的护士方可进行，具体要求如下。

1. 入选标准

① 获得国家执业护士资格；②大专及以上学历；③ 5 年及以上临床工作经验；④具有爱岗敬业、吃苦耐劳、高度的责任感、勇于创新的优良品质；⑤良好的沟通能力、精湛的静脉穿刺技术及应对突发紧急状况的应变处理综合能力。

2. 资质培训与考核

（1）理论培训　包括人体血管解剖，药物理化性质评估，血管通路合理选择，中线导管置管及维护操作流程，血管超声在血管通路技能中的应用，X 线在血管通路中的应用，药物外渗、导管血栓、导管感染、导管断裂、穿刺点渗液 / 渗血、静脉炎等导管相关并发症的防治，静脉治疗相关法律知识，静脉治疗职业防护，静脉治疗质量控制等。培训学时为 30 学时，理论考试合格者，方可进行模型操作训练。

（2）模型培训　培训学时为 10 学时，模型操作合格者方可进入临床实践。

（3）临床实践　在指导老师带教下，独立完成 5 例患者的中线导管置管与维护，方可申请临床考核。

（4）资格认定　通过了理论培训及考试、模型练习及考试，完成了临床 5 例中线导管置管与维护，并通过考核者，发放中线导管置管与维护培训合格证书。

（5）超声引导下中线导管置管与维护培训合格证　在老师的现场指导下经 B 超引导下成功置入中线导管 5 例者，并考核合格，方可颁发超声引导下中线导管置管与维护培训合格证。

3. 继续教育

（1）拥有中线导管置管与维护资格证的护士，每 2 年应参加静脉治疗相关知识与技能培训至少 10 个学时。

（2）每年至少完成中线导管置管与维护 10 例；连续 2 年没有完成上述指标者，需要重新接受中线导管置管与维护的培训与考核。

三、PICC 置管与维护

PICC 置管与维护要求系统受过血管通路相关知识培训及 PICC 置管与维

护技能考核，获得 PICC 置管与维护培训合格证书的护士方可进行，具体要求如下：

1. 入选标准

参见"二、中线导管置管与维护"。

2. 资质培训与考核

（1）理论培训　包括人体血管解剖，药物理化性质评估，血管通路合理选择，PICC 置管及维护操作流程，血管超声在血管通路技能中的应用，X 线在血管通路中的应用，药物外渗、导管血栓、导管感染、导管断裂、穿刺点渗液 / 渗血、静脉炎等导管相关并发症的防治，静脉治疗相关法律知识，静脉治疗职业防护，静脉治疗质量控制等。培训学时为 30 学时，理论考试合格者，方可进行模型操作训练。

（2）模型培训　培训学时为 10 学时，模型考核合格者方可进入临床实践。

（3）临床实践　在指导老师带教下，独立完成 5 例患者 PICC 置管与维护，方可申请临床考核。

（4）资格认定　通过了理论培训和考试、模型练习与考核，临床完成 5 例 PICC 置管与维护，并通过考核者，发放 PICC 置管与维护培训合格证书。

（5）超声引导下 PICC 置管培训合格证　在老师的现场指导下经 B 超引导成功置入 PICC5 例者，并考核合格，方可颁发超声引导下 PICC 置管与维护培训合格证。

3. 继续教育

（1）拥有 PICC 置管与维护资格证的护士，每 2 年应参加静脉治疗相关知识与技能培训至少 10 个学时。

（2）每年至少完成 PICC 置管与维护 10 例；连续 2 年没有完成上述指标者，需要重新接受 PICC 置管与维护的培训与考核。

四、手臂港植入与维护

手臂港植入与维护要求系统受过血管通路相关知识培训及手臂港植入与维护技能考核，获得手臂港植入与维护培训合格证书的医护人员方可进行，具体要求如下：

1. 入选标准

①获得国家执业医师或护士资格；②大专及以上学历；③ 5 年或以上临床工作经验；④具有爱岗敬业、吃苦耐劳、高度的责任感、勇于创新的优良品质；⑤良好的沟通能力，精湛的静脉穿刺、囊袋制作、皮肤缝合技术及应对突发紧急状况的应变处理综合能力。

2. 资质培训与考核

（1）理论培训　包括人体血管解剖，药物理化性质评估，血管通路合理选择，手臂港植入及维护操作流程，血管超声在血管通路技能中的应用，X 线在血管通路中的应用，药物外渗、导管血栓、导管感染、导管断裂、穿刺点渗液 / 渗血、静脉炎等导管相关并发症的防治，静脉治疗相关法律知识、职业防护、质量控制等。培训学时为 30 学时，理论考试合格者，方可进行模型操作训练。

（2）模型培训　培训学时为 10 学时，模型考试合格者方可进入临床实践。

（3）临床实践　在指导老师带教下，独立完成 5 例手臂港植入与维护，可申请临床考核。

（4）资格认定　通过理论培训与考试、模型练习与考核，且独立完成 5 例手臂港的植入与维护，并通过考核者，予以发放手臂港植入与维护培训合格证。

（5）超声引导下手臂港植入与维护培训合格证　在老师的现场指导下经 B 超成功植入手臂港 5 例，并考核合格，方可颁发超声引导下手臂港植入与维护培训合格证。

3. 继续教育

（1）拥有手臂港植入与维护培训合格证的医师或护士，每 2 年应参加血管通路相关知识与技能培训至少 10 个学时。

（2）每年至少完成手臂港植入与维护 10 例；连续 2 年没有完成上述指标者，需要重新接受手臂港植入与维护的培训与考核。

五、血管通路装置的维护

中线导管、PICC、CVC 导管、输液港、血液透析导管、留置肝动脉导管维护、脐动静脉导管维护、ECMO 导管维护等，可由受过血管通路理论培训及相应的血管通路装置维护技能培训且考核合格的注册护士完成。

1. 资格标准

获得国家执业护士资格。

2. 培训内容

①血管通路相关知识：导管相关并发症防治、不同导管的健康教育、导管维护专家共识、职业安全防护、血管通路质量控制等。②导管维护技能培训：相应导管维护技能的模型培训和临床实践，包括患者全身与局部评估、输液接头消毒和更换、脉冲冲管、正压封管、敷料更换、导管固定等流程。

3. 资格认定

理论和操作培训考核均合格方可进行相应导管的维护。

4. 继续教育

定期进行血管通路相关知识与技能培训，每年完成继续教育不少于 10 个学时。

六、血管通路装置的拔除

（1）一次性头皮钢针及短外周静脉导管由受过培训的注册护士完成。

（2）中线导管和 PICC 由受过培训且考核合格的护士完成。

（3）手臂港由受过培训且获得手臂港植入与维护培训合格证的医护人员完成。

（4）CVC、胸壁港、骨髓腔穿刺、肝动脉药盒、ECMO 导管、脐动静脉导管由受过培训且考核合格的执业医师完成。

第三节　血管通路会诊制度

为保障患者安全，改善静脉治疗护理质量，降低血管通路相关不良事件和并发症的发生，给发生血管通路相关不良事件及并发症的患者，予以及时正确地处理，特制订血管通路的院内和院外会诊制度及流程。

一、院内会诊

（1）会诊申请　各护理单元护士长或静脉治疗联络员向血管通路门诊坐诊人员或血管通路多学科管理团队成员提交院内会诊申请，会诊人员接到普通会诊申请后 24h 内出诊。需要紧急会诊的患者，除提交会诊申请外，还应电话联系会诊人员申请紧急会诊，会诊人员接到会诊任务后应 30min 内到达会诊目的地。

（2）会诊范围　中长导管置入与维护、输液港维护、中长导管拔管及静脉治疗并发症和静脉治疗不良事件的处理，由血管通路门诊坐诊护士完成。胸壁输液港、CVC、血透导管、肝动脉药盒等其他导管置管由受过专业培训的医师完成。

（3）会诊要求　会诊人员应仔细、全面评估患者，针对会诊问题，给予会诊处理意见，追踪会诊后结果，记录会诊问题的转归情况；科室应按会诊意见及时落实各项措施，做好规范护理记录的书写。对疑难病例，静脉治疗组长应及时组织相关血管通路多学科团队大会诊，给予会诊意见及相关专业指导。

（4）院内会诊流程　见图 9-3-1。

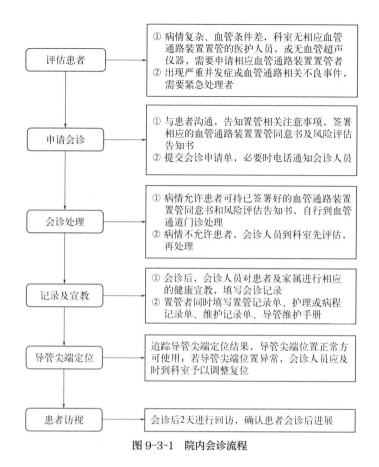

| 评估患者 | → | ① 病情复杂、血管条件差，科室无相应血管通路装置置管的医护人员，或无血管超声仪器，需要申请相应血管通路装置置管者
② 出现严重并发症或血管通路相关不良事件，需要紧急处理者 |

| 申请会诊 | → | ① 与患者沟通，告知置管相关注意事项，签署相应的血管通路装置置管同意书及风险评估告知书
② 提交会诊申请单，必要时电话通知会诊人员 |

| 会诊处理 | → | ① 病情允许患者可持已签署好的血管通路装置置管同意书和风险评估告知书，自行到血管通道门诊处理
② 病情不允许患者，会诊人员到科室先评估，再处理 |

| 记录及宣教 | → | ① 会诊后，会诊人员对患者及家属进行相应的健康宣教，填写会诊记录
② 置管者同时填写置管记录单、护理或病程记录单、维护记录单、导管维护手册 |

| 导管尖端定位 | → | 追踪导管尖端定位结果，导管尖端位置正常方可使用；若导管尖端位置异常，会诊人员应及时到科室予以调整复位 |

| 患者访视 | → | 会诊后2天进行回访，确认患者会诊后进展 |

图 9-3-1　院内会诊流程

二、院外会诊治疗

（1）会诊申请　拟申请会诊医院的医务部向我院医务部发"会诊邀请函"，医务部接到申请后及时通知并转发邀请函给相关科室安排相应的会诊人员出诊。

（2）会诊范围　PICC 和中线导管置管、疑难患者静脉治疗并发症的处理由血管通路门诊负责人安排护理会诊人员出诊。输液港、肝动脉药盒等医师操作的血管通路装置由相应科室派合适的医师出诊。

（3）会诊要求　除按"院内会诊要求"外，血管通路门诊负责人应保留院外会诊邀请函原件，建立院外会诊医院与患者信息库；对 PICC 置管患者，会诊者在置管前应仔细全面评估患者情况，填写置管同意书、风险告知书和置管评估单；置管后应填写会诊记录单，患者维护手册及健康教育单，粘贴导管条形码；向患者阐述 PICC 置管、带管注意事项及其风险与对策，使其知情、理解和配合。

（4）院外会诊流程　见图 9-3-2。

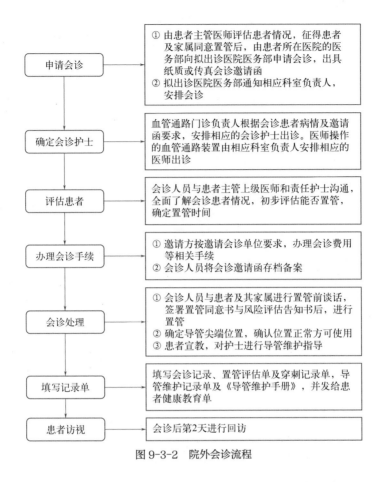

申请会诊	① 由患者主管医师评估患者情况，征得患者及家属同意置管后，由患者所在医院的医务部向拟出诊医院医务部申请会诊，出具纸质或传真会诊邀请函 ② 拟出诊医院医务部通知相应科室负责人，安排会诊
确定会诊护士	血管通路门诊负责人根据会诊患者病情及邀请函要求，安排相应的会诊护士出诊。医师操作的血管通路装置由相应科室负责人安排相应的医师出诊
评估患者	会诊人员与患者主管上级医师和责任护士沟通，全面了解会诊患者情况，初步评估能否置管，确定置管时间
办理会诊手续	① 邀请方按邀请会诊单位要求，办理会诊费用等相关手续 ② 会诊人员将会诊邀请函存档备案
会诊处理	① 会诊人员与患者及其家属进行置管前谈话，签署置管同意书与风险评估告知书后，进行置管 ② 确定导管尖端位置，确认位置正常方可使用 ③ 患者宣教，对护士进行导管维护指导
填写记录单	填写会诊记录、置管评估单及穿刺记录单，导管维护记录单及《导管维护手册》，并发给患者健康教育单
患者访视	会诊后第2天进行回访

图 9-3-2　院外会诊流程

第四节　血管通路风险评估与告知制度

（1）评估时机　医师开具医嘱后、置管前及带管期间。

（2）开具医嘱后　对患者用药风险进行评估，包括药物的特性、使用该药物的必要性、使用过程中可能出现的不良反应及并发症、选择适宜的血管通路工具和方式的重要性，潜在并发症与风险及其对策等。

（3）置管前风险评估内容　患者神志、性别、年龄、目前病情、既往病史、相关检验和检查结果、静脉治疗方案、药物性质、拟进行置管静脉的局部皮肤组织，预置管静脉是否有血管手术史、血栓史及放疗史等，预置管静脉的管径、深度、有无静脉瓣、有无血栓，肢体的活动度及患者的配合程度、拟行置管术的利弊与术中、术后并发症或不良反应等风险及其对策。置管前风险评估内容见表 9-4-1。

表 9-4-1 置管前风险评估内容

置管前评估
置管原因：输注致腐蚀性或刺激性药物；外周静脉条件差，输液困难；需要长期静脉输液；其他 _____
神志：清醒、嗜睡、昏睡、昏迷；配合程度：好、一般、差
生命体征：正常、异常（发热、使用呼吸机、升压药维持、其他 _____ ）
病史：既往体健、异常（有上腔静脉阻塞 过敏 血栓 出血 血管外科术 放射治疗史 乳腺癌根治术 腋窝手术 糖尿病 冠心病 药物史 _____ 其他 _____ ）
肢体活动：正常、活动障碍（四肢、双下肢、双上肢、左侧上肢 / 下肢、右侧上肢 / 下肢、其他 _____ _____ ）
既往置管史：无 有（左侧 / 右侧 _____ 静脉） 其他 _____ ；置入 PICC _____ 次
检验结果 ① 凝血常规：凝血酶原（缩短 正常 延长）；凝血酶原百分比（降低 正常 升高） 国际标准化比值（缩短 正常 延长）；活化部分凝血活酶时间（缩短 正常 延长） 凝血酶时间（缩短 正常 延长）；D- 二聚体和纤维蛋白原（降低 正常 升高） 血浆纤维蛋白（原）降解产物（降低 正常 升高） ② 血常规：白细胞（降低 正常 升高）；血小板（降低 正常 升高）；红细胞（降低 正常 升高） ③ 肝功能：（正常 升高）
检查结果：胸部 X 线片（正常、异常）；胸部 CT（正常、异常）；颈部 B 超（正常、异常）
穿刺点皮肤组织：正常、感染、红、肿、痛、其他 _____
血管评估：贵要静脉 / 头静脉 / 肘正中静脉 / 颈外静脉 / 大隐静脉 / 其他 _____ 评估结果：好 一般 差

（4）带管期间风险评估内容 患者年龄、病情、治疗方案、置管时间、带管期间导管使用与维护情况、导管穿刺部位及其导管行程皮肤组织情况、可能存在的带管并发症及其风险与对策等。

（5）风险告知方法 主管医师与置管护士宜采用通俗易懂的语言，如实解释可能存在的风险，使患者充分知情，并理解，自愿选择接受或拒绝医护人员合理推荐的血管通路工具。拒绝选择推荐的中心静脉血管通路工具时，签署特殊药物使用告知书；同意医护人员推荐的中心静脉血管通路工具时，签署中心静脉置管同意书，且备案存于病案中。

第五节　血管通路健康教育制度

（1）健康教育内容

① 静脉治疗药物的名称、作用及其不良反应。

② 静脉导管的使用及维护，包括导管固定、活动、洗浴、穿脱衣服、维护时间等。

③ 导管相关并发症的预防措施、导管相关并发症的临床表现观察和初步处理等。

④ 应急情况的表现及其紧急处理流程，紧急联系电话与联系人等相关内容。

（2）健康教育形式　宜采用通俗易懂的语言，多种形式相结合的宣教方式。包括但不限于口头宣教、宣教手册、DVD 视频、现场演示、患者交流、微信公众号、抖音等自媒体。

（3）评价方式　采用 teach-back 方法了解患者及其家属对宣教内容掌握的程度；对未掌握的内容，应反复宣教和指导，直到全部掌握为止。

第六节　血管通路并发症上报与管理制度

（1）出现血管通路并发症，应妥善处理，及时上报，准确记录，并定期进行分析、整改、评价和护士培训。

（2）血管通路并发症上报途径参照医院要求，如合理安全输液系统、电子病历系统、电子邮箱等。

（3）并发症上报推行鼓励、非处罚性主动上报原则。

（4）血管通路多学科管理组每季度对全院血管通路并发症进行统计分析，并组织全院静脉治疗联络员讲评与讨论，采用 PDCA（plan，do，check，action）循环持续质量改进。

（5）血管通路多学科管理组应建立"血管通路并发症信息"总数据库，汇总轻、中、重度并发症信息总表，中、重度并发症应建立"血管通路并发症案例记录与报告单"。

（6）血管通路轻、中、重度并发症分类及处理见表 9-6-1。

表 9-6-1 血管通路并发症分类及处理

分类	临床表现	举例	处理
轻度并发症	已发生并发症但未造成患者伤害或造成轻微伤害,生命体征无改变,只需临床观察及轻微处理	轻度输液、输血反应,可调整的导管异位、导管堵塞,穿刺点局部轻度红、肿、热、痛,穿刺点少量渗液、渗血;局部轻度血肿,导管小部分脱出、外周静脉导管非计划拔管	出现后应立即上报护士长,并通过血管通路并发症上报途径上报
中度并发症	患者部分生命体征有改变,需进一步临床观察及简单处理	中度的输液、输血反应,无法纠正中心静脉导管异位、非计划拔管;穿刺点大量持续渗液、渗血,穿刺点局部感染和隧道感染,静脉炎Ⅱ级	出现后应立即上报护士长,并通过血管通路并发症上报途径上报,未及时上报被发现者扣科室管理分
重度并发症	患者生命体征明显改变,出现了重度功能损害,需提升护理级别及紧急处理,甚至永久性功能丧失或死亡	严重输液、输血反应,药物外渗超过一个关节或影响其功能,引起溃疡、坏死,静脉炎Ⅲ级以上,导管相关性血栓及并发症,导管相关性血流感染,导管断裂,拔管后出现空气栓塞,带管或置管过程中引起心律失常或猝死,严重的导管过敏	出现后应立即上报护士长、主管医师及科主任,护士长先电话向静脉治疗组组长汇报,并通过血管通路并发症上报途径上报

第七节 血管通路突发事件处理制度

一、血管通路突发事件处理

血管通路的置入与维护过程中,由于患者病情变化、个体差异或其他不可预知的因素,可能出现一些突发情况,如心搏骤停、心律失常、晕针、肺栓塞、导管或导丝滑入体内、导管体内断裂等,为保障患者安全,提高医务人员对突发事件的预防意识与能力,特制订血管通路突发事件处理制度。

(1)在血管通路置入或维护前应全面评估患者病情、导管局部情况,警惕突发事件的发生,对高危患者应采用相关的防范措施。

(2)一旦发生突发情况,应迅速启动突发事件应急预案,按流程逐级及时上报,积极妥善处理,将患者损伤降到最低。

(3)科室应有各种血管通路相关突发事件的应急预案,并对科内所有医务人员进行培训与考核,人人掌握突发事件的应急预案。

(4)血管通路门诊和科室应配置处理突发事件所需的医疗救护设备、药品、医疗器械以及相关物品、器材等。

(5)救护医疗设备应常规维护,保持备用状态;抢救药品、物品、器材应及时检查、补充，大小型号满足临床需要，质量符合要求。

（6）对突发事件的处理效果进行追踪评价。

（7）及时组织相关人员，对突发事件进行根本原因分析，提出整改措施，防止类似的事情发生。

二、常见血管通路突发事件的应急预案

为保障患者输液安全，提高临床医务人员对突发事件的应急处理能力，特制订以下几种常见的血管通路突发事件应急预案，包括但不限于心搏骤停（图9-7-1）、心律失常（图9-7-2）、晕针（图9-7-3）、肺栓塞（图9-7-4）、导丝滑入体内（图9-7-5）、导管体内断裂或导管滑入体内（图9-7-6）。

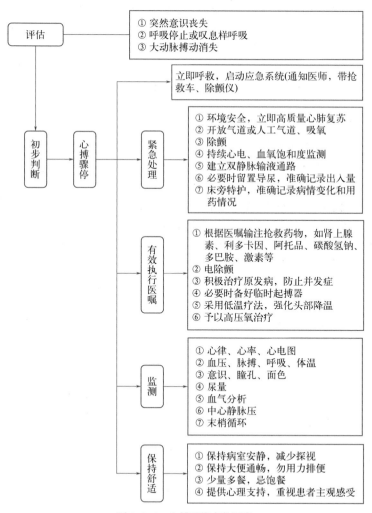

图 9-7-1　心搏骤停应急预案

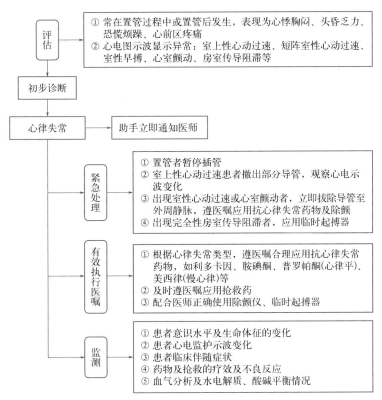

图 9-7-2　心律失常应急预案

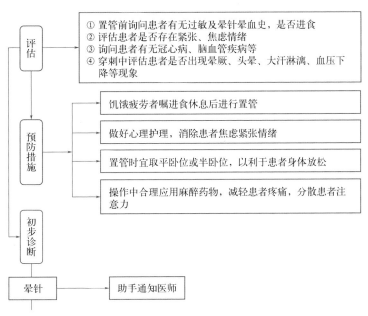

图 9-7-3

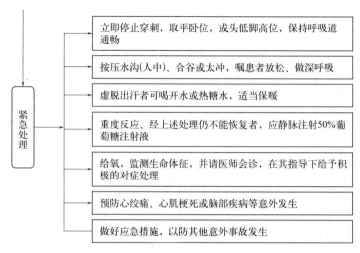

图 9-7-3　晕针应急预案

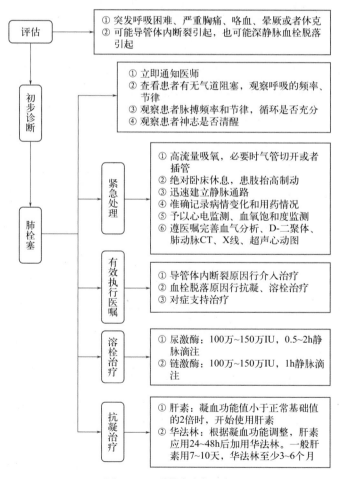

图 9-7-4　肺栓塞应急预案

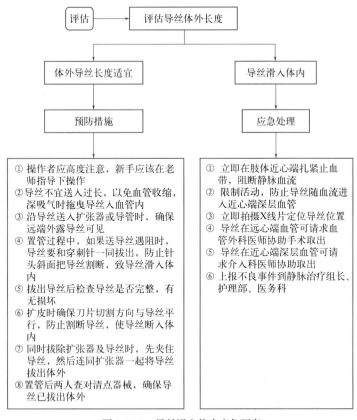

图 9-7-5　导丝滑入体内应急预案

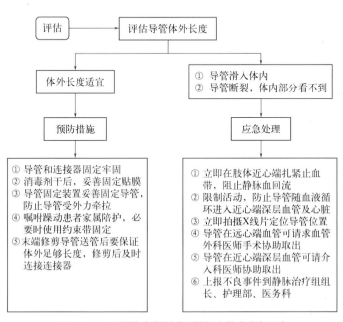

图 9-7-6　导管体内断裂或导管滑入体内应急预案

第八节　血管通路书写制度

一、外周静脉血管通路装置的置入和维护

一次性使用头皮钢针和短外周静脉导管使用过程中出现静脉炎、药物外渗、穿刺点感染等并发症时，应及时经血管通路并发症上报途径上报，同时在护理记录单上记录临床表现和处理经过，并评价处理效果。

中等长度导管置管前应签署"中等长度导管置管同意书与风险评估告知书"（表9-8-1）；置管后应在电子病历系统填写置管记录单（表9-8-2），并在护理记录单上做好记录。导管维护后，护士填写血管导管维护记录单（表9-8-3）。出现导管相关并发症时，应及时经血管通路并发症上报途径上报。

表9-8-1　中等长度导管置管同意书及风险评估告知书

| 姓名： | 性别： | 年龄： | 患者ID： | 科室： |
| 病床： | 出生日期： | 住院号： | 诊断： | |

患者因病情和治疗的需要，拟行中等长度导管置管（midline）术，置管中和置管后可能发生以下风险及并发症，希望得到您的配合和理解：

1. 中长导管定义：中等长度导管简称中长导管，指经外周静脉穿刺置管，导管尖端到达腋静脉胸段或锁骨下静脉

2. 置管相关费用：中长导管置管费用包括导管费、置管穿刺费、材料费、使用B超置管者包括超声引导费

3. 置管可能带来的好处：①为外周静脉穿刺输液困难的患者建立输液通道；②减少静脉穿刺输液患者因反复穿刺带来的痛苦与血管损伤，有效保护外周静脉；③减少因输入刺激性药物、胃肠外营养、黏稠药物导致的化学性静脉炎及药物渗出导致的组织损伤

4. 置管中可能的风险：①穿刺失败或不能耐受置入性器械，导致置管失败；②导管异位；③穿刺点出血或血肿；④个体差异不同，血管变异，可能出现送管受阻导致导管置入不到位；⑤空气栓塞；⑥导管栓塞；⑦拔导丝困难；⑧其他不可预知的情况

5. 置管后可能出现的问题：①穿刺点出血和血肿；②静脉炎；③导管出口部位感染及导管相关血流感染；④导管相关血栓；⑤穿刺点渗液；⑥导管堵塞；⑦导管脱出和移位；⑧皮肤过敏；⑨拔管困难；⑩导管断裂；⑪其他不可预知的情况

6. 留置时间：如果患者正确配合，无异常情况，护理人员正确维护，留置时间国际标准推荐为4周

7. 不置管可能的不良后果：静脉炎；反复穿刺静脉带来的痛苦与血管损伤；静脉输液治疗不能完成

请签字确认：我已阅读并理解知情同意书的信息，我自愿选择以下方案。
□同意置管　　　　　　　　　　　　　　□不同意置管
患者或家属签名：＿＿＿＿＿　　与患者的关系：＿＿＿＿＿　　签名时间：＿＿＿＿＿
护士签名：＿＿＿＿＿　　　　　工号：＿＿＿＿＿　　　　　　签名时间：＿＿＿＿＿

注：在患者本人丧失行动能力或因保护性医疗无法签字时，应由其法定监护人或委托代理人代理其签字。

表 9-8-2　中等长度导管置管记录单

姓名：	性别：	年龄：	患者 ID：
科室：	床号：	出生日期：	住院号：

导管品牌：_____ ；导管批号_____

导管材质：□硅胶　□聚氨酯　导管型号：□单腔　□双腔
耐高压：□是　□否；瓣膜：□无　□前端瓣膜　□末端瓣膜

导管规格：（□1.9Fr　□3Fr　□4Fr　□5Fr　□6Fr）

中长导管置管方式：□盲穿　□改良赛丁格技术（MST）置管　□超声引导下 MST 置管

穿刺部位：□左侧（□上肢　□肘关节　□肘关节下　□下肢）
　　　　　□右侧（□上肢　□肘关节　□肘关节下　□下肢）

穿刺血管：□左/□右（□贵要静脉　□正中静脉　□头静脉　□肱静脉　□上臂静脉）　□其他

送管过程：□顺利　□不顺利（□有阻力　□多次穿刺　□多次调整导管）

置管侧臂围：□左上臂　□右上臂_____cm；对侧：□左上臂　□右上臂_____cm

导管置入体内长度：_____cm；体外导管长度：_____cm

置管过程中：□出血≤ 5mL；□异常_____mL；穿刺次数：_____次

导管尖端超声定位：□腋静脉胸段　□锁骨下静脉

健康教育：□已宣教　□未宣教　　　宣教护士：（□置管护士　□负责护士）
　　　　　□已发宣教资料　□未发宣教资料　　　发放护士：（□置管护士　□负责护士）

操作护士签字：_____　辅助护士签字：_____
置管时间：____年___月___日___时___分

条形码粘贴处：

表 9-8-3　血管导管维护记录单

姓名：	性别：	年龄：	患者 ID：
科室：	床号：	出生日期：	住院号：

导管信息

置管时间：_____年___月___日　　　最后维护时间：_____年___月___日

导管类型：□经外周穿刺的中心静脉置管（PICC）　□中长导管（midline）　□中心静脉导管（CVC）
　　　　　□输液港（PORT）　□肝动脉药盒　□动脉导管　□血透导管　□其他_____

导管特点：□单腔　□双腔；耐高压：□是　□否；瓣膜：□有瓣膜　□无瓣膜

导管出口部位：□左侧（○肘关节上　○肘关节　○肘关节下　○腹股沟　○腹股沟下　○胸前）；
　　　　　　　□右侧（○肘关节上　○肘关节　○肘关节下　○腹股沟　○腹股沟下　○胸前　○其他）

维护记录

时间	维护评估				维护记录							签名
	并发症	臂/腿围（左/右）/cm	体内长度/cm	体外长度/cm	皮肤消毒（是 否）	更换敷料（是 否）	更换接头（是 否）	更换无损伤针（是 否）	脉冲冲管（是 否）	正压封管（是 否）	并发症处理	

二、中心静脉血管通路装置置管与维护

（1）中心静脉导管（CVC）和输液港置管，由医师术前告知患者风险并签署手术同意书，医师置管后填写手术病程记录，记录导管置入体内长度、体外长度，术中出血情况及患者有无不适。带管过程中，护士每班观察导管局部情况及有无发热等不适，导管维护后记录血管导管维护记录单（表9-8-3）。出现并发症时，通过血管通路并发症上报途径上报，并记录处理过程。

（2）经外周静脉置入中心静脉导管（PICC）置管前告知患者风险，并签署"经外周静脉置入中心静脉导管置管同意书及风险告知书"（表9-8-4），置管后填写PICC置管记录单（表9-8-5），导管维护后填写血管导管维护记录单（表9-8-3）。

表9-8-4　经外周静脉置入中心静脉导管置管同意书及风险告知书

姓名：　　　　　性别：　　　　　年龄：　　　　ID号：　　　　　科室：
病床：　　　　　出生日期：　　　　　住院号：　　　　　诊断：

患者因病情治疗需要，拟行经外周静脉穿刺的中心静脉导（PICC）管置术，置管中和置管后可能发生以下风险及并发症，希望得到您的理解和配合：

1. 经外周静脉置入中心静脉导管（PICC）：经外周静脉穿刺，导管尖端位于或接近上腔静脉与右心房交界处，经下腔静脉置管者，导管尖端位于横膈膜以上的下腔静脉

2. 置管费用：PICC置管费用包括导管费、置管穿刺费、材料费、置管后导管尖端定位X线费、B超置管者含超声引导费、腔内心电定位者含心电监测费及相关耗材费

3. 置管可能带来的好处：（1）为外周静脉穿刺输液困难的患者建立输液通道；（2）减少静脉穿刺输液患者反复穿刺带来的痛苦与血管损伤，有效保护外周静脉；（3）减少因输入腐蚀性药物、刺激性药物、高渗性或黏稠性液体导致的化学性静脉炎及药物外渗/渗出导致的组织损伤

4. 置管中可能的风险：（1）穿刺失败或不能耐受置入性器械，导致置管失败；（2）导管异位；（3）穿刺点出血或血肿；（4）个体差异不同，血管变异，可能出现送管受阻导致导管置入不到位；（5）空气栓塞；（6）导管栓塞；（7）拔导丝困难；（8）其他不可预知的情况

5. 置管后可能出现的问题：（1）穿刺点出血和血肿；（2）静脉炎；（3）导管出口部位感染及导管相关血流感染；（4）导管相关血栓；（5）穿刺点渗液；（6）导管堵塞；（7）导管脱出和移位；（8）皮肤过敏；（9）拔管困难；（10）导管断裂；（11）其他不可预知的情况

6. 留置时间：如果患者正确配合，护理人员正确维护，导管功能正常，留置时间推荐为1年

7. 不置管可能的不良后果：静脉炎；药物外渗/渗出导致的组织损伤和组织坏死；反复穿刺静脉带来的痛苦与血管损伤；静脉输液治疗不能完成

请签字确认：我已阅读并理解知情同意书的信息，我自愿选择以下方案：
□同意置管　　　　　　　　　　　　　　□不同意置管
患者或家属签名：　　　　　　　　与患者的关系：　　　　　　　签名时间：　　　　　　
护士签名：　　　　　　　　　　签名时间：　　　　　　

注：在患者本人丧失行为能力或因保护性医疗无法签字时，应由其法定监护人或委托代理人代其签字。

表 9-8-5　经外周静脉置入中心静脉导管置管记录单

| 姓名：_____　性别：_____　年龄：_____　ID 号：_____　科室：_____ |
| 病床：_____　出生日期：_____　住院号：_____　诊断：_____ |

经外周静脉穿刺置入中心静脉导管信息

导管品牌：_____；导管型号：□单腔　□双腔；导管材质：□硅胶　□聚氨酯

耐高压：□是　□否；瓣膜：□无　□前端瓣膜　□末端瓣膜

导管规格：□ 1.9Fr　□ 3Fr　□ 4Fr　□ 5Fr　□ 6Fr　导管批号：_____

导管置管时间：_____年___月___日___时___分

置管方式：□盲穿　□改良赛丁格技术（MST）置管　□超声引导下 MST 置管　□超声心电定位一体下 MST 置管

穿刺部位：□左侧（□肘关节上　□肘关节　□肘关节下　□腹股沟　□腹股沟下）其他：_____
　　　　　□右侧（□肘关节上　□肘关节　□肘关节下　□腹股沟　□腹股沟下）其他：_____

穿刺血管：□左　□右（□贵要静脉　□正中静脉　□头静脉　□肱静脉　□腋静脉　□股静脉
　　　　　□大隐静脉　□颈外静脉　□颈内静脉）

送管过程：□顺利　□不顺利（□有阻力　□多次穿刺　□多次调整导管）

臂围／腿围：□左　□右（□臂　□腿围___cm）；对侧：□左　□右（□臂　□腿围___cm）

导管置入体内长度：___cm；体外导管长度：___cm

置管过程中：穿刺次数_____次，出血≤ 5mL，异常_____mL

导管尖端定位：心腔内心电定位_____行程，P 波：_____
X 线定位_____行程，第_____□胸椎／□腰椎

导管异常：□左／□右颈内静脉，□左／□右腋静脉，□左／□右锁骨下静脉，其他：_____
调整后导管尖端位置：X 线定位行_____程，第___胸椎／腰椎

术后安全核查：□器械核对符合要求　□导管导丝毁形　□赛丁格导丝毁形

健康教育：宣教护士：（□置管护士　□负责护士）
　　　　　宣教资料：□口头宣教　□发放宣教资料

置管护士签字：_____　　辅助护士签字：_____
置管时间：_____年___月___日___时___分

| 条形码粘贴处 | 心电图粘贴处 |

第九节　血管通路职业安全防护制度

　　医务人员是发生职业损伤的高危群体，主要的职业危害因素包括生物、化学、物理和心理危害，与血管通路密切相关的职业损伤主要包括物理、生物、化学三个因素。为保障医务人员在血管通道装置置入和维护过程中的安全，特制订血管通路相关职业安全防护制度。

一、物理性损害

物理性危害因素包括锐器损伤导致的感染血液传播性疾病，血管介入下接受的放射性损害。为最大程度降低物理性损害，针对锐器损伤和放射性损伤需做好以下职业防护措施：

（1）加强培训与教育　医院对所有在岗医务人员开展医疗锐器损伤和放射性损伤职业防护知识培训，以提高医务人员对医疗锐器损伤和放射性损伤的认知及重视，掌握防治措施。

（2）正确处理医疗锐器，避免发生锐器损伤　①及时将使用过的针头与注射器分离，针头直接弃入锐器盒中；禁止回套针帽，若针头带有血液或体液，应连同注射器一并弃入锐器盒中。②针头、安瓿、刀片、导丝等锐器应放在固定且坚硬的锐器盒内，禁止将针头丢弃在不耐刺、易渗漏的容器中。禁止用手直接接触使用后的针头、刀片等锐器。③采血时宜使用一次性采血针及真空采血管采血。④制订医疗锐器伤应急处理流程（图9-9-1）。

（3）最大限度地减少放射性物质的接触　①根据不同的工作环境和需要选择合适有效的个人防护用品。对于血管介入工作人员，使用铅橡胶围裙、铅橡胶颈套、铅橡胶帽子、铅防护眼镜、铅橡胶手套。②严格遵守外照射防护中时间、距离、屏蔽三原则（图9-9-2）：在满足工作需要的前提下尽可能缩短设备的曝光时间，且尽可能增大与X线设备的距离，做好工作人员与X线设备之间的屏蔽设施。③使用附加的防护设施：在设备旁安装悬吊式铅屏风，如果X线球管在床下，可安装床下铅吊帘或者床下铅屏风。④尽量避免无防护身体部位暴露在X线射野内。

二、生物性危害

生物性危害因素常见于直接或间接接触患者血液、体液，导致工作人员感染病原性微生物。为最大限度地降低生物性危害，特制订以下职业防护措施：

（1）提高医务人员的职业防护意识　定期组织职业安全防护知识培训，把职业安全防护作为医务人员岗前培训必修课程，以提高医护人员的防护意识，真正认识到生物性职业损伤的危害性和自我防护的重要性。

（2）加强医疗锐器伤的防护管理　工作中严防采血针头、注射针头、安瓿、刀片、剪刀等锐器伤，特别是操作后及时将锐器放入锐器盒，并给予明显标识，有效预防锐器伤。一旦出现医疗锐器伤时，立即启动医疗锐器伤应急处理流程。

（3）强化标准化预防措施的理念　标准化预防强调患者血液、体液、分泌物、排泄物均具有传染性，所以正确且规范的洗手是预防感染最简单、最有效的

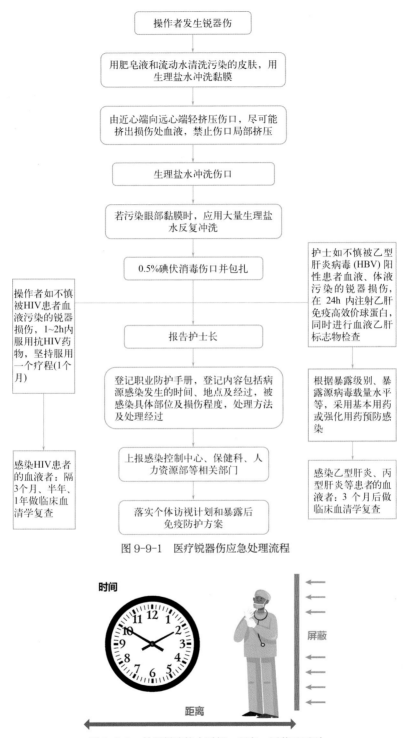

图 9-9-1 医疗锐器伤应急处理流程

时间

距离

屏蔽

图 9-9-2 外照射防护中时间、距离、屏蔽三原则

暴露时间越长、距离越近及没有屏蔽则危害越大，反之亦然

防护措施，医护人员必须掌握正确的洗手方法，在诊疗操作前后要彻底规范地洗手，规范着装，防止医护人员皮肤黏膜及衣服污染。对有明确的血液体液传染源的患者进行血管通路置入和维护时，应遵循血液体液传染患者血管通路置入安全防护流程（图9-9-3）。

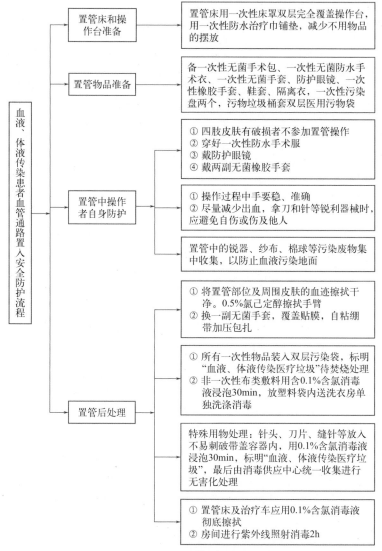

图 9-9-3　血液、体液传染患者血管通路置入安全防护流程

（4）加强对医疗废物的管理　注意垃圾的分类处理，患者使用过的棉签、棉球、敷料等物品要装入双层密闭黄色垃圾袋内，针头、安瓿等锐器要放于专门的锐器盒内，均以3/4满为标准。使用过的一次性医疗用品均须按要求包装，由专人回收运送，并按规定进行无害化处理。

三、化学性危害

化学性危害因素为治疗过程中直接或间接接触细胞毒性药物或化学性消毒剂导致的皮肤、黏膜、呼吸道、血液系统等损害。现重点阐述细胞毒性药物对机体的损害及防护措施。

细胞毒性药物对正常组织和肿瘤组织均有毒性作用，同时对患者和接触的医务人员也有毒性作用。细胞毒性药物造成的职业暴露指医务人员由于职业关系，长期暴露于细胞毒性药物的危险因素中，气溶胶或气雾可通过呼吸道、皮肤、消化道等多种途径被动吸收细胞毒性药物，从而对身体造成危害。主要污染来源包括：①配药时打开安瓿，导致药物粉末、药液、玻璃碎片飞溅；注药时加压过大导致从药瓶拔针时药物飞溅；从针头排气时导致药物外溢；操作过程中污染手或者操作台面；更换输液管道时发生药物泄漏。②药物转运过程中，输液瓶破裂导致药物泄漏；针头脱落，药物溢出；给患者用药时，药物漏到工作人员皮肤上，或污染工作服和地面。③处理被细胞毒性药物污染的被服、工作服、患者排泄物和体液，或因处理细胞毒性药物的溢出时操作不当，导致工作人员直接接触到细胞毒性药物。针对细胞毒性药物污染来源制订以下防护措施：

（1）加强医务人员的职业防护教育　定期组织细胞毒性药物职业安全防护知识培训，提高医务人员对细胞毒性药物危害的认识，增强医务人员的职业防护意识，使其真正认识到细胞毒性药物的危害性和自我防护的重要性。

（2）细胞毒性药物配制的个人准备（图9-9-4）　①操作人员穿防护服：袖口必须束紧，应尽量减少皮肤裸露。②戴双层手套：内层为聚氯乙烯手套、外层为乳胶手套，建议每30min更换手套，且戴手套不能代替洗手。③戴一次性口罩、帽子：帽子遮盖头发，规范佩戴口罩。④戴护目镜、面罩：必要时使用护目镜和面罩。⑤操作人员不得将个人防护用品穿戴出准备区域。

（3）细胞毒性药物配制的环境要求　①配制细胞毒性药物的区域应为相对独立的空间，有抽排风设备、洗手设备，有条件者可配备冲眼器。②宜在Ⅱ级或Ⅲ级垂直层流生物安全柜内配制，静脉化疗药物在静脉配制中心配制。③操作台面使用一次性防渗透的中单或护垫，一旦防护垫被污染或配药结束后应立即更换。④药物配制时，使用带有厄路式锁的注射器，抽取液体以不超过注射器容积的3/4，使用双

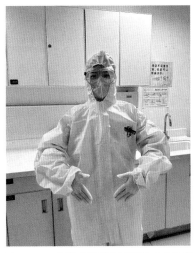

图9-9-4　细胞毒性药物配制的个人准备

针头抽取药液的方法来避免药瓶内压力的增加，防止药物的溅射。细胞毒性药物的配制流程见图 9-9-5。

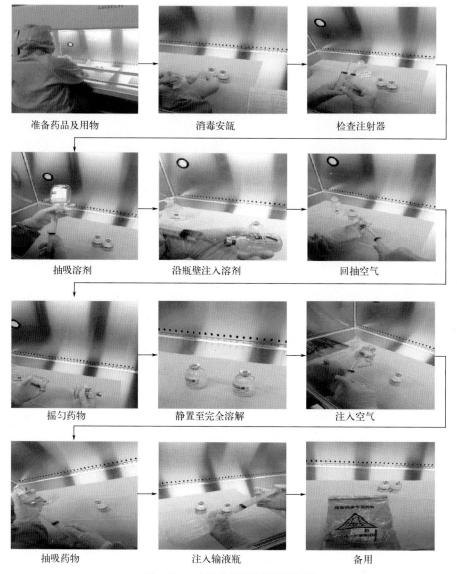

准备药品及用物　　　　消毒安瓿　　　　检查注射器

抽吸溶剂　　　　沿瓶壁注入溶剂　　　　回抽空气

摇匀药物　　　　静置至完全溶解　　　　注入空气

抽吸药物　　　　注入输液瓶　　　　备用

图 9-9-5　细胞毒性药物的配制流程

（4）细胞毒性药物使用时防护要求　①细胞毒性药物提倡使用无排气管的软包装输液袋，药瓶标签应标明药物名称、性质及警示信息。②运送时应采用防渗透的密封装置，防止药物运送过程中瓶子破损、药物外溢。③给药时，操作者宜戴双层手套和一次性口罩，静脉给药时宜采用全密闭式输注系统。

（5）处理患者排泄物的防护流程　①操作人员应佩戴手套，穿工作服。②当有可能发生液体溢出时，应使用眼罩。③手套和工作服被污染后立即丢弃。④冲刷患者排泄物时应反复用水冲洗，至少冲洗两次。⑤保留患者尿液时，应置于有盖的集尿瓶中。⑥医院应配备污水处理装置。

（6）细胞毒性药物外溢防护流程　细胞毒性药物一旦外溢，要正确评估溢出药物、范围，接触溢出药物人员，并立即启动细胞毒性药物外溢应急处理流程（图9-9-6）。

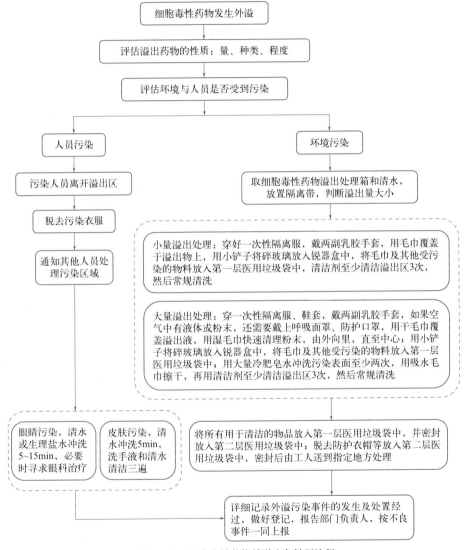

图 9-9-6　细胞毒性药物外溢应急处理流程

第十章　血管通路质量控制

Chapter

第一节　血管通路质量监测指标

一、药物外渗发生率

（一）指标类型

结果指标。

（二）指标定义

（1）药物外渗　静脉输液过程中，腐蚀性药液进入静脉管腔以外的周围组织。药物外渗根据严重的程度分为 0～4 级（表 10-1-1）。按药物外渗损伤程度将药物外渗分为三级（表 10-1-2）。

表 10-1-1　药物外渗的分级

级别	临床症状
0 级	没有症状
1 级	皮肤发白，水肿的最大直径小于 2.5cm
2 级	皮肤发白，水肿的最大直径为 2.5～15cm
3 级	皮肤发白、发冷，水肿为半透明状，直径大于 15cm，有轻度到中度的疼痛，可能有麻木感
4 级	皮肤发白紧绷，水肿为半透明状，有渗出，皮肤变色、有瘀斑，水肿最大直径超过 15cm，伴有中重度疼痛

表 10-1-2　药物外渗的损伤分级

分期	临床表现
Ⅰ期（局部组织炎性反应期）	局部皮肤发红、肿胀、发热、刺痛，无水疱和坏死
Ⅱ期（静脉炎性期）	局部皮下组织出血或水疱形成，水疱破溃，组织苍白，形成浅表溃疡
Ⅲ期（组织坏死期）	局部皮肤变形坏死、黑痂、深部溃疡，肌腱、血管、神经外露或伴感染

（2）腐蚀性药物　药液进入静脉管腔以外的周围组织后，对组织有损伤的药物，包括化疗药、血管活性药物、高渗药物、强酸强碱类药物。

（三）指标选择依据

（1）2021 年美国 INS 和 WS/T 433—2023《静脉治疗护理技术操作标准》均定义了药物外渗，提出了药物外渗的预防和早期处理方法，是提高输液安全的关键指标。

（2）在临床实际运用中，药物外渗发生率受多种因素影响而无法完全避免，如：药物性质、输液工具的选择、护士操作水平、患者的年龄、性别、基础疾病及配合程度等。因此，有必要将药物外渗发生率纳入专科护理质量管理。

（四）指标意义

（1）提高护士的安全输液意识，提升护士静脉治疗专业知识，提高腐蚀性药物输液工具选择正确率，有效降低药物外渗的发生。

（2）促进对患者及其家属健康教育的成效，提高患者对输液工具选择及输液后配合的依从性，有效降低输液工具使用不合理情况，提升专科护理质量。

（3）本指标可对其他需要输注腐蚀性药物的患者，如意识障碍、瘫痪等肢体活动障碍患者，实施专科护理质量监测提供参考依据。

（五）指标的目标值／阈值

设定依据：国外文献报道，药物外渗发生率为 0.1%～6%，国内文献报道药物外渗的发生率为 0.4%～16%。结合国家护理质量数据平台近 5 年上报数据的平均值，同时结合本院近 5 年来该指标上报数据的平均值，制订符合本院实际情况的药物外渗监控指标的目标值。

（六）适用范围

（1）目标人群　全院所有输注腐蚀性药物的患者。

（2）适宜区域　全院所有需要输注腐蚀性药物的患者所在护理单元。

（七）指标监测

1. 指标计算公式

$$药物外渗发生率 = \frac{同期就诊患者（含门急诊、住院）新发生药物外渗人次}{同期就诊（含门急诊及住院）患者使用腐蚀性药物总天数} \times 1000‰$$

说明：本指标采用"月"作为统计周期，取每月第一日 00：00 至每月最后一日 23：59 之间的数据。

2. 数据收集内容

分子：同期就诊患者（含门急诊、住院）新发生药物外渗人次。

分母：同期就诊（含门急诊及住院）患者使用腐蚀性药物总天数。

3. 数据收集方法

（1）数据采集来源　①药物外渗人次数据采集依据医院不良事件及电子病历上报数据、通过查看护理记录单或现场专项查检表获取；②腐蚀性药物使用人次数据采集按照纳入标准，通过电子病历系统的"腐蚀性药物清单"获取。

（2）数据收集方式　由质控护士或责任护士如实记录药物外渗的发生，并通过电子病历系统及不良事件上报系统进行上报。

（3）数据汇总频次　每月汇总统计分析，进行同期横向比较、每年回顾比较。

4. 数据验证

指标的验证方法诸多，多数采用验证性分析、第三方验证等，本指标可采用验证性分析、第三方验证、物资消耗等进行验证。

5. 指标评价与质量改进

（1）对药物性质进行分类，并建立对应的输液工具选择指引。

（2）采用图文并茂的宣教单、宣教视频、动态指引图等可视化方法，帮助患者认识正确选择输液工具的重要性。

（3）采取多种形式的沟通培训和 Teach-back 的健康教育方法，提高患者依从性。

（4）针对病情严重、置管困难及药物外渗高风险等特殊病例，由静脉治疗专家、律师、医师、患者 / 家属组成"四位一体"的高风险谈话，提高患者对药物外渗风险的理解力。

（5）根据 WS/T 433—2023《静脉治疗护理技术操作标准》及临床需求，构建药物外渗程度评估表、药物外渗 SBAR 沟通模式表、常见药物外渗处理指引标准化药物外渗的处理。

二、导管相关性血栓发生率

（一）指标类型

结果指标。

（二）指标界定

1. 指标定义

（1）导管相关性血栓（catheter related thrombosis，CRT）　与静脉导管相关的静脉血栓栓塞（venous thromboembolism，VTE），指因穿刺或导管机械性损伤血管内膜和（或）患者自身疾病，使导管所在的血管和导管壁形成静脉血凝块的过程。按血栓位置分为纤维蛋白鞘、腔内血栓、附壁血栓、静脉血栓（图 10-1-1）；根据临床表现分为深静脉血栓、血栓性浅静脉炎、无症状血栓及血栓性导管失功。

（2）深静脉血栓形成　置管侧肢体、颈部、肩部、胸部、颜面部有水肿症状或体征，超声检查提示深静脉血栓形成，伴或不伴浅静脉、头臂静脉及上、下腔静脉血栓形成，伴或不伴受累部位疼痛、皮温升高、浅表静脉显露、颈部或肢体运动障碍、肢体红斑或麻木感等表现。

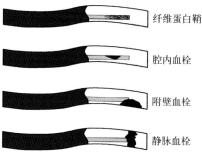

纤维蛋白鞘

腔内血栓

附壁血栓

静脉血栓

图 10-1-1　导管相关性血栓分类

（3）血栓性浅静脉炎　沿置管静脉走行方向出现皮肤红肿、疼痛，伴或不伴皮温升高，查体可触及条索状硬结，和（或）超声检查提示对应血管血栓形成。

（4）无症状血栓　单纯影像学检查发现血栓，但患者无主诉症状及客观体征。

（5）血栓性导管失功　由于纤维蛋白鞘、腔内血栓或纤维蛋白鞘形成导致的经导管输液不畅或完全堵塞。

2. 指标选择依据

导管相关性血栓可能导致非计划拔管、延长住院时间，增加住院费用，其长期并发症包括血栓复发、肺栓塞以及栓塞后综合征，其中肺栓塞是最严重的并发症，可增加患者猝死风险。2020 版《输液导管相关静脉血栓形成防治中国专家共识》及相关临床实践推荐为临床工作提供了可操作性的建议。

3. 指标意义

（1）降低输液导管相关血栓发生率，延长输液管路留置时间，强化输液安全。

（2）临床护士更深入地理解导管相关血栓发生的相关危险因素，从而根据治疗需求正确选择导管规格、材料、置管部位及留置时间，提高护理质量。

（3）周期性对本质量指标结果进行分析，更好地为临床科研提供循证证据。

4. 指标的目标值／阈值

设定依据：①参考国内外文献研究结果显示，无症状血栓发生率 16%～66%，癌症患者发生 CRT 的风险高于非癌症患者 4～5 倍，20% 的无症状导管相关血栓患者出现血栓症状，导管相关深静脉血栓发生率约为 2.7%～3%，血栓性浅静脉炎及血栓性导管失功，缺乏流行病学调查数据。②结合国家护理质量数据平台近 5 年上报数据的平均值，同时结合本院近 5 年来该指标上报数据的平均值，制订符合本院实际情况的导管相关血栓监控指标的目标值。

5. 适用范围

（1）目标人群　全院护理单元留置中心静脉通路装置及中长导管的患者。

（2）适宜区域　全院所有使用中心静脉通路装置及中长导管进行输液的护理单元。

（三）指标监测

1. 指标计算公式

$$导管相关性血栓发生率 = \frac{同期就诊（住院）患者新发生导管相关性血栓人次}{同期就诊（住院）患者使用 CVAD 及 MC 导管总带管日} \times 1000‰$$

说明：导管包括中长导管（MC）、CVAD（PICC、CVC、PORT、血液透析导管等）输液工具，短外周导管不考虑。

本指标采用"月"作为统计周期，取每月第一日 00：00 至最后一日 23：59 之间的数据。

2. 数据收集内容

分子：同期就诊（住院）患者新发生导管相关血栓人次。

分母：同期就诊（住院）患者使用 CVAD 及 MC 导管总带管日。

3. 数据收集方法

（1）数据采集来源 ①统计同期就诊（住院）患者新发生导管相关血栓人次。采集依据彩色多普勒超声检查、数字减影血管造影（digital subtraction angiography，DSA）、CT 和 MRI 检查结果，结合患者临床表现及护理记录单获取。②同期就诊（住院）患者使用 CVAD 及 MC 导管总带管日，数据来源于电子病历系统数据。

（2）数据收集方式 由质控护士或责任护士如实记录导管相关性血栓的发生，并通过电子病历系统进行上报。

（3）数据汇总频次 每月汇总统计分析，进行同期横向比较、每年回顾比较。

4. 数据验证

指标的验证方法诸多，本指标可采用验证性分析、第三方验证等，如调查责任护士、患者或家属对导管相关性血栓知识的知晓率、查阅计费单、统计导管耗材使用数量等进行验证。

（四）指标评价与质量改进

（1）CRT 的发生往往是因多个危险因素叠加导致的，根据评价结果分析 CRT 发生率高的原因，针对存在的问题进行改进。

（2）评价不同静脉导管使用的安全性能。

（3）由专业的血管通路管理团队规范置入、使用和维护导管是减少导管相关性并发症的重要条件。开展 CRT 相关知识培训，对强化医务人员预见性减少 CRT 发生有重要作用。

（4）根据临床实践进一步完善本质量指标，促进导管相关性血栓发生率降低到目标值，并进行持续追踪和评价。

三、血管导管相关性感染发生率

（一）指标类型

结果指标。

（二）指标界定

1. 指标定义

血管导管相关性感染（vessel catheter related infection，VCBI）包括导管相关性局部感染和导管相关性血流感染。①血管导管相关性局部感染通常发生在导管出口部位，表现为导管出口处红肿、硬结、流脓，范围在 2cm 内。②导管相关性血流感染指血管内导管或者拔除导管 48h 内的患者出现菌血症或真菌血症，并伴有发热（体温 > 38℃）、寒战或低血压等感染的临床表现，除血管导管外无其他明确的血行感染源；实验室微生物检查显示外周血和导管血培养细菌或真菌阳性，且致病菌的种类和药敏试验结果相同。

2. 指标选择依据

（1）2021 版美国静脉输液护理学会（Infusion Nurses Society，INS）发布的《输液治疗实践标准》中指出减少风险因素可预防血管导管相关性感染的发生。降低血管导管相关性血流感染发生率是国家卫生健康委医院感染管理质控指标，也是国家等级医院评审要求。

（2）血管导管相关性感染的风险因素包括置入血管通路前皮肤消毒不充分、对血管通路装置接口和输液系统多次操作、患者年龄、病情及易感性、其他解剖部位存在感染、血管通路装置的置入技术不成熟、护理和维护操作不当、对患者健康教育不到位等。因此，有必要将血管导管相关性感染发生率纳入专科护理质量管理。

3. 指标意义

（1）提升静脉治疗专科护士血管通路选择与建立的技能水平，有效降低血管导管相关性感染的发生率。

（2）提升临床医务人员对导管的正确使用和维护水平，从而减少血管导管相关性感染发生的风险因素，提升专科护理质量。

（3）提高责任护士早期识别血管导管相关性感染的症状和体征的能力，及时对疑似感染进行干预，促进患者康复。

4. 指标的目标值／阈值

设定依据：①参考国内外文献报道，血管导管相关性感染的发生率为 2.4%～16.4%，改善后的血管导管相关性感染发生率可降低至 7.4%。②结合国家护理质量数据平台近 5 年上报数据的平均值，同时结合本院近 5 年来该指标上报数据的平均值，制订符合本院实际情况的血管导管相关感染监控指标的目标值。

5. 适用范围

（1）目标人群　全院护理单元留置静脉导管的患者。

（2）适宜区域　全院所有使用静脉导管进行输液的护理单元。

（三）指标监测

1. 指标计算公式

$$血管导管相关性感染发生率 = \frac{同期就诊（住院）患者新发生血管导管相关感染人次}{同期就诊（住院）患者使用血管导管总带管日}$$

$$\times 1000‰$$

说明：

（1）血管导管相关性感染包括留置针、PICC、中长导管、CVC、PORT、动脉导管、血液透析导管、脐　静脉导管、脐动脉导管等导致的感染。

（2）本指标统计的血管导管相关性感染包括局部感染和血流感染，也可分开统计。

（3）本指标采用"月"作为统计周期，取每月第一日 00：00 至每月最后一日 23：59 之间的数据。

2. 数据收集内容

分子：同期就诊（住院）患者新发生血管导管相关感染人次。

分母：同期就诊（住院）患者使用血管导管总带管日。

3. 数据收集方法

（1）数据采集来源　①血管导管相关性感染发生例次数据采集依据查看电子病历中血培养化验单、病程记录及护理记录单；②留置血管导管总带管日数据采集按照纳入标准、排除标准，通过电子病历系统获取。

（2）数据收集方式　由质控护士或责任护士如实记录血管导管相关性感染的发生，并通过电子病历系统进行上报。

（3）数据汇总频次　每月汇总统计分析，进行同期横向比较、每年回顾比较。

（四）指标评价与质量改进

（1）根据血管导管相关性感染发生率，评价不同住院患者、不同血管导管的导管相关性感染的发生情况。

（2）分析血管导管相关性感染发生的原因，针对存在的问题进行改进。

（3）制订有效策略，降低血管导管相关性感染发生率，并进行持续追踪和评价。严格执行手卫生；严格无菌操作，采用最大化无菌屏障；强化输液工具的正确选择和使用；及时更换给药装置及其他附加装置；减少附加装置的使用；尽早拔除不必要的血管通路；加强患者的健康教育，采取适当措施保护穿刺部位。

四、导管堵塞发生率

（一）指标类型

结果指标。

（二）指标界定

1. 指标定义

导管堵塞：导管堵塞包括不完全堵塞和完全堵塞，不完全堵塞指无法回抽血液但可注药，或抽回血和注药困难。完全堵塞为既不能注药也抽不到回血。导管堵塞按原因分为机械性堵塞、血凝性堵塞、药物性堵塞三类。

2. 指标选择依据

（1）2021年美国静脉输液护理学会（INS）编写出版的《输液治疗护理实践标准》、2020年中华护理学会颁布的《临床静脉导管维护操作专家共识》，以及2021年国家卫生健康委员会颁布的《血管导管相关感染预防与控制指南》和《预防血管内导管相关血流感染过程控制工具包》颁布，强调了加强导管维护，预防导管堵塞，保持导管正常功能的重要性。

（2）在临床实际运用中，静脉导管因受多种因素导致堵管，如打折、扭曲导致机械性堵塞；未按操作规范进行冲封管，导致导管回血堵塞；患者血液高凝、频繁咳嗽、便秘导致导管回血出现血凝性堵塞；输注不相容药物之间、输注血制品和血液后、输注高浓度药物后未及时冲封管，产生药物沉淀导致药物性堵塞。因此，有必要将静脉导管堵塞发生率纳入静脉治疗专科护理质量管理。

3. 指标意义

（1）提升医务人员关于导管堵塞防治知识水平，指导医务人员按照规范要求进行操作。

（2）提升患者及其家属对导管维护的重要性和依从性。

4. 指标的目标值/阈值

设定依据：参考国内外文献，静脉导管堵塞发生率为14%～25%，在全面质量改善项目的相关报道中，改善后的静脉导管堵塞发生率可降低至5%～6%。结合国家护理质量数据平台近5年上报数据的平均值，同时结合本院近5年来该指标上报数据的平均值，制订符合本院实际情况的血管导管相关堵塞监控指标的目标值。

5. 适用范围

（1）目标人群　全院护理单元留置静脉导管的患者。

（2）适宜区域　全院所有护理单元。

（三）指标监测

1. 指标计算公式

$$静脉导管堵塞发生率 = \frac{同期就诊（住院）患者新发生静脉导管堵塞人次}{同期就诊（住院）患者使用静脉导管总带管日} \times 1000‰$$

说明：

（1）静脉导管堵塞包括留置针、PICC、中长导管、CVC、PORT、血液透析导管、脐静脉导管等堵塞。

（2）本指标统计的静脉导管堵塞包括部分堵塞和完全堵塞或者机械性堵塞、血凝性堵塞、药物性堵塞，也可分开统计。

（3）本指标采用"月"作为统计周期，取每月第一日 00：00 至每月最后一日 23：59 之间的数据。

2. 数据收集内容

分子：同期就诊（住院）患者新发生静脉导管堵塞人次。

分母：同期就诊（住院）患者使用静脉导管总带管日。

3. 数据收集方法

（1）数据采集来源　①导管堵塞发生人次数据采集依据导管堵塞定义由静脉治疗专科护士与责任护士评估获取；②静脉导管总带管日数据采集按照纳入标准通过电子病历系统获取。

（2）数据收集方式　由静脉治疗护士或责任护士收集当月发生的静脉导管堵塞人次，并在查检表上登记所有静脉导管堵塞患者床号、姓名、导管堵塞原因。

（3）数据汇总频次　每月汇总统计分析，进行同期横向比较、每年回顾比较。

（四）指标评价与质量改进

（1）监控静脉导管堵塞发生率，有效减少导管堵塞的发生。

（2）分析静脉导管堵塞的发生原因，针对存在的问题进行改进。

（3）制订有效策略，降低导管堵塞发生率，并进行持续追踪和评价。规范静脉导管维护操作流程，强调冲封管及维护的重要性。针对护士缺乏导管堵塞防治知识、对患者健康教育不到位等原因，加强护士导管维护知识理论培训、操作示范及现场考核。针对患者导管维护知识缺乏的原因，编写健康教育手册，加强患者及家属的健康教育，提高患者导管维护依从性。

五、拔管困难发生率

（一）指标类型

结果指标。

（二）指标界定

1. 指标定义

拔管困难：由于各种原因导致的拔管不畅，表现为拔管过程中出现牵拉感或弹性回缩等现象，以致导管无法顺利拔出。

2. 指标选择依据

拔管困难受多种因素影响，如患者紧张导致血管痉挛或收缩，或由于患者恐惧导致穿刺处肌肉强烈收缩；导管留置时间过长或超过产品说明书推荐时间，导管周围血栓形成或出现纤维蛋白鞘，导致拔管困难。另外患者出现静脉炎或导管相关性感染，导致导管与局部粘连，也可出现拔管困难。拔管困难一旦处理不当，可能导致导管体内断裂，增加患者痛苦及医疗费用，影响患者满意度。因此，有必要将静脉导管拔管困难发生率纳入静脉治疗专科护理质量管理。

3. 指标意义

（1）提升医务人员关于拔管困难防治的知识水平，指导医务人员按照规范要求进行操作。

（2）提升患者导管维护依从性，降低导管相关并发症，增加拔管困难防治知识。

4. 指标的目标值／阈值

设定依据：参考国内外文献，拔管困难发生率 0.340%～0.965%，结合国家护理质量数据平台近 5 年上报数据的平均值，同时结合本院近 5 年来该指标上报数据的平均值，制订符合本院实际情况的血管导管拔管困难监控指标的目标值。

5. 适用范围

（1）目标人群　全院所有护理单元留置静脉导管的患者。

（2）适宜区域　全院所有护理单元。

（三）指标监测

1. 指标计算公式

$$拔管困难发生率 = \frac{同期就诊（住院）患者新发生拔管困难人次}{同期就诊（住院）患者使用静脉导管总带管日} \times 1000‰$$

说明：

（1）拔管困难的静脉导管包括留置针、PICC、中长导管、CVC、PORT、血液透析导管、脐静脉导管等。

（2）本指标统计的拔管困难人次包括各种原因导致的拔管困难人次总和。

（3）本指标采用"月"作为统计周期，取每月第一日00：00至每月最后一日23：59之间的数据。

2. 数据收集内容

分子：同期就诊（住院）患者新发生拔管困难人次。

分母：同期就诊（住院）患者使用静脉导管总带管日。

3. 数据收集方法

（1）数据采集来源及搜集方式　拔管困难患者人次由静脉治疗专科护士和责任护士评估获取，静脉导管总带管日数据由电子病历系统后台统计。

（2）数据汇总频次　每月汇总统计分析，进行同期横向比较、每年回顾比较。

（四）指标评价与质量改进

（1）了解静脉导管拔管困难发生率，有效减少拔管困难的发生。

（2）分析静脉导管拔管困难的发生原因，针对存在的问题进行改进。

（3）制订有效策略，降低拔管困难发生率，并进行持续追踪和评价。强化患者定期进行静脉导管维护的重要性和意识，规范临床护士导管维护操作技能，加强责任护士对患者的健康教育能力。

六、导管断裂发生率

（一）指标类型

结果指标。

（二）指标界定

1. 指标定义

（1）导管断裂是指各种因素引起的导管部分破损或完全断裂的状态。

（2）根据导管断裂部位不同，可分为体外导管断裂和体内导管断裂。前者可导致导管药物外漏、继发感染、引发空气栓塞等问题；后者断裂的导管可随血流进入右心房，导致肺动脉栓塞或诱发心律失常等。

2. 指标选择依据

（1）导管断裂是静脉导管临床应用过程中可能出现的严重并发症之一，虽然其发生率较低，但若得不到及时救治，可能危及生命。

（2）导管破损或断裂常由于不正确的导管固定、强力拔管、导管接触尖锐物品或非耐高压导管使用快速高压注射泵所致；导管堵塞再通、长时间反复使用造成导管老化也是导管破裂的主要原因。因此，有必要将导管断裂发生率纳入静脉治疗专科护理质量管理。

3. 指标意义

（1）提升医务人员对导管断裂相关知识的认知，让医务人员了解导管断裂的危险因素及各种导管断裂的应急处理措施。积极预防和避免导管断裂，延长导管的使用时间。

（2）提升健康教育成效，使患者及其家属在静脉输液治疗中了解导管断裂的相关知识及注意事项。

4. 指标的目标值/阈值

设定依据：参考国内外文献报道，导管断裂发生率为 2%～3.5%。结合国家护理质量数据平台近 5 年上报数据的平均值，同时结合本院近 5 年来该指标上报数据的平均值，制订符合本院实际情况的导管断裂监控指标的目标值。

5. 适用范围

（1）目标人群　全院所有护理单元留置静脉导管的患者。

（2）适宜区域　全院所有护理单元。

（三）指标监测

1. 指标计算公式

$$导管断裂发生率 = \frac{同期就诊（住院）患者新发生导管断裂人次}{同期就诊（住院）患者使用静脉导管总带管日} \times 1000‰$$

说明：

（1）导管断裂的静脉导管包括短外周静脉导管、PICC、中线导管、CVC、PORT、血液透析导管、脐静脉导管等。

（2）本指标统计的导管断裂人次包括各种原因导致的导管断裂人次总和。

（3）本指标采用"月"作为统计周期，取每月第一日 00：00 至每月最后一日 23：59 之间的数据。

2. 数据收集内容

分子：同期就诊（住院）患者新发生导管断裂人次。

分母：同期就诊（住院）患者使用静脉导管总带管日。

3. 数据收集方法

（1）数据采集来源　①通过现场查看患者导管情况并结合临床表现及影像学资料判定，由护士通过电子病历系统上报，新发生导管断裂总数由电子病历系统后台数据统计。②患者使用静脉导管总带管日采集通过电子病历系统数据获得。

（2）数据汇总频次　每月汇总统计分析，进行同期横向比较、每年回顾比较。

（四）指标评价与质量改进

（1）了解导管断裂发生率，对导管断裂做到早发现、早诊断、早处理，有效减少导管断裂的发生，降低肺动脉栓塞风险。

（2）分析导管断裂的危险因素，找出导管断裂的发生原因，针对性进行质量持续改进。

（3）制订有效策略，降低导管断裂发生率，并进行持续追踪和评价。对长期留置静脉导管的患者，提高患者对导管的自我管理能力。严格做好导管置管及维护人员的培训及考核，规范导管置入、维护及拔管的操作流程。

七、穿刺点渗液发生率

（一）指标类型

结果指标。

（二）指标界定

1. 指标定义

穿刺点渗液是指静脉导管穿刺点出现渗液现象，渗出液多为无色透明或淡黄色液体。

2. 指标选择依据

（1）穿刺点渗液发生的原因常见于：①淋巴管受损后导致淋巴液顺导管反流至导管出口部位，渗液较多，需要多次换药。②纤维蛋白鞘形成后导致输液时液体从导管尖端流出，顺着导管与纤维蛋白鞘之间缝隙反流至穿刺点渗出。③低蛋白血症患者由于血浆胶体渗透压降低，液体从血管外组织渗出，渗液顺着穿刺点渗出体外。④导管断裂导致输液时液体从导管断裂处顺着穿刺点流出。

（2）穿刺点渗液是静脉导管临床应用过程中可能出现的并发症，一旦发生，将增加患者导管维护次数和维护费用，增加医务人员的工作量，影响患者满意度。因此，有必要将导管断裂发生率纳入静脉治疗专科护理质量管理。

3. 指标意义

（1）提升医务人员对穿刺点渗液防治知识的认知，让医务人员了解穿刺点渗液的危险因素及处理措施。积极预防和避免穿刺点渗液，延长导管的使用时间。

（2）提升健康教育成效，使患者及其家属在静脉输液治疗中了解穿刺点渗液的相关知识及注意事项，及时报告穿刺点渗液时间，提高在静脉输液并发症管理中的参与度。

（3）提升患者的满意度，降低患者医疗费用，延长导管的使用时间。

4. 指标的目标值 / 阈值

设定依据：参考国内外文献报道，穿刺点渗液发生率为 1.61%～2.4%，结合本院近 5 年来该指标上报数据的平均值，制订符合本院实际情况的穿刺点渗液监控指标的目标值。

5. 监测范围

（1）目标人群　全院所有护理单元留置静脉导管的患者。

（2）适宜区域　全院所有护理单元。

（三）指标检测

1. 指标计算公式

$$穿刺点渗液发生率 = \frac{同期就诊（住院）患者新发生穿刺点渗液人次}{同期就诊（住院）患者使用静脉导管总带管日} \times 1000‰$$

说明：

（1）穿刺点渗液的静脉导管包括 PICC、中线导管、CVC、血液透析导管、脐静脉导管等。

（2）本指标统计的穿刺点渗液人次包括各种原因导致的穿刺点渗液人次总和。

（3）本指标采用"月"作为统计周期，取每月第一日 00：00 至每月最后一日 23：59 之间的数据。

2. 数据收集内容

分子：同期就诊（住院）患者新发生穿刺点渗液人次。

分母：同期就诊（住院）患者使用静脉导管总带管日。

3. 数据收集方法

（1）数据采集来源　①通过现场查看患者导管情况并结合临床表现判定，由医务人员通过电子病历系统上报，患者新发生穿刺点渗液人次总例数由电子病历系统后台统计数据。②留置 PICC、中线导管、CVC、透析导管、脐静脉导管总带管日的数据采集通过电子病历系统数据获得。

（2）数据汇总频次　每月汇总统计分析，进行同期横向比较、每年回顾比较。

（四）指标评价与质量改进

（1）了解穿刺点渗液发生率，对穿刺点渗液做到早发现、早诊断、早处理，有效减少穿刺点渗液的发生，延长导管留置时间。

（2）分析穿刺点渗液的危险因素，查找发生穿刺点渗液的原因，针对发生原因进行质量持续改进。

（3）制订有效策略，降低穿刺点渗液发生率，并进行持续追踪和评价。①推荐使用可视化血管穿刺技术，提高穿刺成功率，减少淋巴管受损导致的渗液。

②规范导管维护操作流程，硅胶导管严禁高压推注，减少导管断裂导致的渗液；纤维蛋白鞘形成可使用尿激酶溶栓。③做好患者相关健康教育，导管固定，定期导管维护，降低各种原因导致的穿刺点渗液发生。

八、静脉炎发生率

（一）指标类型

结果指标。

（二）指标界定

1. 指标定义

静脉炎是静脉输液治疗中最常见的并发症之一，是由于各种原因导致血管壁内膜受损继发的炎症反应，表现为沿静脉走向部位出现疼痛、压痛、灼热，触诊时静脉发硬，呈条索状，无弹性，严重者穿刺点局部可挤出脓性分泌物。根据发生原因分为机械性静脉炎、化学性静脉炎、细菌性静脉炎、血栓性静脉炎。根据症状的严重程度，参考美国静脉输液护理协会（INS）静脉炎分级标准，分为0～4五个级别，具体见表10-1-3。

表 10-1-3　静脉炎分级评估量表

等级	临床表现
0	无症状
1	穿刺部位有红斑，伴有或不伴有痛感
2	穿刺部位疼痛，有红斑和（或）水肿
3	穿刺部位疼痛，有红斑，条纹形成，静脉条索状
4	穿刺部位疼痛，有红斑，条纹形成，静脉条索长度 > 2.5cm，脓液渗出

2. 指标选择依据

（1）静脉炎的发生率为 2.5%～45%，与置管部位、留置时间、导管材质、导管长度，以及患者所患疾病有关。一旦发生将延长患者住院天数，增加医疗费用。美国静脉输液护理学会（INS）制订的《输液治疗实践标准》（2021 版）指出临床医务人员应根据患者人群、治疗类型和风险因素，使用标准化工具或定义，常规对使用血管通路装置患者是否发生静脉炎的症状和体征进行评估，指导患者报告在血管穿刺部位发生的疼痛或不适感。

（2）在临床实际运用中，严重的静脉炎会导致患者血管及周围组织永久性损害，增加患者痛苦和临床医务人员的工作量，增加医患矛盾。因此，有必要将静脉炎发生率纳入静脉治疗专科护理质量管理。

3. 指标意义

（1）提升医务人员对静脉炎防治知识的认知，让医务人员了解静脉炎的危险因素及处理措施。积极预防和避免静脉炎发生，延长导管的使用时间。

（2）提升健康教育成效，使患者及其家属在静脉输液治疗中了解静脉炎的临床表现及防治知识，提高其在静脉输液并发症管理中的参与度。

（3）提升患者的满意度，降低患者医疗费用，延长导管的使用时间。

4. 指标的目标值／阈值

设定依据：参考国内外文献报道，静脉炎发生率为 2.5%～45%，结合本院近 5 年来该指标上报数据的平均值，制订符合本院实际情况的静脉炎监控指标的目标值。

5. 适用范围

（1）目标人群　全院护理单元留置静脉导管的患者。

（2）适宜区域　全院所有护理单元。

（三）指标监测

1. 指标计算公式

$$静脉炎发生率 = \frac{同期就诊（含门急诊、住院）患者新发生静脉炎人次}{同期就诊（含门诊、住院）患者使用静脉导管总带管日} \times 1000‰$$

说明：

（1）静脉炎包括留置针、PICC、中长导管、CVC、血液透析导管、PORT 等静脉输液工具导致的静脉炎症。

（2）本指标采用"月"作为统计周期，取每月第一日 00：00 至每月最后一日 23：59 之间的数据。

（3）静脉炎发生是指依据静脉炎分级标准，所观察到的具有相应临床表现的病例。

2. 数据收集内容

分子：同期就诊（含门急诊、住院）患者新发生静脉炎人次。

分母：同期就诊（含门诊、住院）患者使用静脉导管总带管日。

3. 数据收集方法

（1）数据采集来源　①通过现场查看患者导管局部情况并结合静脉炎分级标准来判定，由医务人员通过电子病历系统上报，患者新发生静脉炎人次之和由电子病历系统后台统计数据。②留置留置针、PICC、中线导管、CVC、血液透析导管等总带管日数据采集通过电子病历系统获得。

（2）数据汇总频次　每月汇总统计分析，进行同期横向比较、每年回顾比较。

（四）指标评价与质量改进

（1）了解静脉炎发生率，对静脉炎做到早发现、早诊断、早处理，有效降低静脉炎的发生，延长导管留置时间。

（2）分析静脉炎发生的危险因素，找出静脉炎的发生原因，针对发生原因进行质量持续改进。①机械性静脉炎及血栓性静脉炎与静脉管壁受到持续刺激有关，如导管管径过大、导管材质过硬、导管尖端位置过浅，以及多次穿刺对血管内皮损伤等。②化学性静脉炎发生与药物性质存在刺激性或腐蚀性有关，如药物渗透压过高或过低、药物酸碱度过低或过高、持续输注发疱剂等。③感染性静脉炎发生与置管及维护过程中未遵循无菌技术原则，或与患者日常护理中污染敷料及导管出口部位有关。

（3）制订有效策略，降低静脉炎发生率，并进行持续追踪和评价。①推荐使用可视化血管穿刺技术，提高穿刺成功率，降低静脉炎的发生。②在满足治疗需求的前提下尽量选择管径最小、管腔最少、导管壁更光滑、导管材质更柔软的导管。③做好患者健康教育，导管固定，定期导管维护，掌握正确的肢体功能锻炼方法，降低由于各种原因导致的静脉炎的发生。④一旦发现静脉炎，立即针对原因采取有效处理措施，如抬高肢体，使用七叶皂苷凝胶等药物外涂等处理。

九、医用黏胶相关性皮肤损伤发生率

（一）指标类型

结果指标。

（二）指标界定

1. 指标定义

医用黏胶相关性皮肤损伤（medical adhesive-related skin injury，MARSI）是指使用黏胶剂患者在移除医用黏胶后30min或30min以上，出现持续红斑和（或）其他皮肤异常，包括但不限于水疱、大疱、溃烂、撕裂等情况。MARSI的发生是由于黏胶与皮肤的黏附力大于皮肤细胞连接强度，在移除黏胶时导致上皮细胞的反复受损或者表皮与真皮的完全分离，上皮细胞层的反复剥离，破坏了皮肤的屏障功能，并导致皮肤出现迟发的炎症反应和伤口愈合反应。根据MARSI的皮肤损伤情况可分为过敏性皮炎、接触性皮炎、表皮剥脱、皮肤撕脱伤、张力性损伤、皮肤浸渍、毛囊炎7种类型。通过观察使用或更换黏胶剂患者局部皮肤损伤情况，确定MARSI类型。具体MARSI类型见表10-1-4。

表 10-1-4　MARSI 类型

类型	临床表现
过敏性皮炎	由黏胶剂或敷料成分所导致的细胞免疫反应，通常表现为红斑、水疱、瘙痒性皮炎，皮炎区域可超过敷料区域，持续时间超过 1 周
接触性皮炎	由化学性刺激物接触皮肤所导致的非免疫性损伤，皮炎区域与敷料区域明显相关，可表现为发红、肿胀、囊泡，通常持续时间较短
表皮剥脱	黏胶移除时导致的一层或多层角质层缺失，可表现为局部发亮，开放性损伤可伴有红斑及水肿
皮肤撕脱伤	由剪切力、摩擦力和（或）钝力所造成的皮层之间的分离，造成部分或全皮层的损伤
张力性损伤	张力性粘贴敷料时，局部皮肤发生扩张而导致表皮和真皮层的分离，水疱经常发生在黏胶边缘处
皮肤浸渍	由于水分长时间滞留在皮肤上导致的皮肤变化，可出现皮肤皱缩，呈白色或灰色，皮肤软化导致通透性增加，易受摩擦和刺激性损害
毛囊炎	由细菌感染所造成的毛囊炎症反应，表现为毛囊周边皮肤细小炎症，可呈现非化脓性丘疹或脓疱

2. 指标选择依据

（1）MARSI 的发生率为 3.4%～25.0%，与医用黏胶材质、医用黏胶应用技术、患者年龄、性别、营养状况、基础疾病、消毒剂、季节有关。MARSI 的发生不仅会影响患者的舒适感，加重患者的疾病负担，严重者还可能引起血管导管相关性感染甚至死亡，不利于患者的疾病康复。美国静脉输液护理学会（INS）制订的《输液治疗实践标准》（2021 版）指出，临床医务人员应根据患者人群、治疗类型和风险因素，使用标准化工具或定义，常规对使用血管通路装置患者是否发生 MARSI 的症状和体征进行评估，指导患者报告发生的疼痛或不适感。

（2）在临床实际运用中，严重的 MARSI 会导致患者血管及周围组织永久性损害，增加患者痛苦和临床医务人员的工作量，增加医患矛盾。因此，有必要将 MARSI 发生率纳入静脉治疗专科护理质量管理。

3. 指标意义

（1）提升医务人员对 MARSI 防治知识的认知，让医务人员了解 MARSI 的危险因素及处理措施，积极预防和避免 MARSI 发生，延长导管的使用时间。

（2）提升健康教育成效，使患者及其家属在静脉输液治疗中了解 MARSI 的临床表现及防治知识，提高其在静脉输液并发症管理中的参与度。

（3）提升患者的满意度，降低患者医疗费用，延长导管的使用时间。

4. 指标的目标值/阈值

设定依据：参考国内外文献报道，MARSI 发生率为 3.4%～25.0%，结合本院近 5 年来该指标上报数据的平均值，制订符合本院实际情况的 MARSI 监控指标的目标值。

5. 适用范围

（1）目标人群　留置血管通路装置并使用医用黏胶固定的患者。

（2）适宜区域　全院所有护理单元。

（三）指标监测

1. 指标计算公式

$$MARSI\ 发生率 = \frac{同期就诊（含门急诊、住院）患者新发生\ MARSI\ 人次}{同期就诊（含门诊、住院）患者使用血管导管总带管日} \times 1000‰$$

说明：

（1）MARSI 是使用黏胶剂患者在移除固定静脉导管的医用黏胶后 30min 或 30min 以上，出现过敏性皮炎、接触性皮炎、表皮剥脱、皮肤撕脱伤、张力性损伤、皮肤浸渍、毛囊炎等皮肤损伤。

（2）本指标采用"月"作为统计周期，取每月第一日 00：00 至每月最后一日 23：59 之间的数据。

（3）MARSI 是指依据不同皮肤损伤类型，所观察到的具有相应临床表现的病例。

2. 数据收集内容

分子：同期就诊患者（含门急诊、住院）新发生 MARSI 人次。

分母：同期就诊（含门急诊、住院）患者使用血管导管总带管日。

3. 数据收集方法

（1）数据采集来源　①通过现场查看患者皮肤局部情况并结合 MARSI 类型来判定，由医务人员通过电子病历系统上报，患者新发生 MARSI 人次之和由电子病历系统后台统计数据。②PICC、中线导管、CVC、血液透析导管、脐静脉导管、短外周静脉导管总带管日采集通过电子病历系统数据获得。

（2）数据汇总频次　每月汇总统计分析，进行同期横向比较、每年回顾比较。

（四）指标评价与质量改进

（1）了解 MARSI 发生率，对 MARSI 做到早发现、早诊断、早处理，有效降低 MARSI 的发生，保护患者皮肤。

（2）分析 MARSI 发生的危险因素，找出 MARSI 的发生原因，针对发生原因进行质量持续改进。在使用或者更换含有黏胶剂的产品时应评估皮肤，包括皮肤温度、颜色、湿度、弹性及完整性，观察粘贴医用黏胶的部位有无局部刺激或损伤的迹象。MARSI 发生后，应进一步评估 MARSI 的影响因素包括但不限于：维护及使用静脉导管人员的专业能力；静脉导管材质、固定装置、敷料的温和性、透气性、拉伸性、舒适性及柔软性；患者性别、年龄、营养状况、认知状况、活动能力、感觉能力、全身皮肤情况、疾病种类、既往史、过敏史、MARSI史；所使用化疗药物、靶向治疗药物、免疫治疗药物；患者的生活方式及环境气候等。对于疑似过敏性接触性皮炎，应考虑进行相关测试如斑贴试验或皮肤划痕试验，掌握患者已知的或疑似过敏及敏感病史，以最大限度地降低MARSI发生的风险。对黏胶过敏、皮肤病变、皮肤完整性受损或禁忌使用医用黏胶剂的患者，可选用纱布敷料保护穿刺点，管状纱网固定导管，必要时可选择水胶体、薄型泡沫敷料及藻酸钙敷料等治疗性敷料，以避免造成或加重皮肤损伤。

（3）制订有效策略，降低MARSI发生率，并进行持续追踪和评价。①定期对使用或维护导管的医务人员进行知识及操作技能培训，培训内容包括健康教育的能力、选择合适黏胶产品的能力、黏胶产品的粘贴与移除的方法、血管导管维护技术操作规范等，加强专业人员的MARSI预防培训及健康教育。②正确选择与规范使用固定血管导管的黏胶产品。根据使用目的、粘贴部位、导管周围皮肤状况及患者全身状况，选择合适的固定方式及黏胶产品。③维护导管时严格按规范操作，敷料或固定装置与皮肤紧密贴合，以穿刺点为中心无张力自然垂放透明敷料，根据塑形、抚压的方法固定透明敷料，预防皮肤张力性损伤。④移除敷料时，避免动作粗暴，采取0°或180°角顺着毛发生长方向，从远心端向近心端缓慢去除敷料，可防止皮肤剥离和毛囊损伤，降低毛囊炎发生率。避免在同一部位皮肤反复去除黏胶剂，以免导致牵拉毛发。⑤告知患者家属MARSI的发生原因、风险因素、不良反应及可预防措施，指导患者保证充足的营养及水分摄入，及时报告局部的不适等。⑥一旦发生MARSI，首先明确原因，再进行分类处理。保守治疗无效或出现情况恶化，由皮肤或伤口专业人员协助处理。在处理MARSI时，根据使用目的、粘贴部位、敷贴周围状况及皮肤损伤类型，选择合适的处理方法。

十、中心静脉管路异位／移位发生率

（一）指标类型

结果指标。

（二）指标界定

1. 指标定义

中心静脉导管尖端的正确位置为上腔静脉或下腔静脉，理想位置为腔静脉与右心房交界处。中心静脉管路异位／移位是指导管尖端不正确地置入右心房或心室，或将导管错误地置入上腔静脉或下腔静脉以外的静脉。中心静脉管路异位指在中心静脉导管置管过程中，导管尖端在血管内或血管外发生的异位。中心静脉导管移位指中心静脉导管留置期间发生的导管异位，又称继发性异位。

中心静脉导管异位/移位的评估：①置管口有鲜红色血液涌出、局部组织出现血肿且有搏动感，导管尖端可能误入动脉。如不能确定导管尖端是否误入动脉，可通过血管多普勒超声或频谱、经导管采集血标本测血气分析值、压力传感器评估动脉波形或CT扫描血管造影等方法进行判断。②置入过程中，患者因体位改变出现胸闷、气促，导管回抽无回血或回血不畅，无法冲管或冲管困难，压力传感器无法获得动、静脉波形，提示中心静脉导管可能异位。③导管留置期间，如观察到导管体外的长度发生改变，输液时出现滴速改变，患者自诉颈部胀痛感、听到滴水或流水声、胸闷、气促、心慌等不适，输注液体时置管口有渗液等，应高度怀疑导管尖端移位。

中心静脉导管异位/移位的诊断：怀疑患者发生导管异位/移位时，行胸部X线片、CT、MRI、数字减影血管造影等检查均可确定导管尖端位置，判断导管尖端位置是否正确，或过浅、过深，或导管在血管内反折等。

2. 指标选择依据

（1）中心静脉导管异位/移位的发生率为6.88%～18.75%，与静脉选择、置管长度测量、局部血管解剖变异、体位改变、机械通气治疗方式、病情、操作者技术水平以及患者颈部或臂部活动等有关。一旦发生导管异位，需即刻进行导管复位，若复位失败，需拔除导管，重新置管。若不能及时发现导管异位，导管使用过程中易发生血栓形成、液体渗漏等并发症，严重时需拔除导管，甚至中止治疗，从而影响治疗效果，增加患者医疗费用。美国静脉输液护理学会（INS）制订的《输液治疗实践标准》（2021版）指出临床医务人员应根据患者人群、治疗类型和风险因素，使用标准化工具或定义，常规对使用血管通路装置患者是否发生导管异位/移位的症状和体征进行评估。

（2）在临床实际运用中，严重的导管异位/移位会导致患者血管及周围组织永久性损害，增加患者痛苦和临床医务人员的工作量，增加医患矛盾。因此，有必要将导管异位/移位发生率纳入静脉治疗专科护理质量管理。

3. 指标意义

（1）提升医务人员对导管异位/移位防治知识的认知，让医务人员了解导管异位/移位的危险因素及处理措施。积极预防和避免导管异位/移位发生，延长导管的使用时间。

（2）提升健康教育的成效，使患者及其家属在静脉输液治疗中了解导管异位/移位的临床表现及防治知识，提高其在静脉输液并发症管理中的参与度。

（3）提升患者的满意度，降低患者医疗费用，延长导管的使用时间。

4. 指标的目标值 / 阈值

设定依据：参考国内外文献报道，导管异位 / 移位发生率为 6.88%～18.75%，结合本院近 5 年来该指标上报数据的平均值，制订符合本院实际情况的导管异位 / 移位监控指标的目标值。

5. 适用范围

（1）目标人群　需要进行静脉输液并留置中心静脉导管的患者。

（2）适宜区域　全院所有护理单元。

（三）指标监测

1. 指标计算公式

$$导管异位 / 移位发生率 = \frac{同期就诊（含门急诊、住院）患者新发生导管异位 / 移位人次}{同期就诊（含门诊、住院）患者使用中心静脉导管总带管日} \times 1000‰$$

说明：

（1）中心静脉管路异位 / 移位是指导管尖端不正确地置入右心房或心室，或将导管错误地置入上腔静脉或下腔静脉以外的静脉。

（2）本指标采用"月"作为统计周期，取每月第一日 00：00 至每月最后一日 23：59 之间的数据。

（3）导管异位 / 移位发生是指在导管置入 / 留置过程中，通过观察、测量、询问、患者主诉及影像学检查等，依据导管异位 / 移位诊断标准，所观察到的具有相应临床表现的病例。

2. 数据收集内容

分子：同期就诊患者（含门急诊、住院）新发生导管异位 / 移位人次。

分母：同期就诊（含门诊、住院）患者使用中心静脉导管总带管日。

3. 数据收集方法

（1）数据采集来源　①通过导管异位 / 移位标准来判定，由医务人员通过电子病历系统上报，患者新发生导管异位 / 移位人次之和由电子病历系统后台数据统计。②留置 PICC、CVC、血液透析导管、脐静脉导管总带管日采集通过电子病历系统数据获得。

（2）数据汇总频次　每月汇总统计分析，进行同期横向比较、每年回顾比较。

（四）指标评价与质量改进

（1）了解导管异位 / 移位发生率，对导管异位 / 移位做到早发现、早诊断、早处理。根据导管尖端位置、患者后续治疗需要及病情尽早采取措施，有效进行导管复位，延长导管留置时间。

（2）充分评估中心静脉导管异位／移位的风险因素，找出导管异位／移位发生的原因，针对发生原因进行质量持续改进。中心静脉导管异位常见的风险因素包括：患者体位改变、机械通气患者、肥胖患者、血管畸形、解剖位置畸形等。中心静脉导管移位的风险因素包括：胸腔内压的变化（如咳嗽、呕吐）、导管尖端初始位置在上腔静脉过高、深静脉血栓、充血性心力衰竭、颈部或臂部活动以及正压通气等。

（3）制订有效策略，降低导管异位／移位发生率，并进行持续追踪和评价。①置管前全面评估患者病情，排除胸部、纵隔肿瘤占位等情况，了解有无手术史、锁骨下深静脉置管史，患者颈部、肢体活动情况及配合程度、静脉走向、有无畸形等。选择最佳血管，并准确测量导管长度。②置管时使用超声引导技术，有减少置入动脉的风险，排除导管异位进入颈内静脉或腋静脉，使用腔内心电图导管尖端定位技术确定导管尖端位置。③导管固定，每日观察且每周监测导管外露长度，并与置入时所记录的长度相比较。④加强导管固定，使用胶带、免缝胶带、固定翼、缝合固定等方法，减少导管从穿刺部位进入或移出体内，引起中心静脉导管尖端位置的变化。⑤避免置管侧肢体剧烈运动，如扩胸运动、引体向上、托举哑铃等活动。⑥加强患者及家属的健康教育，提高患者自我护理能力。尽量减少导致胸腔内压力突然增加的活动，如用力排便、提重物等。⑦一旦发现导管异位／移位，可采用自动复位、体外手法复位、数字减影引导等方法复位，复位不成功或不适合复位，根据患者病情，经患者及家属同意，给予拔管处理。

十一、非计划性拔管发生率

（一）指标类型

结果指标。

（二）指标界定

1. 指标定义

非计划性拔管（unplanned extubation，UEX）是指在原有治疗尚未结束的情况下，由于患者及操作者因素导致导管意外脱出，或因严重的导管相关并发症提前拔管。非计划性拔管的诊断标准：①患者未经医务人员同意自行拔管；②各种原因导致的导管意外脱落；③因导管质量问题及严重导管并发症导致的导管提前拔除。

2. 指标选择依据

（1）血管导管非计划性拔管的发生率为 2.5%～40.7%，血管导管非计划性拔管会给患者带来出血、空气栓塞、死亡风险，导致患者治疗中断。非计划性拔管不仅直接影响患者治疗的顺利进行，延长住院时间，再次置管也会增加患者的痛苦，给其家庭带来沉重经济负担，而非计划性拔管的危险因素识别、干预不及时，可能影响患者生活质量甚至危及患者生命。

（2）在临床实际运用中，非计划性拔管易影响患者及家属对医疗和护理工作的满意度，存在较大的安全隐患。在临床护理工作中应予以高度重视，规范操作、加强临床管理、延长导管使用时间并降低非计划性拔管率。因此，有必要将非计划性拔管发生率纳入静脉治疗专科护理质量管理。

3. 指标意义

（1）提升医务人员对非计划性拔管防治知识的认知，让医务人员了解非计划性拔管的危险因素及处理措施。积极预防和避免非计划性拔管发生，延长导管的使用时间。

（2）提升健康教育的成效，使患者及其家属在治疗中了解非计划性拔管相关防治知识，提高其在静脉治疗并发症管理中的参与度。

（3）提升患者的满意度，降低患者医疗费用，延长导管的使用时间。

4. 指标的目标值／阈值

设定依据：参考国内外文献报道，血管导管非计划性拔管发生率为 2.5%～40.7%，结合本院近 5 年来该指标上报数据的平均值，制订符合本院实际情况的非计划性拔管监控指标的目标值。

5. 适用范围

（1）目标人群　留置血管通路装置的患者。

（2）适宜区域　全院所有护理单元。

（三）指标监测

1. 指标计算公式

$$非计划拔管发生率 = \frac{同期就诊（含门急诊、住院）患者新发生非计划性拔管人次}{同期就诊（含门诊、住院）患者使用血管导管总带管日} \times 1000‰$$

说明：

（1）非计划性拔管包括一次性钢针、留置针、PICC、中长导管、CVC、PORT、血液透析导管、脐动静脉导管、动脉留置导管等血管通路工具的非计划性拔除。

（2）本指标采用"月"作为统计周期，取每月第一日 00：00 至每月最后一日23：59 之间的数据。

（3）非计划性拔管是指依据非计划性拔管诊断标准，所观察到的具有相应临床表现的病例。

2. 数据收集内容

分子：同期就诊患者（含门急诊、住院）新发生非计划性拔管人次。

分母：同期就诊（含门诊、住院）患者使用静脉导管总带管日。

3. 数据收集方法

（1）数据采集来源　①通过非计划性拔管定义来判定，由医务人员通过电子病历系统上报，患者新发生非计划性拔管人次之和由电子病历系统后台统计数据。②一次性钢针、留置针、PICC、中线导管、CVC、PIVC、血液透析导管、脐动静脉导管、动脉留置导管等总带管日采集通过电子病历系统数据获得。

（2）数据汇总频次　每月汇总统计分析，进行同期横向比较、每年回顾比较。

（四）指标评价与质量改进

（1）了解非计划性拔管发生率，对非计划性拔管做到早发现、早诊断、早处理，有效减少非计划性拔管的发生。

（2）分析非计划性拔管发生的危险因素，找出非计划性拔管的发生原因，针对发生原因进行质量持续改进。①患者相关因素：患者意识状态、年龄、性别、基础疾病、心理及精神状态、免疫力、凝血状况、治疗方案、留置时间、自我维护能力及特殊体质等。②操作者相关因素：操作者的穿刺次数、导管维护知识、专业技能、穿刺部位的选择、置入血管的选择、穿刺方法选择（是否借助可视化技术）、导管出口部位选择等。③导管相关因素：导管材质、导管管腔、导管直径、导管是否耐高压等。

（3）制订有效策略，降低非计划性拔管发生率，并进行持续追踪和评价。①综合评估各种潜在危险因素，积极寻求有效的干预措施降低导管相关并发症发生率，将非计划性拔管率降到最低限度。②加强非计划性拔管防治知识的培训，加强医务人员的管理能力、统筹能力、维护操作技能等多方面综合素质的培养。③做好"预防脱管"标识，导管固定，躁动患者予以约束措施，敷料松动或有渗血时给予及时更换。④加强患者及家属的健康教育，告知患者翻身、移动时，活动幅度不宜过大，指导患者保护导管的方法，防止导管意外脱出。

第二节　血管通路质量控制标准

静脉输液在满足患者治疗需求前提下，静脉治疗风险亦悄然而至，尤其是静脉治疗并发症，不仅增加了患者痛苦，延长了住院时间，增加了医疗费用；甚至导致患者功能障碍及生命危险。如何规范静脉治疗操作技术，保证静脉治疗质量，避免静脉治疗风险，降低静脉治疗并发症，成了静脉治疗医务人员关注的临床问题。为规范静脉治疗质量控制，参考国家卫生健康委员会颁布的《静脉治疗护理操作技术标准》《血管导管相关感染预防与控制指南》，以及美国静脉输液护理学会颁布的《输液治疗实践标准》等标准，结合本院血管通路使用的实际情况，制订血管通路质量控制标准。见表 10-2-1。

表 10-2-1　血管通路质量控制标准

检查日期： 检查科室： 检查者：				
项目	标准要求	分值	评价	得分
制度资质 （22分）	1. 置管资质			
	（1）头皮针、留置针、外周动脉导管　注册护士，实习生在带教老师指导下（1分） （2）中线导管、PICC　受过培训的专科护士（1分） （3）CVC、胸壁港、肝动脉药盒、ECMO导管、脐动静脉导管、骨髓腔输液　受过专业培训的执业医师（1分） （4）手臂港　受过培训的医护人员执行（1分）	4分	（1）现场查看操作，查看1名患者置管和拔管记录，操作者签名是否有资质 （2）无记录可看，可模拟提问 （3）违反资质操作，一票否决	
	2. 维护和拔管资质			
	（1）头皮针、留置针、外周动脉导管维护　注册护士，实习生在带教老师指导下（1分） （2）中线导管、CVC、PORT、PICC、肝动脉药盒、脐动静脉导管维护　受过导管维护培训的注册护士（1分） （3）中线导管/PICC拔管　受过护理部组织的PICC维护和拔管培训且考核合格的专科护士或静脉治疗联络员（1分） （4）CVC、PORT、肝动脉药盒、脐动静脉导管拔管　受过专业培训的执业医师（1分）	4分	（1）现场查看操作，并查看1名患者导管维护信息，维护者签名是否有资质 （2）无记录可查，可模拟提问 （3）违反资质操作一票否决	
	3. 制度与资质证			
	（1）科室遵循血管通路相关指南和标准，合理使用血管通道工具（2分） （2）科室每月有血管通路质量控制自查结果及分析，有记录可查（2分） （3）科室每两年完成全体护士中心静脉血管通路装置的维护培训和考核，并有记录可查（2分） （4）全体护士熟悉血管通路会诊申请操作（1分） （5）中线导管、CVC、PICC、肝动脉药盒、脐动静脉导管等在患者床头有"防导管脱出"标识（1分）	8分	（1）查看输液系统，调取信息 （2）查看导管维护培训考核记录 （3）查看血管通路质量控制原始查检表 （4）抽查一名护士演练血管通路会诊申请 （5）现场查看3名患者床头标识和导管	

检查日期：_____
检查科室：_____
检查者：_____

项目	标准要求	分值	评价	得分
制度资质 （22分）	4. 在职培训 （1）科室静脉治疗联络员按规定参加血管通路小组组织的在职培训和继续教育（2分） （2）科室静脉治疗联络员及时将学到的静脉治疗新知识、新进展、质量控制分析结果向全科护士培训和传达（2分） （3）科室静脉治疗联络员按规定完成每年静脉治疗横断面调查（2分）	6分	查看每次培训的考勤记录，缺一次扣1分，扣完为止	
护理书写 （26分）	1. 知情告知同意书 （1）置管、置港 PICC、中线导管、PORT 的置管患者有谈话同意书，同意书有签名，无缺项、漏项、错项（2分） （2）拔管 PICC、中线导管、PORT 拔管患者有谈话同意书，同意书签名，无缺项、漏项、错项（2分） （3）带入 初次入住本院的 PICC、PORT、CVC、中线导管的带管患者有带管宣教单，有谈话同意书，同意书有签名，无错项、缺项、漏项（2分）	6分	（1）查看 ×× 电子病历-输液登记中资料和纸质病历资料 （2）无记录可查，可模拟提问 （3）所有知情同意书从 ×× 电子病历-输液登记中打印	
	2. 穿刺、维护、拔管、导管带入记录 （1）穿刺 PICC、中线导管有穿刺记录单，有签名、无错项、缺项、漏项，并贴有导管条码；PICC、中线导管、CVC、PORT 置管有护理记录单（2分） （2）维护 PICC、CVC、PORT、中线导管维护有维护记录单，有签名，无错项、缺项、漏项（2分） （3）拔管 PICC、CVC、PORT、中线导管拔管有护理记录单（2分） （4）带入 PICC、CVC、PORT、中线导管带入患者的入院评估单、护理记录单有记录（局部皮肤情况，有无并发症，PICC/中线导管还需记录体内 ××cm、体外 ××cm。）（2分）	8分	（1）查看 ×× 电子病历-输液登记中资料及纸质病历资料 （2）所有的穿刺记录单、维护记录单、拔管记录单等从 ×× 电子病历-输液登记中填报	
	3. 导管尖端定位 （1）PICC、PORT 置管患者有导管定位结果并记录完善（2分） （2）初次入住本院的 PICC、PORT 带管患者必须予以导管尖端定位，可胸部 X 线片复查并记录；也可使用腔内心电定位导管尖端，但需要打印体表心电图及腔内心电图纸并贴病历本（2分）	4分	查看 ×× 电子病历-输液登记中资料和纸质病历资料	

检查日期：＿＿＿＿＿＿＿＿＿＿＿

检查科室：＿＿＿＿＿＿＿＿＿＿＿

检查者：＿＿＿＿＿＿＿＿＿＿＿

项目	标准要求	分值	评价	得分
护理书写（26分）	4.血管通路相关并发症			
	（1）按照血管通路小组要求及时上报血管通路相关并发症，上报途径：血管通路并发症上报系统（2分）；导管断裂、导管或导丝滑入体内、药物外渗同时经不良事件上报系统上报（2分）；导管断裂、导管或导丝滑入体内、导管血栓同时电话上报血管通路组长（2分） （2）护理记录单记录并发症症状、体征、处理及效果追踪（2分）	8分	（1）查看血管通路并发症上报系统、不良事件上报系统及电话记录 （2）发现1例并发症未及时上报，扣2分，依次类推，扣完为止	
健康教育（26分）	1.护士考核			
	（1）护士对 PICC、PORT、CVC、中线导管、留置针留置期间患者教育内容的掌握情况，包括导管固定、活动、洗浴、导管维护时间及注意事项、并发症观察及处理等（7分） （2）护士对患者宣教静脉导管带管期间遇到紧急情况的处理方法：导管断裂、导管或导丝滑入体内、拔管困难、药物外渗等（5分）	12分	（1）抽查一名护士，对带管患者进行实时宣教，宣教内容≥90%不扣分，≥80%扣2分，≤70%全扣 （2）抽查一名护士，任选一项带管患者带管期间遇到的紧急情况提问，回答正确率≥90%不扣分，≥80%扣2分，≤70%全扣	
	2.患者知晓			
	（1）患者对 PICC、PORT、CVC、中线导管、留置针留置期间注意事项的掌握情况：导管固定、活动、洗浴、导管维护时间及注意事项、并发症观察及处理等（7分） （2）是否发放有导管健康宣教单或者手机推送宣教视频或宣教材料，查阅患者宣教内容（2分） （3）患者知晓 PICC 带管期间遇到紧急情况的处理方法：导管断裂、药物外渗、导管脱出、穿刺点渗液渗血等（5分）	14分	（1）询问1名带管患者（任选一名 PICC、PORT、CVC、中线导管或短外周静脉导管患者），知晓80%以上不扣分，每下降10%扣2分 （2）查看患者是否有健康教育单 （3）抽查1名带管患者（任选一名 PICC、PORT、CVC、中线导管或短外周静脉导管患者），提问遇到紧急情况的处理	

	检查日期：_____			
	检查科室：_____			
	检查者：_____			

项目	标准要求	分值	评价	得分
操作规范 （26分）	（1）严格按照《静脉治疗护理操作技术标准》执行护理操作（3分） （2）严格遵守《血管导管相关感染预防与控制指南》（2021版）和《预防静脉导管相关性血流感染过程控制工具包》操作规范（3分） （3）无过期药品，无过期材料，无过期封管液（≤2h），无注射器裸放（4分） （4）无延期维护患者 纱布敷料≤2d；透明敷料≤7d；PORT无损伤针≤7d，无打折、无回血、无贴膜卷边现象（4分） （5）无过期导管 评估导管功能正常且无感染、静脉炎、血栓等并发症后，儿童PIVC可不更换，成人短PIVC≤96h，MC≤1个月，CVC≤1个月，PICC≤1年，PORT 19～38年（4分） （6）脉冲冲管、正压封管 冲封管时宜使用单剂量溶液，做到"一人一针一管一用一废弃"，杜绝注射用具及注射药品的共用、复用（3分） （7）按规范及时更换输液管路、输血管路、输液接头及附加装置（2分） （8）导管上有导管标识 标明置管或维护日期，操作者；PICC、MC还要注明导管体内长度、体外长度、臂围或腿围（新生儿除外）（3分）	26分	（1）现场查看2名带管患者 （2）现场查看护士操作，如无操作则模拟提问 （3）现场查看药品及耗材管理	
总分				

注：PICC：经外周静脉置入中心静脉导管；CVC：中心静脉导管；PORT：输液港；MC：中线导管；PIVC：留置针。

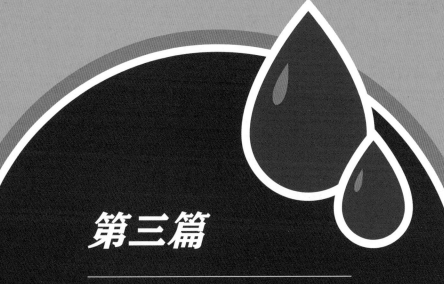

第三篇

操作技术

第十一章 外周静脉导管

Chapter

外周静脉导管指经外周静脉穿刺且留置在外周血管的通路装置，包括一次性头皮钢针、短外周静脉导管、迷你中线导管、中线导管。本章重点介绍一次性头皮钢针和短外周静脉导管，迷你中线导管和中线导管见第十二章。

第一节　一次性头皮钢针穿刺

一、定义

一次性头皮钢针穿刺指经外周浅表静脉穿刺的一次性血管通道，适用于患者短时间、单次给药，容易出现药物外渗。目前国外已停止使用，国内仅极少数单次输注非刺激性药物患者使用。

二、目的

（1）补充水和电解质，维持酸碱平衡。

（2）增加血容量，维持血压，改善微循环。

（3）输入药液达到解毒、控制感染、利尿和治疗疾病的目的。

（4）补充营养，供给热量，促进组织修复，增加体重，维持正氮平衡。

三、适应证

（1）静脉输注刺激性小的溶液或药物。

（2）输液量少，单次输液治疗时间小于4h。

四、禁忌证

（1）输注发疱剂及刺激性药物。

（2）输注 pH ＞ 5 或 ＜ 9 的液体、胃肠外营养液等。

（3）输注渗透压高的液体（＞ 900mOsm/L）。

五、一次性头皮钢针穿刺标准操作规范（表 11-1-1）

表 11-1-1   一次性头皮钢针穿刺标准操作规范

步骤	流程	图示	操作要点
（一）评估要点			
1	知情同意		PDA 扫码核对医嘱、患者床号、姓名及 ID 号，告知患者钢针穿刺目的及配合方法
2	患者评估		评估患者病情、意识、心理状态及合作程度；评估患者的治疗方案、预计治疗时间
			评估患者穿刺部位皮肤和血管特征，嘱排空大小便
3	环境评估		环境宽敞明亮，屏风遮挡，减少人员走动
4	自身评估		洗手，戴口罩和帽子
5	用物评估		① 络合碘 1 瓶、棉签 1 包、配制好的液体（根据医嘱）、输液器 1 副、弯盘 1 个、输液贴 1 张、手套 1 副、压脉带 1 根、软枕 1 个、输液牌 1 个、笔 1 支 ② 物品齐全、质量合格、符合操作要求，备输液架 1 个

步骤	流程	图示	操作要点
（二）操作流程			
6	再次核对患者信息	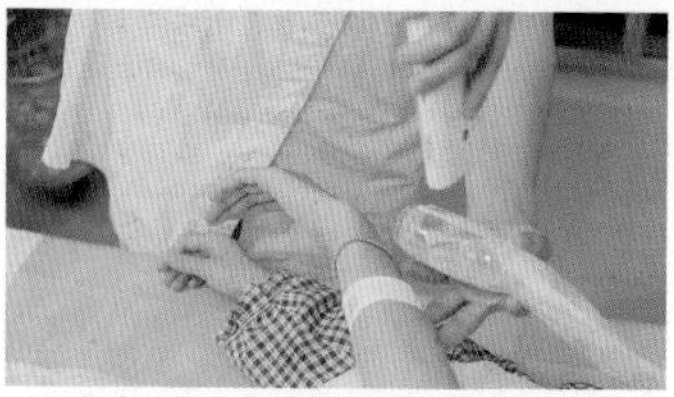	再次 PDA 扫码，核对患者床号、姓名、ID 号、医嘱、输液等信息，挂输液瓶于输液架
7	垫软枕和压脉带	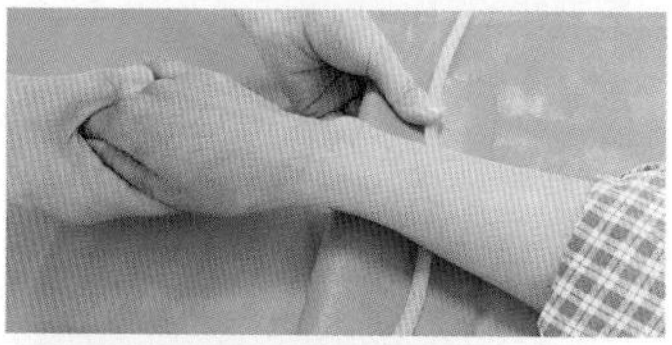	置软枕及压脉带于穿刺侧肢体下方
8	洗手戴手套	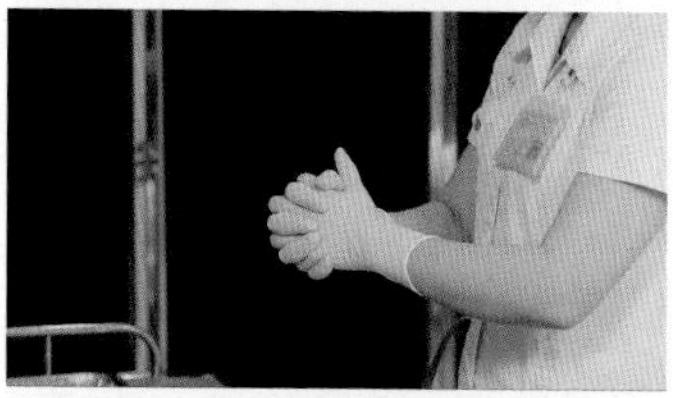	操作者洗手、戴手套
9	皮肤消毒	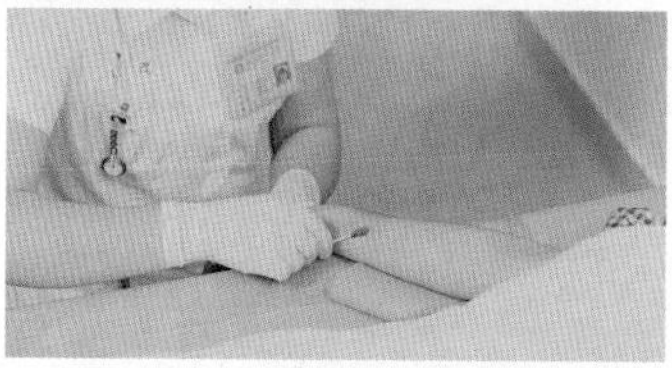	以穿刺点为中心，使用络合碘螺旋式消毒穿刺点及周围皮肤 2 遍，消毒面积 ≥ 5cm × 5cm
10	扎压脉带	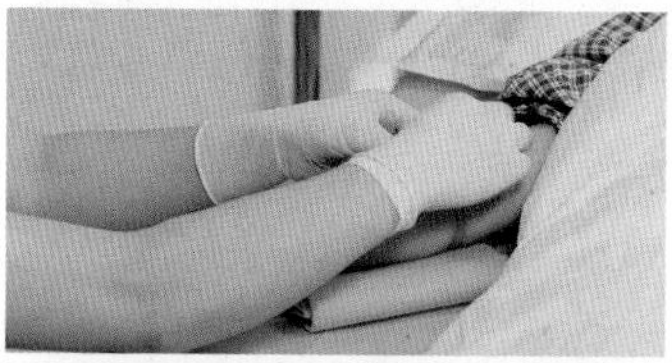	扎压脉带
11	输液管排气	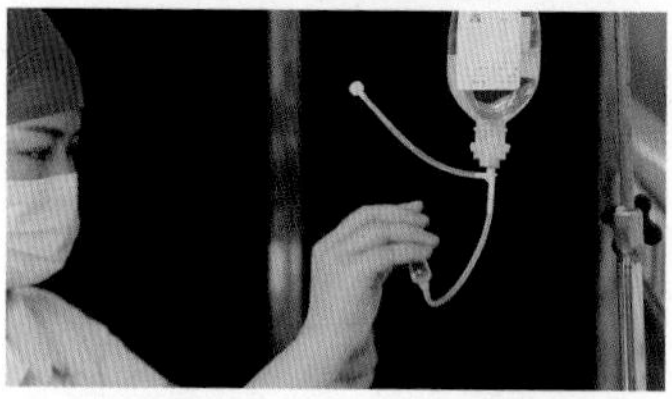	一次性排尽输液管内空气
12	穿刺	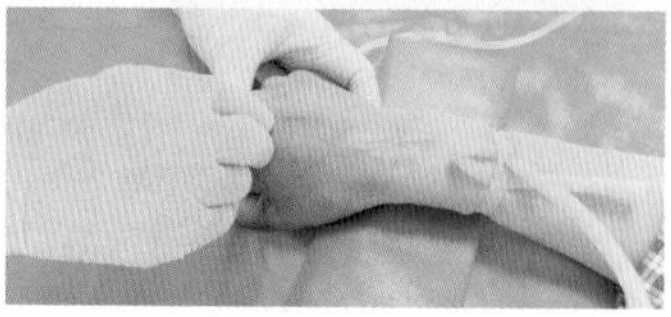	① 嘱患者握拳，针头与皮肤呈 15°～30° 角斜行进针，见回血后降低至 5°～10° 角再进针 2mm ② 松开压脉带，嘱患者松拳，松开调节器开关

步骤	流程	图示	操作要点
13	固定		以穿刺点为中心用输液贴固定针头
14	调节滴速		根据患者病情、药物性质等调节输液滴速
15	脱手套洗手		操作者脱手套、洗手
16	再次核对患者信息		再次核对患者信息及药物信息，记录
17	健康教育		告知患者输液过程中相关注意事项、整理床单位

六、注意事项

（1）严格执行无菌操作及查对制度，预防感染和差错事故的发生。

（2）遵医嘱或根据病情需要，按急、缓及药物半衰期等情况安排输注顺序。

（3）对需要长期输液的患者，要注意保护静脉，一般从远端小静脉开始穿刺。

（4）输液前要排尽输液管及针头内空气，药液滴尽前要及时更换输液瓶或拔针，严防造成空气栓塞。

（5）注意药物的配伍禁忌，输注不同药物之间，使用0.9%氯化钠注射液冲管。

（6）严格掌握输液的速度。对有心、肺、肾疾病患者，老年患者，婴幼儿，以及输注高渗、含钾或升压药液的患者，要适当减慢输液速度；对严重脱水、心肺功能良好者可适当加快输液速度。

（7）输液过程中，应加强巡视，严密观察输液情况，如滴速是否适宜，有无渗出，局部是否疼痛、肿胀等，如有上述情况须及时处理。

（8）连续 24h 以上输液者，须每隔 24h 更换输液管路。

七、健康教育

（1）输液前　排空大小便，松解衣袖，取舒适的体位；放松情绪，配合穿刺，可听音乐、有声书籍等分散注意力。

（2）输液中　勿自行调节滴速，以免引起输液相关并发症。输液期间可正常进行用餐、翻身等活动，注意动作幅度不宜过大，且应避免压迫穿刺部位；如果穿刺侧肢体出现红、肿、热、痛等不适，请及时按呼叫铃告知医护人员。

（3）拔针后　拔针后，沿着静脉走向按压穿刺点 3～5min，不出血方可松开；保持穿刺点部位清洁、干燥，如果出现发红、发痒、肿胀、疼痛等情况，应及时就医。

第二节　留置短外周静脉导管

一、定义

短外周静脉导管又称静脉留置针，长度小于6cm，它是由不锈钢针芯，软外套管及塑料针座组成，穿刺时将外套管和针芯一起刺入血管中，当外套管送入血管后抽出针芯，仅将柔软的外套管留在血管中进行输液的一种工具。主要适用于短期静脉输液治疗的患者，以及输注血液或者血液制品的患者，不宜用于腐蚀性药物等持续性静脉输注。

二、目的

（1）保护血管，避免反复穿刺造成静脉损伤，减轻患者痛苦。
（2）建立静脉通路，用于加药或紧急情况抢救。

三、适应证

（1）静脉输注刺激性小的溶液或药物。
（2）短期输液治疗，输液时间 72～96h。

四、禁忌证

（1）持续输注发疱剂及刺激性药物。

（2）持续输注 pH > 5 或 < 9 的液体、胃肠外营养液等。

（3）持续输注渗透压高的液体（> 900mOsm/L）。

五、留置短外周静脉导管置入标准操作规范（表 11-2-1）

表 11-2-1　留置短外周静脉导管置入标准操作规范

步骤	流程	图示	操作要点
（一）评估要点			
1	知情同意		PDA 扫码核对医嘱、患者床号、姓名及 ID 号，告知短外周静脉导管置入的目的及配合方法
2	患者评估		评估患者病情、意识、心理状态、合作程度、治疗方案及预计治疗时间
			评估患者穿刺部位皮肤和血管情况
3	环境评估		环境宽敞明亮，屏风遮挡，减少人员流动
4	自身评估		操作者洗手，戴口罩和帽子

步骤	流程	图示	操作要点
5	用物评估		① 大小型号的留置针各1个、透明敷料1张、手套1副、络合碘1瓶、75%酒精1瓶、无菌棉签1包、预充式导管冲洗器1支、纸胶布1卷、压脉带1根、笔1支、软枕1个 ② 物品齐全、质量合格、符合操作要求

（二）操作流程

步骤	流程	图示	操作要点
6	再次核对患者信息		携用物至床旁，再次PDA扫码，核对患者床号、姓名、ID号、用药医嘱
7	垫软枕及压脉带		协助患者取舒适体位，暴露穿刺部位；置软枕及压脉带于穿刺侧肢体下方
8	选择血管		在穿刺部位上方10cm处扎压脉带，选择合适静脉，松开压脉带
9	洗手戴手套		操作者洗手、戴手套
10	皮肤消毒		① 以穿刺点为中心，使用络合碘螺旋式消毒穿刺点及周围皮肤2遍，消毒面积8cm×8cm ② 扎压脉带

步骤	流程	图示	操作要点
11	导管预处理	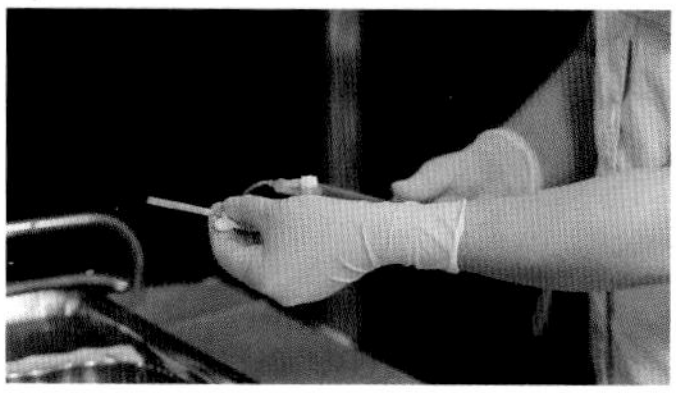	10mL 注射器抽取 0.9% 氯化钠注射液，连接短外周静脉导管并排尽导管内空气
12	穿刺	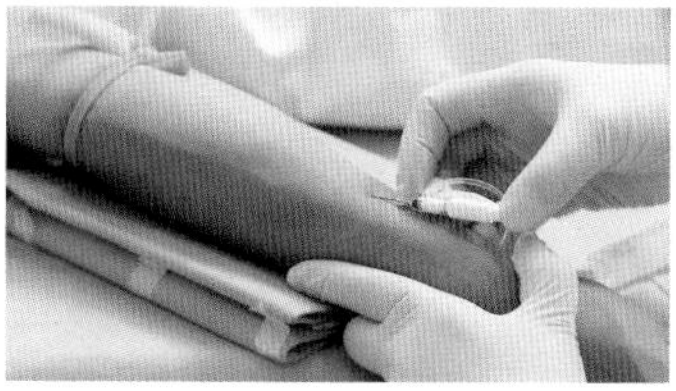	嘱患者握拳，针头与皮肤呈 15°～30°角斜行进针，见回血后降低至 5°～10°角再进针 2mm，将针芯后撤 2～3mm，持导管后座及针翼，将导管与针芯一并送入血管
		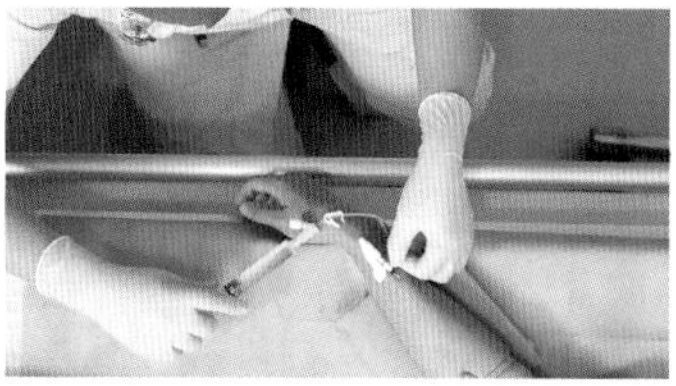	松开压脉带，嘱患者松拳，抽回血，确认导管在血管内
		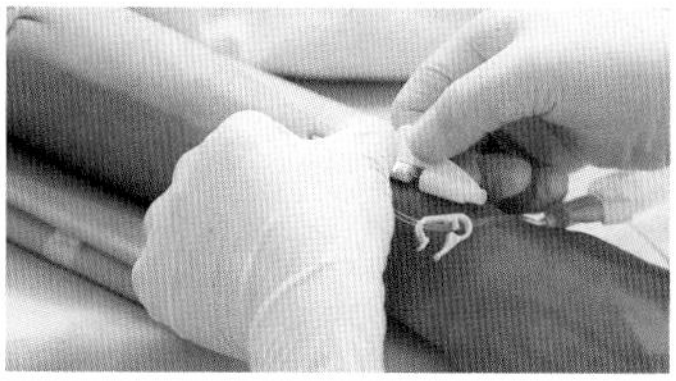	撤出全部针芯，置于锐器盒中
13	冲封管	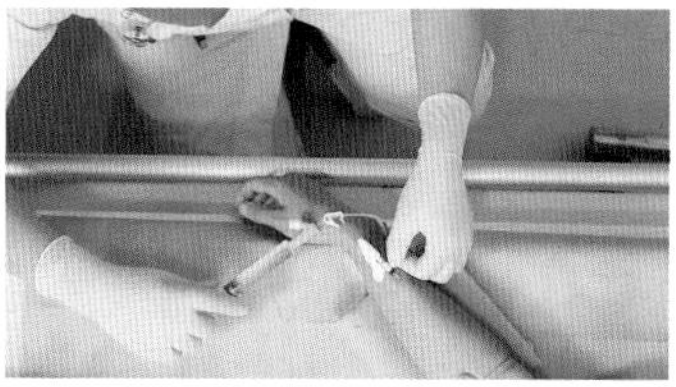	推注 0.9% 氯化钠注射液，脉冲冲管，最后留 1～2mL 正压封管
14	导管固定	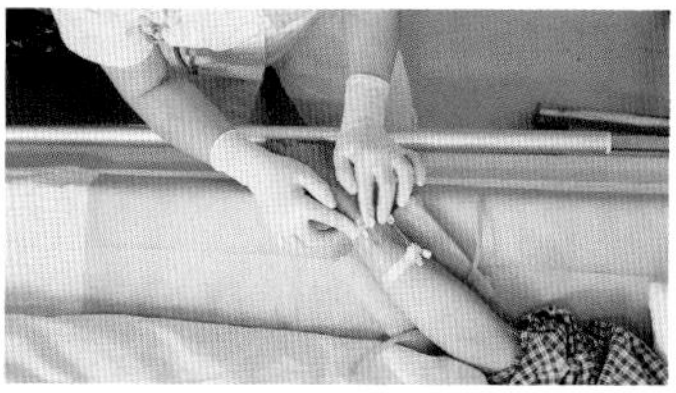	① 无菌透明敷料以穿刺点为中心无张力覆盖导管，导管塑形、抚平敷料 ② 高举平台法固定输液接头 ③ 外贴导管标识，标注导管名称、置管日期及操作者

步骤	流程	图示	操作要点
15	脱手套洗手		垃圾分类处理，脱手套、洗手
16	健康教育		再次核对患者信息，告知患者短外周静脉导管使用注意事项

六、注意事项

（1）保持穿刺点无菌，敷料清洁干燥，穿刺处如有渗血、渗液，应及时更换敷料或更换部位重新穿刺。

（2）如发生输液速度减慢，冲封管有阻力或回抽无回血，切忌强行冲洗导管，应拔除短外周静脉导管。

（3）应每日观察穿刺点及周围皮肤完整性，静脉走向有无红肿，发现异常及时拔除导管。

（4）患者躁动时，使用约束带固定肢体或遵医嘱给予镇静剂，以免导管脱出或移位。

（5）更换穿刺部位时应选择对侧手臂不同静脉。

（6）短外周静脉导管留置时间为 72～96h。

七、健康教育

（1）输液前　排空大小便，松解衣袖，取舒适的体位；情绪放松，配合穿刺。

（2）输液中　勿自行调节滴速，以免引起输液并发症。也不要旋转输液接头，防止接头脱落；输液期间可正常进行用餐、翻身等活动，注意动作幅度不宜过大，且应避免压迫穿刺部位；如果穿刺侧肢体出现红、肿、热、痛等不适，请及时按呼叫铃告知医护人员。

（3）输液后　①留置期间可以洗澡，洗澡时可用小毛巾覆盖在导管上方，再用塑料薄膜包裹。若敷料出现卷边、松脱，及时更换敷料。②卧床时，注意不要压迫穿刺侧的肢体。穿衣服时，先穿有短外周静脉导管一侧的衣袖；脱衣服时，先脱没有短外周静脉导管侧的衣袖，以免导管脱出。一旦出现导管脱出，压迫穿刺点并及时告知护理人员。③避免肢体长期处于下垂姿势，避免重体力劳动，以免重力作用导致回血堵塞导管。④如导管回血，及时告知值班护士。

（4）拔针后　①拔针后，沿着静脉的走向按压穿刺点 3～5min，不出血方可松开；②保持穿刺点部位清洁、干燥，出现发红、发痒、肿胀、疼痛等情况应及时就医。

中线导管

第一节　概述

一、定义

中线导管属于外周静脉导管，包括迷你中线导管和中线导管。迷你中线导管又称为长外周静脉导管，长度约 6～15cm，导管尖端不超过腋窝。中线导管长度15～30cm，尖端位于腋静脉胸段或锁骨下静脉。中线导管尖端位置见图 12-1-1。

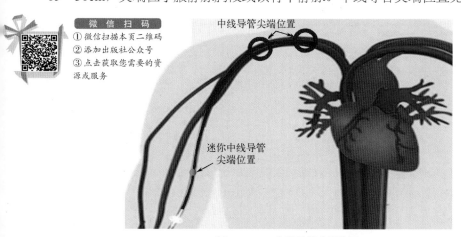

中线导管尖端位置

迷你中线导管尖端位置

图 12-1-1　中线导管尖端位置

二、目的

（1）建立静脉通路，用于中、短期静脉治疗。

（2）保护静脉，减少频繁穿刺给患者带来的痛苦。

（3）减少穿刺相关并发症。

（4）提高患者的生活质量。

三、适应证

（1）预计治疗时间 1～4 周的患者。

（2）输注低刺激性、等渗或接近等渗的药物。

（3）任何与潜在的内皮损伤无关的药物或溶液。

（3）短期（少于6天）静脉注射万古霉素的患者。

（4）需持续静脉用药的镇静与镇痛患者。

（5）单采／超滤，但仅在特定的情况下和使用特定的设备。

四、禁忌证

（1）对导管材质过敏。

（2）用于血流动力学监测。

（3）肾功能终末期患者需要静脉保护时。

（4）存在严重的不可纠正的出凝血功能障碍。

（5）预置入部位近期有放疗史及血管外科手术史。

（6）预置入血管有血栓形成史，血液高凝病史。

（7）全身或手术部位局部感染、菌血症、败血症。

（8）持续输注刺激性药物、发疱剂、pH值＜5或＞9的液体或药物、渗透压＞900mOsm/L 的液体或药物。

五、健康教育

（1）固定　保持穿刺点周围局部皮肤清洁、干燥及贴膜的完整性和密闭性；当贴膜有卷曲、松动、汗液或潮湿、污染、浸水等情况时，应请护士及时更换。

（2）活动　带管期间不影响日常生活，但应注意：①置管后24h内抬高置管侧肢体，促进静脉血回流。②置管侧肢体避免剧烈、过度的活动。③避免向置管侧侧卧，衣袖及衣袖口不宜过紧，以免影响静脉血回流，引起肢体肿胀。④避免压迫，牵拉导管，宜用网状绷带或导管保护套保护导管体外部分，防止将导管带出。

（3）洗浴　①避免直接淋浴，淋浴前宜用防水导管保护套或塑料保鲜膜缠绕2～3圈，保护好穿刺区域。②避免盆浴、泡浴等活动，以免引起导管相关性感染等。

（4）导管维护　①导管留置时间1～4周，或遵照产品说明书。②治疗期间，非医护人员不应调节导管滴注速度，输液管内液体不应滴空。③治疗间歇期，应由专业护士进行导管维护。④应妥善保管好导管维护手册，以便护士进行评估和维护记录用。⑤应由受过培训的医护人员拔管，严禁非专业人员拔管；拔管后穿刺点应密封至少24h。⑦出现异常情况，应随时就医。

（5）风险防范及处理　由于个体差异，带管期间，即使在正常使用和维护的情况下，也可能发生意外及并发症，包括但不限于：①滴注速度减慢或不滴或导管内回血等。②穿刺点渗液、渗血或出血、血肿等。③接头与导管分离。④突发呼吸困难、胸闷、胸痛。⑤导管脱出、异位、打折、断裂、堵塞等。出现不适情况，应立即报告。

第二节　迷你中线导管置管

根据迷你中线导管不同的规格，采取不同的置管技术。①导管过针技术：导管和穿刺针一体，无导丝引导，采用导管过针技术。②加速赛丁格技术：导管、穿刺针、赛丁格导丝一体，采用加速赛丁格技术。③改良赛丁格技术：导管、穿刺针、赛丁格导丝是分体的，采用改良赛丁格技术。推荐使用可视化技术（红外线或超声），以提高穿刺成功率。

一、盲穿导管过针技术置入迷你中线导管标准操作规范（表 12-1-1）

表 12-1-1　盲穿导管过针技术置入迷你中线导管标准操作规范

步骤	流程	图示	操作要点
（一）术前评估			
1	知情同意		① 核对医嘱，患者姓名和出生年月日，推荐使用 PDA 核对患者身份信息 ② 向患者说明置管目的和必要性、优点及可能出现的并发症。告知患者置管流程关键步骤、配合要点和疼痛程度等，嘱置管前排空大小便，戴一次性帽子和口罩
2	环境评估		环境清洁安、光线充足，无人员走动
3	患者评估		① 全身情况：意识状态、合作程度、病情、病史、治疗方案、药物性质、放疗史，了解患者有无出凝血功能障碍 ② 局部情况：检查穿刺部位局部的皮肤是否完整，有无红、肿、硬结及破溃，穿刺肢体功能是否正常等情况

步骤	流程	图示	操作要点
4	自身评估		操作者洗手、着装整洁、仪表端庄，无长指甲、戴口罩、手术帽
5	用物准备		① 迷你中线导管套装一盒、穿刺包1个、络合碘1瓶、75%酒精1瓶、0.9%氯化钠注射液100mL 1瓶、20mL注射器1支、笔1支、迷你中线导管标识1个、胶布1卷、压脉带1根、PDA扫码机1台 ② 用物齐全、质量合格、摆放有序、符合操作要求

（二）导管置入

步骤	流程	图示	操作要点
6	选择血管		协助患者取平卧位，手臂外展，暴露穿刺部位。选择前臂或上臂肉眼可见的血管
7	测量臂围		在肘窝上10cm处测量双侧臂围
8	皮肤消毒		① 洗手，打开置管包，戴无菌手套，在术侧肢体下方垫一次性治疗巾 ②以穿刺点为中心，使用75%酒精棉球擦拭消毒穿刺点及周围皮肤3遍，直径≥20cm，同法使用络合碘消毒3遍
9	穿无菌手术衣		脱手套，洗手，穿无菌手术衣，戴无菌手套

步骤	流程	图示	操作要点
10	建立无菌屏障		① 在穿刺部位下方铺无菌巾,放无菌压脉带 ② 在穿刺部位上方铺无菌孔巾
11	准备无菌手术用物		① 将无菌手术用物置入无菌区域 ② 0.9%氯化钠注射液预充导管及延长管、输液接头,检查导管及附件的完整性 ③ 前后推动导管座,检查完毕后,把导管座的推手推到底端,旋转到握手导轨的卡槽内
12	穿刺		扎压脉带,嘱患者握拳,左手绷紧皮肤,右手持针在静脉上方以 $15°\sim20°$ 角穿刺。见回血后降低进针角度平送 0.5cm
13	送导管		① 推白色推送座,推至白色推送座与蓝色手柄卡紧 ② 推蓝色手柄,导管送入血管内,松止血带,撤针芯
14	撤推送座		分离蓝色手柄,撤白色推送座
15	冲管与封管		① 连接预充好的延长管及输液接头,抽回血 ② 10mL 0.9%氯化钠注射液脉冲冲管,边冲管边观察,局部有无渗液和肿胀;0.9%氯化钠注射液正压封管

步骤	流程	图示	操作要点
16	导管固定		① 安装导管固定翼（定位点卡到卡槽内） ② 以穿刺点为中心，无张力粘贴透明敷料，注意导管塑形，抚平 ③ 进行高举平台法固定延长管 ④ 外贴导管标识，记录导管名称、置管日期、时间、操作者
17	宣教		对患者家属进行迷你中线导管留置期间相关注意事项的宣教
18	记录		在迷你中线导管穿刺记录单与维护专用记录单、患者维护手册上记录相关信息

二、超声引导下加速赛丁格技术置入迷你中线导管标准操作规范（表12-2-2）

表12-2-2　超声引导下加速赛丁格技术置入迷你中线导管标准操作规范

步骤	流程	图示	操作要点
（一）术前评估			
1	知情同意		① 核对医嘱，患者姓名和出生年月日，推荐使用 PDA 核对患者身份信息 ② 向患者说明置管目的和必要性，优点及可能出现的并发症。告知患者置管流程关键步骤、配合要点和疼痛程度等，嘱置管前排空大小便，戴一次性帽子和口罩
2	环境评估		环境清洁安、光线充足，无人员走动

步骤	流程	图示	操作要点
3	患者评估		① 全身情况：意识状态、合作程度、病情、病史、治疗方案、药物性质、放疗史，了解患者有无出凝血功能障碍 ② 局部情况：检查穿刺部位局部的皮肤是否完整，有无红、肿、硬结及破溃，穿刺肢体功能是否正常等情况
4	自身评估		操作者洗手、着装整洁、仪表端庄、无长指甲、戴口罩、手术帽
5	用物评估		① 迷你中线导管套装 1 盒、无菌超声保护罩 1 个、无菌导电胶 1 支、络合碘 1 瓶、75% 酒精 1 瓶、0.9% 氯化钠注射液 100mL 1 瓶、卷尺 1 把、导管标识 1 个、压脉带 1 根、B 超机 1 台、导电胶 1 瓶、PDA 扫码机 1 台 ② 用物齐全、质量合格、符合操作符合要求，B 超机性能良好
（二）导管置入			
6	选择血管		患者取平卧位，手臂外展与躯干成 45°～90°，超声探头评估预穿刺静脉的走行、内径，导管外径与血管内径比值至少＜45%，首选贵要静脉
7	测量双侧臂围		在肘窝上 10cm 处测量双侧臂围并记录
8	皮肤消毒		① 洗手、打开置管包、戴手套，在术侧肢体下垫无菌单 ② 以穿刺点为中心，使用 75% 酒精擦拭消毒穿刺点及周围皮肤 3 遍，直径 ≥ 20cm，同法使用络合碘消毒 3 遍
9	穿无菌手术衣		操作者脱手套、洗手，穿无菌手术衣，戴无菌手套

步骤	流程	图示	操作要点
10	建立无菌屏障	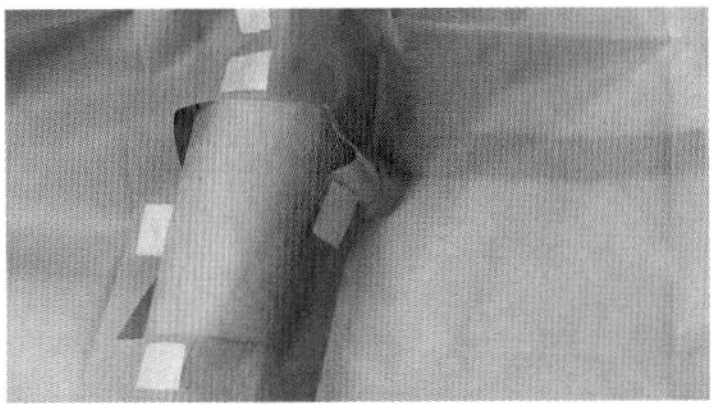	① 在穿刺部位下方铺无菌巾，垫无菌压脉带 ② 在穿刺部位上方铺孔巾，建立无菌屏障
11	准备无菌手术用物	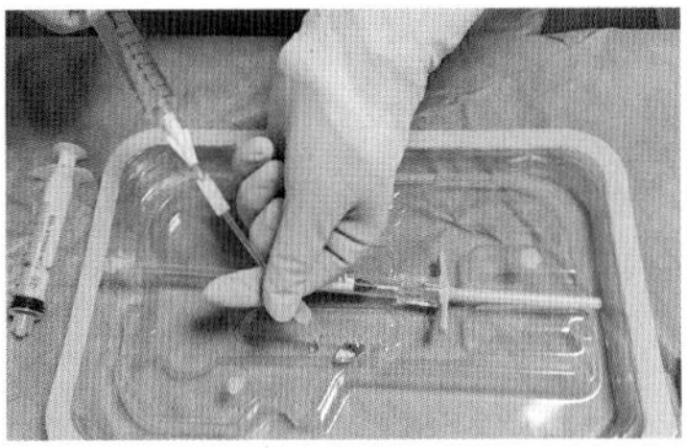	① 将无菌手术用物置入无菌区域，摆放有序 ② 预充导管及附件，检查导管及附件的完整性
12	超声引导下静脉穿刺	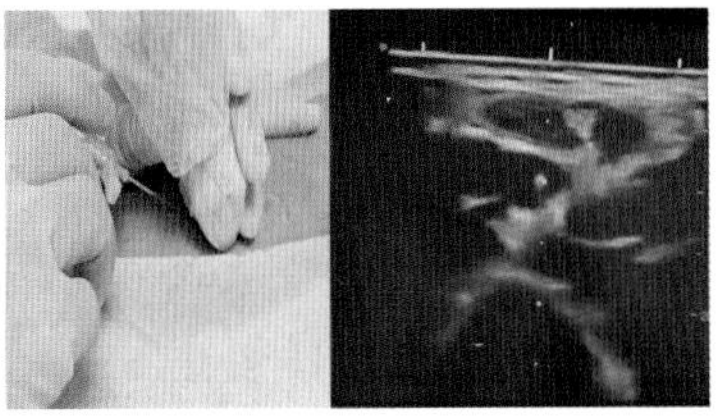	① 助手将探头上涂抹少许导电膏，置管者套上无菌保护罩 ② 扎紧压脉带、嘱患者握拳，在预穿刺部位涂无菌耦合剂 ③ 针尖对准静脉壁最中心的浅表区域，观察针尖亮点，进入静脉管腔
13	送入导丝	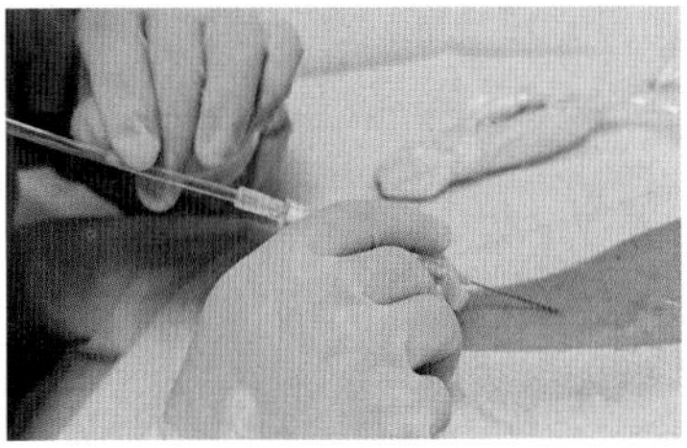	见回血后从穿刺针处轻轻移去探头，降低进针角度至 10°～15°，非主力手送入引导导丝，松开压脉带，嘱患者松拳
14	送导管	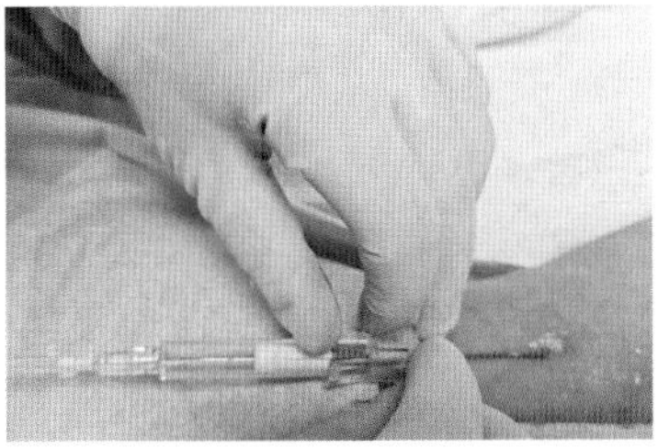	非主力手缓慢匀速送入导管，使导管座与可撕裂座扣在一起

步骤	流程	图示	操作要点
15	撤导丝及穿刺针	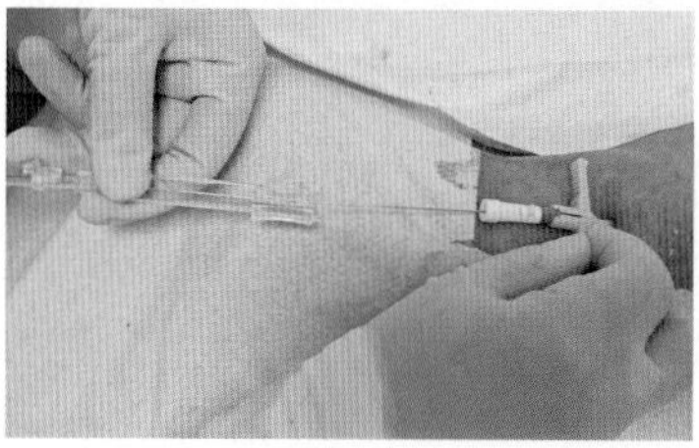	主力手固定可撕裂座与导管整体，非主力手握导轨撤出针芯和导丝
16	冲封管	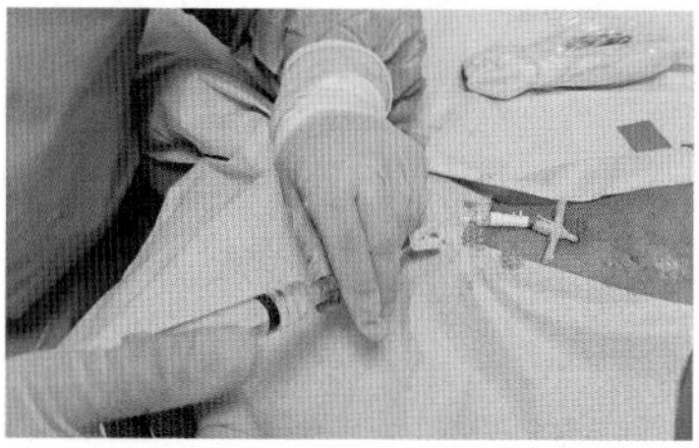	连接延长管及输液接头，抽回血10mL 生理盐水脉冲式冲管 生理盐水或肝素盐水正压封管
17	去除可撕裂座	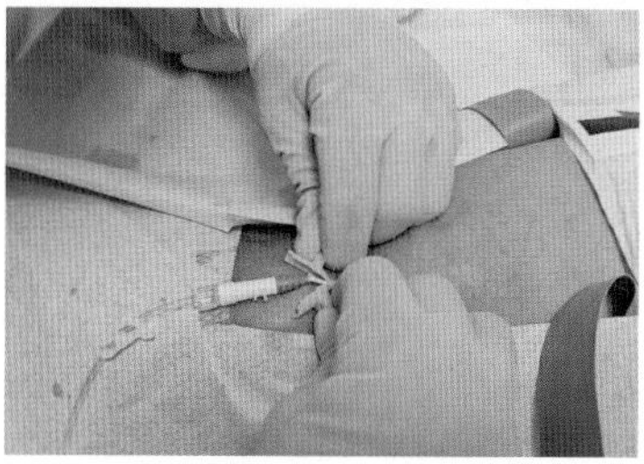	撕开可撕裂座，并去除
18	导管固定	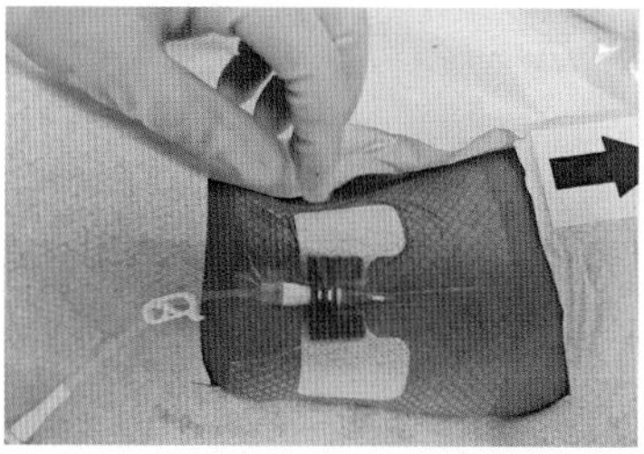	① 安装导管固定翼（定位点卡到卡槽内，箭头指向穿刺点） ② 以穿刺点为中心，无张力粘贴10cm×12cm透明敷料，注意导管塑性，抚平 ③ 外贴导管标识，记录导管名称、置管日期、时间、操作者姓名
19	患者宣教	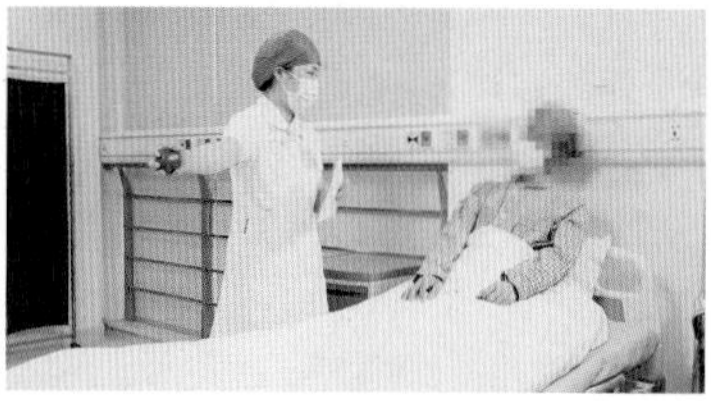	对患者及家属进行迷你中线导管留置期间注意事项的宣教

步骤	流程	图示	操作要点
20	记录		在迷你中线导管穿刺记录单与维护专用记录单、患者维护手册上记录相关信息

三、超声引导下改良赛丁格置入迷你中线导管（表12-2-3）

表12-2-3　超声引导下改良赛丁格置入迷你中线导管

步骤	流程	图示	操作要点
（一）术前评估			
1	知情同意		① 核对医嘱，患者姓名和出生年月日，推荐使用 PDA 核对患者身份信息 ② 向患者说明置管目的和必要性，优点及可能出现的并发症。告知患者置管流程关键步骤、配合要点和疼痛程度等，嘱置管前排空大小便，戴一次性帽子和口罩
2	环境评估		环境清洁安、光线充足，无人员走动
3	患者评估		① 全身情况：意识状态、合作程度、病情、病史、治疗方案、药物性质、放疗史，了解患者有无出凝血功能障碍 ② 局部情况：检查穿刺部位局部的皮肤是否完整，有无红、肿、硬结及破溃，穿刺肢体功能是否正常等情况
4	自身评估		操作者洗手、着装整洁、仪表端庄，无长指甲、戴口罩、手术帽

步骤	流程	图示	操作要点
5	用物评估		① 迷你中线导管置管包（内含导管1根、赛丁格套件1套、超声保护罩1个、无菌超声耦合剂1支、10mL注射器2支、手套2副等）、络合碘1瓶、75%酒精1瓶、0.9%氯化钠注射液500mL 1瓶、透明敷料1张、藻酸盐敷料1张、无菌手套1副、输液接头1个、卷尺1把、导管标识1个、弹力绷带1卷、握力球1个、压脉带1根、PDA扫码器1台 ② 用物齐全、质量合格、符合操作要求，备B超机且功能完好
（二）导管置入			
6	选择血管		患者取平卧位，手臂外展与躯干成45°～90°，超声探头评估预穿刺静脉的走行、内径，导管外径与血管内径比值至少＜45%，首选贵要静脉
7	测量双侧臂围		在肘窝上10cm处测量双侧臂围
8	皮肤消毒		① 洗手，打开穿刺包，戴无菌手套，在术侧肢体下垫无菌单 ② 以穿刺点为中心，使用75%酒精擦拭消毒穿刺点及周围皮肤3遍，直径≥20cm，同法使用络合碘消毒3遍
9	穿无菌手术衣		操作者脱手套，洗手，穿无菌手术衣，戴无菌手套

步骤	流程	图示	操作要点
10	建立无菌屏障		① 在穿刺部位下方铺无菌巾及无菌压脉带 ② 在穿刺部位上方铺无菌大单、孔巾，建立最大无菌屏障
11	准备无菌手术用物		① 将无菌手术用物置入无菌区域，摆放有序 ② 预充导管及附件，检查导管及附件的完整性
12	超声引导下静脉穿刺		① 助手在探头上涂抹少许超声耦合剂，置管者套上无菌超声保护罩 ② 扎压脉带，嘱患者握拳，在预穿刺部位涂无菌超声耦合剂 ③ 针尖对准静脉壁最中心的浅表区域，观察针尖亮点进入静脉管腔 ④ 见回血后从穿刺针处轻轻移去探头，非主力手固定穿刺针
13	送入导丝		① 送入引导导丝，松开压脉带，嘱患者松拳 ② 体外导丝保留至少 10～15cm
14	撤穿刺针		按压穿刺点上方，撤出穿刺针
15	送导管		沿导丝缓慢匀速送入导管，导管外余 0.5～1cm

步骤	流程	图示	操作要点
16	撤导管鞘芯		将导管扩张鞘及导丝同时撤出
17	冲封管		① 连接延长管及输液接头，抽回血 ② 10mL 0.9% 氯化钠注射液脉冲冲管，边冲管边观察，局部有无渗液和肿胀；0.9% 氯化钠注射液或肝素钠注射液正压封管
18	导管固定		① 安装导管固定翼（定位点卡到卡槽内，箭头指向穿刺点） ② 以穿刺点为中心，无张力粘贴 10cm×12cm 透明敷料，注意导管塑形，抚平敷料 ③ 外贴导管标识，记录导管名称、置管日期、时间、导管内外长度、操作者
19	健康教育		对患者及家属进行迷你中线导管留置期间注意事项的宣教
20	记录		在迷你中线导管穿刺记录单与维护专用记录单、患者维护手册上记录相关信息

四、注意事项

（1）迷你中线导管置管技术应由经过专门培训的医护人员进行。

（2）迷你中线导管置管方式可以采用盲穿和可视化装置引导置管，推荐使用红外线可视化装置或者超声引导下置管，提高置管成功率。

（3）迷你中线导管有不同型号，而不同型号的置管流程略有不同，置管前仔细阅读产品说明书。

（4）术前充分评估穿刺部位皮肤、血管管径、患者出凝血功能。

（5）严格无菌非接触技术进行置管过程中的操作。

（6）导管留置期间，按规范进行导管维护。

第三节　中线导管置管

借助超声可视化技术，经上臂贵要静脉、头静脉或肱静脉穿刺置管的中等长度导管，导管尖端位于腋静脉胸段或锁骨下静脉。

一、超声引导下中线导管置管标准操作规范（表 12-3-1）

表 12-3-1　超声引导下中线导管置管标准操作规范

步骤	流程	图示	操作要点
（一）术前评估			
1	知情同意		① 核对医嘱及患者姓名和出生年月，推荐使用 PDA 核对医嘱及患者身份信息 ② 向患者说明中线导管置管术目的和必要性，优点及可能出现的并发症 ③ 签署中线导管置管知情同意及风险告知书
2	环境评估		环境清洁安全、光线充足，半小时前空气消毒，无人员走动

步骤	流程	图示	操作要点
3	患者评估		① 全身情况：意识状态、合作程度、病情、病史、治疗方案，有无上腔静脉压迫或阻塞、出凝血功能障碍、静脉血栓等 ② 局部情况：预置管部位皮肤完整性，超声评估预穿刺血管情况，排除拟穿刺血管行程内无静脉血栓、血栓性静脉炎；取得患者配合，嘱排空大小便
4	自身评估		操作者洗手、着装整洁、仪表端庄，无长指甲，戴口罩、手术帽
5	用物准备		① 改良中线导管置管包（包含改良中线导管、插管鞘、导丝、无菌超声探头保护套、透明敷料、输液接头、无菌纱布、注射器等）、0.9% 氯化钠注射液 100mL 1 瓶、2% 盐酸利多卡因 1 支、75% 酒精和络合碘各 1 瓶、压脉带 1 根、PDA 扫码机 1 台 ② 用物齐全、质量合格、摆放有序，B 超机功能完好
（二）导管置入			
6	选择血管		① 再次核对医嘱 ② 取平卧位，手臂外展与躯干成 90°，超声探头评估预穿刺静脉的走行、内径，导管外径与血管内径比值至少小于 45%，首选贵要静脉 ③ 标记预穿刺点位置
7	测量导管预置长度		测量导管预置长度：预穿刺部位至同侧锁骨中点距离 ±2cm，导管尖端分别位于腋静脉胸段或锁骨下静脉

步骤	流程	图示	操作要点
8	测量双侧臂围	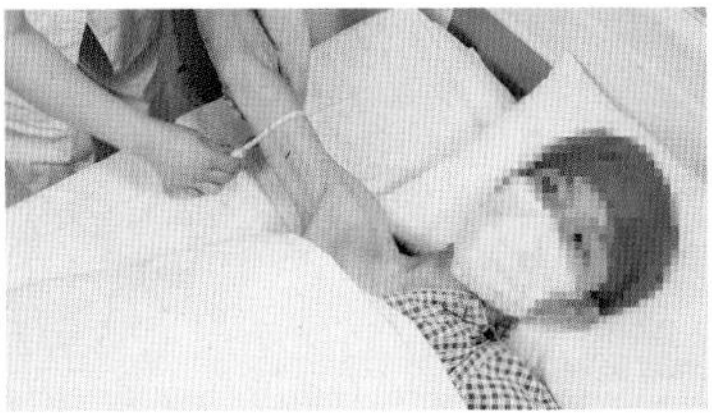	肘窝上 10cm 处测量双侧臂围
9	皮肤消毒	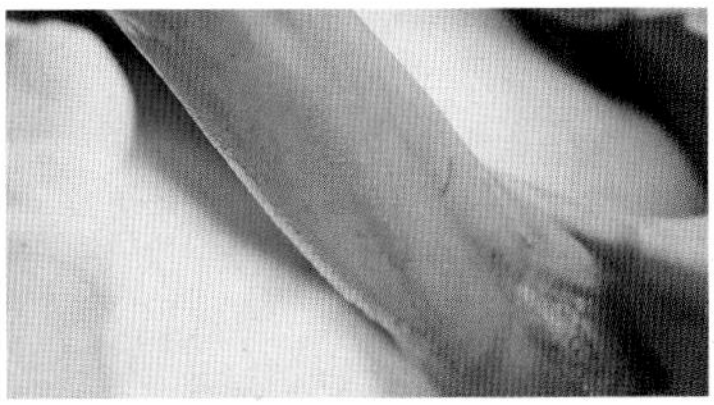	① 洗手，打开穿刺包，戴手套，在术侧肢体下方垫无菌单 ② 以穿刺点为中心，使用 75% 酒精擦拭消毒穿刺点及周围皮肤 3 遍，消毒范围上下 10cm 左右到臂缘；同法使用络合碘消毒 3 遍
10	铺无菌巾垫压脉带	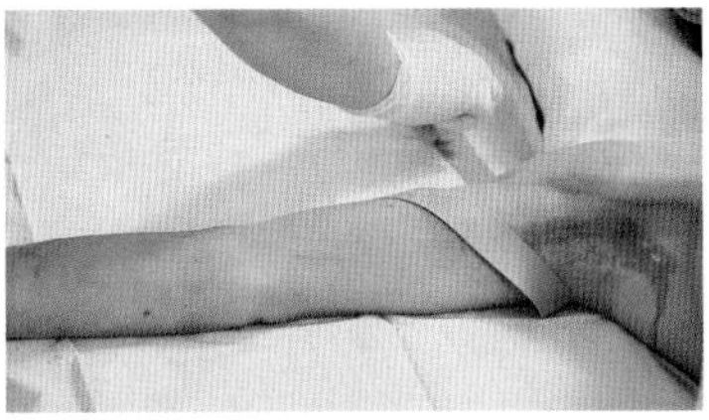	在穿刺部位下方铺无菌巾及无菌压脉带
11	穿无菌手术衣	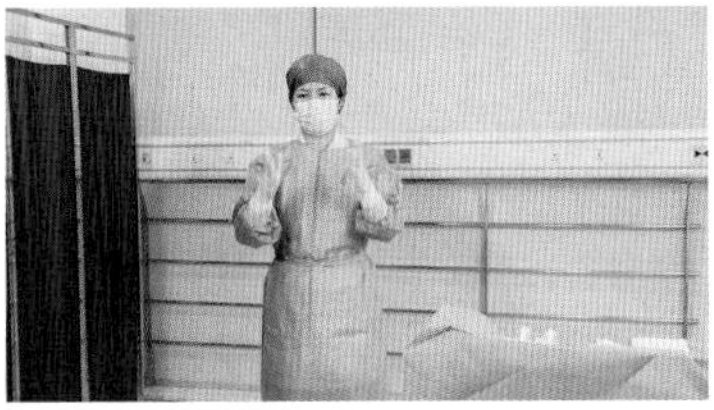	操作者脱手套，洗手，穿无菌手术衣，戴无菌手套
12	建立最大无菌屏障	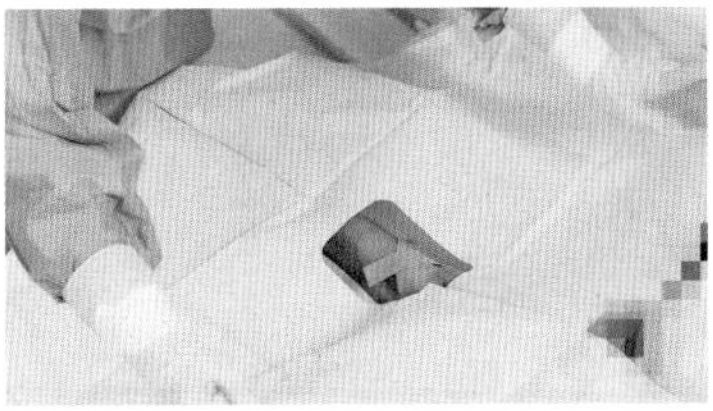	铺无菌大单、孔巾，建立最大无菌屏障
13	准备无菌手术用物	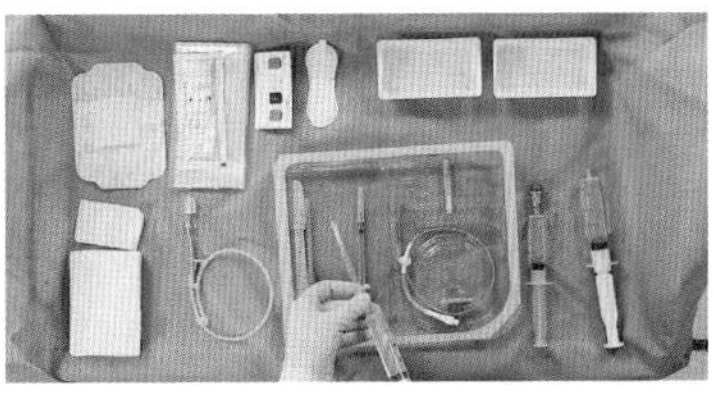	① 将无菌手术用物置入无菌区域 ② 抽吸 2% 盐酸利多卡因 1mL 备用

步骤	流程	图示	操作要点
14	导管及附件预处理		① 0.9% 氯化钠注射液预充导管，并检查导管完整性 ② 对穿刺针、导丝、扩张器等进行预处理
15	探头套无菌保护罩		助手将探头上涂抹少许超声耦合剂，置管者套上无菌超声保护罩，必要时安装导针架
16	定位穿刺静脉		① 扎压脉带，嘱患者握拳，在预穿刺部位涂无菌超声耦合剂 ② 超声探头定位穿刺静脉，确认静脉无搏动，可压缩，避开神经和静脉瓣
17	超声引导下穿刺血管		① 针尖对准静脉壁最中心的浅表区域，观察针尖亮点进入静脉管腔 ② 见回血后从穿刺针处轻轻移去探头，非主力手固定穿刺针
18	送导丝		① 送引导导丝，松开压脉带，嘱患者松拳 ② 体外导丝保留至少 10～15cm
19	撤穿刺针		将穿刺针沿导丝从静脉和皮肤中撤出

步骤	流程	图示	操作要点
20	局部麻醉	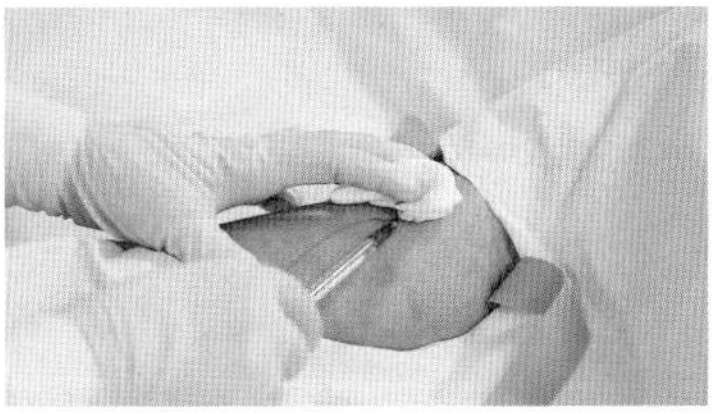	用 1mL 2% 盐酸利多卡因在穿刺点周围进行皮下局部麻醉
21	扩皮	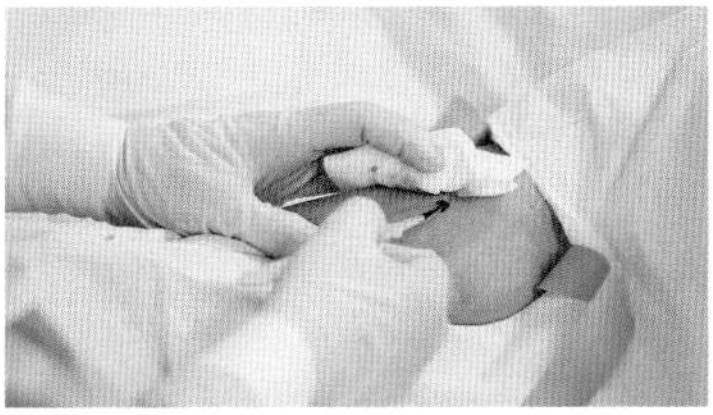	刀片与导丝平行，扩皮
22	送插管鞘	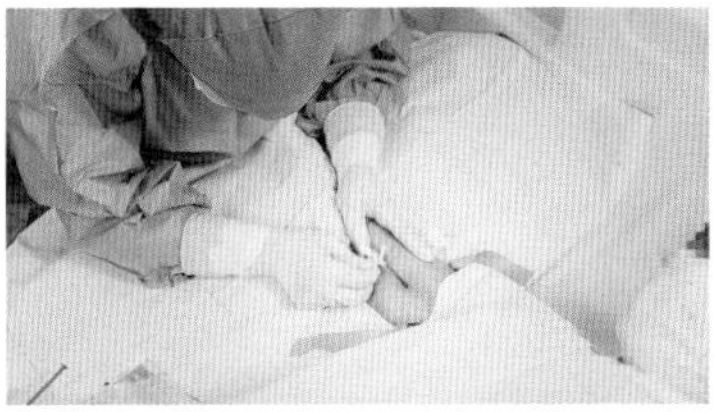	① 检查穿刺内芯与外鞘是否连接紧密 ② 沿导丝将插管鞘扭转通过皮肤，完全推入静脉 ③ 保证导丝尾端在体外有足够长度
23	撤出导丝与插管鞘内芯	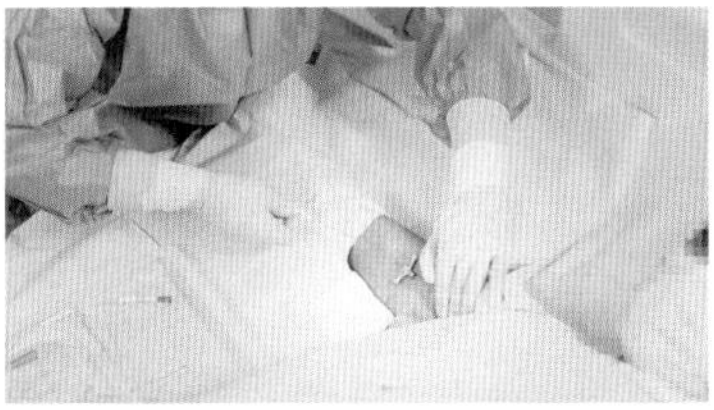	打开锁扣，非主力手压紧插管鞘前端血管，主力手将导丝与插管鞘内芯同时撤出
24	送导管	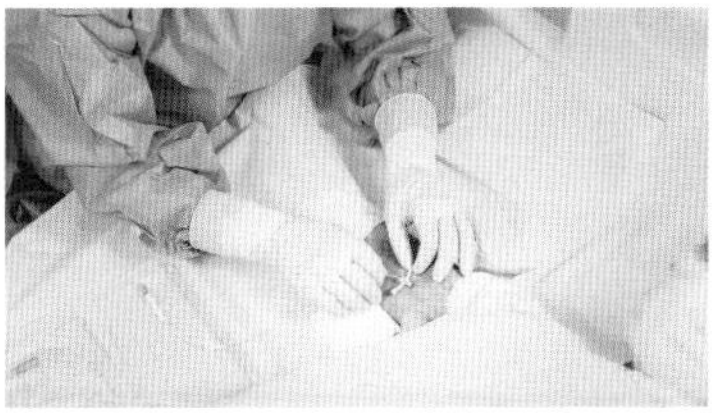	缓慢送入导管至预置长度
25	超声定位	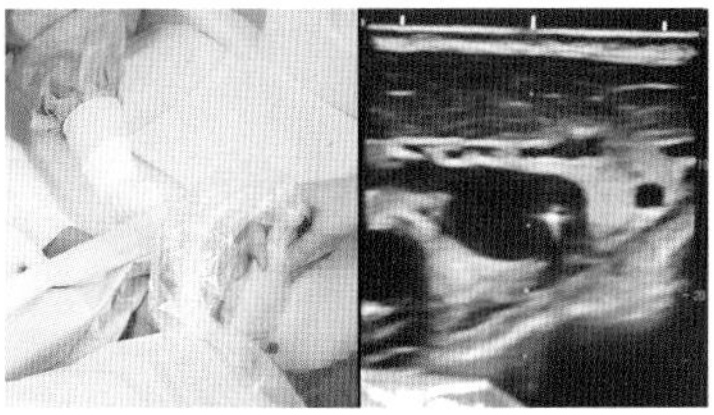	超声查看腋静脉及锁骨下静脉，定位导管尖端位置

步骤	流程	图示	操作要点
26	确定导管通畅性		抽回血，观察导管回血的颜色和黏稠度，并冲管，确定导管通畅性
27	撕裂插管鞘		撕裂并撤除插管鞘
28	撤除导管内导丝		撤除导管内导丝
29	冲封管		① 连接输液接头 ② 0.9% 氯化钠注射液脉冲冲管，正压封管

（三）清洁及固定

步骤	流程	图示	操作要点
30	导管固定		① 清除手臂上残留的血液 ② 导管固定装置固定蝶翼 ③ 小方纱覆盖穿刺点 ④ 透明敷料无张力粘贴，导管塑形、抚平敷料，导管固定 ⑤ 高举平台法固定输液接头 ⑥ 外贴导管标识
31	健康教育		告知患者术后及置管期间注意事项

步骤	流程	图示	操作要点
32	记录		在中线导管穿刺记录单与维护专用记录单、患者维护手册上记录相关信息

二、注意事项

（1）改良中线导管置管术应由经过专门培训的医护人员进行，要求掌握血管解剖知识、赛丁格穿刺技术、超声定位技术等，同时具备困难情境的应对能力。

（2）术前充分评估穿刺部位皮肤状况及出凝血功能、上腔静脉有无压迫。

（3）严格无菌非接触技术进行置管过程中的操作。

（4）导管留置期间，按规范进行导管维护。

中心静脉导管

第一节　概述

一、定义

中心静脉导管（central venous catheter，CVC）是指经颈内静脉、锁骨下静脉、股静脉穿刺置入的中心静脉通路装置。经锁骨下静脉和颈内静脉穿刺置入的中心静脉导管尖端位于上腔静脉与右心房交界处，经股静脉穿刺置入的中心静脉导管尖端位于下腔静脉，CVC 见图 13-1-1。

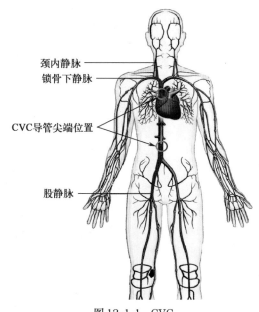

颈内静脉
锁骨下静脉
CVC导管尖端位置
股静脉

图 13-1-1　CVC

二、目的

（1）建立静脉通路，用于短期或急救治疗。

（2）保护静脉，减少频繁穿刺给患者带来的痛苦。

（3）减少刺激性和腐蚀性药物对血管的刺激，减少药物外渗对机体的损害。

（4）血流动力学监测。

三、适应证

（1）严重外伤、休克以及急性循环衰竭等急危重症患者的抢救。

（2）预计术中可能出现血流动力学变化较大的非体外循环手术。

（3）体外循环下各种心血管手术。

（4）需长期肠外高营养治疗。

（5）经静脉泵入血管活性药物治疗。

（6）经静脉放置临时或永久心脏起搏器。

（7）静脉造影或经静脉介入治疗。

四、禁忌证

（1）出凝血功能障碍。

（2）穿刺局部有感染。

（3）穿刺部位解剖异常。

（4）预穿刺血管有血栓或有血管手术史。

（5）上腔静脉阻塞综合征患者禁止从锁骨下静脉、颈内静脉穿刺置管。

（6）颈部手术、颈椎损伤、拟行气管切开患者禁止从颈内静脉穿刺置管。

（7）锁骨骨折患者禁止从骨折侧锁骨下静脉穿刺置管。

五、健康教育

（1）固定　导管固定，防止将导管脱出；保持穿刺点周围局部皮肤清洁、干燥及敷料的完整性和密闭性；当敷料有卷边、松动、潮湿、污染、浸湿等情况时，应及时更换。

（2）活动　带管期间的活动原则是不影响日常生活，但应注意：①睡眠时尽量平卧或卧于置管对侧，以免压迫导管；②建议颈内静脉和锁骨下静脉置管患者穿圆领或开襟式棉质柔软上衣，避免穿紧身及高领上衣，以免影响静脉回流；③出现呕吐、咳嗽、用力排便时应用手按压穿刺口，避免导管脱出。

（3）洗浴　避免游泳、淋浴、盆浴、泡浴等活动，以免引起导管相关性感染等。建议床上擦浴。

（4）导管维护　①导管留置时间不应超过导管说明书推荐使用时间。②治疗期间，非医护人员不应调节液体滴注速度，输液管内液体不应滴空。③应妥善保管好导管维护手册及健康教育单，每次维护时，应携带维护手册，以便护士进行评估和维护记录。④应由受过培训的医师拔管，严禁非专业人员拔管；拔管后穿刺点应密封至少24h。⑤出现异常情况，应及时就医。

（5）风险防范及处理　由于个体差异，置管期间，即使在正常使用和维护的情况下，也可能发生意外及并发症，包括但不限于：①滴注速度减慢、不滴或导管内回血等。②穿刺点渗液、渗血、出血、血肿等。③接头与导管分离。④突发呼吸困难、胸闷、胸痛。⑤导管脱出、异位、打折、断裂、堵塞等。任何时候不可自行拔除导管，必须由医师拔除。若出现发热，置管处红肿、渗出、导管脱落或折断等意外和不适时无须紧张，应保持冷静，及时联系医护人员处理。

第二节　盲穿股静脉置管

股静脉上段位于股三角内。股三角（femoral triangle）位于股前部上 1/3，底边为腹股沟韧带，外侧边为缝匠肌内侧缘，内侧边为长收肌的内侧缘。股三角内有股神经、股动脉及其分支、股静脉及其属支和腹股沟淋巴结等。股动脉居中，外侧为股神经，内侧为股静脉。选取股静脉时应以搏动的股动脉为标志。

一、盲穿股静脉置管标准操作规范（表 13-2-1）

表 13-2-1　盲穿股静脉置管标准操作规范

步骤	流程	图示	操作要点
（一）术前评估			
1	知情同意		① 核对医嘱及患者姓名和出生年月，推荐使用 PDA 核对医嘱及患者身份信息 ② 向患者说明股静脉置管术的目的和必要性，可能出现的并发症 ③ 签署手术同意书、宣教告知书
2	环境评估		环境清洁安全，光线充足，半小时前空气消毒，无人员走动；或在手术室置管

步骤	流程	图示	操作要点
3	患者评估		① 全身情况：评估患者病情、意识状态及合作程度；评估患者血常规及出凝血时间，判断有无出血风险 ② 局部情况：评估患者预置管部位皮肤完整性，有无压痛、肿胀、血肿、感染
4	自身评估		操作者着装整洁，无长指甲，洗手；戴口罩、手术帽
5	用物评估		① CVC 置管手术包（内含无菌手术衣 2 件、无菌大单 1 块、孔巾 1 块、换药碗 2 个、小药杯 2 个、纱布数块等），中心静脉导管包（内含穿刺针 1 个、导丝 1 根、扩张器 1 个、中心静脉导管、10mL 注射器 1 副、输液接头 2 个、刀片 1 块、缝线针盒、孔巾 1 块，皮肤消毒刷）、透明敷料 1 张、5mL 注射器 1 支、0.9% 氯化钠注射液 250mL 1 瓶、肝素钠封管液 1 支、2% 盐酸利多卡因 1 支、络合碘和 75% 酒精各 1 瓶 ② 用物齐全、质量合格、符合操作要求

（二）导管置入

步骤	流程	图示	操作要点
6	再次核对		再次核对医嘱及患者信息

步骤	流程	图示	操作要点
7	取手术体位	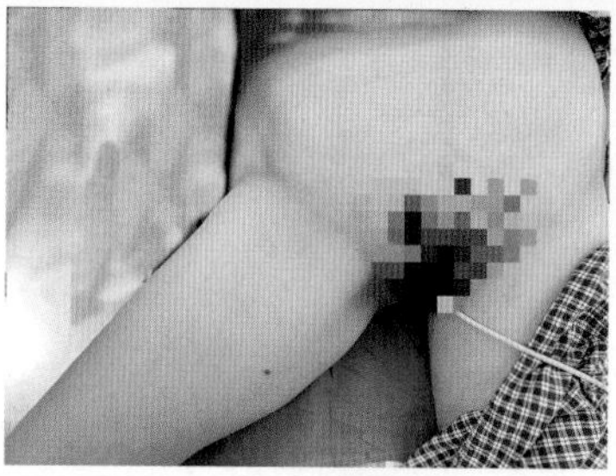	协助患者取仰卧位，膝关节微屈，臀部可稍垫高，髋关节伸直并稍外展外旋
8	选择穿刺部位	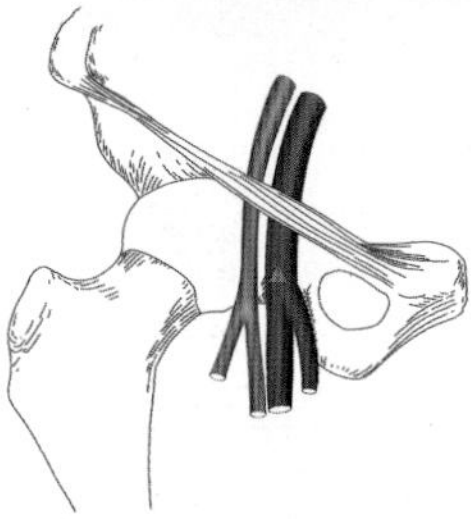	以髂前上棘与耻骨结节连线的中、内段交界点下方 2～3cm 处，股动脉搏动处的内侧 0.5～1.0cm 处为穿刺点
9	测量导管预置长度	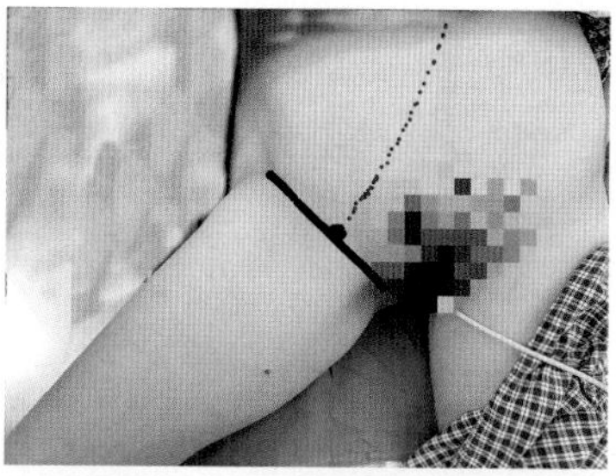	测量从腹股沟中点到脐到剑突距离的长度，为导管预置长度，但 CVC 导管长度最长为 20cm，一般需全部送进血管内
10	穿无菌衣戴手套	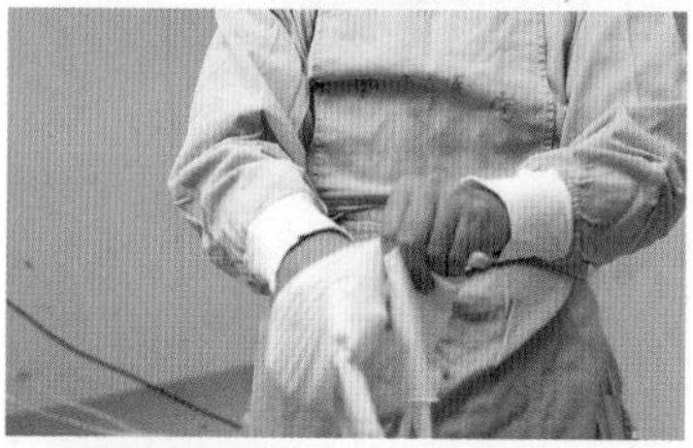	操作者洗手，打开手术包，穿无菌衣、戴无菌手套
11	皮肤消毒	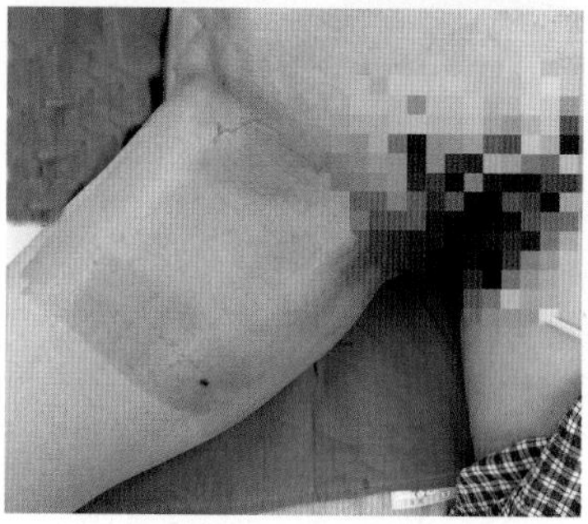	打开一次性 CVC 置管包，助手倒入 75% 酒精和络合碘，操作者使用 75% 酒精以穿刺点为中心消毒穿刺部位 3 遍，消毒直径≥20cm，同法络合碘消毒 3 遍

步骤	流程	图示	操作要点
12	更换无菌手套	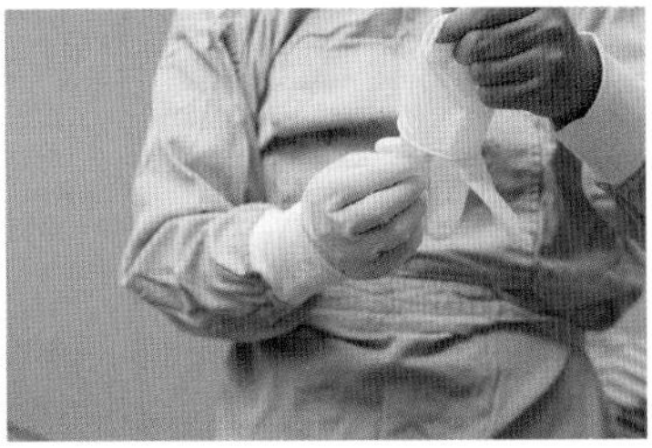	脱手套，洗手，更换无菌手套
13	建立最大无菌屏障	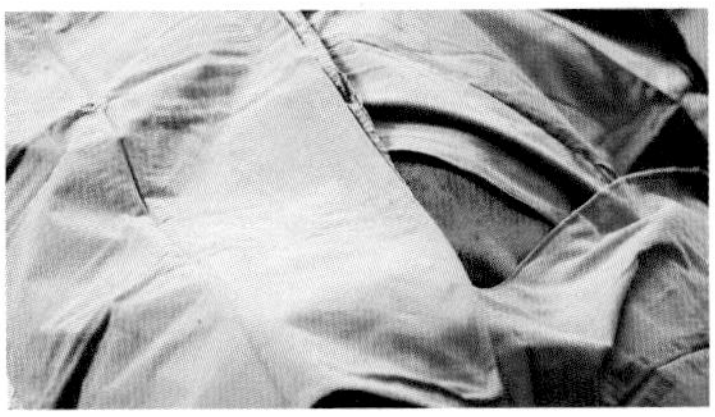	铺手术巾和孔巾，建立最大无菌屏障
14	导管及附件预处理	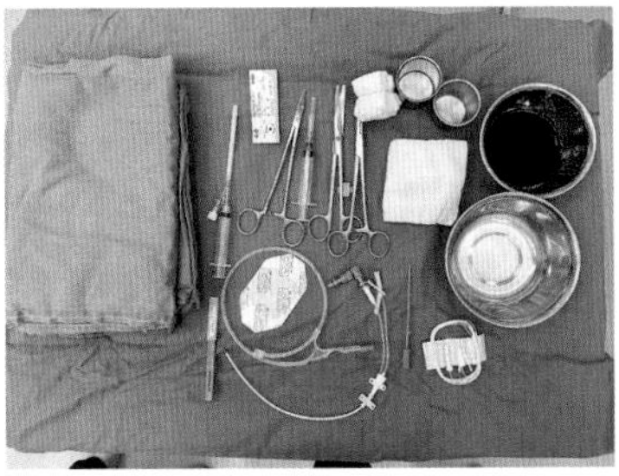	将无菌手术用物有序地摆放在无菌区域，用稀释肝素钠注射液预充导管、穿刺针、引导导丝、扩张器、输液接头，并检查导管及附件完整性
15	2%盐酸利多卡因局部麻醉	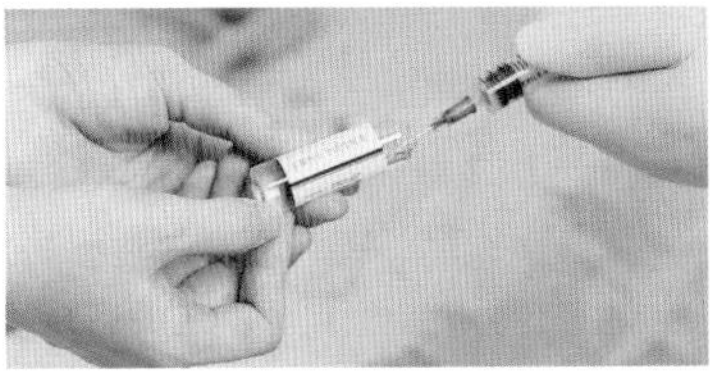	抽取2%盐酸利多卡因局部麻醉
16	静脉穿刺	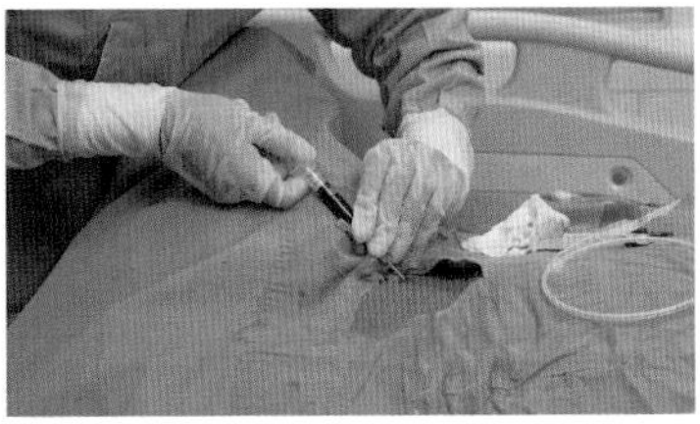	左手食指、中指触摸股动脉的确切位置，右手持穿刺针，在股动脉内侧约0.5～1cm处进针，针尖朝脐侧，针体与皮肤成30°～45°，进针深度约2～5cm，边回吸注射器边进针，回抽见到暗红色血液，减小穿刺针与腹部平面角度
17	送导丝	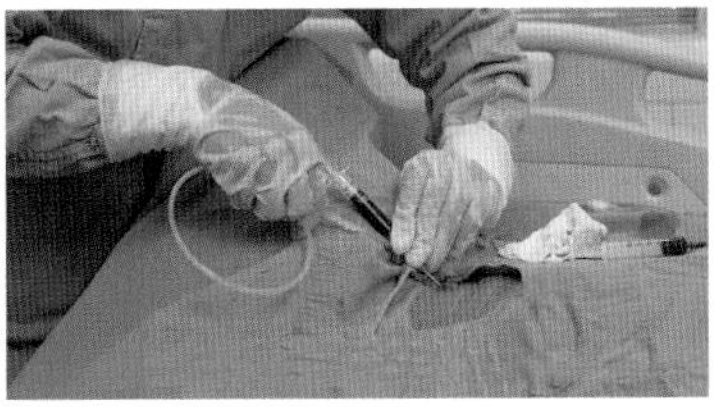	固定针头不动，将导丝的J型末端引入针头并往里送入

步骤	流程	图示	操作要点
18	撤穿刺针	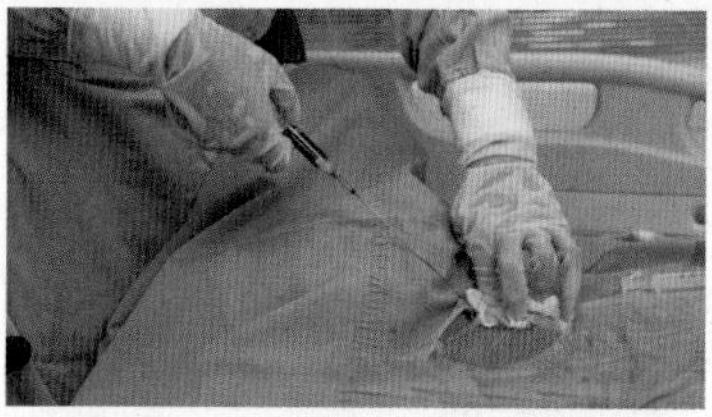	导丝进入皮下 15 ～ 17cm 后小心地撤出穿刺针
19	扩张器扩皮	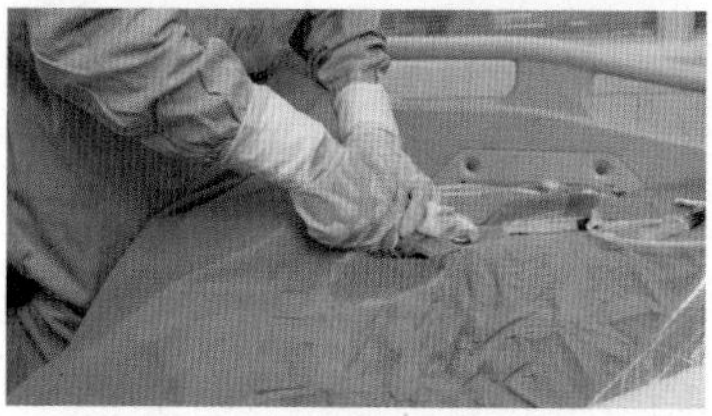	通过导丝插入扩张器，扩张器的用力方向与导丝的走向平行
20	撤出扩张器	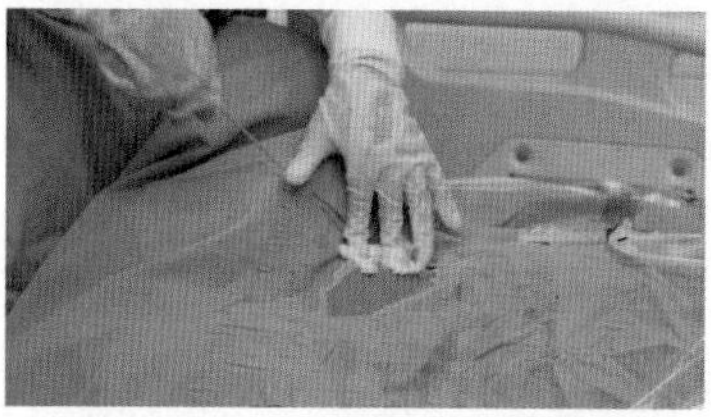	送入有明显的突破感后撤出扩张器，左手食指压住穿刺点以减少出血
21	送导管	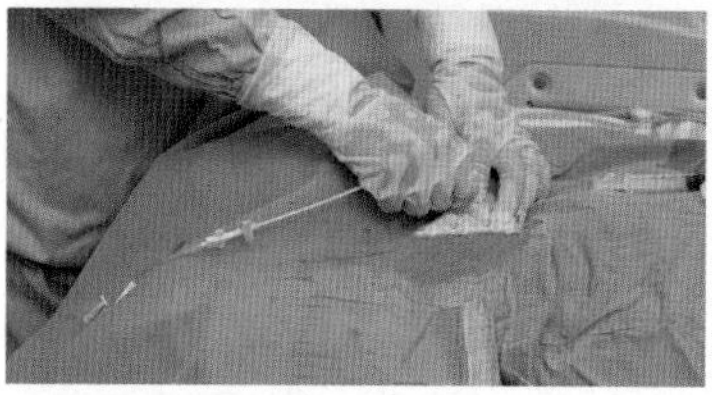	沿导丝引导送入中心静脉导管至预留长度
22	撤导丝	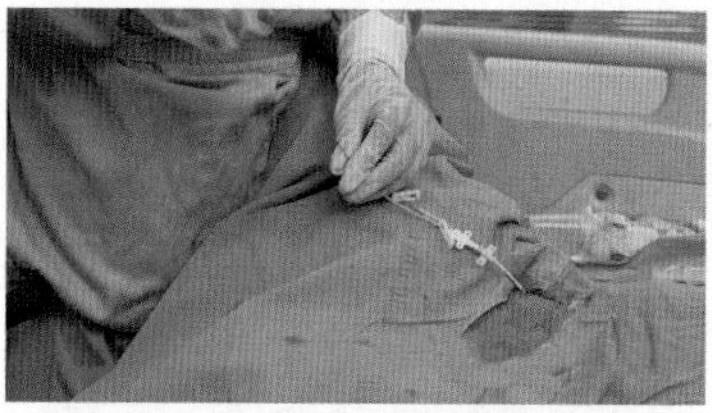	导管留置 15 ～ 20cm，撤出导丝
23	抽回血	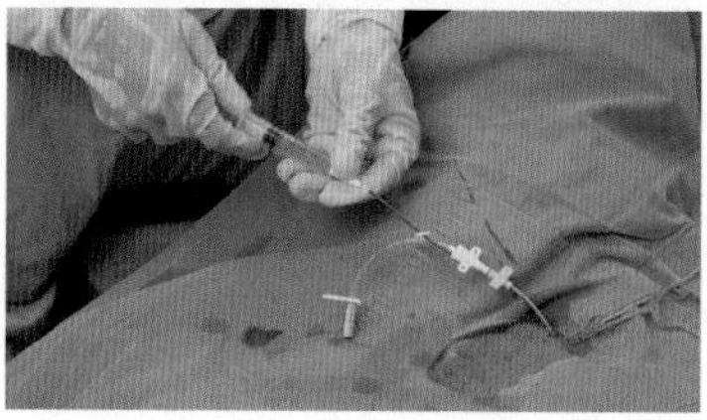	回抽血液，确认导管在血管内

步骤	流程	图示	操作要点
24	冲封管		① 推注 0.9% 氯化钠注射液，脉冲冲管 ② 推注 0.9% 氯化钠注射液或肝素钠封管注射液（10U/mL），正压封管
25	导管固定		缝线固定导管，10cm×12cm 透明敷料以穿刺点为中心无张力覆盖，导管塑形，抚平贴膜，妥善固定；标记穿刺日期、操作者、体内外长度
26	健康教育		告知患者术后及置管期间注意事项
27	记录		在 CVC 手术记录单、护理记录单、导管维护手册上记录

二、注意事项

（1）由于股静脉距下腔静脉较远，故导管尖端位置不易达到下腔静脉与右心房交界处，所测得的压力受腹腔内压力的影响，往往高于实际中心静脉压，因此临床不用于中心静脉压监测。

（2）临床上因过度肥胖或高度水肿的患者致股动脉搏动摸不到时，以解剖定位或 B 超引导穿刺，穿刺点下移 1～2cm，但不可过低，以免穿透大隐静脉根部。穿刺角度应适当增大。

（3）注意判断动静脉，穿刺时需注意回血的颜色及观察取出注射器后血液回流压力，如呈波动性喷出，应考虑误穿动脉，需退针压迫 5～15min，若为导管损伤动脉应予加压包扎。

（4）不可盲目用穿刺针向腹部方向无限制地进针，以免将穿刺针穿入腹腔，引起并发症。

（5）导丝送入通常无阻力，如遇阻力可更改导丝 J 形头朝向，或旋转穿刺针，以改变针尖开口方向，调整后仍有阻力，应再次回抽检查是否通畅，如不通畅时应调整穿刺深度，至回抽通畅。

第三节　超声引导下锁骨下静脉置管

锁骨下静脉是腋静脉的延续，起于第 1 肋的外侧缘，成人长约 3～4cm。前面是锁骨的内侧缘，在锁骨中点稍内位于锁骨与第 1 肋骨之间略向上向内呈弓形而稍向内下，向前跨过前斜角肌于胸锁关节处与颈内静脉汇合为无名静脉，再与内侧无名静脉汇合成上腔静脉。锁骨下静脉穿刺分为上路或下路，两种穿刺方法各有优劣。

一、超声引导下锁骨下静脉置管标准操作规范（表 13-3-1）

表 13-3-1　超声引导下锁骨下静脉置管标准操作规范

步骤	流程	图示	操作要点
（一）术前评估			
1	知情同意		① 核对医嘱及患者姓名和出生年月，推荐使用 PDA 核对医嘱及患者身份信息 ② 向患者说明锁骨下静脉置管术的目的和必要性，可能出现的并发症 ③ 签署手术同意书、宣教告知书
2	环境评估		环境清洁安全，光线充足，半小时前空气消毒，无人员走动
3	患者评估		① 全身情况：评估患者病情、意识及合作程度；血常规及出凝血时间，判断有无出血风险；胸部 CT、颈部超声等检查，有无上腔静脉压迫、颈部肿块等

步骤	流程	图示	操作要点
3	患者评估		② 局部情况：评估患者预置管部位皮肤完整性，有无红肿和硬结，是否符合穿刺要求；选择穿刺血管，超声检查评估穿刺血管的管径、深度，有无静脉瓣，避开动脉和神经等
4	自身评估		操作者着装整洁，无长指甲，洗手；戴口罩、手术帽
5	用物准备		① CVC 手术包（内含无菌手术衣、无菌大单、孔巾、中单及垫单各1件，无菌手套2副、纸尺2把、纱布数块、弯盘2个、棉球数个、超声保护罩和无菌耦合剂各1支等）；中心静脉导管包（内含穿刺针、导丝、扩张器、中心静脉导管各1个，5mL和10mL注射器各1支，缝线盒、刀片、输液接头、透明敷料各1个，孔巾，消毒用具等）；0.9%氯化钠注射液250mL 1瓶、肝素钠注射液1支、2%盐酸利多卡因1支、75%酒精、络合碘各1瓶，超声心电定位一体机1台 ② 用物齐全、质量合格、符合操作要求，仪器性能完好
	（二）导管置入		
6	再次核对		再次核对医嘱及患者信息
7	取手术体位		① 协助患者取平卧位，肩胛间垫枕，头后仰转向对侧，使锁骨上窝露出 ② 休克或血容量不足患者下肢抬高 ③ 心功能不全患者取半卧位

步骤	流程	图示	操作要点
8	选择穿刺部位	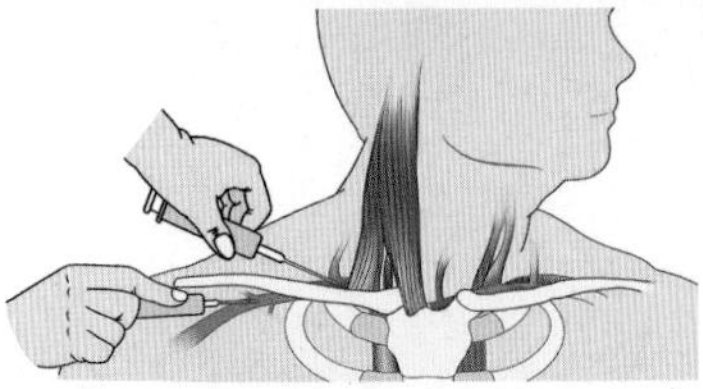	① 锁骨上路：以胸锁乳突肌锁骨头的外侧缘，锁骨上缘约 1.0cm 处为穿刺点 ② 锁骨下路：选择锁骨中内 1/3 交界点下方 1cm 处为穿刺点 ③ 超声探头可视化选择预穿刺部位，判断动静脉
9	测量导管预置长度	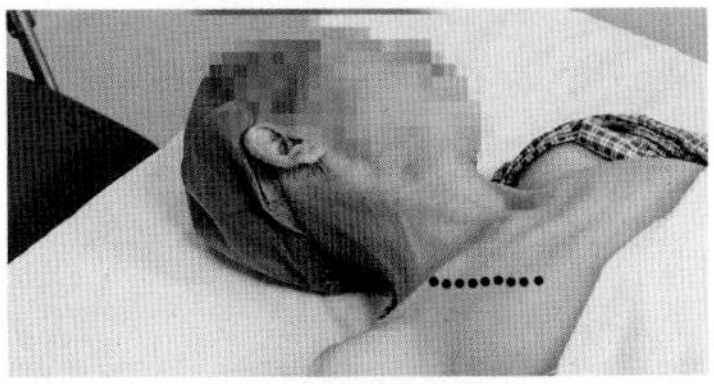	测量从预穿刺部位到右侧第三肋间隙底部的长度，为导管预置长度；记录
10	洗手	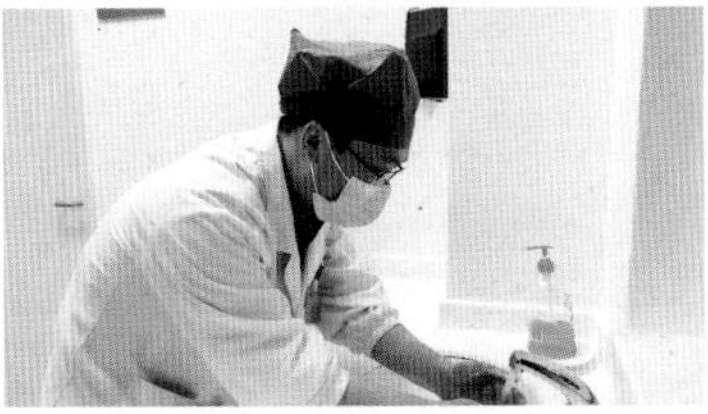	操作者洗手
11	打开置管包	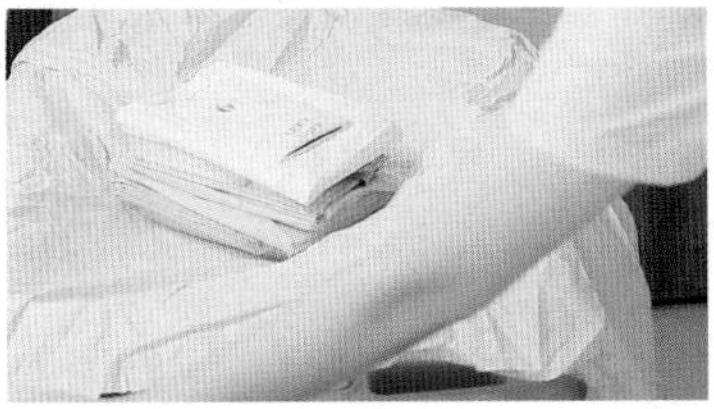	打开穿刺包，倒入酒精和络合碘
12	皮肤消毒	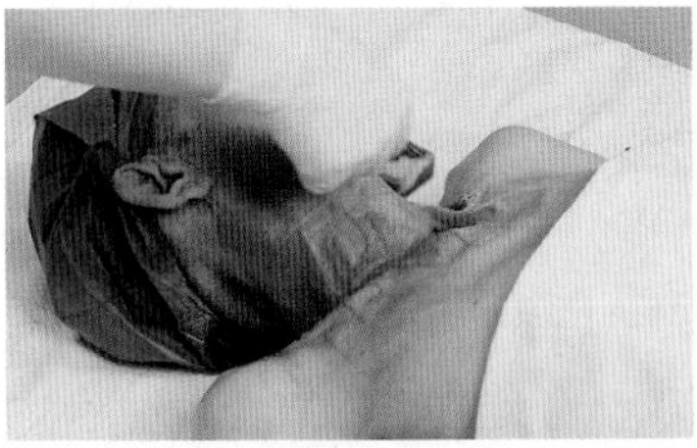	操作者使用 75% 酒精以穿刺点为中心消毒穿刺部位 3 遍，消毒直径 ≥ 20cm，同法使用络合碘消毒 3 遍
13	穿无菌手术衣	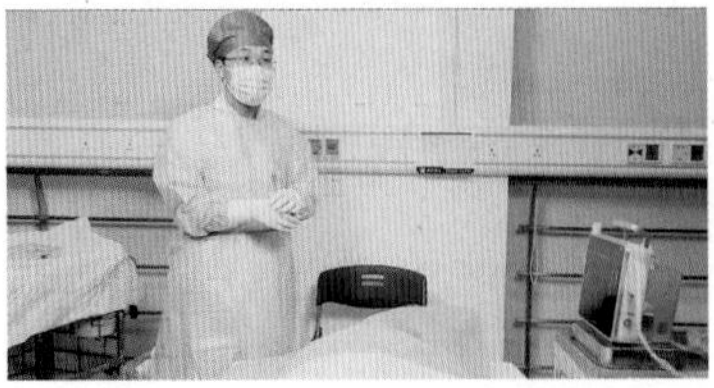	操作者脱手套、洗手、穿无菌手术衣、戴无菌手套

步骤	流程	图示	操作要点
14	建立最大无菌屏障	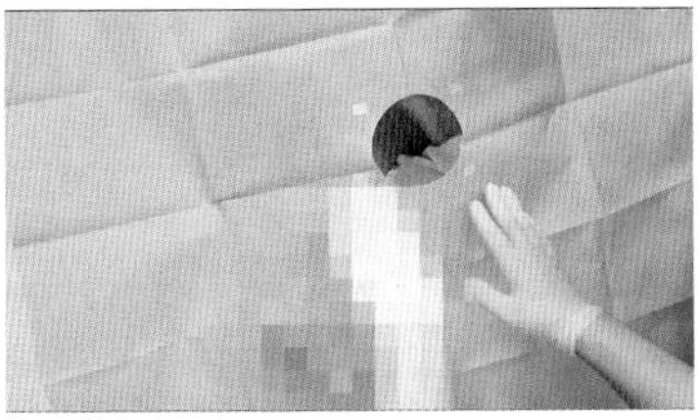	铺无菌大单、孔巾，建立最大无菌屏障
15	准备无菌手术用物	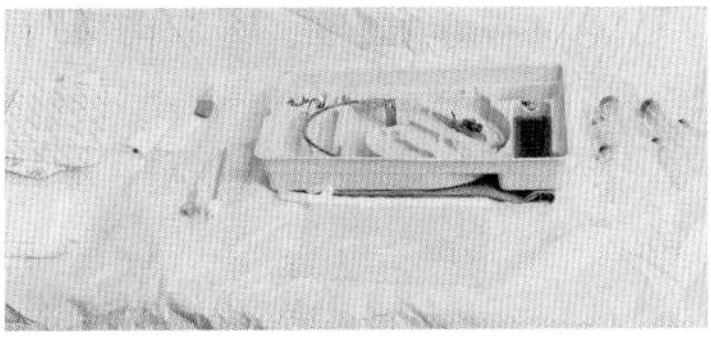	将无菌手术用物有序地摆放在无菌区域
16	预处理导管及附件	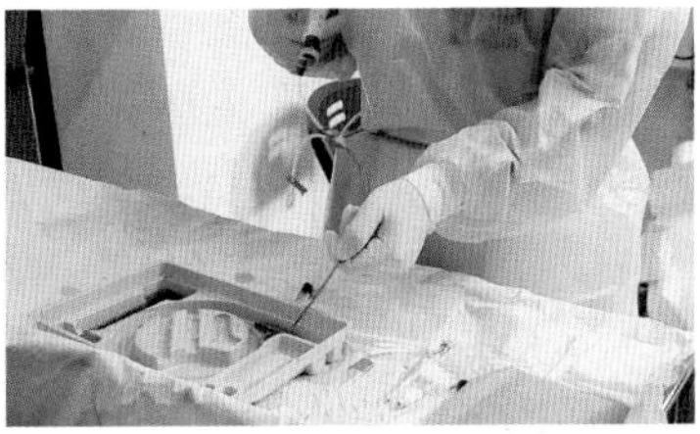	稀肝素钠注射液预充导管、穿刺针、引导导丝、扩张器、输液接头，并检查导管及附件完整性
17	备 2% 盐酸利多卡因	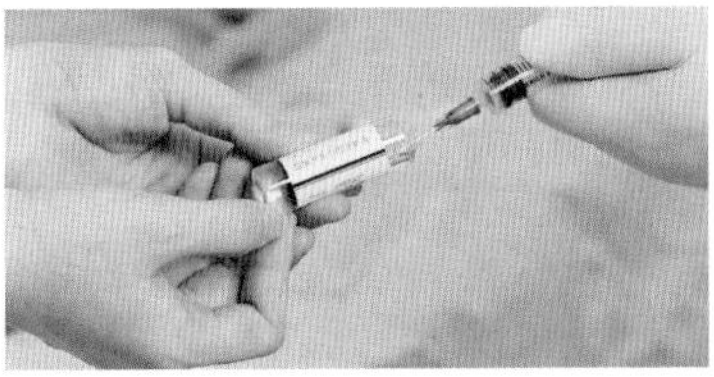	抽取 2% 盐酸利多卡因备用
18	探头套无菌保护罩	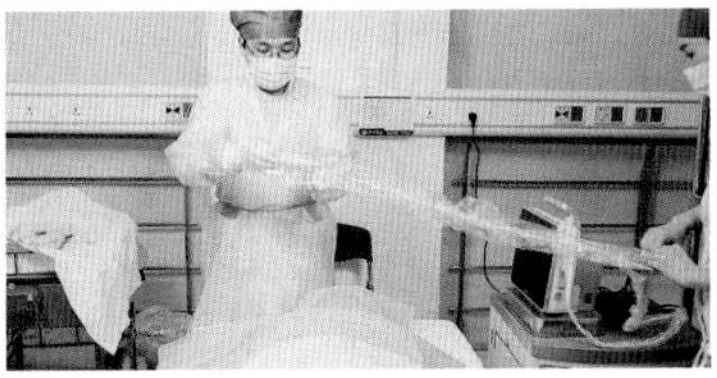	助手在探头上涂抹少许超声耦合剂，置管者套上无菌保护罩
19	血管定位	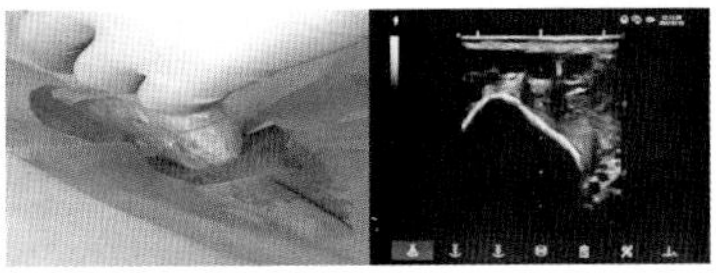	在预穿刺部位涂无菌超声耦合剂，用超声探头定位预穿刺静脉，确认静脉无搏动，可压缩
20	局部麻醉	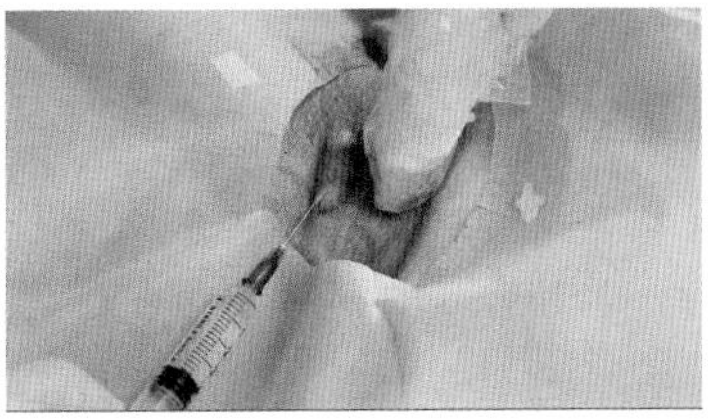	用 2mL 2% 盐酸利多卡因在穿刺点周围进行皮下局部麻醉

步骤	流程	图示	操作要点
21	静脉穿刺	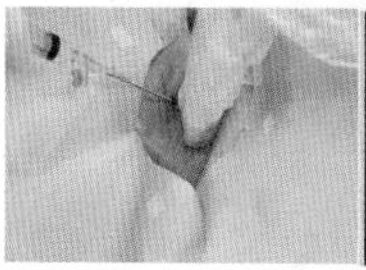 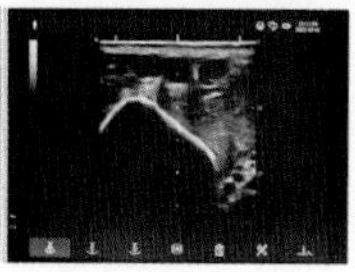	超声引导下进针，针尖对准静脉壁最中心的浅表区域，观察针尖进入静脉管腔
22	送导丝	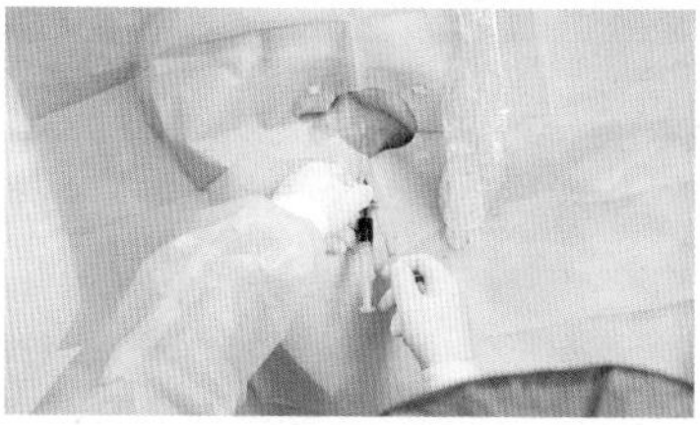	见回血后移去超声探头，固定针头不动，将导丝的 J 形末端引入针头并往里送入
23	撤穿刺针	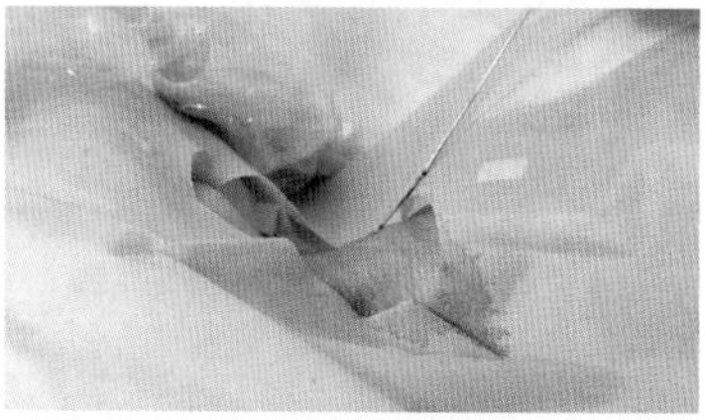	导丝进入血管内 10cm 左右小心地撤出穿刺针
24	送入扩张器扩皮	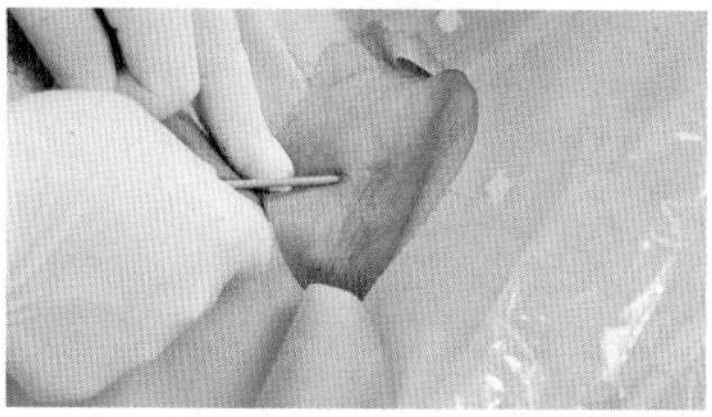	通过导丝插入扩张器，扩张器的用力方向与导丝的走向平行；当送入有明显的突破感后撤出扩张器
25	送导管	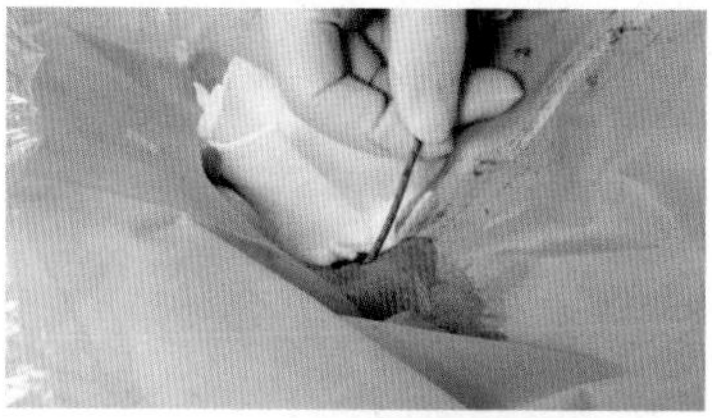	沿导丝引导送入中心静脉导管至预留长度
26	撤导丝	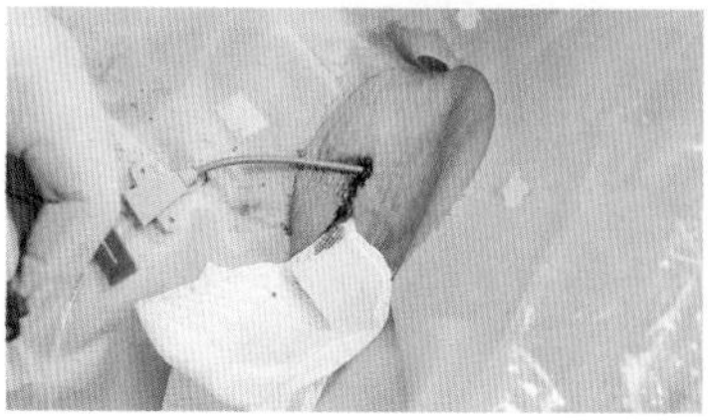	撤出导丝

步骤	流程	图示	操作要点
27	抽回血		回抽血液通畅，确定导管在血管内
28	冲封管		0.9%氯化钠注射液脉冲冲管，肝素钠封管注射液（10U/mL）正压封管
29	导管固定		① 缝线固定导管蝶翼 ② 10cm×12cm透明敷料以穿刺点为中心无张力粘贴，导管塑形，抚平贴膜，妥善固定 ③ 外贴导管标识，标记穿刺日期、操作者及导管体内长度
30	健康教育		告知术后及置管期间注意事项
31	记录		及时在电子病历、护理记录单、维护手册上记录置管信息

二、注意事项

（1）锁骨上路穿刺路径远离锁骨下动脉和胸膜腔方向，较为安全，且不经过肋间隙，送管阻力较小；但左侧穿刺容易损伤胸导管，进针点位于锁骨上窝，导管不易固定，不适宜用于携带永久起搏器的患者。锁骨下路穿刺部位位于锁骨下胸壁，较为平坦，便于消毒和导管固定，且不影响患者颈部活动，但有误伤锁骨下动脉、胸膜及肺组织的危险。

（2）注意判断动静脉，穿刺时需注意回血的颜色、观察取出注射器后血液回流压力，如呈波动性喷出，应考虑误穿动脉，需退针压迫 5～15min，若为导管损伤动脉应予加压包扎。

（3）5mL 注射器穿刺时，穿刺至 2.5～4cm 未见到回血，可带负压边回退，如仍然无回血，须将针回退至皮下，调整穿刺方向。

（4）导丝送入通常没有阻力，如遇阻力可更改导丝 J 形头朝向，或旋转穿刺针，以改变针尖开口方向，调整后仍有阻力，应再次回抽检查是否通畅，如不通畅时应调整穿刺深度，至回抽通畅。送导丝遇心律有变化，须回撤导丝，直到心律恢复正常。

（5）穿刺容易发生气胸、血胸、气栓等，因此在整个操作过程中，应注意观察患者的意识状态及生命体征的变化，随时询问患者有无不适。在操作时动作要轻柔，特别是重复穿刺时，为了防止出血压迫穿刺部位或刺中动脉行压迫止血时，用力要适当。

第四节　超声引导下颈内静脉置管

颈内静脉位于颈动脉的外侧，且稍靠前；行至甲状软骨水平，颈内静脉正好在胸锁乳突肌后面。若将锁骨作为底边、胸锁乳突肌胸骨端的外侧缘和锁骨缘的内侧缘，共同围成一个三角形，颈内静脉到达此三角形顶部时位置转浅，向下至锁骨后方，汇入锁骨下静脉。颈内静脉置管具有留置时间长、置管后患者的活动不受影响，相对不易造成血、气胸等优点，但操作不当易发生颈部血肿。

一、超声引导下颈内静脉置管标准操作规范（表 13-4-1）

表 13-4-1　超声引导下颈内静脉置管标准操作规范

步骤	流程	图示	操作要点
（一）术前评估			
1	知情同意		① 核对医嘱及患者姓名和出生年月，推荐使用 PDA 核对医嘱及患者身份信息 ② 向患者说明颈内静脉置管的目的和必要性，可能出现的并发症 ③ 签署置管知情同意及风险告知书

步骤	流程	图示	操作要点
2	环境评估		环境清洁安全，光线充足，半小时前空气消毒，无人员走动
3	患者评估		① 全身情况：评估患者病情、意识及合作程度；评估患者血常规及出凝血时间，判断有无出血风险；评估患者胸部CT、颈部超声等检查，有无上腔静脉压迫、颈部肿块 ② 局部情况：评估患者预置管部位皮肤完整性，有无红肿和硬结，是否符合穿刺要求；选择穿刺血管，超声评估穿刺血管的管径、深度，有无静脉瓣，避开动脉和神经等
4	自身评估		操作者着装整洁，无长指甲，洗手；戴口罩、手术帽
5	用物评估		① CVC手术包（内含无菌手术衣、无菌大单、孔巾、中单及垫单各1件，无菌手套2副、纸尺2把、纱布数块、弯盘2个、棉球数个、超声保护罩和无菌耦合剂各1支等）；中心静脉导管包（内含穿刺针、导丝、扩张器、中心静脉导管各1个，5mL和10mL注射器各1支，缝线盒、刀片、输液接头、透明敷料各1个，孔巾，消毒用具等）；0.9%氯化钠注射液250mL 1瓶、肝素钠注射液1支、2%盐酸利多卡因1支、75%酒精、络合碘各1瓶，超声心电定位一体机1台 ② 用物齐全、质量合格、符合操作要求，仪器性能完好

步骤	流程	图示	操作要点
（二）导管置入			
6	再次核对	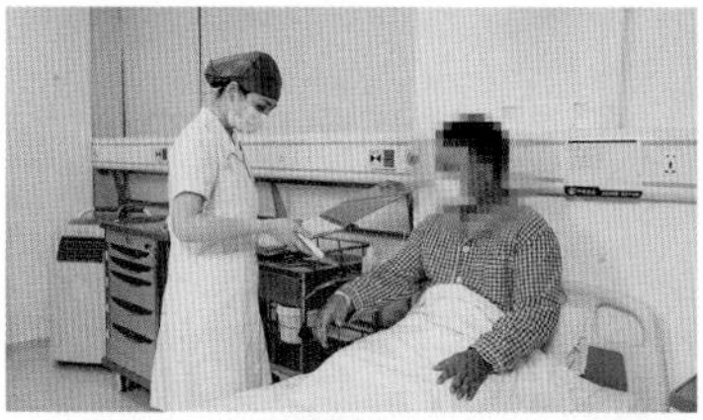	再次核对医嘱及患者信息
7	取手术体位	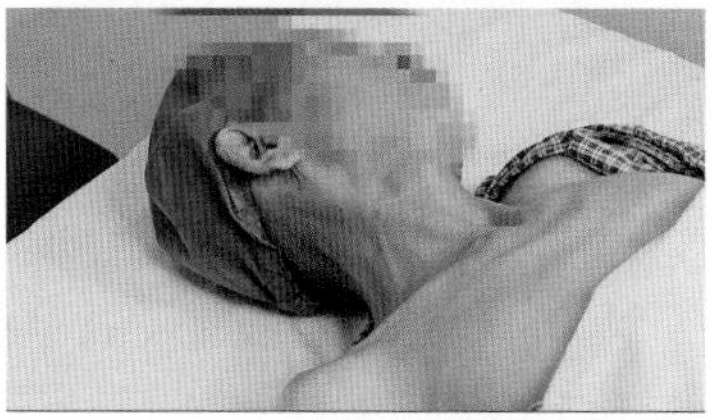	协助患者取仰卧位，去枕、头低15°～30°，偏向对侧45°，使颈内静脉充盈，利于穿刺
8	选择血管	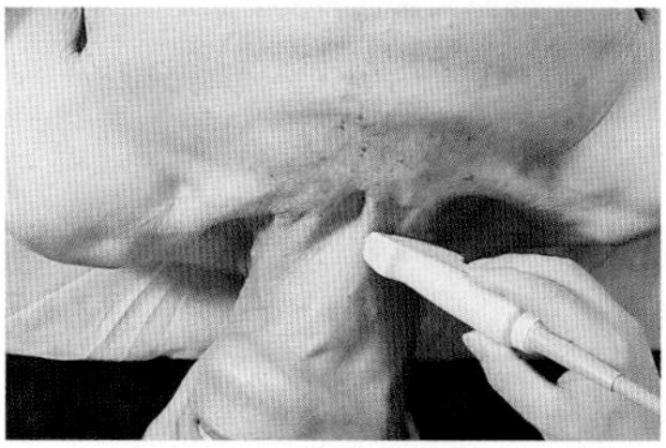	超声探头可视化选择预穿刺部位，颈内静脉穿刺以胸锁乳突肌的锁骨头、胸骨头和锁骨所形成的三角形的顶点为穿刺点
9	测量预置长度	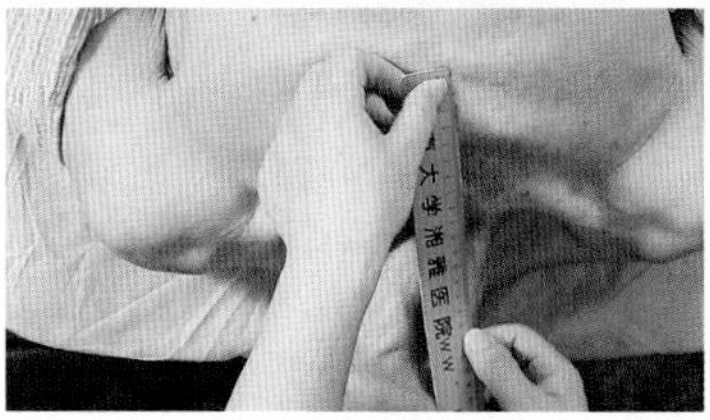	测量从预穿刺部位到右侧第三肋间隙底部的长度，为导管预置长度；并记录
10	洗手	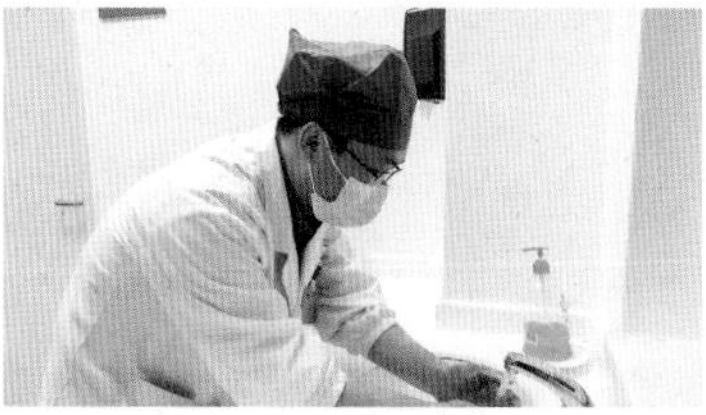	操作者洗手
11	打开置管包	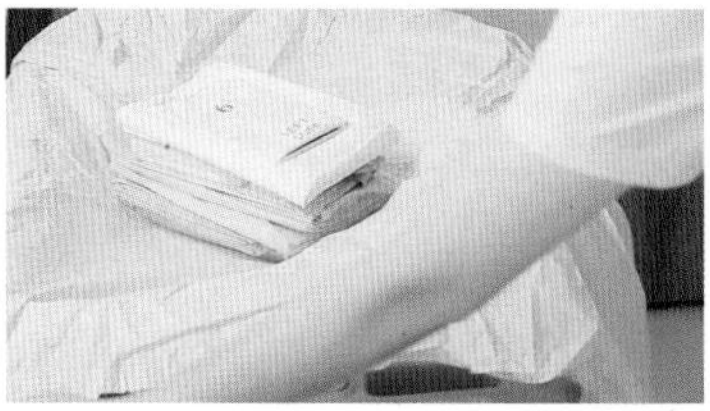	打开穿刺包，操作者戴无菌手套，倒入酒精和络合碘

步骤	流程	图示	操作要点
12	皮肤消毒	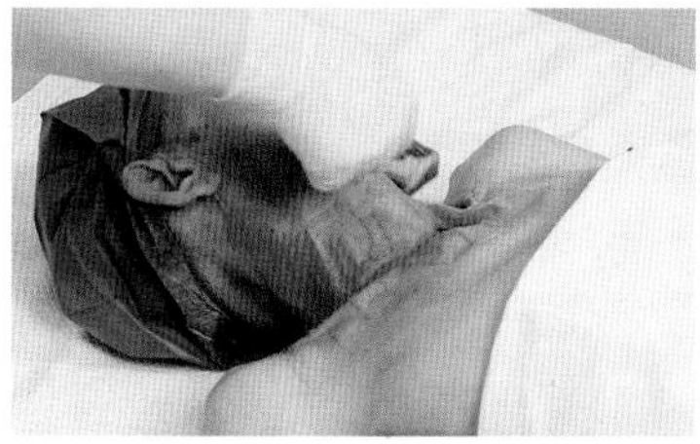	操作者使用 75% 酒精，以穿刺点为中心消毒穿刺部位 3 遍，消毒直径 ≥ 20cm，同法使用络合碘消毒 3 遍
13	穿无菌手术衣	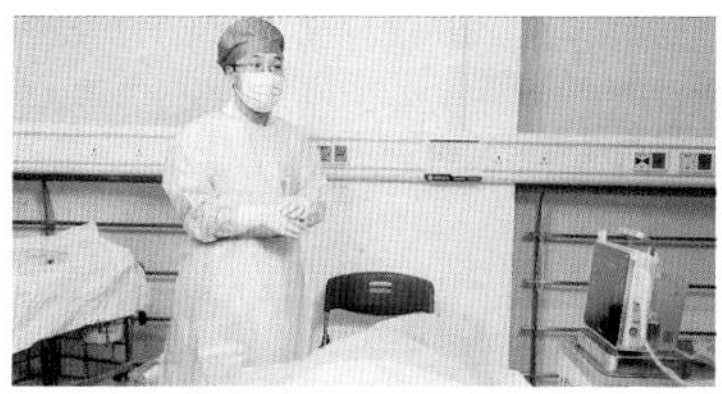	脱手套、洗手，穿无菌手术衣，戴无菌手套
14	建立最大无菌屏障	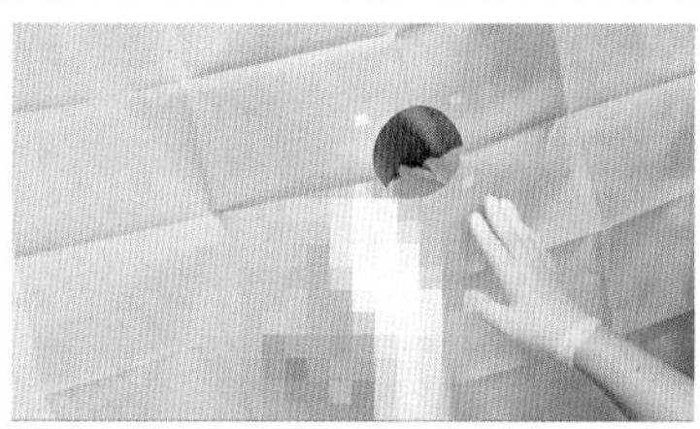	铺无菌大单、孔巾，建立最大无菌屏障
15	无菌手术用物准备	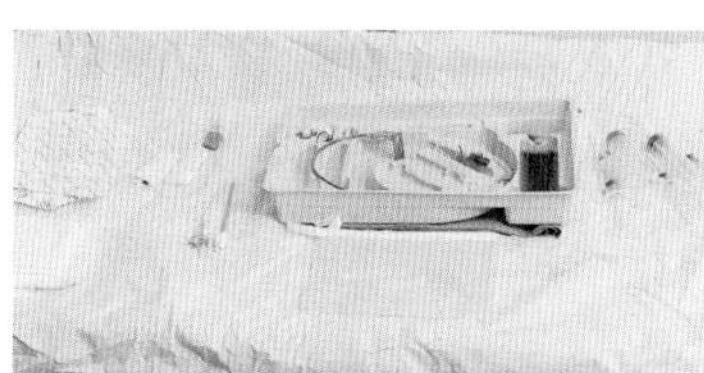	将无菌手术用物置入无菌区域
16	导管及附件预处理	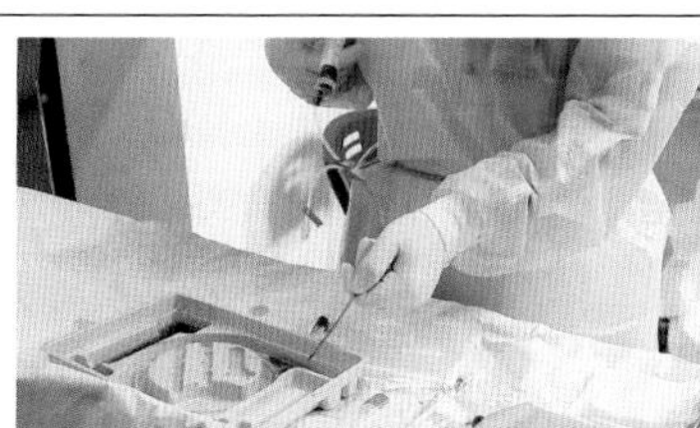	用稀释肝素钠注射液预充导管、穿刺针、引导导丝、扩张器、输液接头，并检查导管及附件完整性
17	超声探头准备	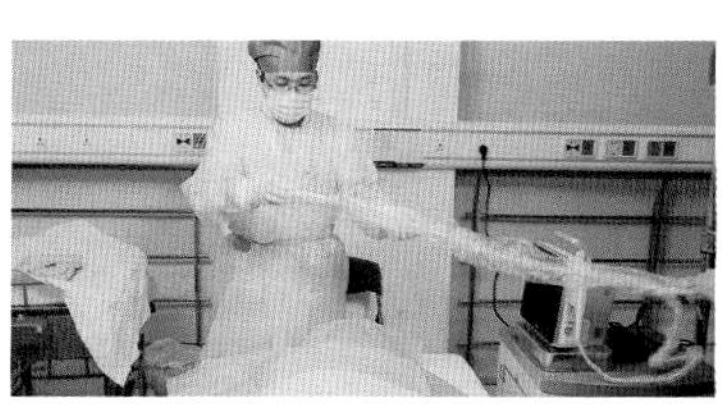	助手在探头上涂抹少许超声耦合剂，置管者套上无菌保护罩

步骤	流程	图示	操作要点
18	备 2% 盐酸利多卡因	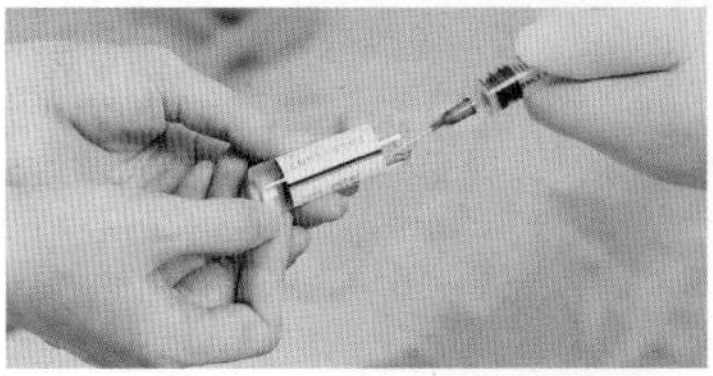	抽取 2% 盐酸利多卡因备用
19	血管定位	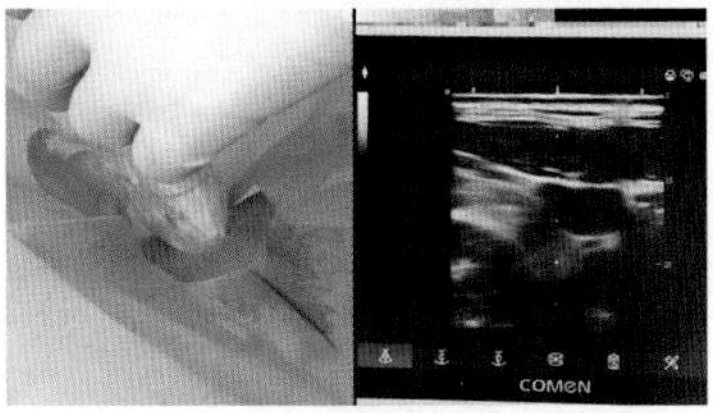	在预穿刺部位涂无菌超声耦合剂，用超声探头定位预穿刺静脉，确认静脉无搏动，可压缩
20	局部麻醉	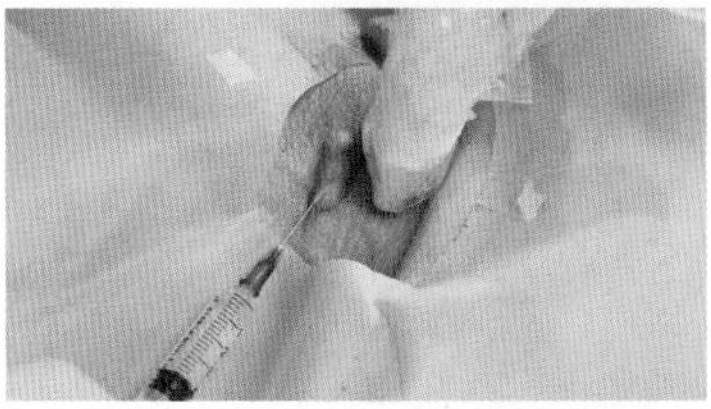	用 2mL 的 2% 盐酸利多卡因在穿刺点周围进行皮下局部麻醉
21	静脉穿刺	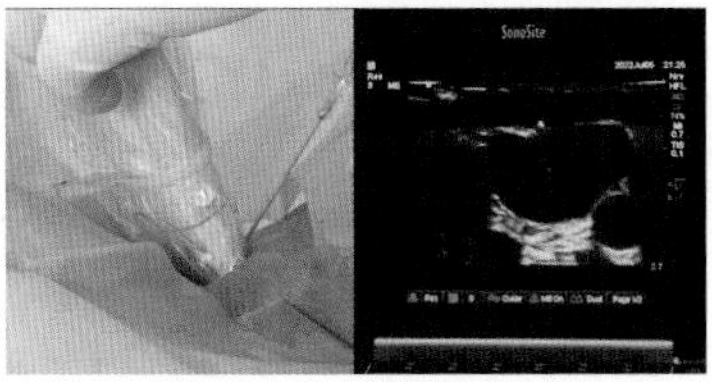	超声引导下进针，针尖对准静脉壁最中心的浅表区域，观察针尖进入静脉管腔
22	送导丝	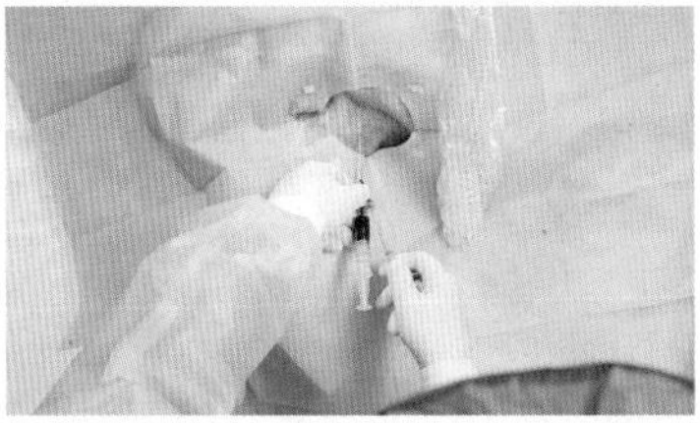	见回血后移去超声探头，固定针头不动，将导丝的 J 形头引入针头并往里送入
23	撤穿刺针	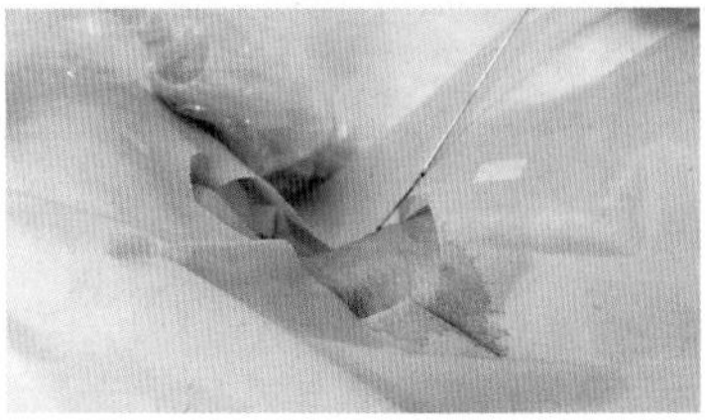	导丝进入皮下 10cm 左右小心地撤出穿刺针

步骤	流程	图示	操作要点
24	送入扩张器扩皮	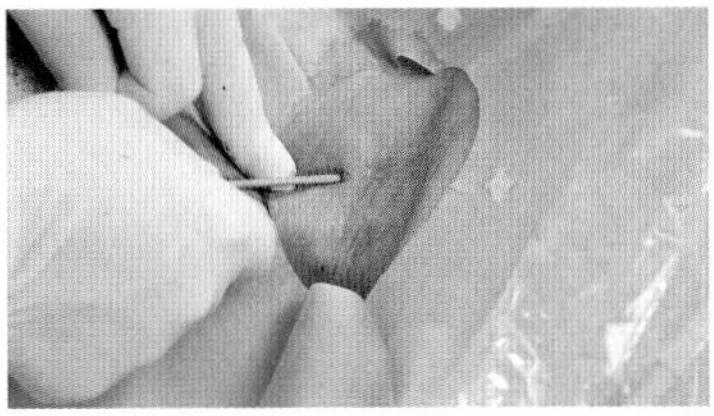	通过导丝插入扩张器，扩张器的用力方向与导丝的走向平行
25	撤出扩张器	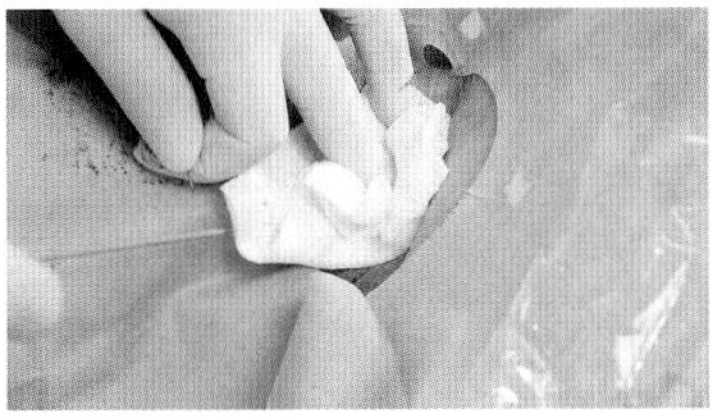	送入有明显的突破感后撤出扩张器
26	送导管	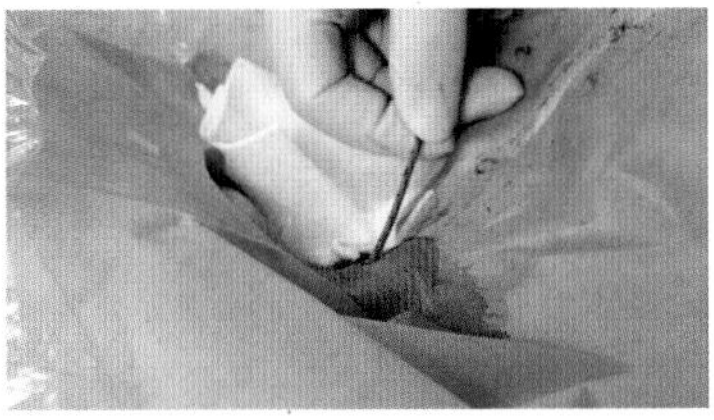	沿导丝引导送入中心静脉导管至预留长度
27	撤导丝	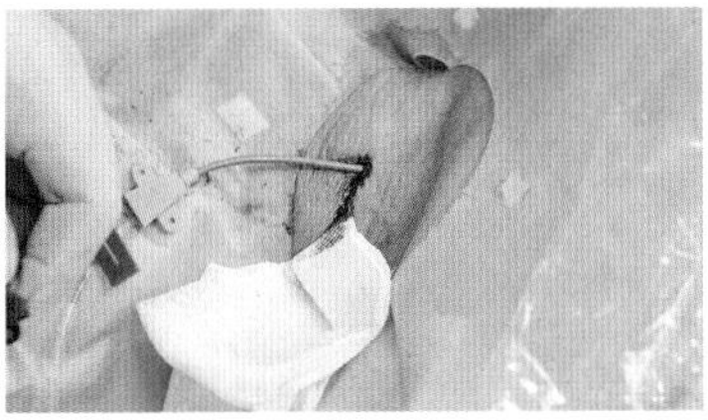	撤出导丝
28	抽回血	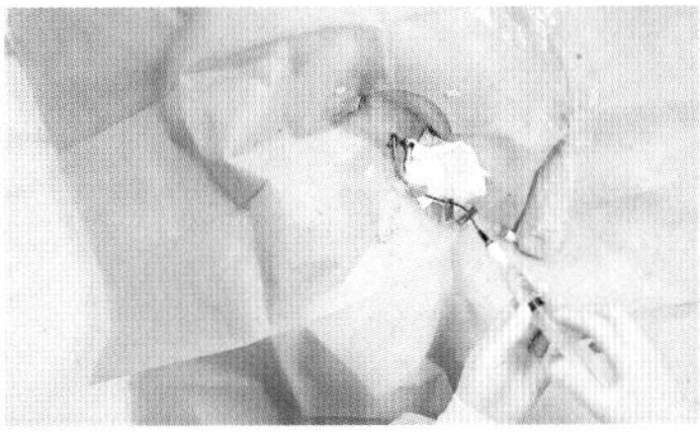	回抽血液，确认导管在血管内
29	冲封管	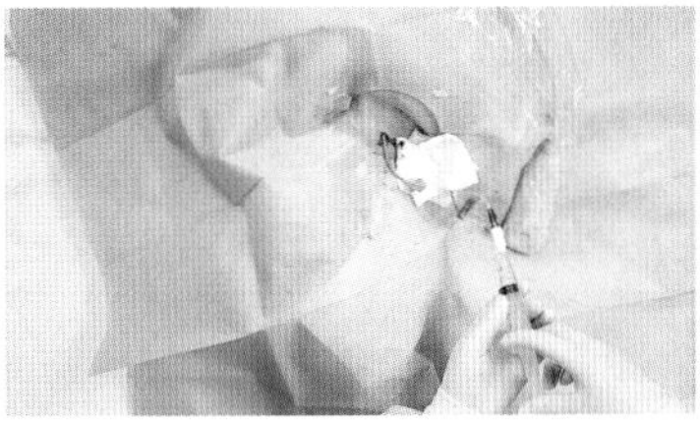	0.9%氯化钠注射液脉冲冲管，肝素钠封管液（10U/mL）正压封管

步骤	流程	图示	操作要点
30	导管固定		① 缝线固定导管 ② 10cm×12cm 透明敷料以穿刺点为中心无张力，覆盖导管，塑形、抚平、固定 ③ 外贴导管标识，注明导管名称、置管日期、体内体外长度、操作者
31	健康教育		进行颈内静脉置管患者健康教育，告知留置期间的注意事项
32	记录		记录颈内静脉置管信息

二、注意事项

（1）颈内静脉穿刺通常选择右颈内静脉，主要由于右颈内静脉位置较固定，体表解剖标志较明显，进入上腔静脉的行程短且直，便于行右心腔内的置管，无穿破胸导管致淋巴漏的危险。

（2）超声引导可精准识别动静脉，避免误伤动脉和神经，同时注意观察回血的颜色及观察取出注射器后血液回流压力，如呈波动性喷出，应考虑误穿动脉，需退针压迫 5～15min，若为导管损伤动脉应予加压包扎。

（3）导丝送入通常无阻力，如遇阻力可更改导丝 J 形头朝向，或旋转穿刺针，以改变针尖开口方向，调整后仍有阻力，应再次回抽检查是否通畅，如不通畅时应调整穿刺深度至回抽通畅。送导丝遇心律变化，应立即回撤导丝，直到心律恢复正常，必要时使用抗心律失常药物。

（4）操作过程中，注意观察患者的意识状态及生命体征的变化，随时询问患者有无不适。操作时动作要轻柔，特别压迫止血时，用力要适当。

（5）只有耐高压材质导管才能高压推注造影剂。

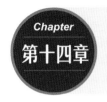

第十四章　经外周静脉置入中心静脉导管

第一节　概述

一、定义

经外周静脉置入中心静脉导管（peripherally inserted central catheter，PICC）指经上肢贵要静脉、肘正中静脉、头静脉、肱静脉、颈外静脉（新生儿还可通过下肢大隐静脉、头部颞静脉、耳后静脉等）穿刺置管，导管尖端位于上腔静脉或下腔静脉与右心房交界处。PICC 见图 14-1-1。

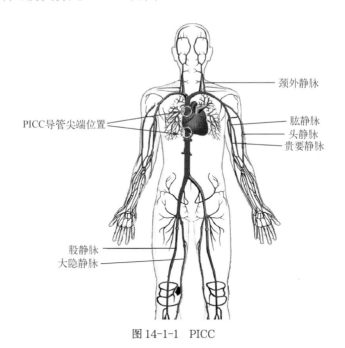

图 14-1-1　PICC

二、目的

（1）建立静脉通路，用于中、长期静脉输液治疗。

（2）保护静脉，减少频繁穿刺给患者带来的痛苦。

（3）减少刺激性和腐蚀性药物对血管的刺激，减少药物外渗对机体的损害。

（4）减少导管相关并发症。

（5）提高患者的生活质量。

三、适应证

（1）需长期反复输注发疱性、刺激性药物。

（2）需长期肠外营养支持，如短肠综合征患者。

（3）外周静脉条件差，需要长期静脉输液治疗者。

（4）需要反复输注血液制品者。

（5）需要频繁血液采样监测者。

四、禁忌证

（1）对导管材质过敏。

（2）预置管手臂有水肿或淋巴结回流障碍。

（3）合并严重基础疾病，不能耐受或配合手术。

（4）存在严重的不可纠正的出凝血功能障碍。

（5）预置入部位近期有放疗史及血管外科手术史。

（6）预置入血管有血栓形成史。

（7）全身或手术部位局部感染、菌血症、败血症。

（8）有上腔静脉阻塞综合征患者，避免经上腔静脉通路置管。

五、健康教育

（1）固定　应保持穿刺点周围局部皮肤清洁、干燥及敷料的完整性和密闭性；当敷料有卷曲、松动、潮湿、污染、浸水等情况时，应及时更换。

（2）活动　①置管侧肢体避免剧烈、过度的活动。②术后 24h 抬高置管侧肢体，促进静脉回流。③避免向置管侧侧卧，衣袖及衣袖口不宜过紧，以免影响静脉回流，引起肢体肿胀。④避免压迫、牵拉 PICC，宜用弹力网套或弹力袜固定，保护 PICC 体外部分，防止将导管脱出。⑤当剧烈咳嗽、弯腰时，可将置管侧手臂举高，以免因胸腔压力突然增高导致血液反流入导管，引起堵管。

（3）洗浴　①避免直接淋浴，淋浴前宜用专用装置或塑料保鲜膜缠绕 2～3 圈，保护导管。②应避免盆浴、泡浴，以免引起导管相关性感染等。

（4）导管维护　① PICC 留置使用时间不应超过导管说明书推荐使用时间。②治疗期间，不应自行调节滴注速度，输液管内液体不应滴空。③治疗间歇期，应定期到医院由专业护士进行导管维护。④应妥善保管好 PICC 维护手册及健康教育单，每次维护时，应携带维护手册，以便护士进行评估和维护记录用。⑤应由受过专业培训的医护人员拔管，严禁非专业人员拔管；拔管后穿刺点应密封至少24h。⑥出现异常情况，应及时就医。

（5）风险防控　由于个体差异，带管期间，即使在正常使用和维护的情况下，也可能发生意外及并发症，包括但不限于：①滴注速度减慢或不滴或导管内回血等。②穿刺点渗液、渗血或出血、血肿等。③接头与导管分离。④突发呼吸困难、胸闷、胸痛。⑤导管脱出、异位、打折、堵塞等。出现以上情况，应立即就医。

第二节　新生儿大隐静脉 PICC 置管

新生儿 PICC 置管（图 14-2-1）指经患儿下肢大隐静脉、上肢贵要静脉、肘正中静脉、头静脉、头部颞静脉、耳后静脉等穿刺置管的中心静脉导管，导管尖端位于上腔静脉或下腔静脉与右心房交界处。新生儿首选大隐静脉 PICC 置管。

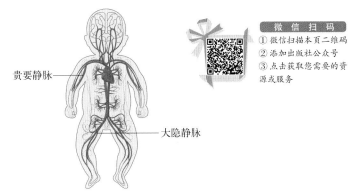

贵要静脉

大隐静脉

图 14-2-1　新生儿 PICC 置管

一、新生儿大隐静脉 PICC 置管标准操作规范（表 14-2-1）

表 14-2-1　新生儿大隐静脉 PICC 置管标准操作规范

步骤	流程	图示	操作要点
（一）术前评估			
1	知情同意		① 向患儿家属告知置入 PICC 的目的、优点、方法、过程、维护及可能出现的并发症及其风险 ② 使患儿家属充分知情并理解后签署置管同意书

步骤	流程	图示	操作要点
2	环境评估		层流病房置管，环境清洁，安全，光线充足
3	患者评估		① 核对医嘱及患儿姓名、ID 号、手腕带信息 ② 全身评估：查看病例，了解患儿胎龄、体重、出生日龄、病情、治疗方案、既往手术、血常规等 ③ 局部评估：检查患儿穿刺部位皮肤，局部有无红肿、硬结、疼痛，是否符合穿刺要求，选择穿刺静脉及穿刺部位，早产儿优选下肢静脉，下肢静脉首选大隐静脉
4	自身评估		操作者洗手，着装整洁，仪表端庄，无长指甲，戴口罩、手术帽
5	用物评估		① 一次性使用经外周置入中心静脉导管套装（含 PICC、可撕穿刺针、无菌手术衣、无菌手套、消毒棉球、镊子、纸尺、垫单、纱布、大单、孔巾等），透明敷料 1 张、无菌输液接头 1 个，络合碘、75% 酒精各 1 瓶，20mL 注射器 3 支、0.9% 氯化钠 100mL 注射液 1 瓶、卷尺 1 把、笔 1 支、导管标识 1 个、压脉带 1 根 ② 用物齐全、质量合格、符合操作要求

步骤	流程	图示	操作要点
（二）导管置入			
6	选择血管	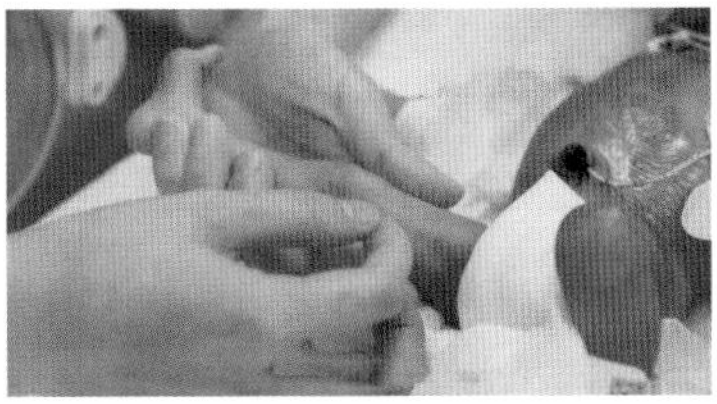	协助患儿取仰卧位，下肢与躯干呈一直线，确定穿刺部位
	测量导管预置长度	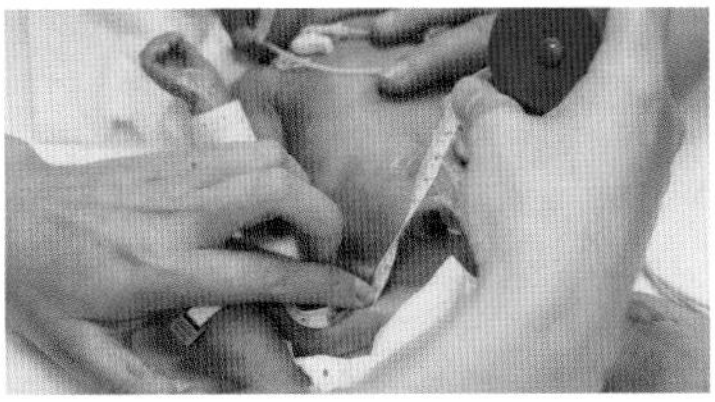	测量预穿刺点到腹股沟中点，经脐部右侧再到剑突的距离连线之和为导管预置长度
7	测量腿围	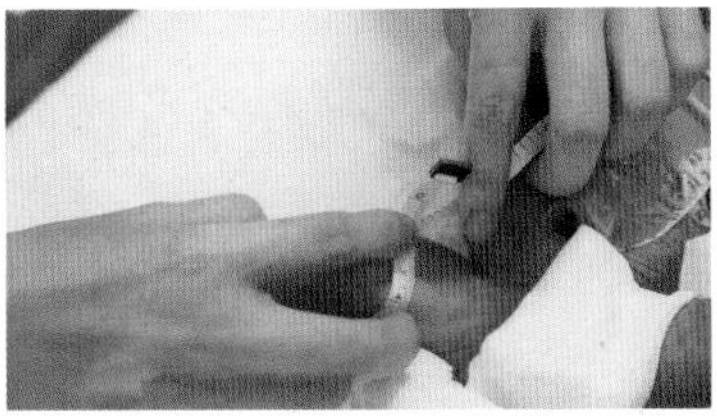	测量双侧腹股沟中点与髌骨上缘中点连线 1/2 处大腿周径为腿围
	记录	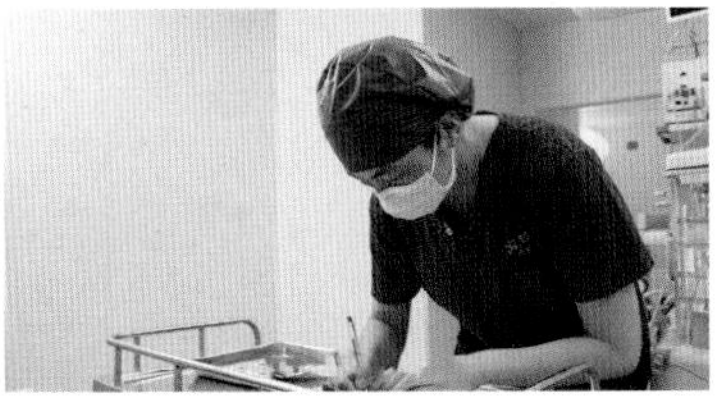	记录预测导管长度及腿围
8	穿无菌手术衣	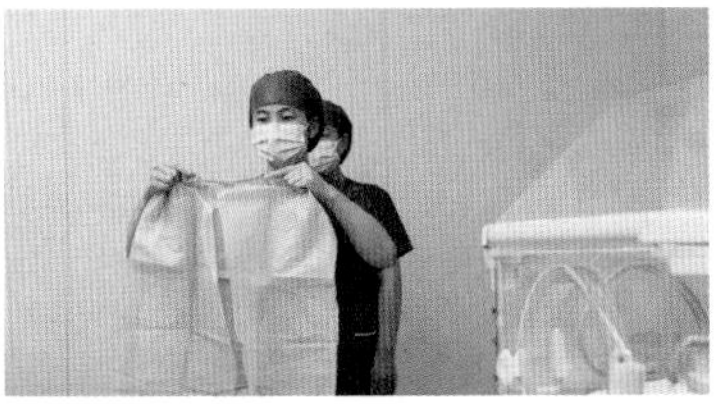	操作者洗手、穿无菌手术衣、戴无菌手套
9	准备无菌用物	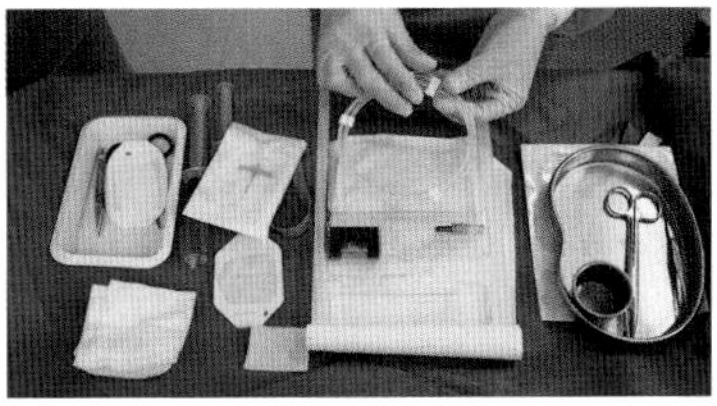	助手按无菌原则依次投递一次性无菌物品，操作者将无菌用物摆放有序

步骤	流程	图示	操作要点
10	皮肤消毒		① 助手洗手、打开温箱门，协助约束患儿 ② 辅助操作者在患儿肢体下垫无菌棉垫，使用络合碘棉球擦拭消毒皮肤3遍，范围为穿刺侧整侧肢体，上至腹股沟及其脐以下局部皮肤
11	建立最大无菌屏障		操作者铺无菌孔巾，并用持物钳固定，建立最大的无菌屏障
12	预处理导管及附件		① 0.9% 氯化钠注射液预充导管、穿刺针、输液接头，并检查导管及附件完整性 ② 修剪小纱条或藻酸钙敷料备用
13	辅助操作者穿无菌衣		辅助操作者洗手、穿无菌衣、戴无菌手套
14	静脉穿刺		操作者扎压脉带，固定穿刺侧肢体，绷紧皮肤及血管，根据血管深浅度选择5°～30°角缓慢进针
15	送插管鞘		见回血后放低角度，再进针少许，固定钢针往前送鞘，松开压脉带

步骤	流程	图示	操作要点
16	撤出穿刺针	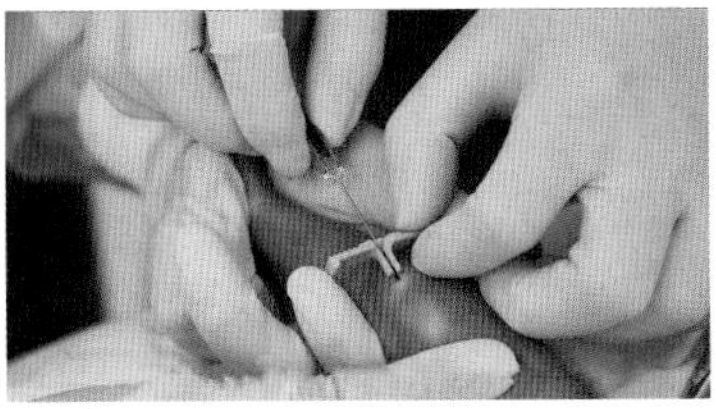	固定插管鞘，压紧插管鞘前端血管，撤出穿刺针
17	送导管	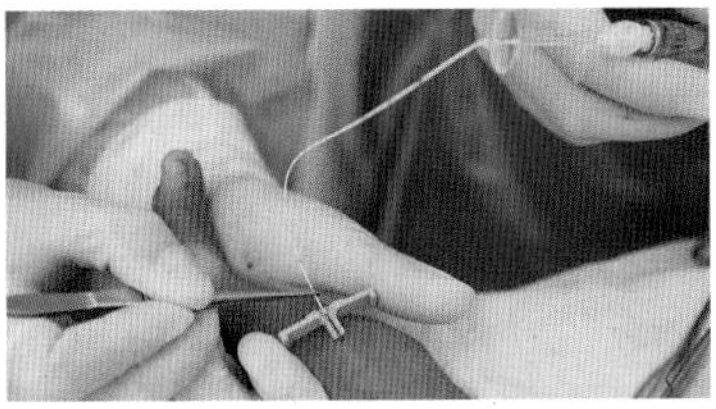	用镊子缓慢匀速送入导管，切忌暴力送管，送至预置长度
18	撤出插管鞘	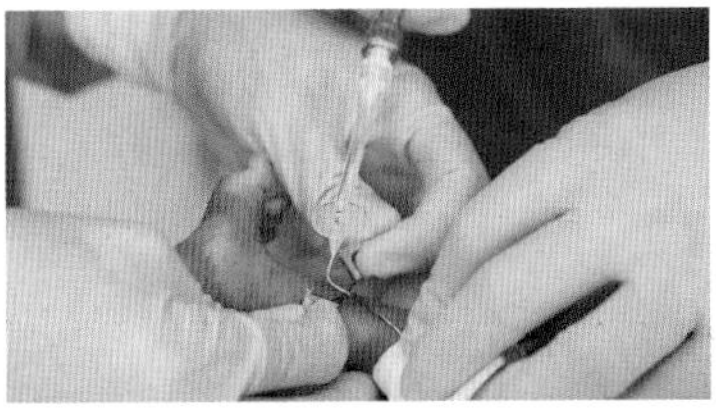	① 抽回血，确认导管在血管内后从静脉内退出插管鞘、撕裂并移出插管鞘 ② 均匀、缓慢地将剩余的导管送至预定长度
19	抽回血	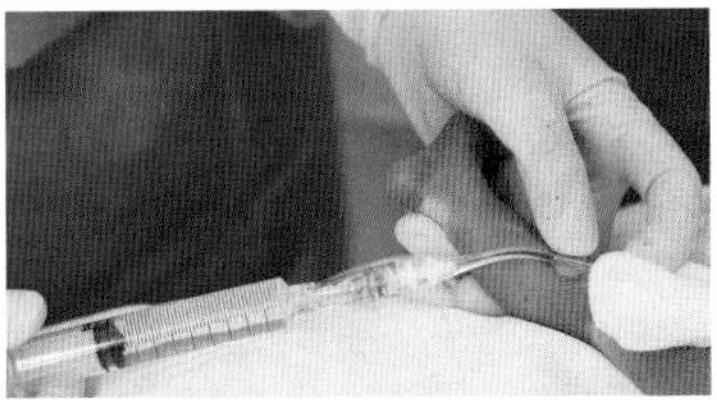	抽回血，确定导管在血管内
20	冲封管	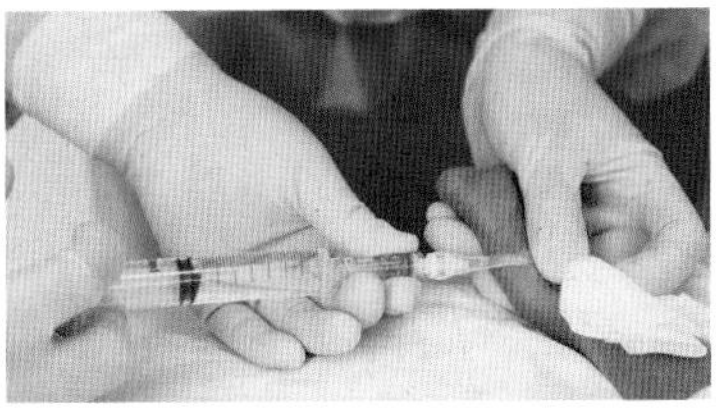	0.9% 氯化钠注射液脉冲冲管，并正压封管
21	导管固定	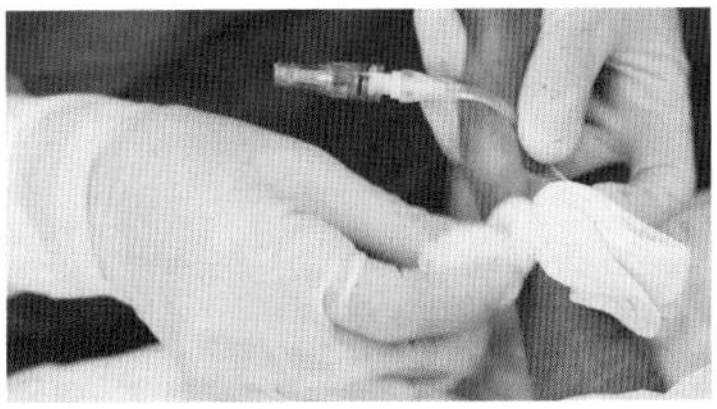	① 0.9% 氯化钠注射液纱布清洁局部皮肤，再次核对导管置入长度，将体外导管放置成 S 状弯曲

步骤	流程	图示	操作要点
21	导管固定	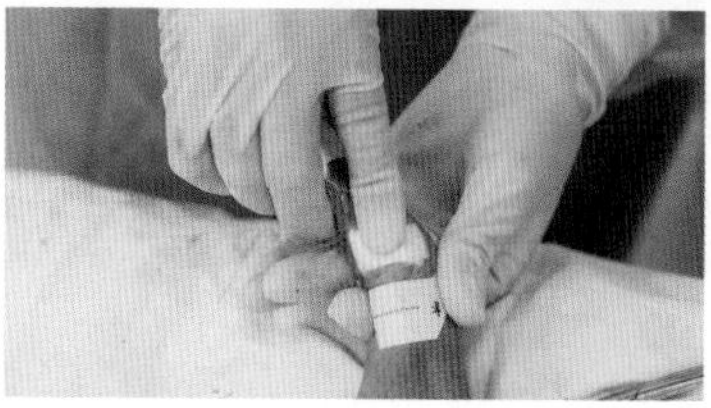 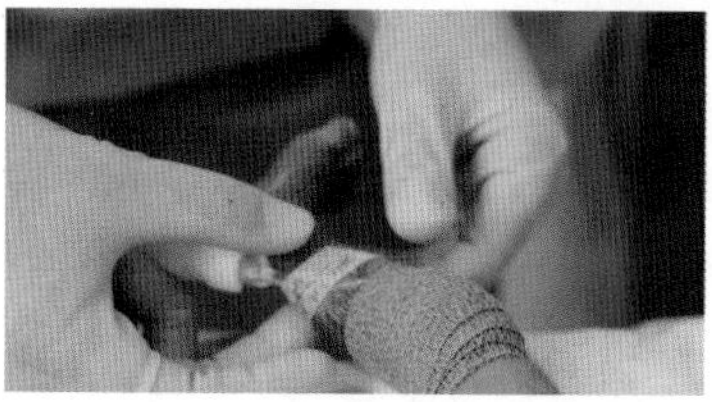	② 穿刺点上方放置小方纱或藻酸钙敷料，无张力覆盖透明敷料，导管塑形、抚平敷料，注意敷料下缘与圆盘下缘平齐 ③ 外贴 PICC 标识：注明操作者、置管日期，导管体内外长度，腿围；必要时在穿刺点外用棉球和弹力绷带加压包扎
22	整理床单位	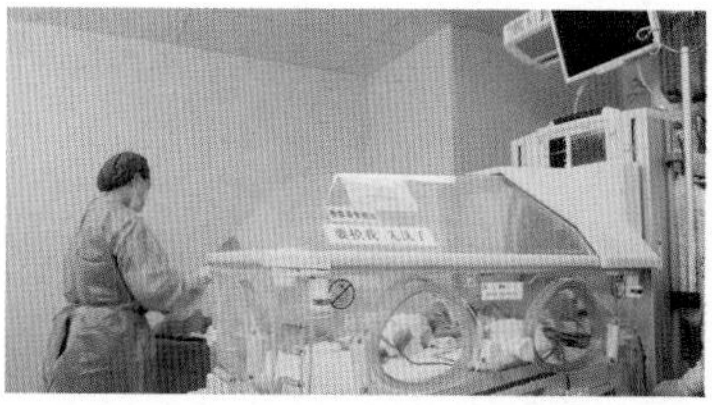	操作者整理床单位，关温箱门，分类处理垃圾
23	X 线定位	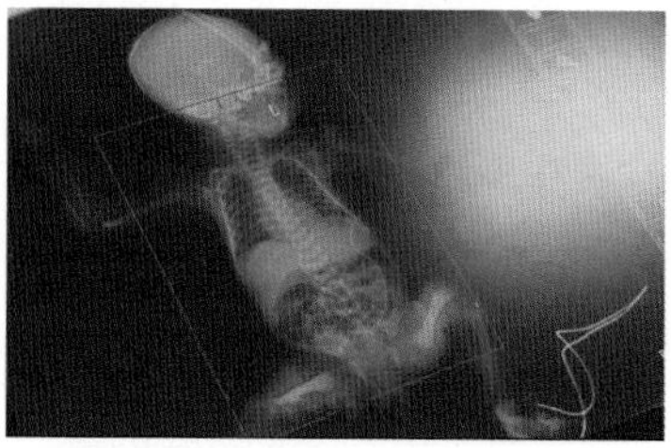	床旁 X 线定位，确定导管尖端位置，下肢置管导管尖端位于横膈膜水平以上的下腔静脉
24	记录	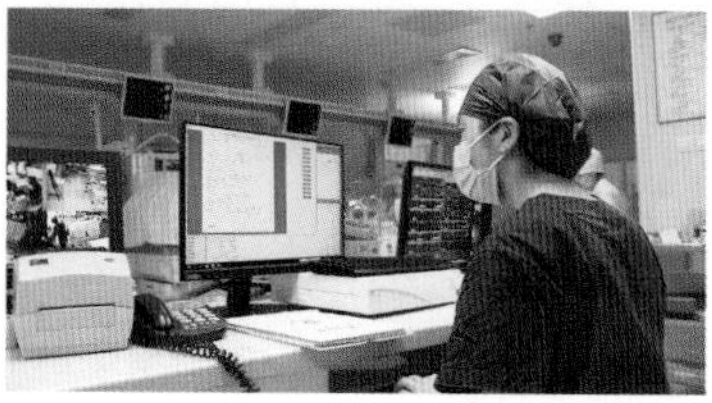	填写 PICC 穿刺记录单、维护手册、护理记录单

二、注意事项

（1）术前充分评估患儿全身及局部情况，严格掌握 PICC 置管适应证和禁忌证，选择适宜的患儿进行 PICC 置管。

（2）置管前务必与患儿家属或法定委托人谈话，取得知情同意，签署知情同意及风险告知书。

（3）新生儿 PICC 置管优先选择经下肢静脉置管，下肢置管时首选大隐静脉。

（4）严格无菌非接触技术进行置管操作，建立最大化无菌屏障，减少导管血流感染发生。

（5）新生儿推荐使用络合碘，避免使用碘酊，因为其对新生儿有潜在的有害影响；由于皮肤有化学灼伤危险，应谨慎使用水性或醇基氯己定；推荐 PICC 置管后，使用 0.9% 氯化钠注射液清洗皮肤上残留的消毒液。

（6）轻柔匀速缓慢送入导管，如送管困难，不可强行推进，防止损伤血管。

（7）PICC 置管过程中严密观察患儿病情变化与反应。

第三节　儿童股静脉 PICC 置管

幼儿患者外周血管条件差，容易躁动，为提高穿刺成功率，减少置管时间，股静脉置管不失为一个较好的选择。股静脉上段位于股三角内，股三角内有股神经、股动脉及其分支、股静脉及其属支和腹股沟淋巴结等。股动脉居中，外侧为股神经，内侧为股静脉。触摸到股动脉的搏动，选择内侧 0.5cm 进针即可成功穿刺股静脉。

一、儿童股静脉 PICC 置管标准操作规范（表 14-3-1）

表 14-3-1　儿童股静脉 PICC 置管标准操作规范

步骤	流程	图示	操作要点
（一）术前评估			
1	知情同意		① 向患儿家属说明置管的目的和必要性、优点及可能出现的并发症 ② 签署 PICC 置管知情同意及风险告知书

步骤	流程	图示	操作要点
2	环境评估		环境清洁安静、光线充足，半小时前空气消毒，无人员走动，调节适宜室温
3	患儿评估		① 核对医嘱及患儿姓名和出生年月，推荐使用 PDA 核对医嘱及患儿身份信息 ② 全身情况：评估患儿意识状态、合作程度、病情、病史、治疗方案、药物性质、放疗史，了解患儿有无血管外科手术，有无麻醉药过敏史，有无上腔静脉压迫、出凝血功能障碍
			① 局部情况：评估预置管部位皮肤，有无红肿和硬结，是否符合穿刺要求 ② 取得患儿配合，必要时遵医嘱镇静镇痛、进行四肢约束
4	自身评估		操作者洗手、着装整洁，仪表端庄；无长指甲；戴口罩、手术帽
5	用物评估		① 一次性使用经外周置入中心静脉导管套装（含 PICC、可撕穿刺针、无菌手术衣、无菌手套、消毒棉球、镊子、纸尺、垫单、纱布、大单、孔巾等），10cm×10cm 透明敷料 1 张、输液接头 1 个、络合碘 1 瓶、75% 酒精 1 瓶、10mL 注射器 3 支、0.9% 氯化钠 100mL 1 瓶、卷尺 1 把、笔 1 支、导管标识 1 个、压脉带 1 根 ② 用物齐全、质量合格、符合操作要求

步骤	流程	图示	操作要点
（二）导管置入			
6	体位摆放	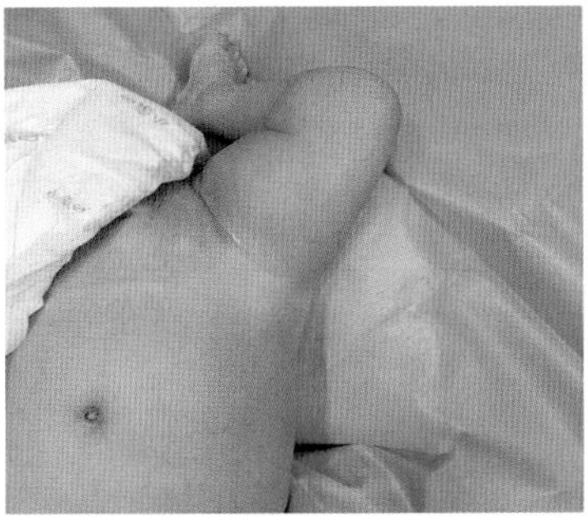	① 再次核对医嘱 ② 协助患儿取平卧位，穿刺侧臀下垫小枕，膝关节屈曲成直角位，并做好标记
7	测量导管预置长度	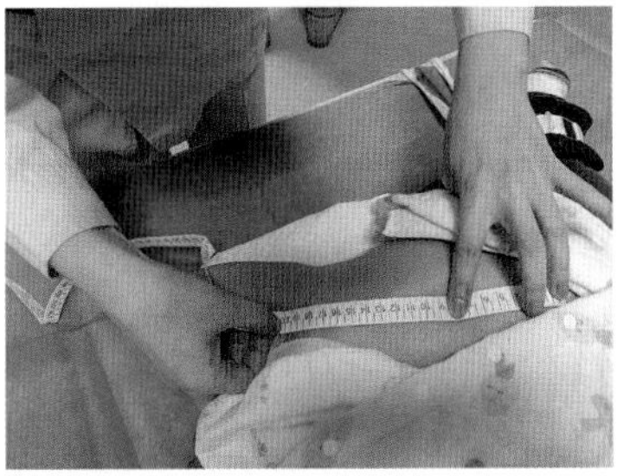	预置入血管内长度：预穿刺部位至肚脐再到剑突的距离连线之和
	测量腿围	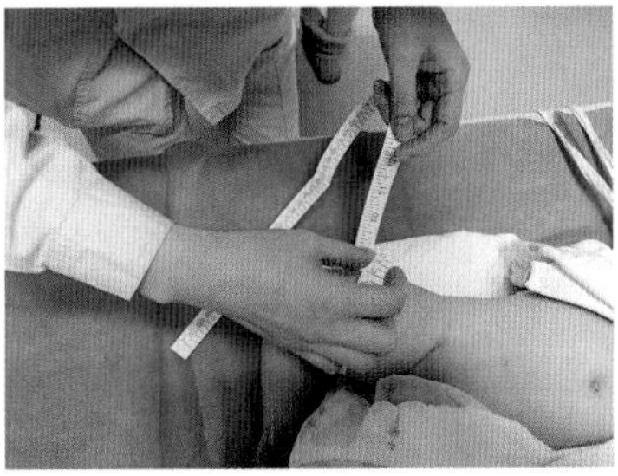	测量双侧腹股沟中点与髌骨上缘中点连线 1/2 处测大腿周径
	记录长度	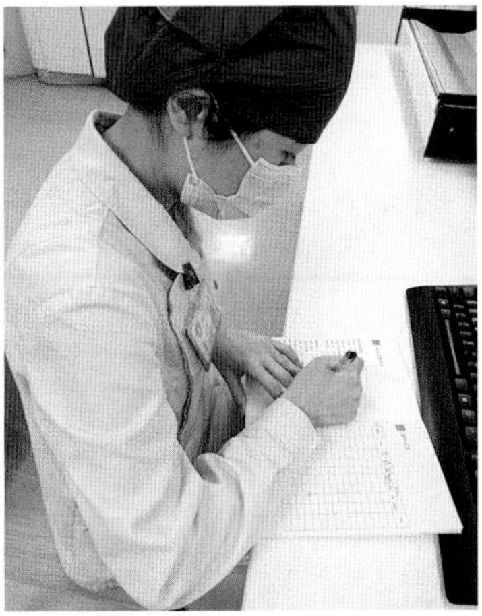	记录预测导管长度及双侧腿围

步骤	流程	图示	操作要点
8	皮肤消毒	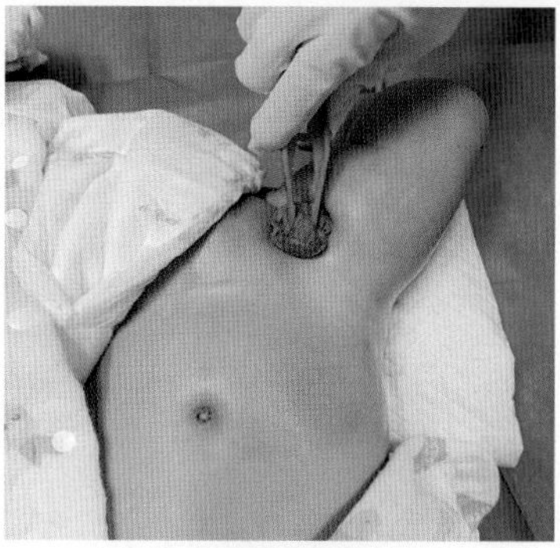	① 洗手、打开置管包、戴手套，在术侧肢体下方垫无菌单 ② 以穿刺点为中心，使用75%酒精擦拭消毒穿刺点及周围皮肤3遍，消毒直径≥20cm，同法使用络合碘消毒3遍
9	穿无菌手术衣	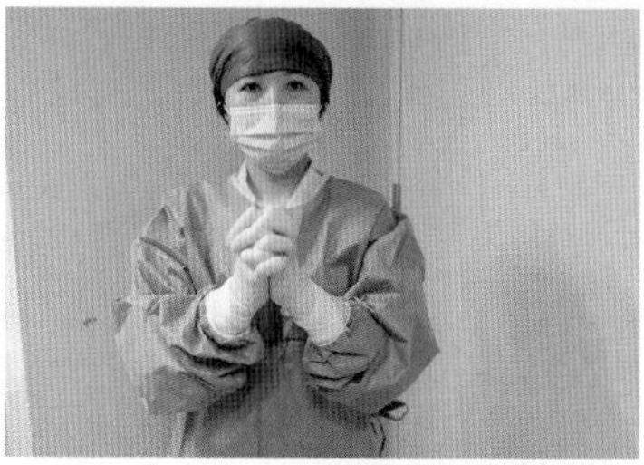	操作者脱手套、洗手，穿无菌手术衣，戴无菌手套
10	建立最大无菌屏障	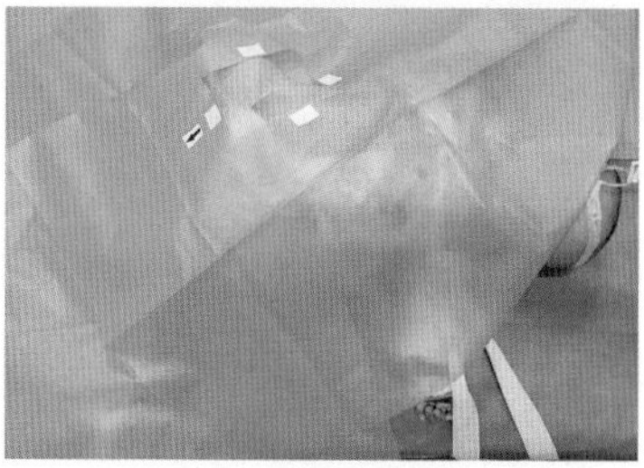	① 穿刺部位下方垫无菌巾 ② 穿刺部位上方铺无菌大单、孔巾，建立最大无菌屏障
11	准备无菌手术用物	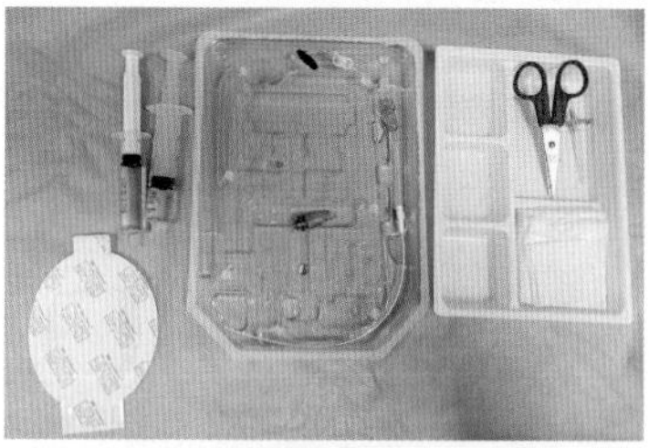	助手依次投递无菌用物，操作者将无菌用物摆放整齐
12	导管及附件预处理	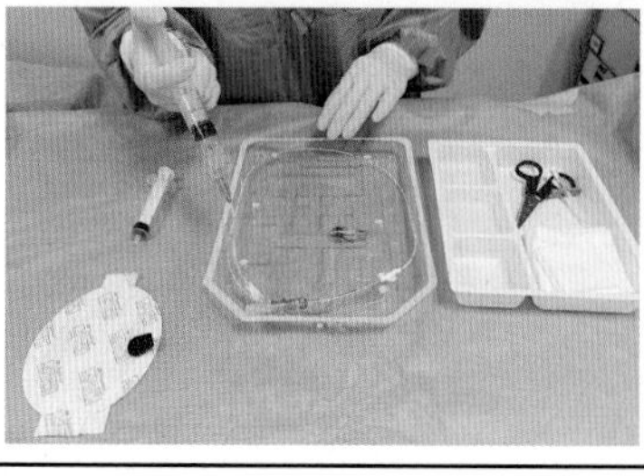	0.9%氯化钠注射液预充导管、穿刺针、输液接头，检查导管、附件的完整性

步骤	流程	图示	操作要点
13	静脉穿刺	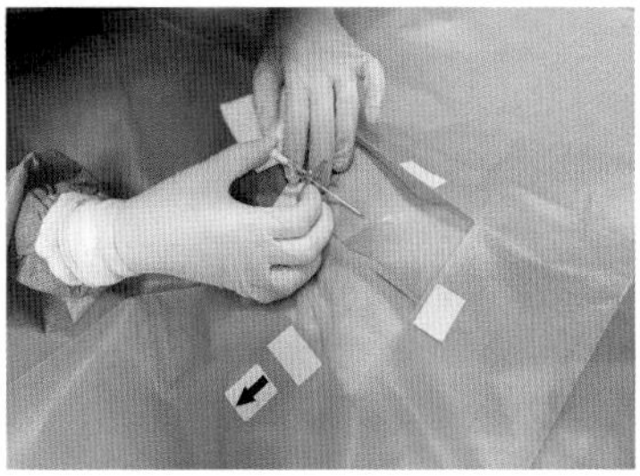	① 膝关节屈曲成直角位，呈"蛙形"暴露腹股沟区，与皮肤呈15°～30°进针 ② 见回血后放低角度，再进针少许，固定钢针往前送鞘，松开压脉带
14	修剪导管	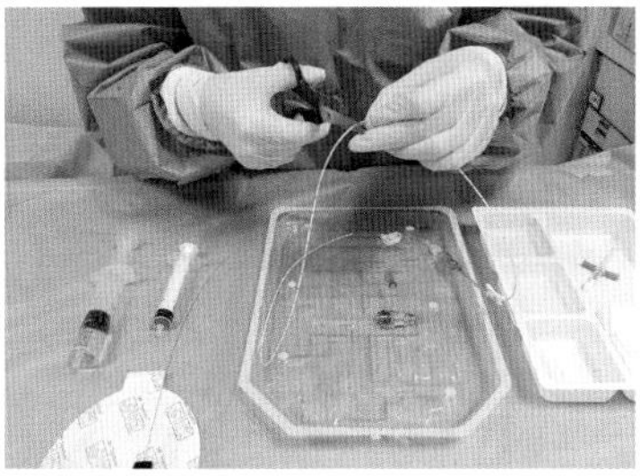	再次复测导管预置长度后，修剪导管
15	撤出针芯	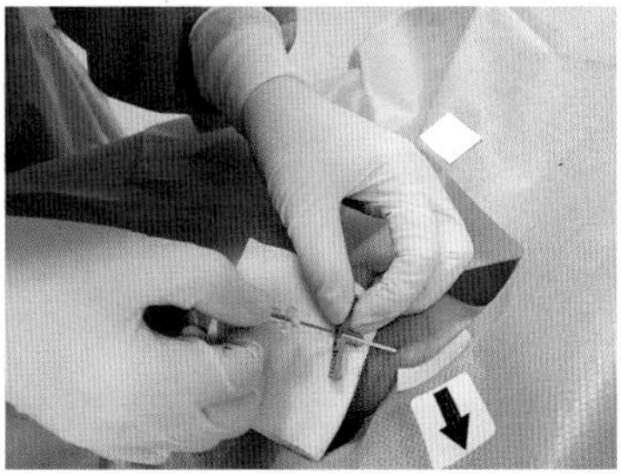	固定插管鞘，主力手撤出针芯，非主力手拇指堵住插管鞘开口
16	送导管	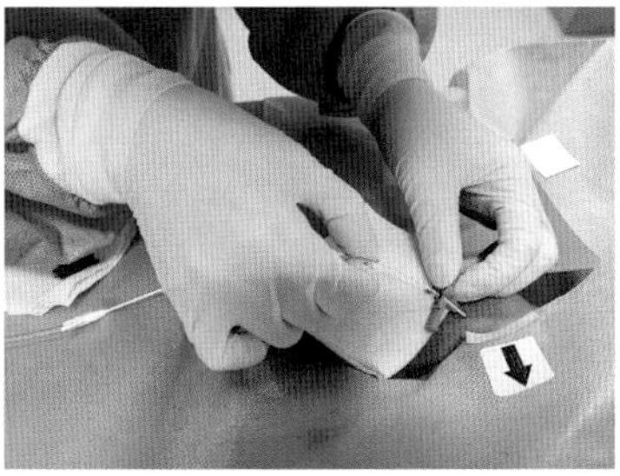	匀速缓慢送入导管，将导管送至预置长度
17	撤插管鞘和导丝	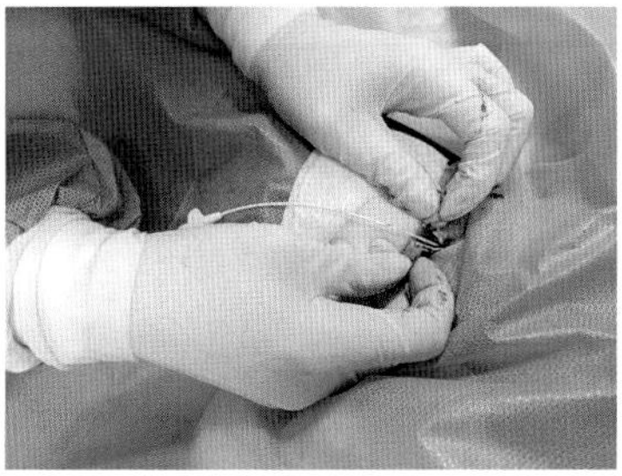	① 撤出可撕裂插管鞘，并将带出的导管送至预定长度 ② 平直撤出导管内导丝

步骤	流程	图示	操作要点
18	抽回血	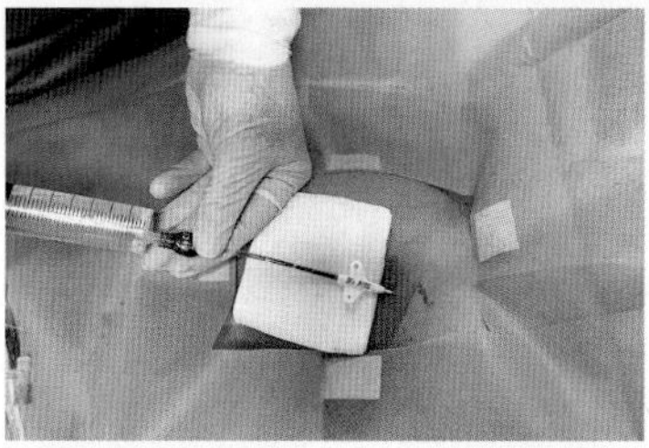	抽回血，确认导管在血管中
19	冲封管	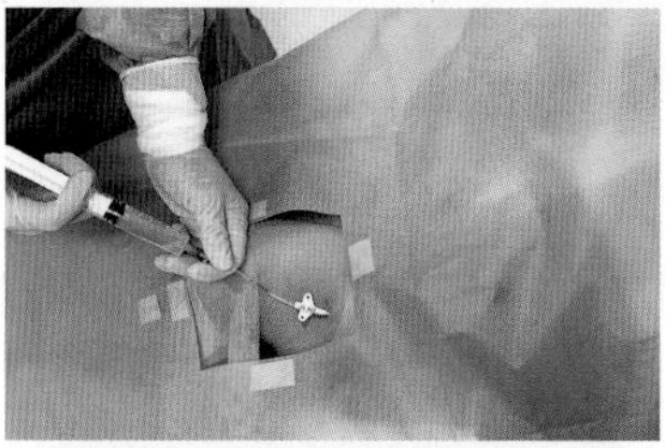	0.9% 氯化钠注射液脉冲冲管，并正压封管
20	导管固定	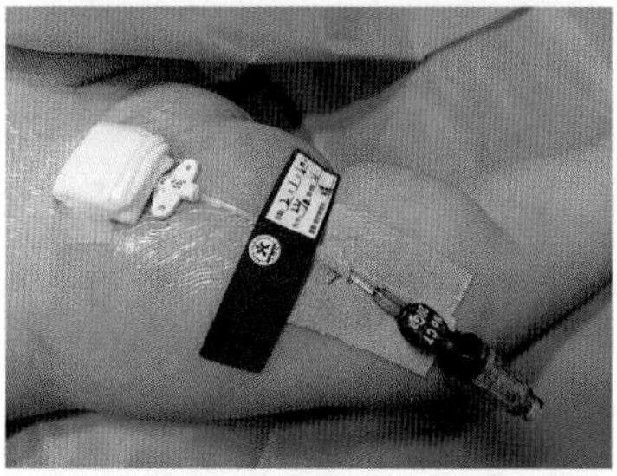	① 纱布敷料按压穿刺点 ② 透明敷料以穿刺点为中心，无张力粘贴，导管塑形、抚平敷料、固定导管 ③ 外贴导管标识：记录置管日期、导管体内长度和外露长度及操作者 ④ 必要时弹力绷带加压包扎
21	健康教育	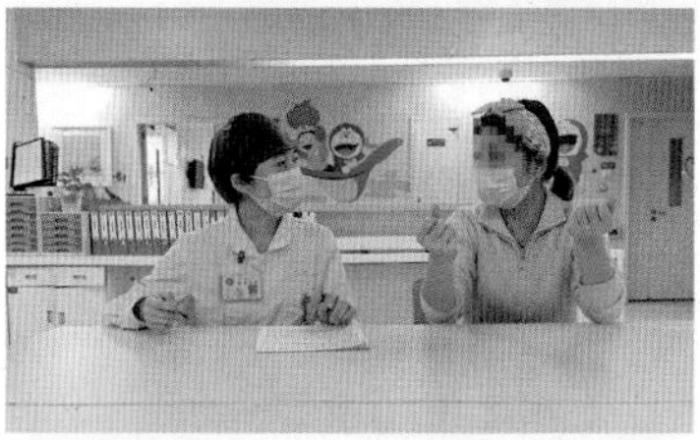	向患儿及家属进行健康教育
22	X 线定位	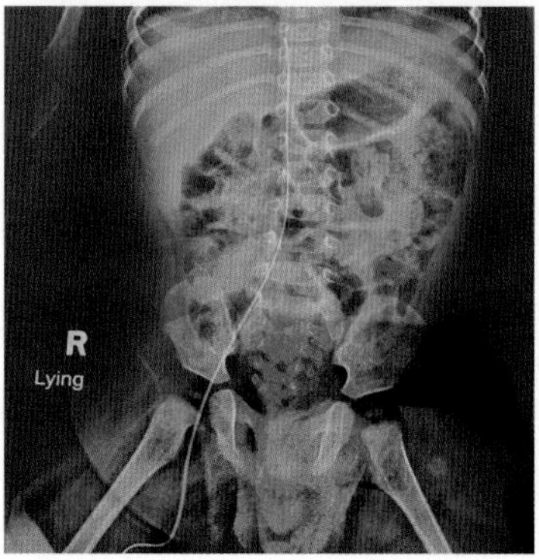	置管后拍胸-腹部正位 X 线片确定导管尖端位置，导管尖端位于横膈膜以上的下腔静脉

步骤	流程	图示	操作要点
23	记录		在 PICC 穿刺记录单与维护专用记录单、患者维护手册上记录置管信息

二、注意事项

（1）盲穿股静脉 PICC 置管技术应由经过专门培训的医护人员进行，要求掌握血管解剖知识、PICC 穿刺技术等基本技能。

（2）术前充分评估穿刺部位皮肤状况及出凝血功能等。

（3）严格无菌非接触技术进行置管过程中的操作。

（4）导管留置期间，按规范进行导管维护。

（5）置管后抬高置管侧肢体，促进静脉血回流。

（6）避免向置管侧侧卧，以免导管被压，影响静脉回流。

（7）置管侧肢体避免长时间下蹲、站立及大幅度运动。

（8）裤腿及裤腿口不宜过紧，以免影响静脉回流，引起肢体肿胀。

（9）婴幼儿及时更换尿片，避免尿液渗湿敷料。

第四节　儿童隧道股静脉 PICC 置管

股静脉置管靠近幼儿会阴部，影响患儿活动，且容易受尿液和大便的污染，导致导管相关血流感染发生。为降低导管相关并发症发生率，通常选择隧道型股静脉置管。隧道型股静脉 PICC 置管是经腹股沟股静脉穿刺置入 PICC，再将导管经皮下隧道穿行，使导管的皮肤出口迁移至大腿中段的置管方法，该置管方法操作简单，不增加患儿痛苦，能明显减轻穿刺点渗血程度，降低带管并发症发生率和非计划性拔管率，便于患者日常维护，提高患者舒适度。

一、儿童隧道股静脉 PICC 置管标准操作规范（表 14-4-1）

表 14-4-1　儿童隧道股静脉 PICC 置管标准操作规范

步骤	流程	图示	操作要点
（一）术前评估			
1	知情同意		① 向患儿家属说明隧道型股静脉 PICC 置管的目的和必要性、优点、可能出现的并发症及术中注意事项 ② 签署经外周静脉置入中心静脉导管知情同意及风险告知书
2	环境评估		环境清洁安全、光线充足，无人员走动
3	患儿评估		① 核对医嘱及患儿姓名和出生年月，推荐使用 PDA 核对医嘱及患儿身份信息 ② 全身情况：意识状态、合作程度、病情、病史、治疗方案、凝血功能障碍、静脉血栓等 ③ 局部情况：预置管部位皮肤完整性、有无硬结等
4	自身评估		操作者洗手、着装整洁，仪表端庄；无长指甲；戴口罩、手术帽

步骤	流程	图示	操作要点
5	用物评估		① PICC、一次性穿刺包、赛丁格套件、皮下隧道穿刺套件、透明敷料 1 张、输液接头 1 个、10mL 和 20mL 注射器各 2 支、500mL 0.9% 氯化钠注射液 1 瓶、2% 盐酸利多卡因 1 支、75% 酒精和络合碘各 1 瓶、导管标识 1 个等 ② 用物齐全、质量合格、符合操作要求

（二）导管置入

步骤	流程	图示	操作要点
6	体位摆放		① 穿刺侧臀下垫一次性中单及小枕 ② 膝关节呈"蛙型"，完全暴露腹股沟区 ③ 必要时进行肢体约束
7	测量导管预置长度		① 预置长度：穿刺点到脐周，再到剑突的距离之和为导管预置长度 ② 记录
8	测量腿围及记录		① 测量双侧腹股沟中点与髌骨上缘中点连线 1/2 处测大腿周径 ② 记录
9	皮肤消毒		① 洗手，打开置管包，戴手套，在术侧肢体下方垫无菌巾 ② 75% 酒精擦拭消毒，消毒范围以穿刺点为中心，直径≥20cm，同法络合碘消毒 3 遍
10	穿无菌手术衣		脱手套、洗手，穿无菌手术衣，戴无菌手套

步骤	流程	图示	操作要点
11	建立最大无菌屏障	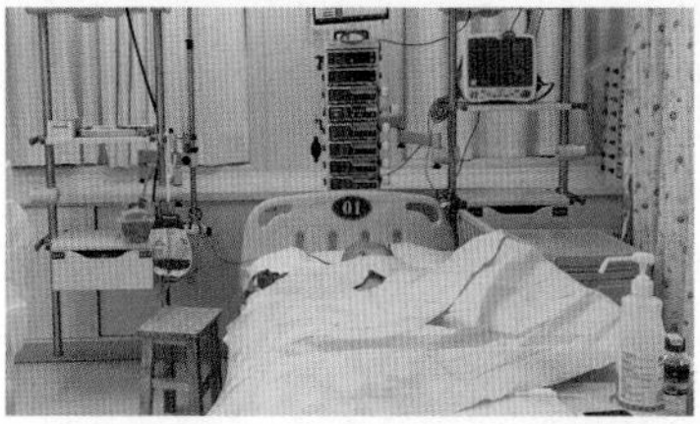	铺无菌大单、孔巾，建立最大无菌屏障
12	准备无菌置管用物	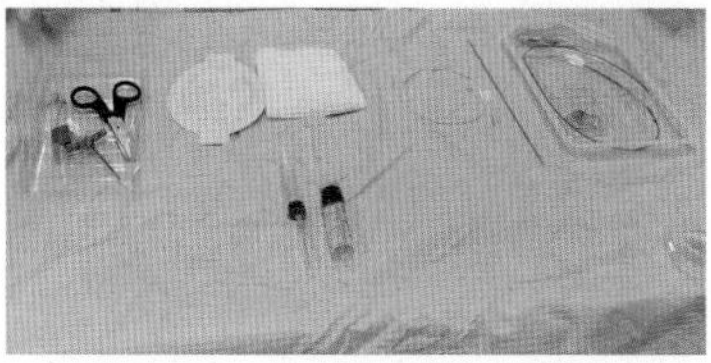	① 将穿刺用物置入无菌区域 ② 抽取 0.9% 氯化钠注射液 20mL 及 2% 盐酸利多卡因 1mL 备用
13	导管及附件预处理	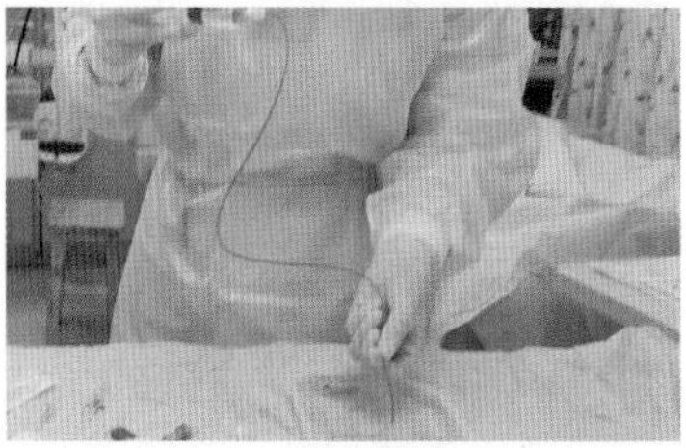	0.9% 氯化钠注射液预充导管、穿刺针、引导导丝、扩张器、输液接头，并检查导管及附件完整性
14	股静脉穿刺	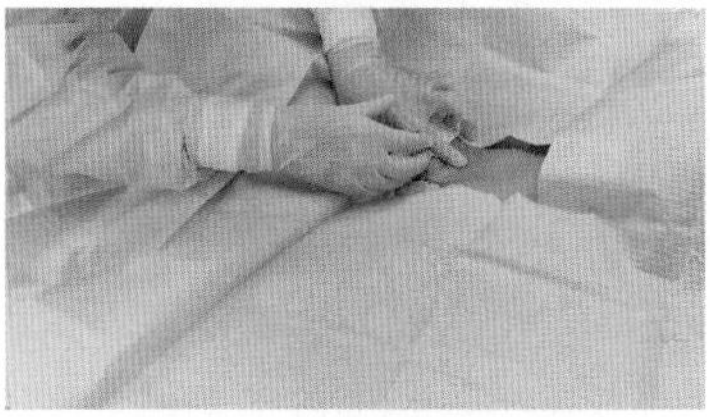	在股动脉搏动点内侧 0.3～0.5cm 处，采用套管针以 30°～45° 斜角进针，针尖对准肚脐方向，然后缓缓向后退针，见回血后固定针头
15	移除针芯	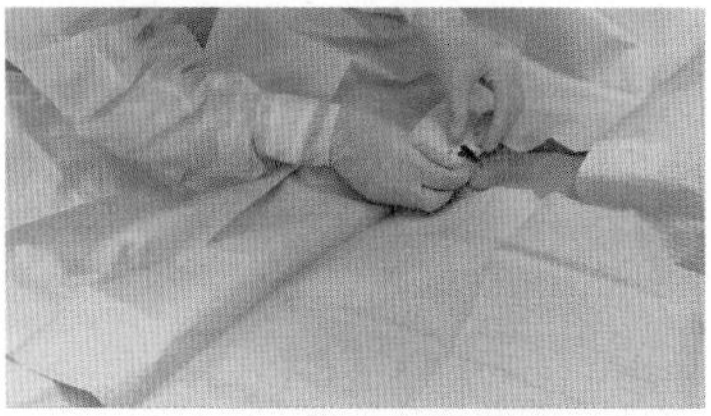	移除针芯，非主力手拇指堵住穿刺鞘出口
16	送导丝	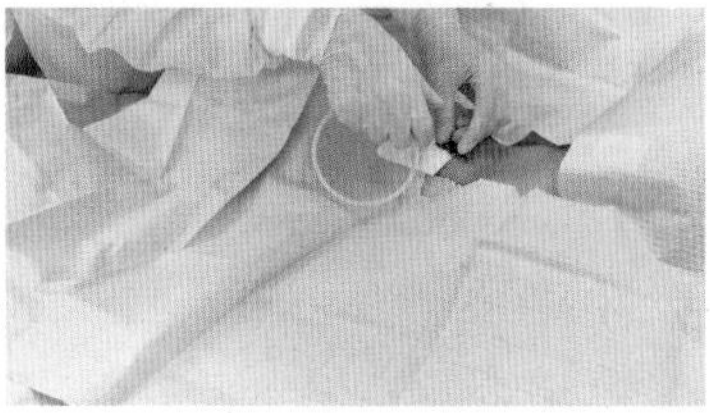	送赛丁格导丝，体外至少保留 10～15cm

步骤	流程	图示	操作要点
17	撤穿刺鞘	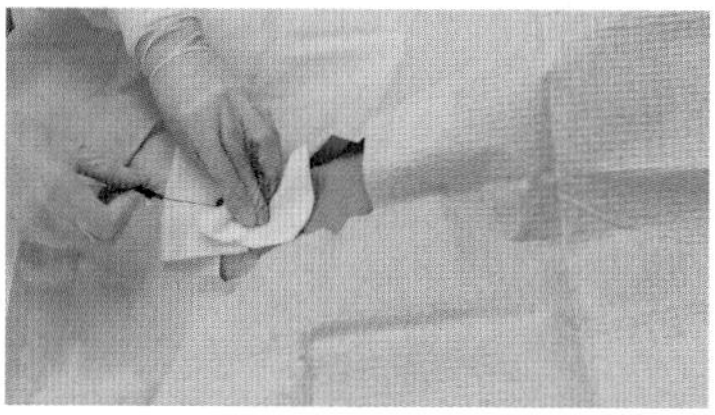	撤除穿刺鞘
18	局部麻醉	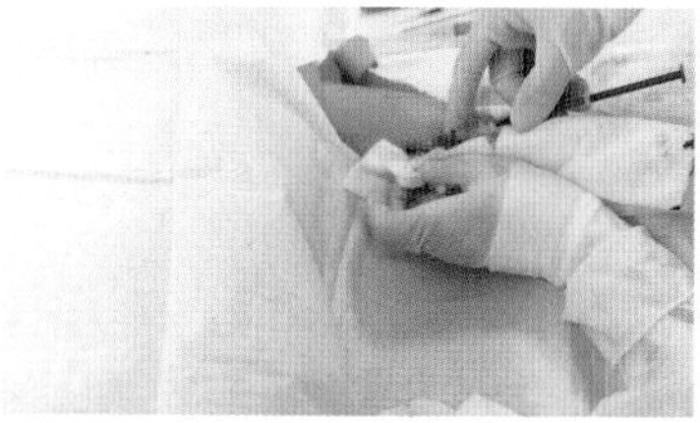	2% 盐酸利多卡因 1mL 皮下局部麻醉
19	扩皮	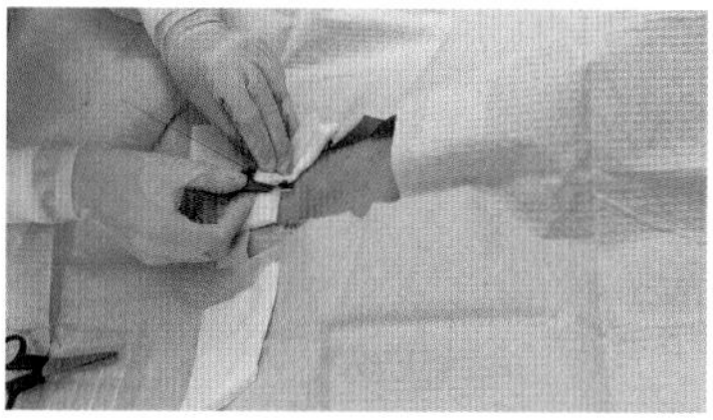	刀片与导丝平行扩皮
20	送扩张器	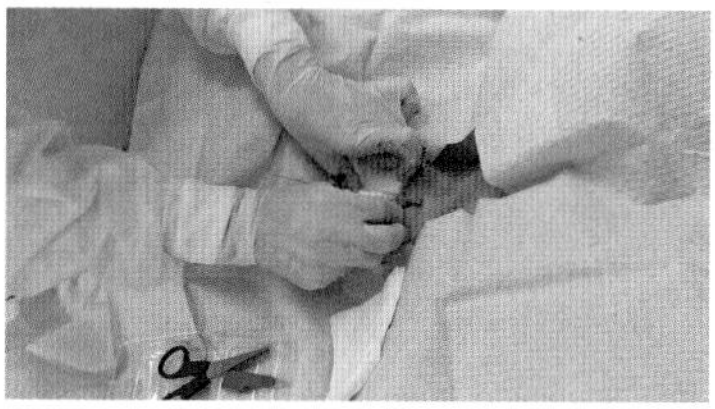	插管鞘沿导丝扭转通过皮肤，顺血管方向推入静脉
21	撤出扩张器与导丝	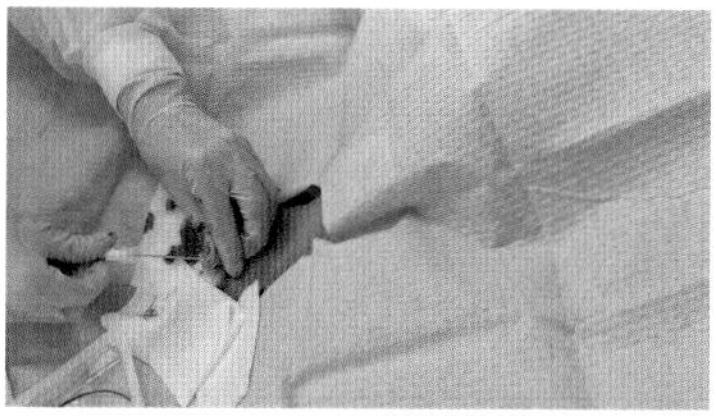	打开锁扣，非主力手拇指堵住扩张器开口，主力手将导丝与扩张器内芯同时撤出
22	送导管	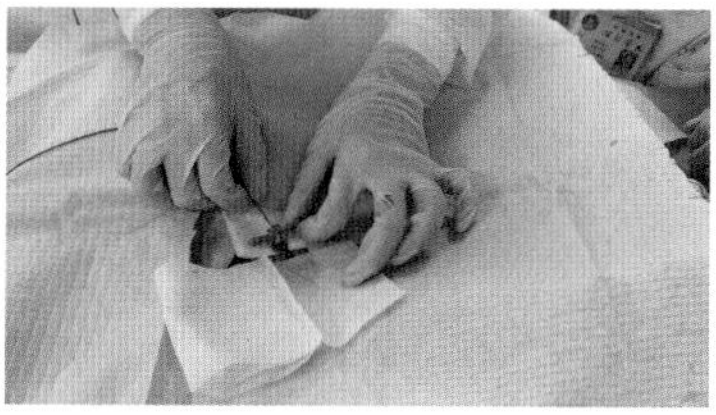	缓慢均速送入导管

步骤	流程	图示	操作要点
23	撤除插管鞘	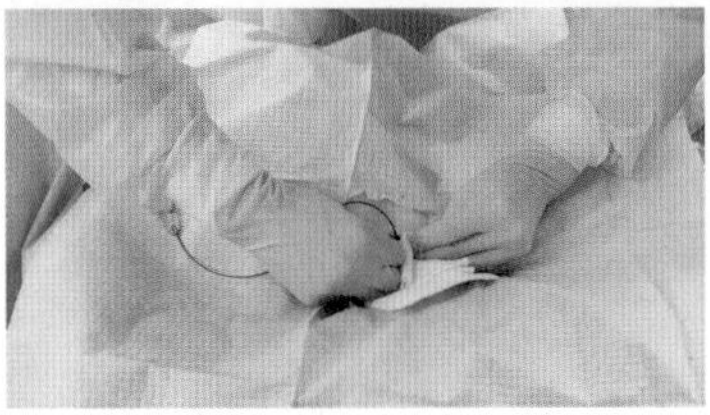	① 抽回血，0.9% 氯化钠注射液冲管，确认导管通畅 ② 撤除并撕裂插管鞘
（三）皮下隧道制作			
24	局部麻醉隧道行程处皮肤	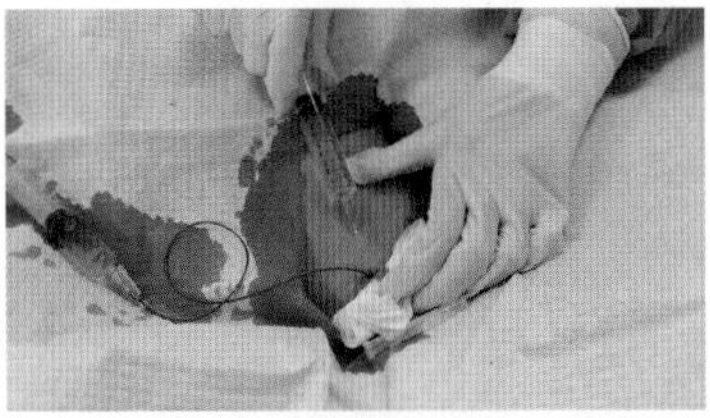	局部麻醉隧道行程处皮肤
25	隧道出口处扩皮	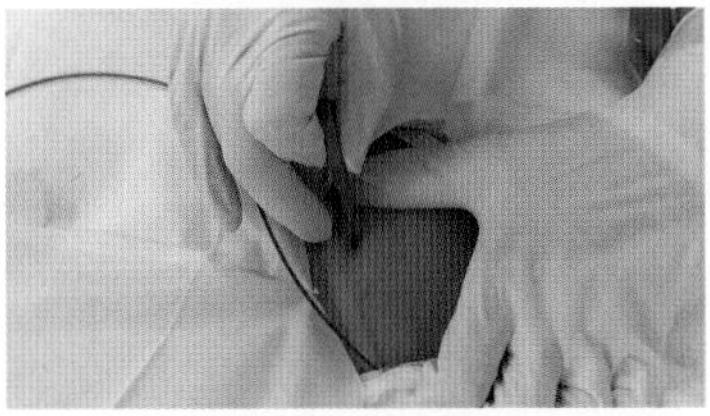	隧道出口处扩皮
26	建立皮下隧道	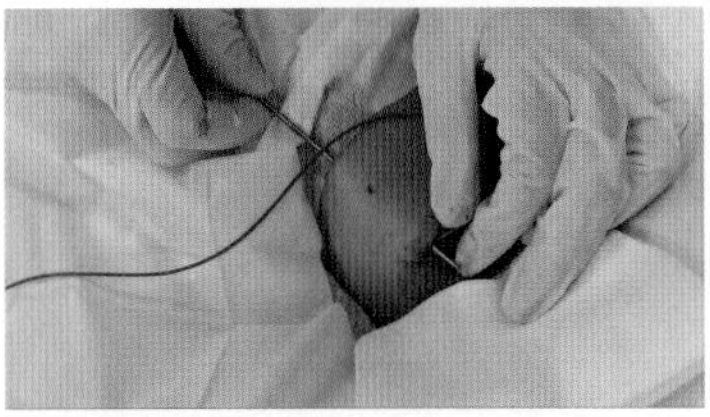	皮下隧道穿孔器钝端从切口标志处向穿刺点位置做 2～5cm 长度的皮下隧道
27	导管穿过隧道	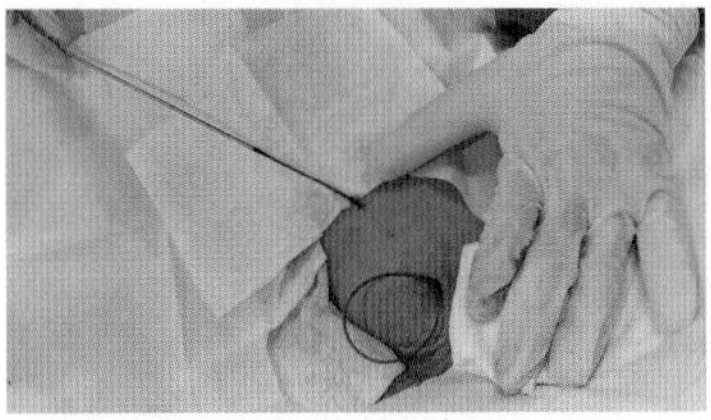	皮下隧道牵引针连接导管，将 PICC 从隧道内穿过
28	复测导管体内长度	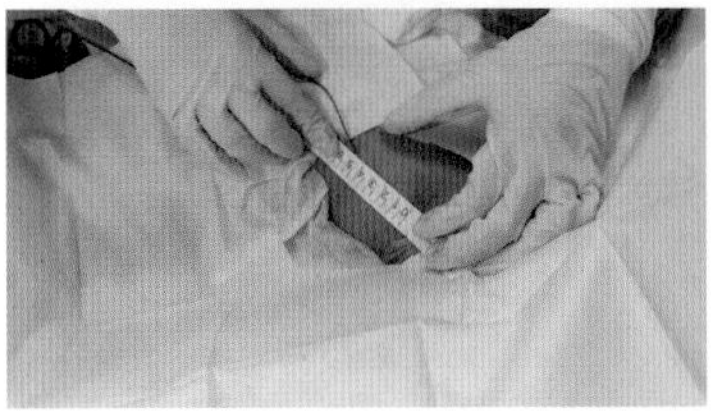	再次测量导管血管内长度及皮下隧道长度之和为导管体内长度

步骤	流程	图示	操作要点
29	修剪导管		双人确定导管体内长度后，修剪导管
30	连接导管器套件		连接导管器套件，检查导管器套件是否连接稳妥
31	抽回血		抽回血，检查导管是否通畅
32	冲封管		连接输液接头，0.9%氯化钠注射液脉冲冲管，并正压封管

（四）清洁及固定

步骤	流程	图示	操作要点
33	导管固定		清洁穿刺点周围残留的血渍、纱布覆盖穿刺点及导管隧道出口
			以穿刺点为中心，使用透明敷料无张力粘贴导管，注意导管塑形、抚平敷料

步骤	流程	图示	操作要点
33	导管固定		外贴导管标识，标注导管名称、置管日期、操作者、体内外长度
34	X线定位		X线检查确定导管位置
35	健康教育		告知患儿及家属带管期间注意事项
36	记录		记录PICC置管记录单、维护单、维护手册

二、注意事项

（1）协助患儿取"蛙型"体位，充分暴露腹股沟区，助手协助固定大腿及膝盖。

（2）躁动、不配合的患儿，适当镇静，必要时约束四肢。

（3）建立并保持最大的无菌屏障。

（4）股静脉在股动脉的内侧0.5cm左右，沿着肚脐方向静脉穿刺。

（5）术后24h抬高置管侧肢体，防止穿刺点出血。

（6）术后24h后导管维护，以后每隔7天导管维护一次；敷料有潮湿或松动、卷边、渗血等应及时更换。

第五节 徒手赛丁格 PICC 置管技术

PICC 从 20 世纪 80 年代应用于临床，1997 年引入中国以来，以"一针式"操作完成所有治疗，避免了重复穿刺、保护了外周静脉血管、穿刺方便、安全，留置时间可达 1 年且带管并发症少，治疗间歇期只需要每周专业维护一次，不影响患者工作、生活等优点，深受患者及临床医护人员的欢迎。PICC 经 20 多年的临床应用，置管方式多样，有传统的盲穿 PICC 置管术、改良赛丁格技术（moified seldinger technique，MST）PICC 置管术及超声引导下和心电引导下 PICC 置管术。其中改良赛丁格技术主要在患者血管条件差，医院无超声引导的情况下应用。

一、徒手赛丁格 PICC 置管标准操作规范（表 14-5-1）

表 14-5-1　徒手赛丁格 PICC 置管标准操作规范

步骤	流程	图示	操作要点
（一）术前评估			
1	知情同意		① 核对医嘱及患者姓名和出生年月，推荐使用 PDA 核对医嘱及患者身份信息 ② 向患者说明 PICC 置管的目的和必要性、可能出现的并发症，告知患者术前、术中注意事项 ③ 签署置管知情同意及风险告知书
2	环境评估		置管室备空气消毒机、抢救车、置管床，环境清洁安全，光线充足，半小时前空气消毒，无人员走动
3	患者评估		① 全身情况：评估患者病情、意识及合作程度；评估患者血常规及出凝血时间，判断有无出血风险；评估患者影像学检查，排除预置管行程血管是否有压迫 ② 局部情况：评估患者预置管部位皮肤完整性、预穿刺血管的弹性，局部无红肿、硬结，符合穿刺要求

步骤	流程	图示	操作要点
4	自身评估		操作者着装整洁，仪表端庄；无长指甲，洗手；戴口罩、手术帽
5	用物评估		① 一次性 PICC 置管包、PICC 及赛丁格穿刺套件、输液接头 1 个、透明敷料 1 张、注射器（20mL、10mL、2mL 各 1 支）、0.9% 氯化钠注射液 500mL 1 瓶、2% 盐酸利多卡因 1 支、75% 酒精和络合碘各 1 瓶、压脉带 1 根 ② 用物齐全、质量合格、符合操作要求
（二）导管置入			
6	再次核对		再次核对医嘱及患者信息
7	测量导管预置长度		测量预穿刺部位到右侧第三肋间隙底部的长度，为导管预置长度；并记录
8	测量臂围		肘窝上 10cm 处，测双侧臂围
9	皮肤消毒		① 洗手，打开置管包，戴手套，在术侧肢体下方垫无菌巾 ② 75% 酒精擦拭消毒，消毒范围以穿刺点为中心，直径≥20cm，同法络合碘消毒 3 遍

步骤	流程	图示	操作要点
10	穿无菌手术衣	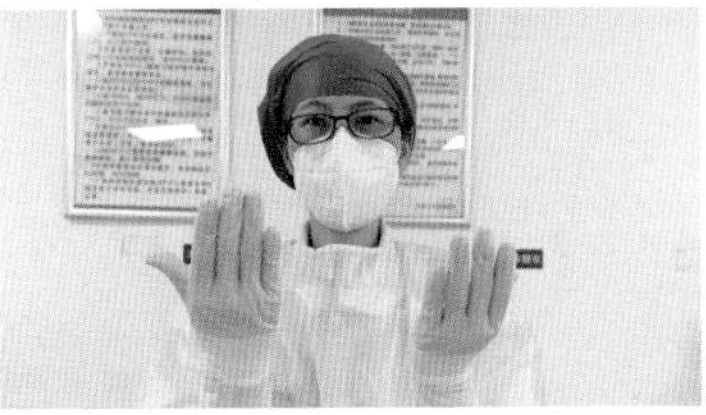	脱手套、洗手，穿无菌手术衣，戴无菌手套
11	建立最大无菌屏障	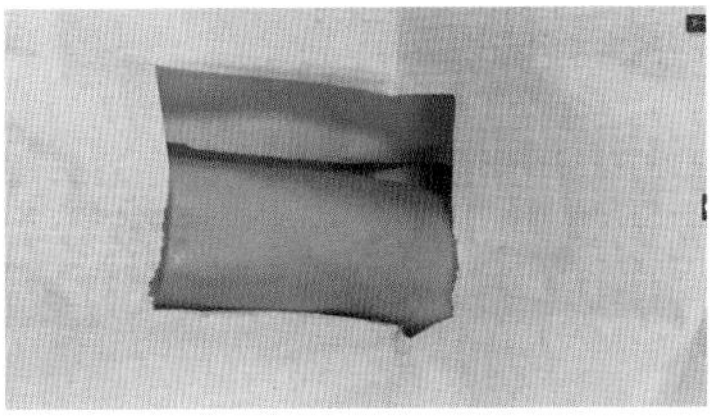	铺无菌大单、孔巾，建立最大无菌屏障
12	无菌用物准备	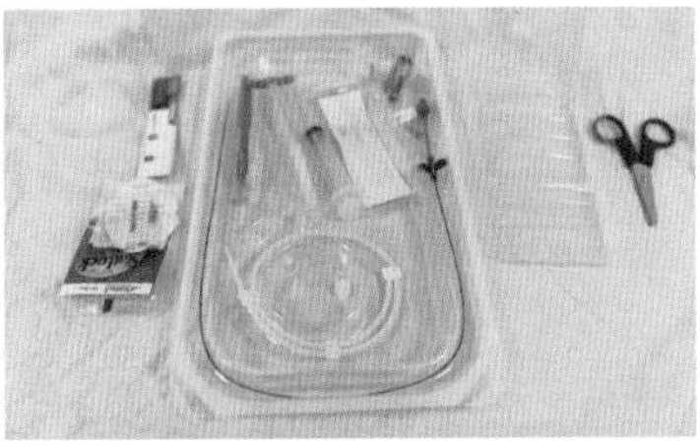	将无菌手术用物置入无菌区域，抽取2%盐酸利多卡因备用，用物摆放有序
13	导管及附件预处理	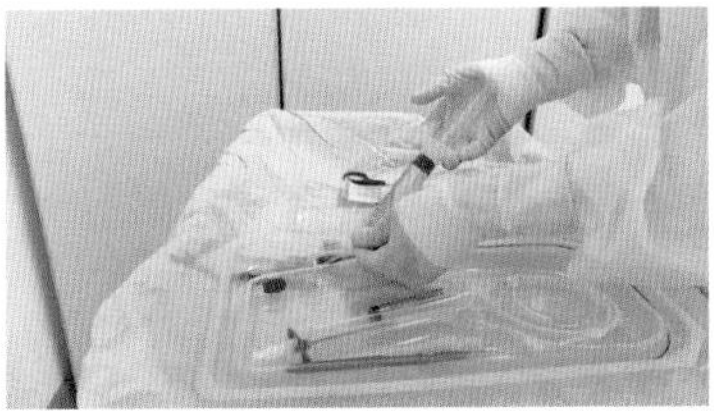	0.9%氯化钠注射液预充导管、穿刺针、引导导丝、扩张器、输液接头，并检查导管及附件完整性
14	静脉穿刺	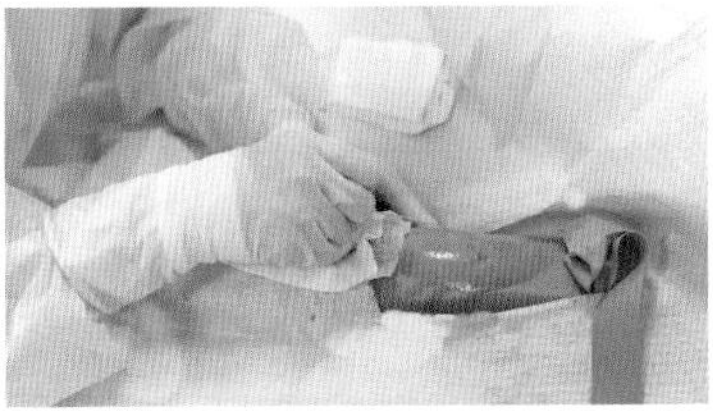	扎压脉带，嘱患者握拳及绷紧皮肤和血管，15°～30°角进针，见回血后再进针少许，固定钢针，将穿刺鞘全部送入血管
15	撤出针芯	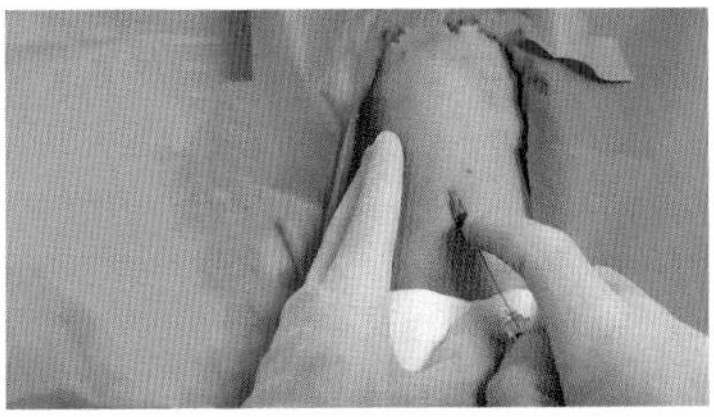	松开压脉带，嘱患者松拳，撤出穿刺鞘内针芯

步骤	流程	图示	操作要点
16	送导丝	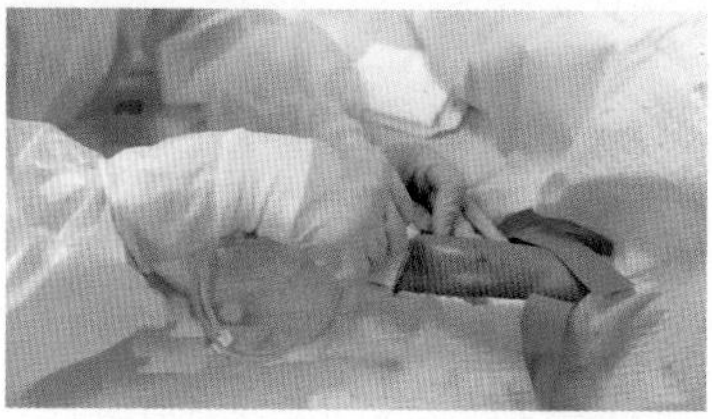	送引导导丝，体外导丝保留至少 10～15cm
17	撤穿刺鞘	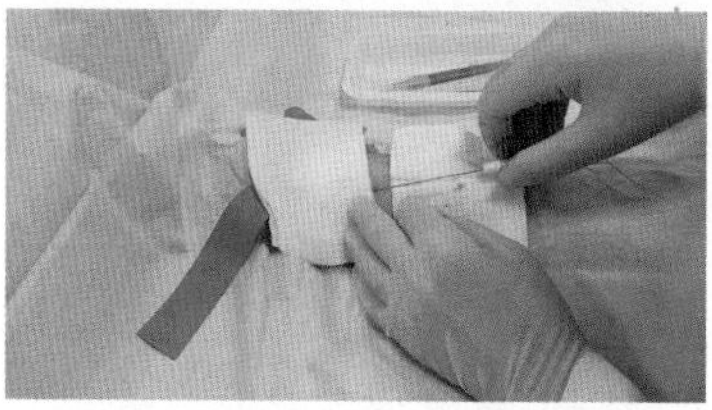	撤出穿刺鞘
18	局部麻醉	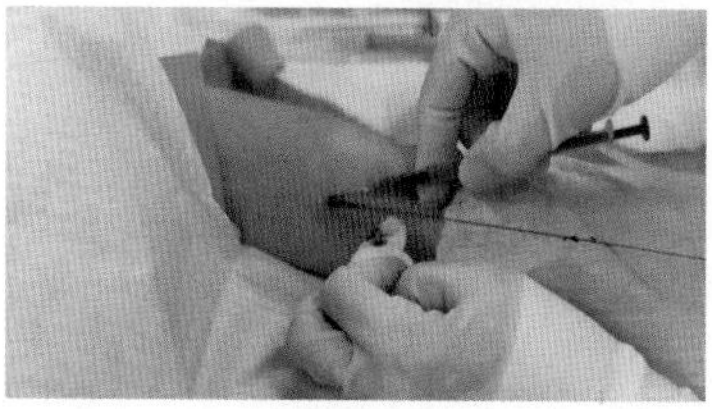	用 2mL 2% 盐酸利多卡因在穿刺点周围进行皮下局部麻醉
19	扩皮	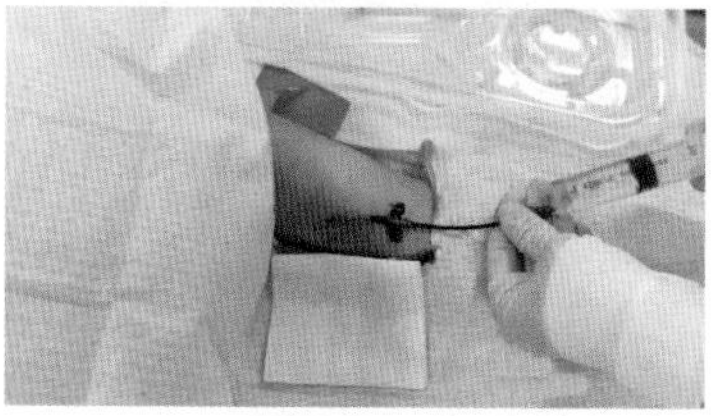	刀片与导丝平行扩皮
20	送入插管鞘	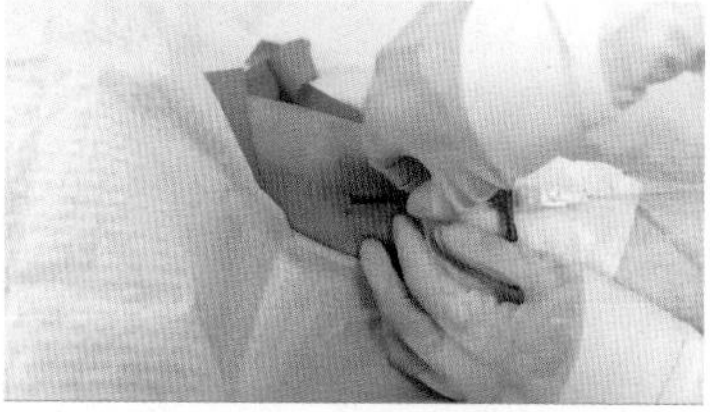	通过导丝送入插管鞘，插管鞘的用力方向与导丝的走向平行
21	修剪导管	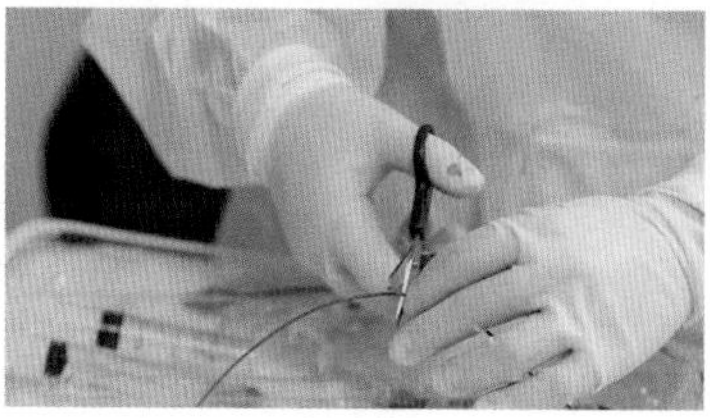	再次复测导管预置长度，修剪导管

步骤	流程	图示	操作要点
22	撤出插管鞘和导丝	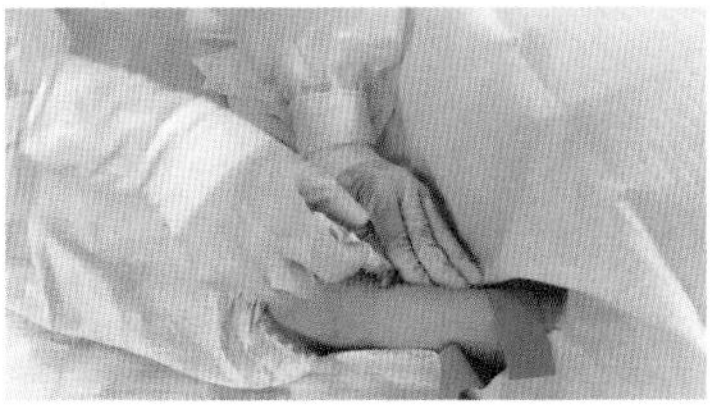	打开锁扣，非主力手压紧插管鞘前端血管，主力手将导丝与插管鞘同时撤出
23	送导管	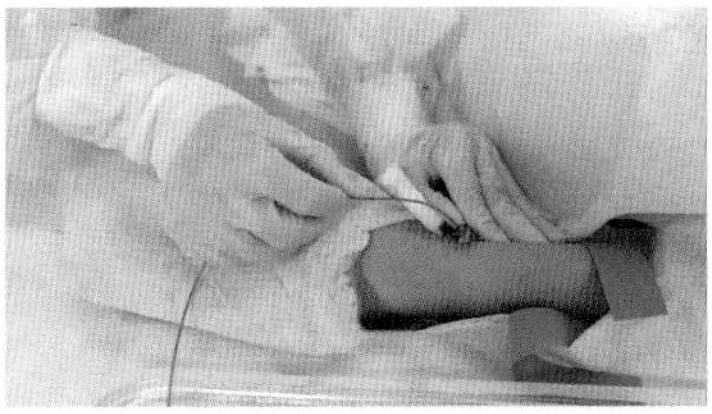	缓慢均速送入导管至预留长度
24	撕裂插管鞘	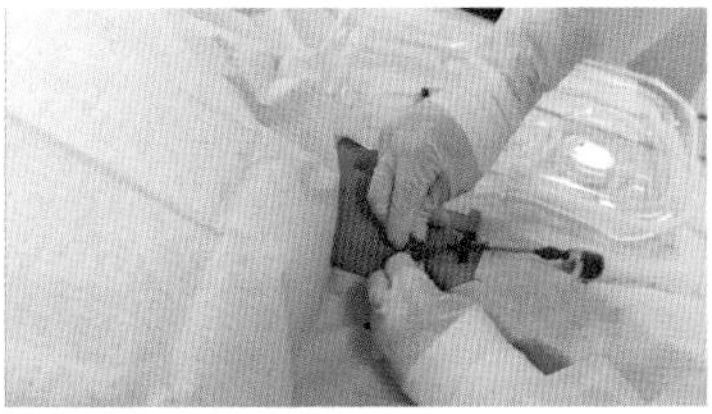	退出并撕裂插管鞘
25	撤导丝	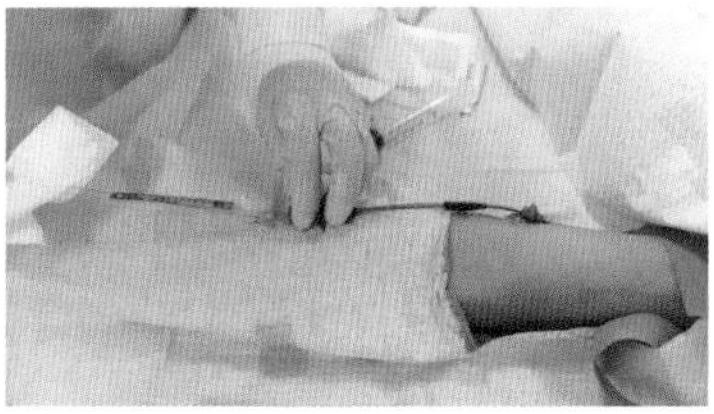	撤出导管内导丝
26	抽回血	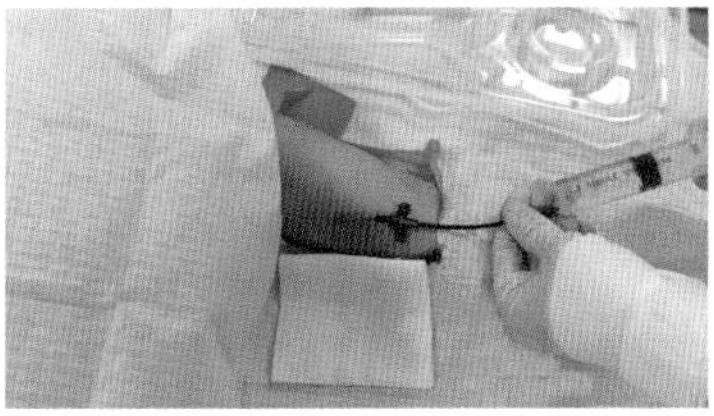	回抽血液，再次确定导管在血管内
27	冲封管	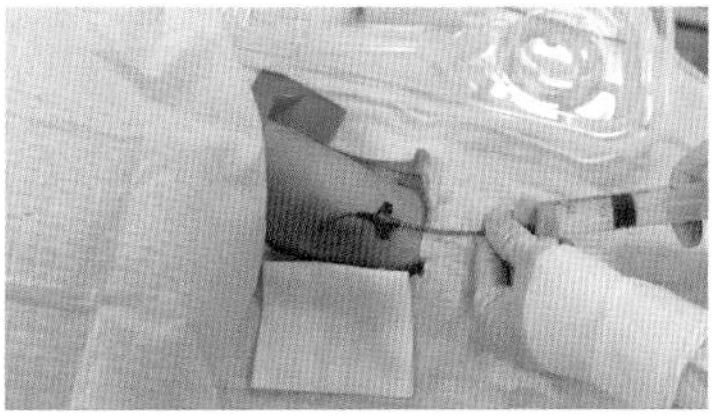	0.9%氯化钠注射液脉冲冲管，并正压封管

步骤	流程	图示	操作要点
28	导管固定		① 导管固定装置固定蝶翼，纱布按压穿刺点 ② 10cm×12cm 透明敷料以穿刺点为中心无张力张贴，覆盖导管，注意导管塑形、抚平敷料 ③ 外贴导管标识，标记导管名称、置管日期、操作者及导管体内长度并加压包扎
29	健康教育		进行 PICC 带管期间的健康教育，告知带管期间注意事项
30	X 线定位		X 线定位，确定导管尖端位置
31	记录		及时在电子病历及维护手册上记录 PICC 置管信息

二、注意事项

（1）体外导丝至少保留 10～15cm，一定要始终在体外看见导丝的末端，防止导丝全部送入血管内。

（2）解剖刀沿导丝上方，与导丝呈平行的角度做皮肤切开以扩大穿刺部位，注意不能切割到导丝。

（3）边旋转插管鞘边用力持续向前推进，使插管鞘完全进入血管。注意推进插管鞘与血管走向保持一致。

（4）遇到阻力不能强行推进导丝。

第六节　超声联合 IC-EKG 定位 PICC 置管

超声引导腔内心电定位术（IC-EKG），即利用超声可视化装置选择合适的静脉穿刺，再通过心电导联线将中心静脉导管或导丝与心电监护仪连接，根据置管过程中腔内心电图 P 波的特征性改变来确定导管尖端的位置。该方法提高了一次性穿刺成功率和导管尖端定位准确率，降低了导管并发症发生。

一、超声联合 IC-EKG 定位 PICC 置管标准操作规范（表 14-6-1）

表 14-6-1　超声联合 IC-EKG 定位 PICC 置管标准操作规范

步骤	流程	图示	操作要点
（一）术前评估			
1	知情同意		① 核对医嘱及患者姓名和出生年月，推荐使用 PDA 核对医嘱及患者身份信息 ② 向患者说明置管的目的和必要性、优点及可能出现的并发症 ③ 签署 PICC 置管知情同意及风险告知书
2	环境评估		环境清洁安全、光线充足，半小时前空气消毒，无人员走动
3	患者评估		① 全身情况：意识状态、合作程度、病情、病史、治疗方案、药物性质、放疗史，了解患者是否接受乳腺癌根治术、血管外科手术、安装起搏器史，了解患者有无麻醉药过敏史，有无上腔静脉压迫、出凝血功能障碍；连接心电多普勒超声监护仪，查看患者心电图 P 波是否正常 ② 局部情况：预置管部位皮肤完整性，有无红肿和硬结，符合穿刺要求

步骤	流程	图示	操作要点
3	患者评估		超声评估预穿刺血管管径、深度，有无血栓、静脉瓣，避开神经和动脉等
4	自身评估		操作者洗手，着装整洁，仪表端庄；无长指甲；戴口罩、手术帽
5	用物评估		① 无菌穿刺包、PICC、络合碘和75% 酒精各 1 瓶、20mL 注射器 1 支、1mL 注射器 1 支、0.9% 氯化钠注射液100mL 1 瓶、2% 盐酸利多卡因 1 支、无菌导联线 1 根、藻酸钙敷料 1 张、透明敷料 1 张、无菌保护罩 1 个、无菌超声耦合剂 1 支、输液接头 1 个、卷尺 1 把、笔 1 支、PICC 标识 1 个、心电多普勒超声监测仪 1 台、压脉带 1 根 ② 用物质量合格，符合要求。心电多普勒超声监测仪功能完好
（二）导管置入			
6	选择血管		协助患者取平卧位，手臂外展与躯干呈 90°，超声探头评估预穿刺静脉的走行、内径，导管外径与血管内径比值至少≤45%，穿刺部位应位于上臂中上 1/3 段，首选贵要静脉
7	测量导管预置长度		测量预穿刺部位至右胸锁关节再到第三肋间隙底部长度之和为导管预置血管内长度，并记录

步骤	流程	图示	操作要点
8	测量双侧臂围	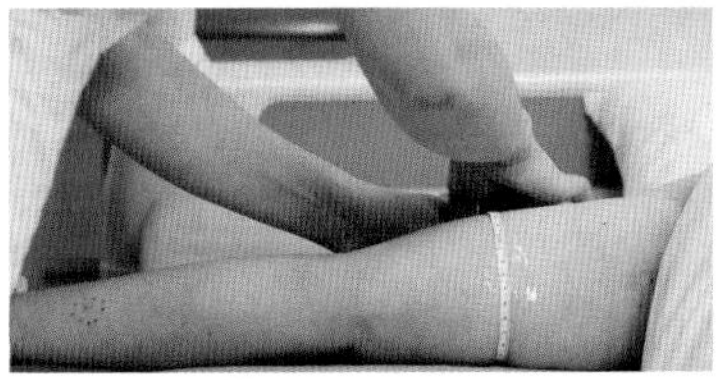	肘窝上 10cm 处测量双侧臂围，并记录
9	连接心电定位设备	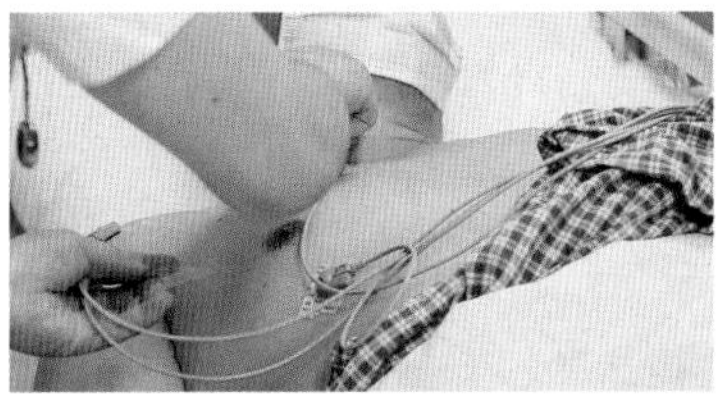	清洁局部皮肤，贴电极片，连接心电定位设备，调节心电监测为 Ⅱ 导联模式
10	皮肤消毒	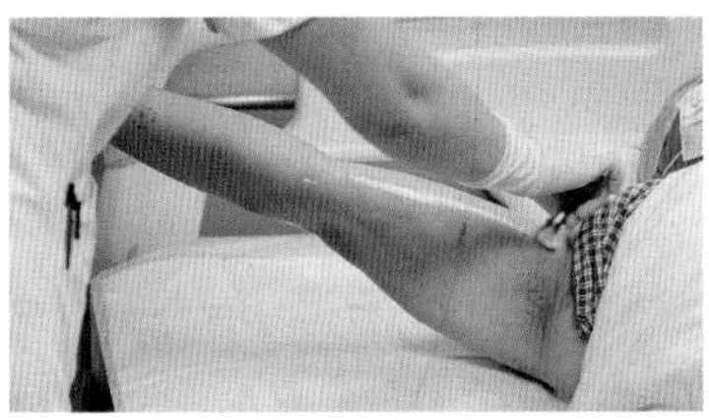	① 洗手，打开置管包，戴手套，在术侧肢体下方垫无菌单 ② 以穿刺点为中心，使用 75% 酒精擦拭消毒穿刺点及周围皮肤 3 遍，直径 ≥ 20cm，同法使用络合碘消毒 3 遍
11	垫无菌巾和压脉带	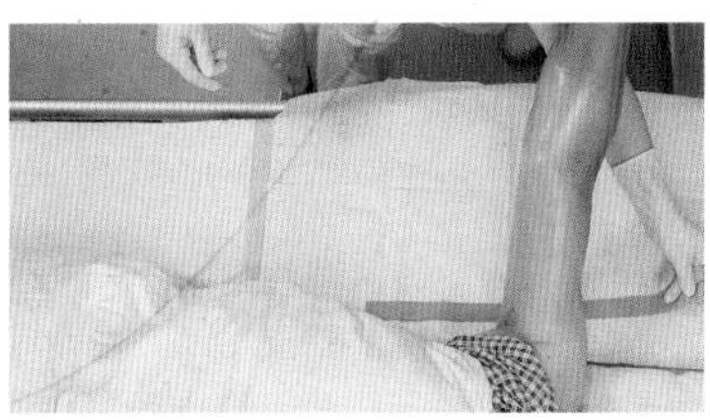	在穿刺部位下方铺无菌巾、垫无菌压脉带
12	穿无菌手术衣	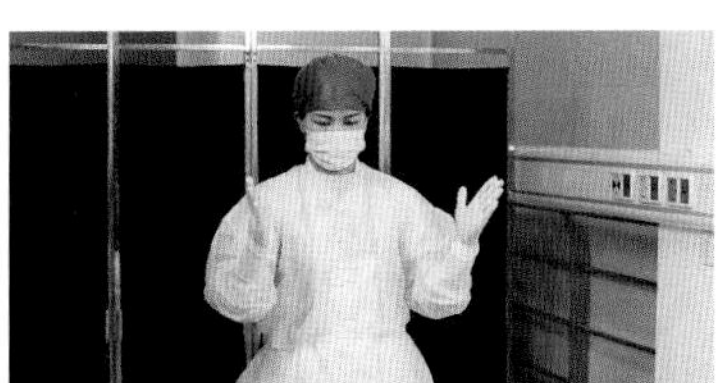	脱手套、洗手，穿无菌手术衣，戴无菌手套
13	建立最大无菌屏障	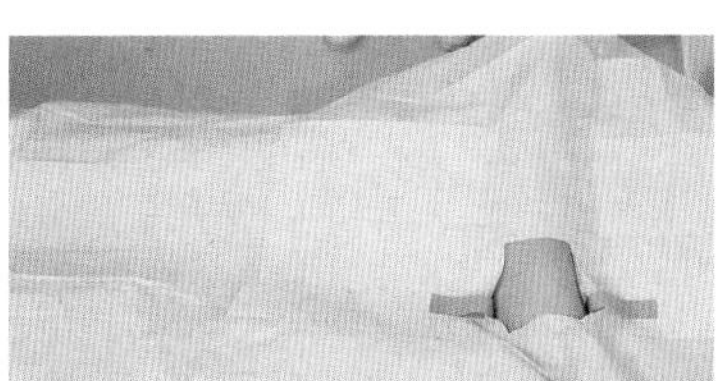	铺无菌大单、孔巾，建立最大无菌屏障

步骤	流程	图示	操作要点
14	准备无菌手术用物		① 将无菌手术用物置入无菌区域 ② 抽吸 2% 盐酸利多卡因 1mL 备用
15	导管及附件准备		① 0.9% 氯化钠注射液预充导管、赛丁格导丝、输液接头 ② 检查导管附件的完整性
16	探头套无菌保护罩		助手在探头上涂抹少许超声耦合剂，置管者套上无菌保护罩，必要时根据血管深度选择导针架安装
17	超声引导静脉穿刺		① 扎压脉带、嘱患者握拳，在预穿刺部位涂无菌超声耦合剂，超声探头定位穿刺静脉，确认静脉无搏动，可压缩，避开神经和静脉瓣 ② 针尖对准静脉壁最中心的浅表区域，观察针尖亮点进入静脉管腔
18	移除探头		见回血后从穿刺针处轻轻移去探头，非主力手固定穿刺针
19	送导丝		送引导导丝，松开压脉带，嘱患者松拳；体外导丝保留至少 10 ~ 15cm

步骤	流程	图示	操作要点
20	撤穿刺针	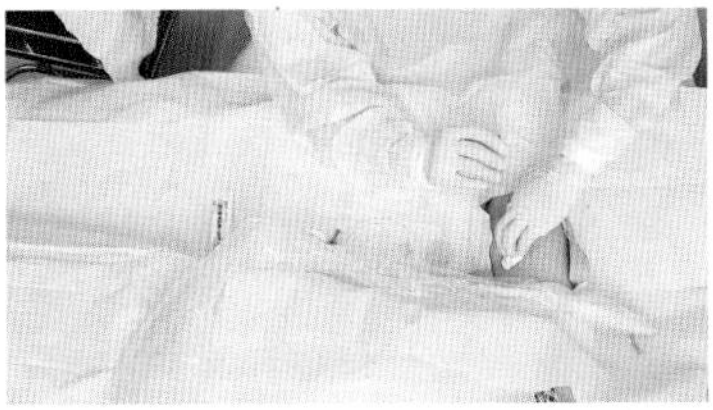	将穿刺针沿导丝从静脉和皮肤中撤出
21	局部麻醉	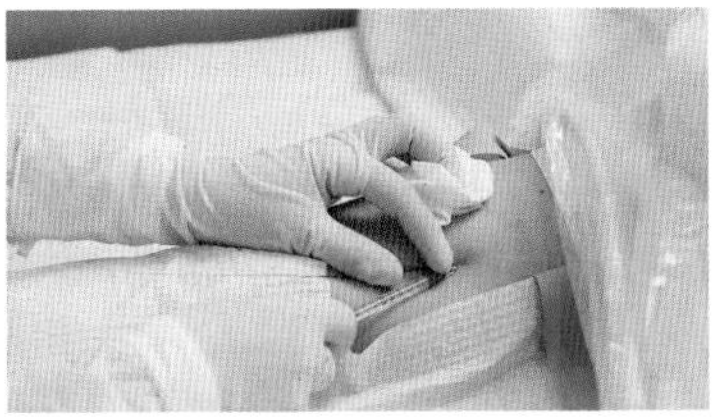	用 1mL 2% 盐酸利多卡因在穿刺点周围进行皮下局部麻醉
22	扩皮	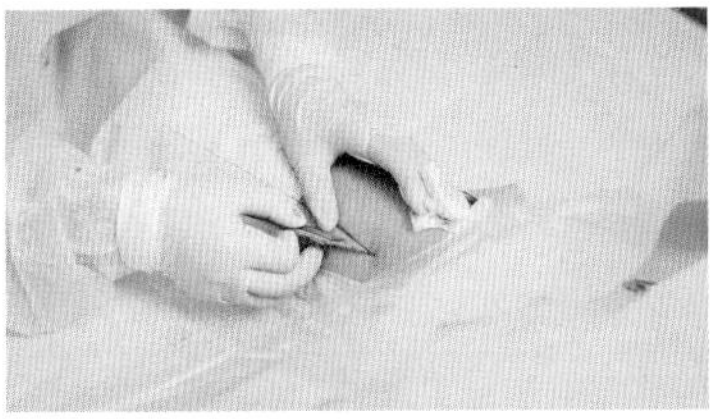	刀片与导丝平行扩皮
23	送插管鞘	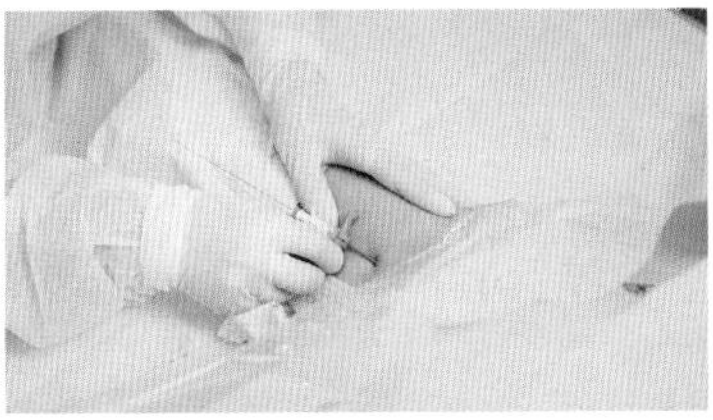	① 检查插管鞘内芯与外鞘是否固定 ② 沿导丝将插管鞘旋转通过皮肤，完全推入静脉 ③ 保证导丝尾端在体外有足够长度
24	修剪导管	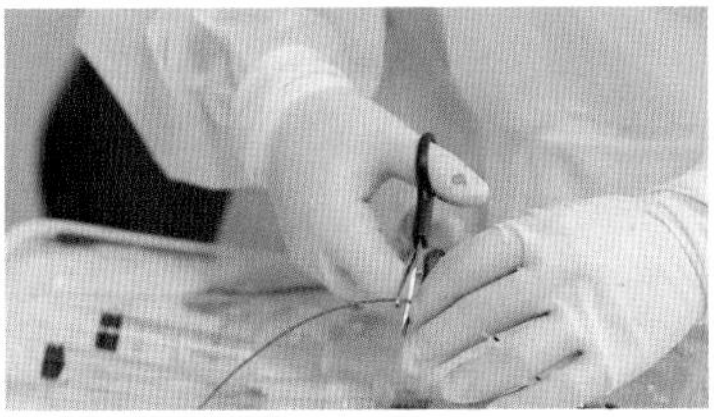	再次测量导管预置体内长度，根据导管预测长度修剪导管
25	连接心电定位导联线	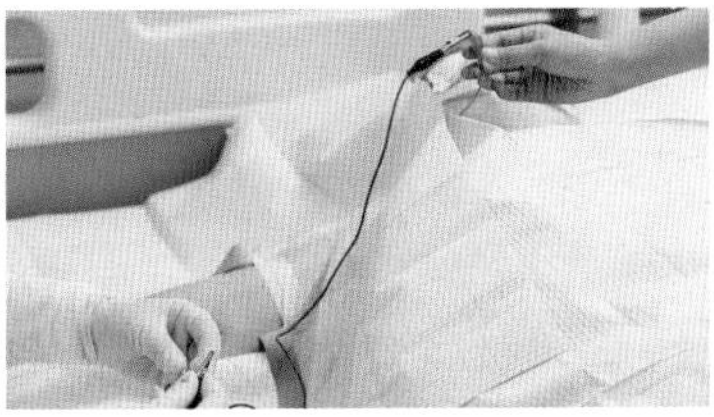	心电定位导联线一端连接导管外露的导丝部分；另一端由助手连接患者电极 H 端或右上导联

步骤	流程	图示	操作要点
26	撤出导丝与插管鞘内芯		打开锁扣，非主力手压紧插管鞘前端血管，主力手将导丝与插管鞘内芯同时撤出
27	送导管		主力手缓慢送入导管
28	患者术中体位配合		导管送入肩部时，嘱咐患者头转向穿刺侧，下颌抵锁骨上缘
29	腔内心电图定位		① 边送导管边观察腔内心电图上 P 波的变化 ② 当导管进入上腔静脉时，P 波升高；当导管到达上腔静脉与右心房交界时，P 波达最高尖；当导管进入右心房时，出现双向 P 波，回退导管至 P 波最高尖处 ③ 记录此时血管内导管长度
30	撤插管鞘		① 抽回血，0.9% 氯化钠注射液冲管，确定导管通畅性 ② 撤出插管鞘
31	导管固定		① 思乐扣固定蝶翼 ② 纱布或藻酸钙敷料按压穿刺点 ③ 无菌透明敷料无张力粘贴，导管塑形、抚平敷料，高举平台法固定输液接头 ④ 外贴导管标识，记录导管名称、置管日期、时间及导管置入长度和外露长度

步骤	流程	图示	操作要点
32	X 线定位		置管后 X 线检查，确定导管尖端位置
33	健康教育		进行健康教育，告知患者置管期间注意事项
34	记录		及时在电子病历及维护手册上记录 PICC 置管信息

二、注意事项

（1）超声引导下腔内心电定位 PICC 置管术应由经过专门培训的医护人员进行，要求掌握血管解剖知识、超声知识、赛丁格穿刺技术、心电定位等高级技能。

（2）术前充分评估穿刺部位皮肤、血管状况及检查和检验报告。

（3）上腔静脉是否有压迫或阻塞，有无正常 P 波、心房颤动、放置起搏器等。

（4）严格无菌非接触技术进行置管过程中的操作。

（5）导管留置期间，按规范进行导管维护。

输液港植入

第一节　概述

一、定义

输液港指完全植入人体内的闭合输液装置，包括尖端位于上腔静脉及右心房交界处的导管部分及埋植于皮下的注射座，主要用于癌症患者化疗或长期肠外营养支持的治疗。根据注射座埋植部位的不同将输液港分为胸壁港、手臂港、下肢港。

二、目的

（1）建立静脉通路，用于中、长期静脉治疗。

（2）保护静脉，减少频繁穿刺给患者带来的痛苦。

（3）减少刺激性和腐蚀性药物对血管的刺激，减少药物外渗对机体的损害。

（4）减少穿刺相关并发症。

（5）提高患者的生活质量。

三、适应证

（1）需要输注刺激性、腐蚀性的抗肿瘤药物。

（2）需长期输注肠外营养等高渗性药物。

（3）需要输注高危外渗的血管活性药物，强酸、强碱药物、钙剂等。

（4）外周静脉条件差，且需要长期连续静脉输液者。

（5）需要反复输注血制品。

（6）需要反复采集血样。

四、禁忌证

（1）全身或拟置管部位局部感染未控制。

（2）对输液港材料过敏。

（3）病情严重、不能耐受或无法配合手术。

（4）静脉回流障碍，如上腔静脉阻塞综合征、穿刺路径有血栓等。

（5）严重凝血功能障碍。

（6）局部软组织因素影响设备的稳定性或者放置。

五、健康教育

（1）术后注意事项　①术后1~2h内可冰敷伤口，当天避免剧烈活动，防止牵拉；②术后伤口缝合处，局部麻醉药代谢缓慢，伤口有麻胀感觉属于正常现象，一般1~2天会逐步缓解；③为防止静脉血栓发生，病情允许下，每日饮水2000mL以上；手臂港或下肢港术后24h后开始做置港侧肢体运动；④术后2周左右到医院拆线（胸壁港术后1周拆线，使用可吸收线做皮肤美容缝合者可不拆线），囊袋未完全愈合前禁止沾水；⑤放置输液港和导管隧道部位可能会出现发绀，约1~3周后逐步消退。

（2）日常生活　①患者可从事日常工作、家务劳动、轻松运动如散步、打太极等；②治疗间歇期患者可以淋浴、盆浴、泡浴；③建议患者穿宽松衣服，避免女性文胸戴在连接区域摩擦，保护穿刺部位。

（3）导管维护　①治疗间歇期，输液港每4周维护一次，随身携带维护手册，定期找专业培训的医护人员维护；②治疗过程中，保持无损伤针外敷料清洁干燥；③无损伤针可连续使用7天，拔出无损伤针后，局部覆盖无菌敷料，24h后去除；④输液港留置时间不应超过导管说明书推荐使用时间；⑤输液港拔除应由受过专业培训的医师执行，严禁非专业人员拔管；拔管后14天就医拆线。

（4）风险防控　由于个体差异，带管期间，即使在正常使用和维护的情况下，也可能发生意外及并发症，包括但不限于：①滴注速度减慢或不滴或导管内回血等；②港体部位出现发红、肿胀、烧灼感、疼痛，穿刺点渗液、渗血或出血等；③接头与针头分离；④不明原因发热（体温超过38℃）、发冷、发抖或低血压等；⑤突发呼吸困难、胸闷、胸痛；⑥出现异常情况，应及时就医。

第二节　超声联合 IC-EKG 定位上臂港植入

上臂输液港，简称上臂港（图15-2-1），又称手臂港，指经贵要静脉、肱静脉、头静脉等上肢静脉入路，将注射座完全植入上臂内侧皮下并长期留置体内的闭合静脉输液系统，主要用于癌症患者化疗或长期肠外营养支持的治疗。

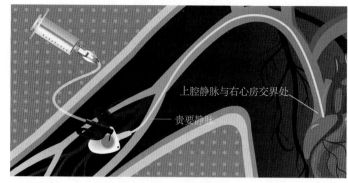

上腔静脉与右心房交界处

贵要静脉

图 15-2-1　上臂港示意

一、超声联合 IC-EKG 定位上臂港植入标准操作规范（表 15-2-1）

表 15-2-1　超声联合 IC-EKG 定位上臂港植入标准操作规范

步骤	流程	图示	操作要点
（一）术前评估			
1	知情同意		① 核对医嘱及患者姓名和出生年月，推荐使用 PDA 核对医嘱及患者身份信息 ② 向患者说明上臂输液港植入术的目的和必要性、优点及可能出现的并发症，告知术中注意事项 ③ 签署上臂输液港植入知情同意及风险告知书
2	环境评估		环境清洁安全、光线充足，半小时前空气消毒，无人员走动
3	患者评估		① 全身情况：意识状态、合作程度、病情、病史、治疗方案，有无上腔静脉压迫、出凝血功能障碍等，心电图是否正常，有无静脉血栓 ② 局部情况：预置港部位皮肤有无皮肤红肿、破溃、静脉炎等

步骤	流程	图示	操作要点
4	自身评估		洗手、着装整洁，仪表端庄；无长指甲；戴口罩、手术帽
5	用物评估		① 上臂输液港、中心静脉穿刺包、手术器械包、无损伤针 1 个、输液接头 1 个、无菌纱布、20mL 注射器 3 支、无菌鳄鱼夹导联线 1 根、无菌超声探头保护套 1 个、0.9% 氯化钠注射液 500mL 1 瓶、2% 盐酸利多卡因 1 支、去甲肾上腺素 1 支、75% 酒精和络合碘各 1 瓶、导管标识 1 个、压脉带 1 根等 ② 用物齐全、质量合格、符合操作要求，B 超机功能完好
（二）导管置入			
6	体位摆放		协助患者取平卧位，手臂外展与躯干呈 90°
7	选择血管		超声探头评估预穿刺静脉的走行、内径，导管外径与血管内径比值应 ≤ 45%，避开静脉瓣，首选贵要静脉，并标记预穿刺点
8	标记囊袋位置		囊袋位于上臂中上 1/3 处，肘横纹上约 4 指，肱二头肌沟内侧，避开尺神经与肘正中神经，标记囊袋位置
9	测量导管预置长度		测量预穿刺部位至右胸锁关节再到第三肋间隙底部长度（cm）之和为导管预置入血管内长度，记录

步骤	流程	图示	操作要点
10	测量双侧臂围	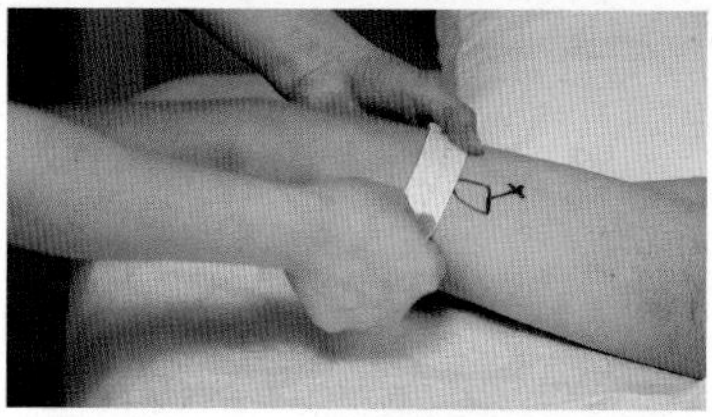	肘窝上 10cm 处测量双侧臂围，并记录
11	连接心电定位设备	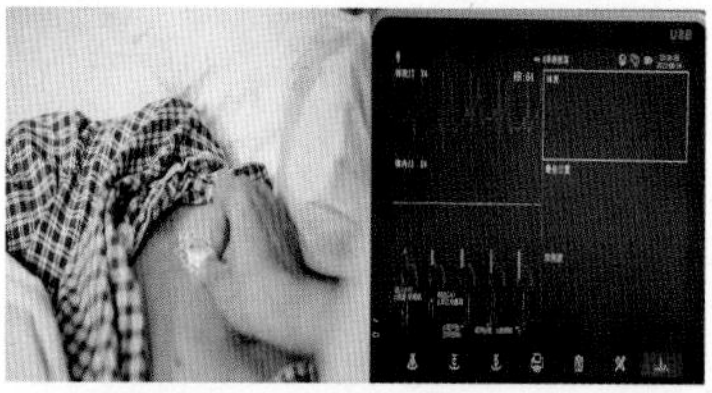	清洁局部皮肤，贴电极片，连接心电定位设备，调节心电监测为 II 导联模式
12	皮肤消毒	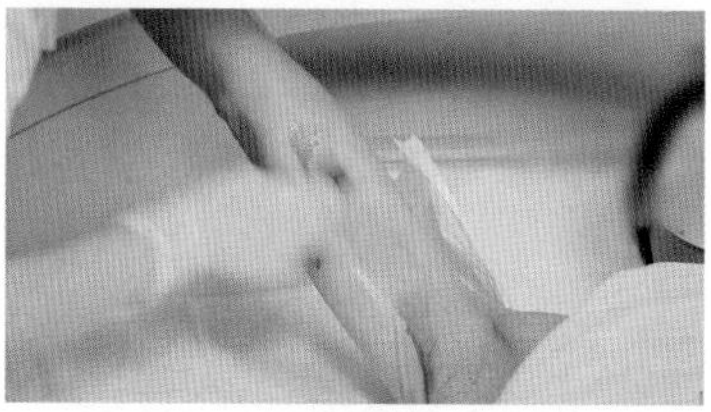	① 洗手，打开置管包，戴手套，在术侧肢体下方垫无菌单 ② 以穿刺点为中心，使用 75% 酒精擦拭消毒穿刺点及周围皮肤 3 遍，直径 ≥ 20cm，同法使用络合碘消毒 3 遍
13	垫无菌巾和压脉带	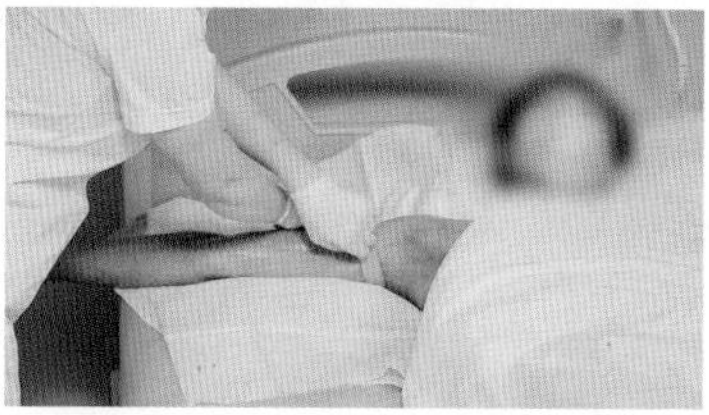	在穿刺部位下方铺无菌巾及无菌压脉带
14	穿无菌手术衣	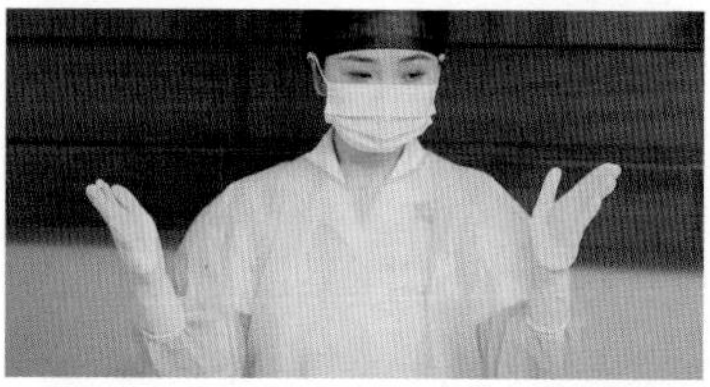	脱手套、洗手，穿无菌手术衣，戴无菌手套
15	建立最大无菌屏障	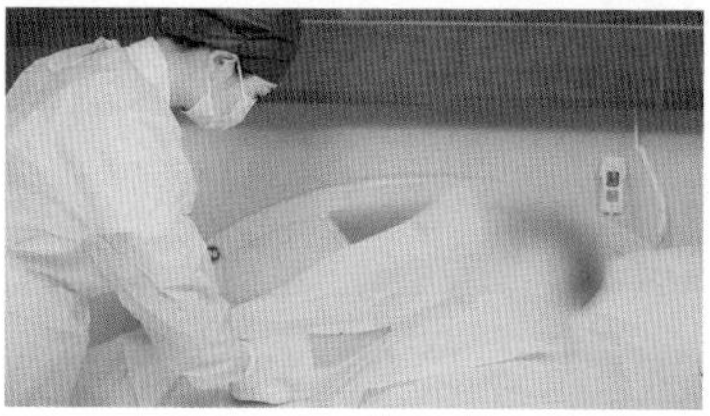	铺无菌大单、孔巾，建立最大无菌屏障

步骤	流程	图示	操作要点
16	准备无菌手术用物		将无菌手术用物置入无菌区域，抽吸 2% 盐酸利多卡因 10mL 备用
17	导管及附件预处理		0.9% 氯化钠注射液预充导管、穿刺针、引导导丝、扩张器、输液接头，并检查导管及附件完整性
18	探头准备		助手在探头上涂抹少许超声耦合剂，置管者套上无菌保护罩，必要时安装导针架
19	扎压脉带		扎压脉带，嘱患者握拳，在预穿刺部位涂无菌超声耦合剂
20	超声引导下静脉穿刺		超声探头定位穿刺静脉，确认静脉无搏动，可压缩，避开神经和静脉瓣；针尖对准静脉壁最中心的浅表区域，观察针尖亮点进入静脉管腔
21	送引导导丝		① 见回血后从穿刺针处轻轻移去探头，非主力手固定穿刺针 ② 送引导导丝，导丝过穿刺针尖后松开压脉带，嘱患者松拳，体外导丝至少保留 10 ~ 15cm

步骤	流程	图示	操作要点
22	撤穿刺针	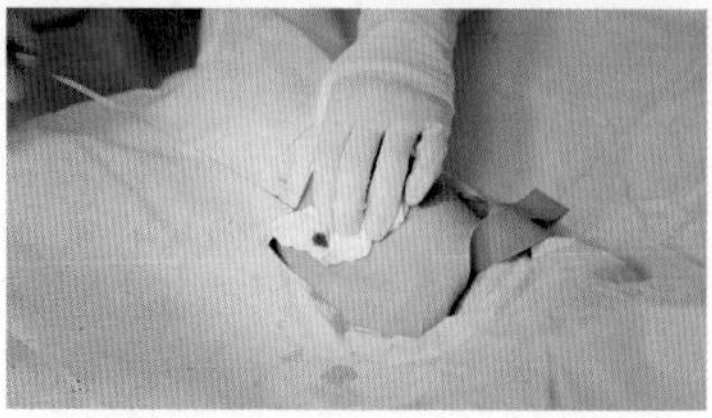	将穿刺针沿导丝从静脉和皮肤中撤出
23	局部麻醉	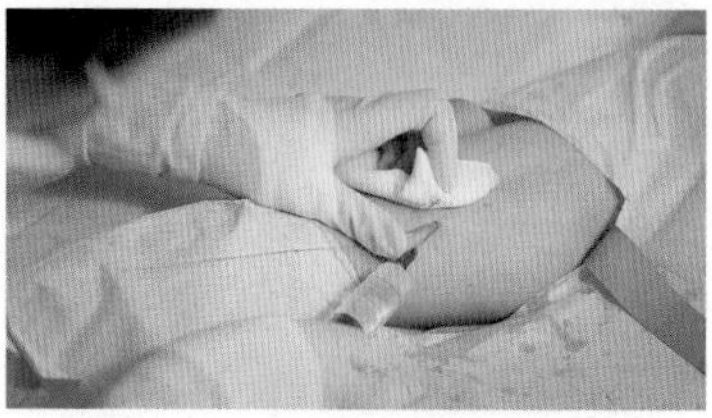	用 2% 盐酸利多卡因在穿刺点周围进行皮下局部麻醉
24	扩皮	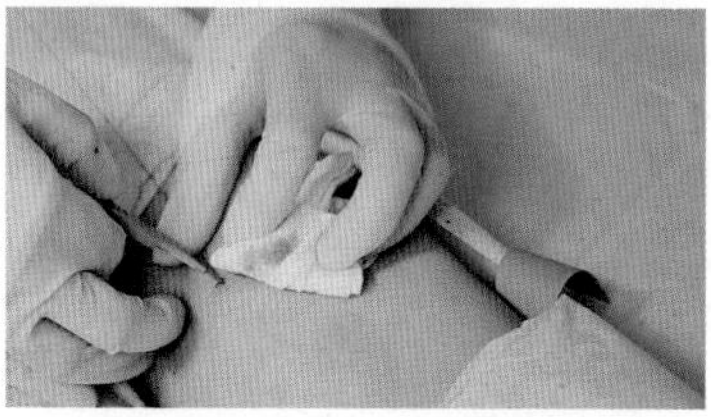	刀片与导丝平行扩皮
25	送插管鞘	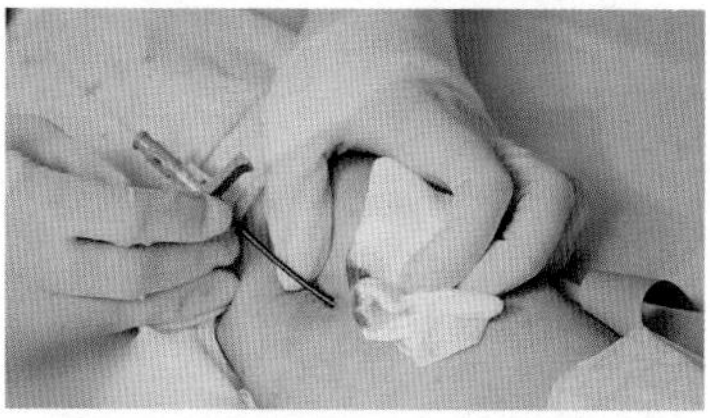	① 检查扩张器内芯与外鞘是否固定 ② 沿导丝将导管鞘旋转通过皮肤，完全推入静脉 ③ 保证导丝尾端在体外有足够长度
26	鳄鱼夹连接钝针和电极	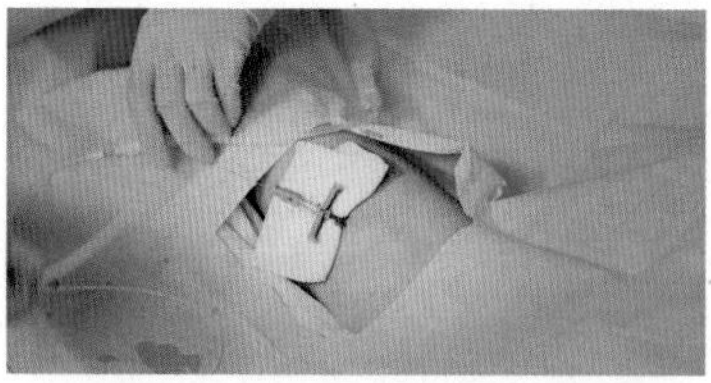	导管连接钝针，再连接输液器；无菌鳄鱼夹一端连接钝针金属部分
		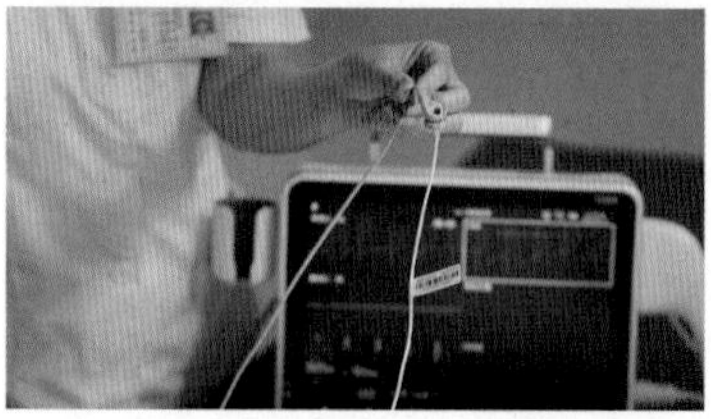	无菌鳄鱼夹另一端由助手连接患者电极 H 端或右上导联

步骤	流程	图示	操作要点
27	撤出插管鞘内芯和导丝		打开锁扣，非主力手压紧插管鞘前端血管，主力手将插管鞘内芯与导丝同时撤出
28	送导管		缓慢匀速送入导管
29	术中患者体位配合		为防止导管误入颈内静脉，当导管送入肩部时，患者头转向穿刺侧，下颌靠肩
30	腔内心电定位		① 当导管进入肩部时，打开输液开关，观察体内 P 波变化 ② 当导管尖端到达上腔静脉入口时，P 波升高；当导管尖端到达上腔静脉与右心房交界处时，P 波达最高尖；当导管尖端进入右心房内时，出现双向 P 波，回退导管至 P 波最高尖处 ③ 记录此时血管内导管长度

（三）囊袋、隧道制作

步骤	流程	图示	操作要点
31	撤除可撕裂插管鞘		① 抽回血，观察导管回血的颜色和黏稠度，0.9% 氯化钠注射液脉冲冲管，确定导管通畅性 ② 撤除并撕裂插管鞘
32	局部麻醉囊袋和隧道位置		局部麻醉囊袋和隧道位置的皮肤

步骤	流程	图示	操作要点
33	切皮前疼痛评估	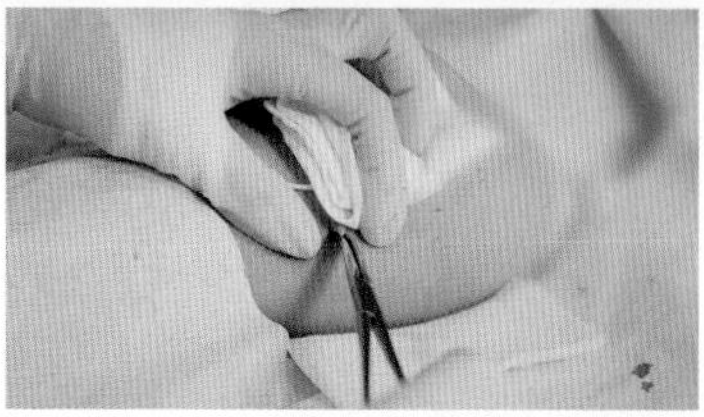	试触局部皮肤，评估患者有无痛感
34	切皮	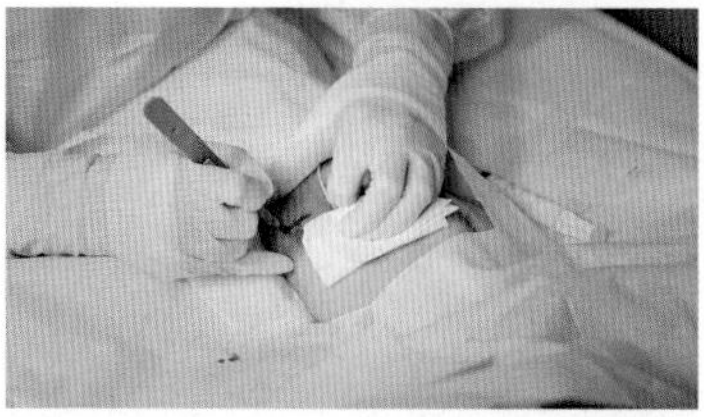	在肱二头肌内侧切皮，切口宽约1.5cm，深度至浅筋膜层（约0.5～1cm）
35	制作囊袋	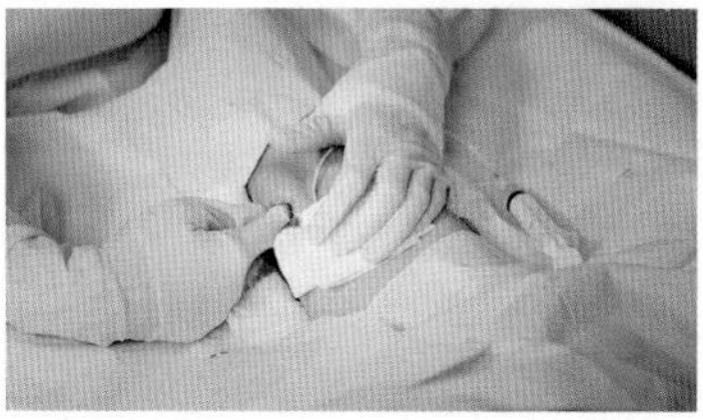	① 钝性分离的方法制作囊袋，用血管钳或术者手指进行皮下组织分离，囊袋纵深约3cm ② 输液港座试放入囊袋，评估囊袋大小是否合适，再取出
36	囊袋止血	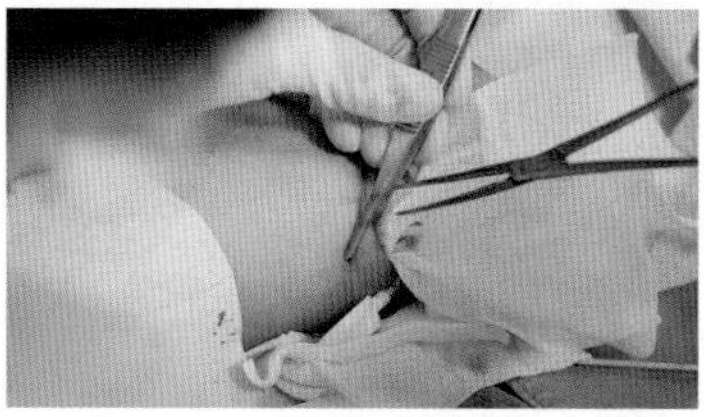	1∶1稀释去甲肾上腺素浸润无菌纱布，填塞囊袋，压迫止血
37	制作隧道	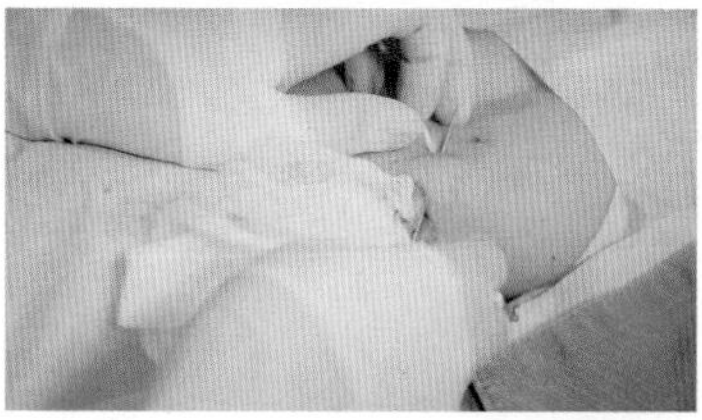	使用隧道牵引针，从切口中点处向穿刺点外侧缘做皮下隧道，隧道厚度应与囊袋厚度一致，有利于港座、导管锁及导管均在同一水平位置
38	导管穿过隧道	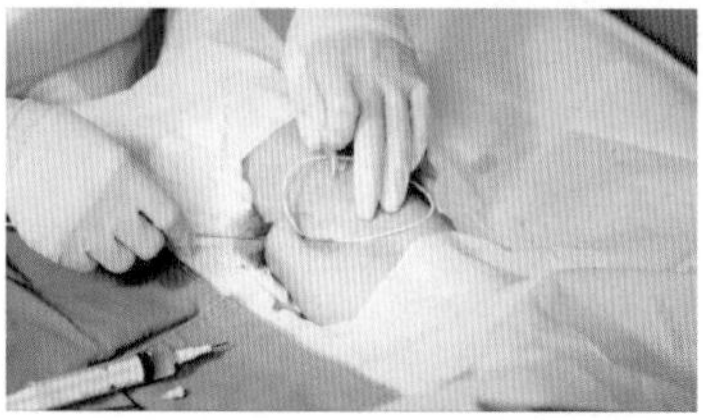	隧道牵引针连接导管，将导管从隧道内穿过

步骤	流程	图示	操作要点
39	修剪导管	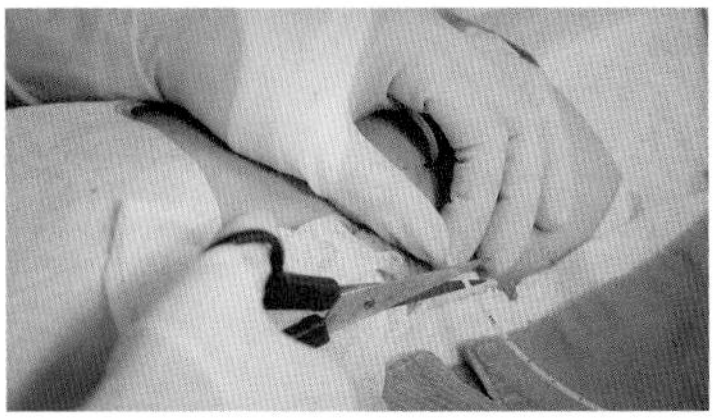	双人确定导管长度（血管内置入长度＋隧道长度），修剪导管，并记录
40	连接导管锁	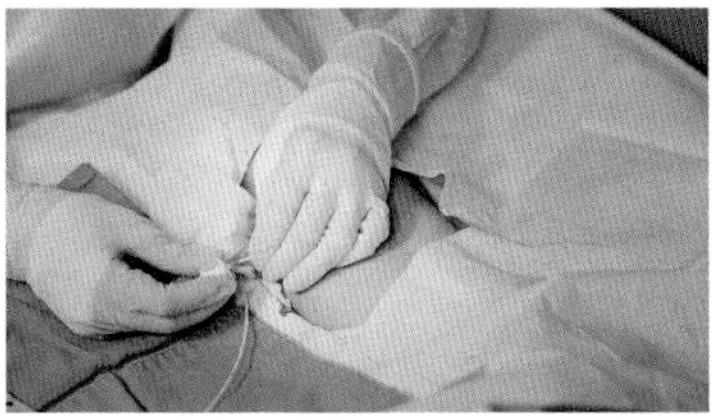	导管连接导管锁，导管过港座柄凸起处留0.1mm，再平行套上导管锁，检查导管锁是否连接稳妥
41	抽回血	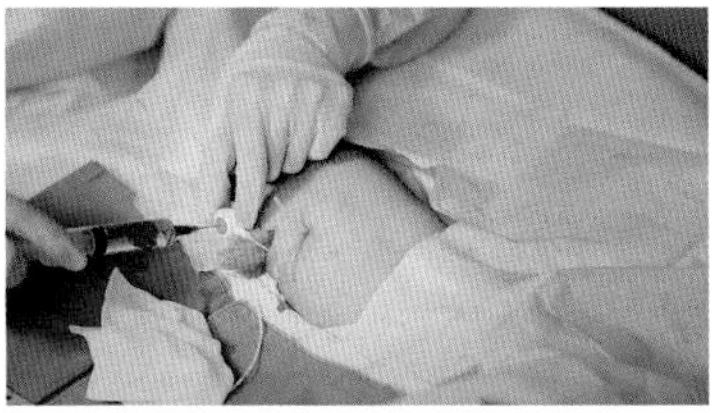	无损伤针插入输液港底座，抽回血，检查导管是否通畅
42	清洗囊袋	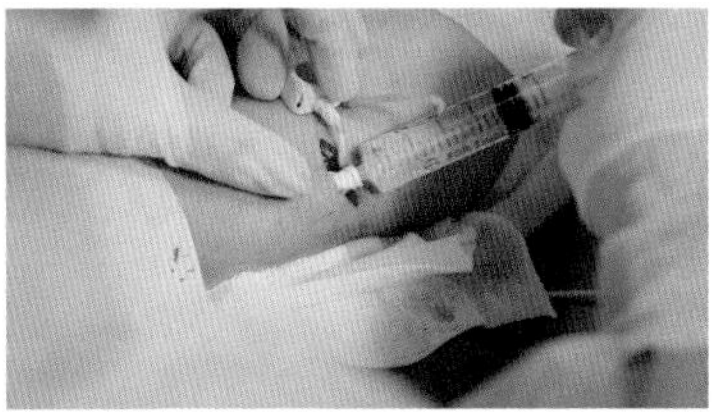	① 移除囊袋内的填塞纱布 ② 0.9%氯化钠注射液冲洗囊袋内残留血液，并检查囊袋是否充分止血
43	输液港座植入囊袋	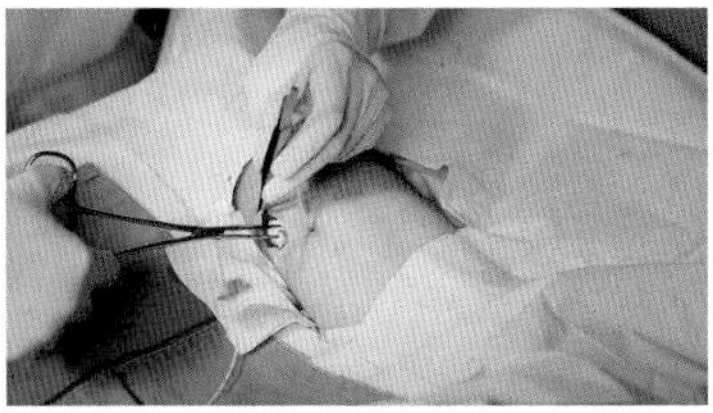	将输液港座植入囊袋内，囊袋应大小合适，避免在切口处有缝合张力
44	抽回血	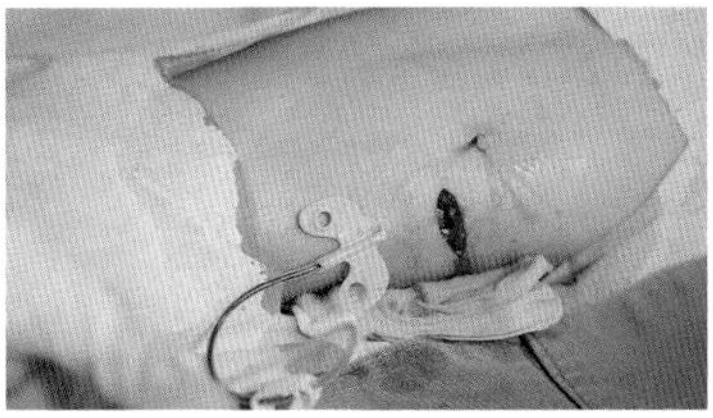	插入无损伤针，抽回血，检查导管是否通畅

步骤	流程	图示	操作要点
45	缝合切口		缝合切口：上臂输液港推荐使用可吸收缝线缝合

（四）清洁及固定

步骤	流程	图示	操作要点
46	再次消毒切口		清除手臂上残留的血液，络合碘再次消毒切口
47	导管固定		① 纱布覆盖穿刺点及伤口，撤离孔巾 ② 弹力绷带加压包扎固定穿刺点，松紧适当
48	外贴标识		外贴导管标识，标注导管名称、植入日期、操作者等信息
49	X 线定位		置管后 X 线定位，确定导管尖端位置
50	健康教育		进行健康教育，告知手臂港植入后注意事项

步骤	流程	图示	操作要点
51	记录		在手臂港植入记录单、护理记录单、维护手册上记录手臂港植入信息

二、注意事项

（1）置港操作应由经过专门培训的医护人员进行，要求掌握血管解剖知识、赛丁格穿刺技术、囊袋及皮下隧道技术、超声及腔内心电定位技术，同时具备困难情境的应对能力。

（2）术前充分评估穿刺部位和囊袋区皮肤状况及凝血功能、上腔静脉是否有压迫，上腔静脉压迫患者切忌选择上臂置港。

（3）植入器材的型号与患者手臂尺寸不符，预置管手臂有水肿或淋巴回流障碍患者不宜留置上臂港。

（4）囊袋宜位于上臂中上 1/3 处、肘窝上方 4 横指左右，肱二头肌内侧沟下段（即上臂前方内侧），避开肘正中静脉；采用钝性分离的方法制作囊袋，深度至浅筋膜深度为宜，囊袋切口约 1.5cm，纵深约 2～3cm；隧道厚度应与囊袋一致，将导管从隧道内穿过，注意不要有夹角，避免导管打折；缝合囊袋前检查导管是否通畅，囊袋内无出血，缝合时避免穿刺针损伤导管。

（5）植入后处置　植入部位渗血时应使用无菌纱布和透明敷料加压止血，并在 24h 内更换；按照规范要求对上臂港进行冲管和封管；一般 2 周后伤口拆线。

第三节　超声联合 IC-EKG 定位胸壁港植入

胸壁港（图 15-3-1）是以颈内静脉、锁骨下静脉为入路，将注射座埋置于胸壁皮下的一种中心静脉导管。

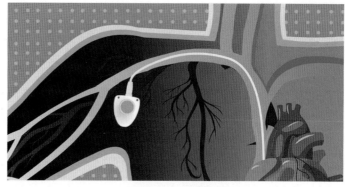

图 15-3-1 胸壁港

一、超声联合IC-EKG定位胸壁港植入标准操作规范（表15-3-1）

表15-3-1　超声联合IC-EKG定位胸壁港植入标准操作规范

步骤	流程	图示	操作要点
（一）术前评估			
1	知情同意		① 核对医嘱及患者姓名和出生年月，推荐使用PDA核对医嘱及患者身份信息 ② 向患者和家属说明胸壁输液港植入术的目的、必要性、优点及可能出现的并发症，术中配合事项 ③ 签署胸壁输液港植入知情同意及风险告知书
2	自身评估		操作者和助手洗手、着装整洁，仪表端庄；无长指甲；戴口罩、手术帽
3	环境评估		严格按照无菌手术管理要求，在手术室置管，手术室配备各种抢救仪器及药物
4	患者评估		① 全身情况：病情、病史、治疗方案，患者无上腔静脉压迫或阻塞、出凝血功能障碍、血栓、心电图结果异常等

步骤	流程	图示	操作要点
4	患者评估		② 局部情况：预穿刺部位及囊袋制作部位的皮肤，B超查看血管位置、管径、深度、有无静脉血栓等
5	用物评估		① 胸壁输液港包、中心静脉穿刺包、手术器械包、无损伤针 1 个、输液接头 1 个、20mL 注射器 2 支、无菌超声探头保护套 1 个、无菌耦合剂 1 支、0.9% 氯化钠注射液 500mL 1 瓶、2% 盐酸利多卡因 1 支、卷尺 1 把、75% 酒精和络合碘各 1 瓶、导管标识 1 个等 ② 用物齐全、质量合格、符合操作要求，B超机功能完好

（二）导管置入

步骤	流程	图示	操作要点
6	体位摆放		协助患者去枕仰卧位，头偏向对侧 45°
7	连接心电定位设备		清洁局部皮肤，贴电极片，连接心电定位设备，调节心电监测为 II 导联模式

步骤	流程	图示	操作要点
8	选择血管	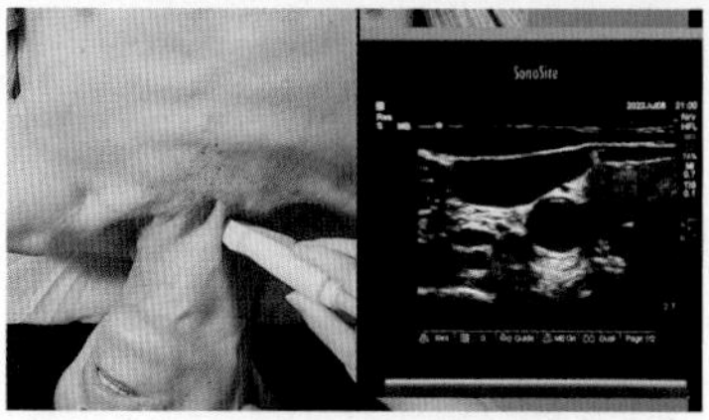	① 超声探头选择预穿刺部位，注意穿刺点周围静脉、动脉和神经的位置 ② 评估预穿刺静脉的直径（血管直径：导管直径 ≥ 45%）、走行、形状和弹性
9	标记位置	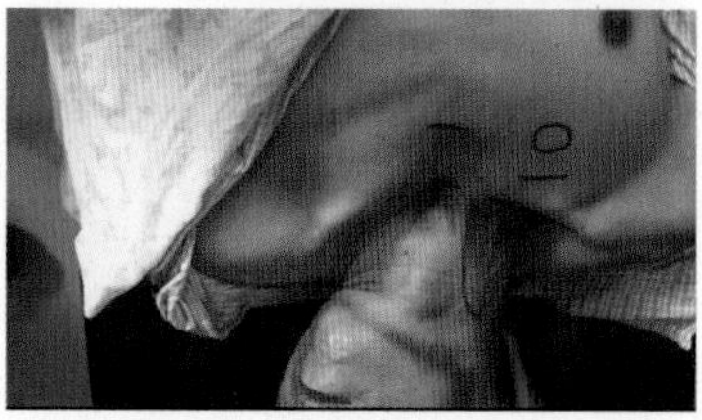	标记预穿刺点和囊袋位置
10	测量预置长度	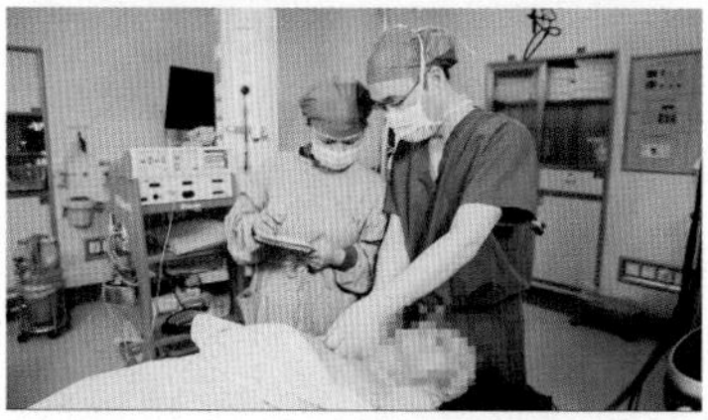	测量导管血管内预置长度并记录：从预穿刺部位到右侧胸锁关节再至右侧第三肋间隙底部的长度之和
11	洗手戴手套	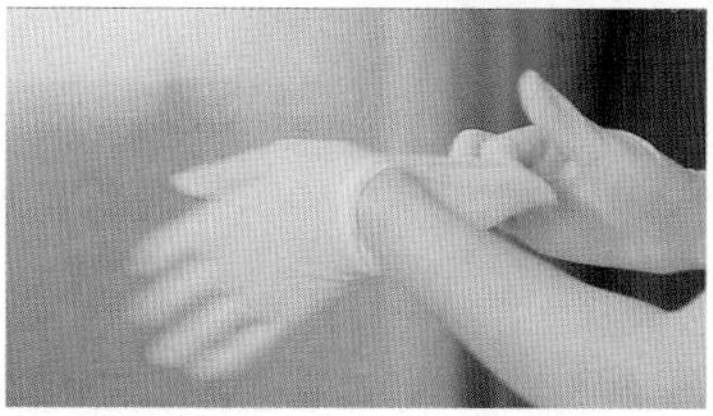	操作者洗手，戴无菌手套
12	皮肤消毒	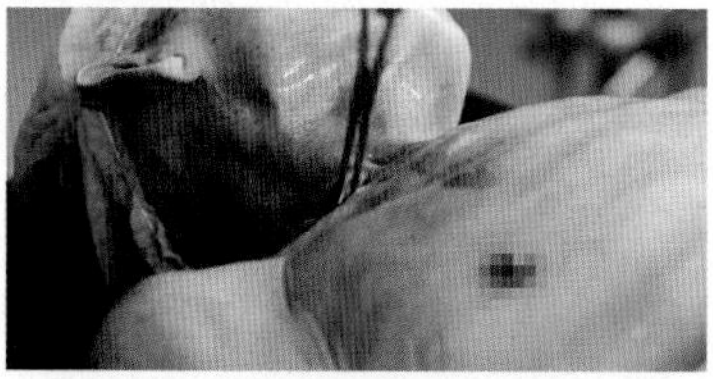	以穿刺点为中心，使用 75% 酒精擦拭消毒穿刺点及周围皮肤 3 遍，直径 ≥ 20cm，同法使用络合碘消毒 3 遍
13	穿无菌手术衣	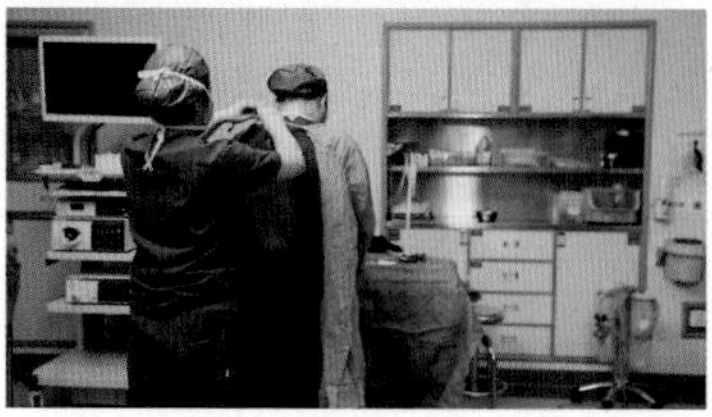	操作者脱手套、洗手，穿无菌手术衣，戴无菌手套

步骤	流程	图示	操作要点
14	建立最大无菌屏障	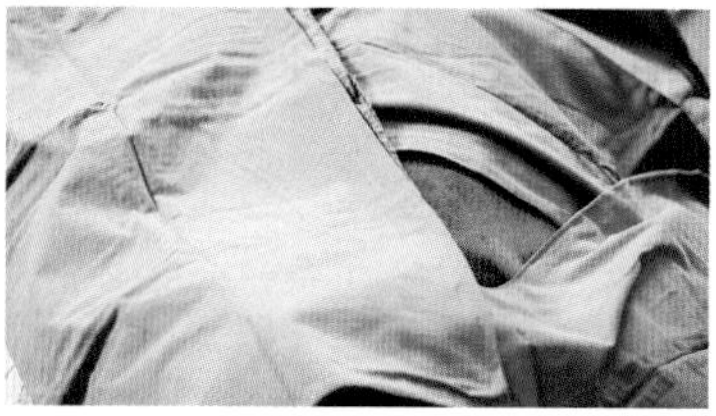	铺无菌大单，建立最大无菌屏障
15	准备无菌用物	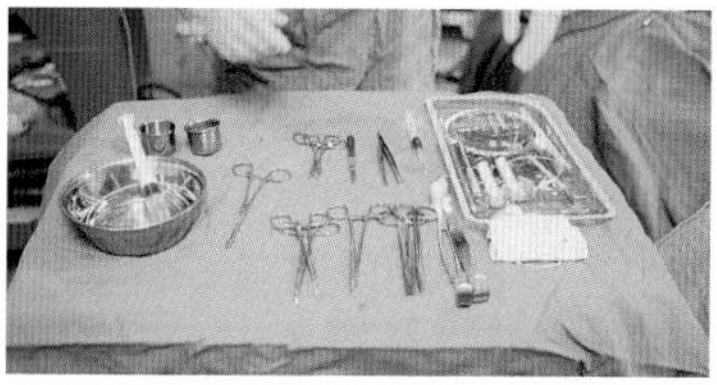	① 将无菌手术用物置入无菌区域 ② 抽吸 2% 盐酸利多卡因 10mL 备用
16	预处理导管及附件	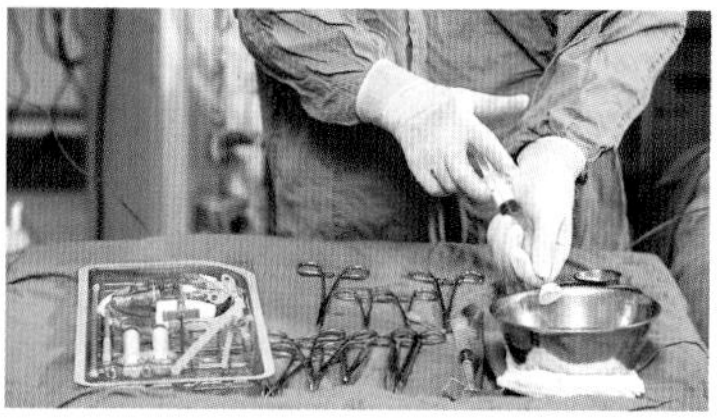	0.9% 氯化钠注射液预充导管、输液港座、穿刺针、引导导丝、扩张器、输液接头，并检查导管及附件完整性
17	探头套无菌保护罩	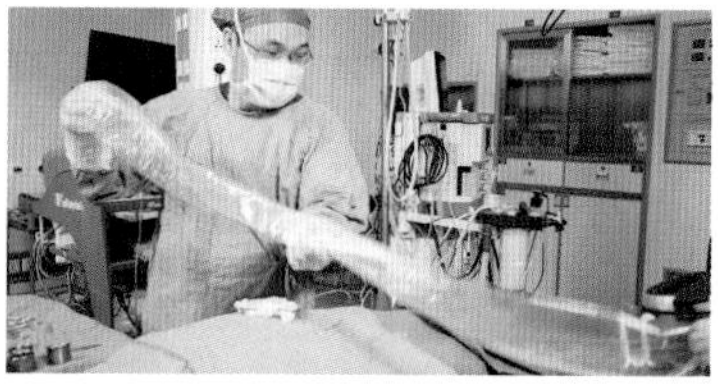	助手将探头上涂抹少许超声耦合剂，置管者套上无菌超声保护罩
18	局部麻醉	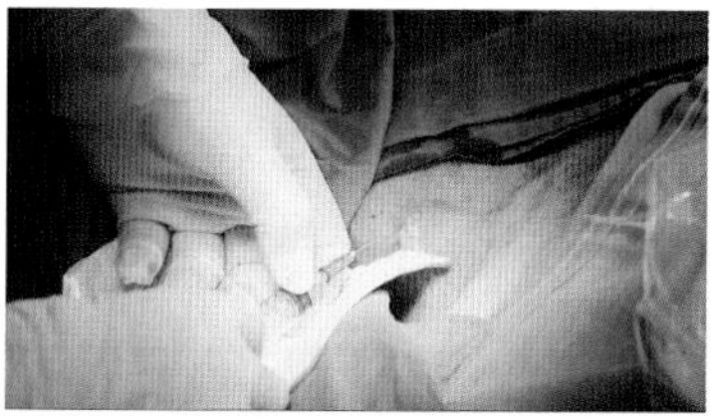	用 1mL 的 2% 盐酸利多卡因在穿刺点周围进行皮下局部麻醉
19	静脉穿刺	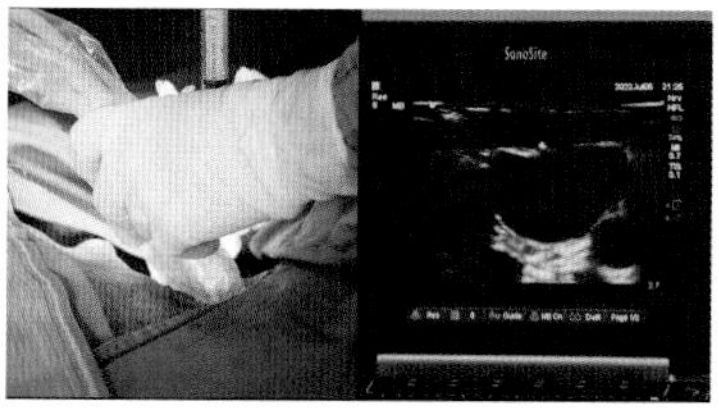	探头与静脉保持垂直，针尖斜面朝向探头；针尖对准静脉壁最中心的浅表区域向下穿刺，观察针尖亮点进入静脉管腔；见回血后从穿刺针处轻轻移去探头，非主力手固定穿刺针

步骤	流程	图示	操作要点
20	送导丝		拉直导丝 J 形头端，将柳形尖端插入针尾，体外导丝保留至少 10～15cm
21	撤穿刺针		将穿刺针沿导丝从静脉和皮肤中撤出
22	扩皮		手术刀在穿刺点外侧横向扩皮约 0.5～1cm，深度至浅筋膜层
23	送入插管鞘		检查插管鞘内芯与外鞘是否固定，沿导丝将插管鞘旋转通过皮肤，完全推入静脉，保证导丝尾端在体外有足够长度
24	鳄鱼夹连接钝针和电极		① 导管连接钝针，再连接输液器 ② 无菌鳄鱼夹一端连接钝针金属部分，另一端由助手连接患者电极 H 端或右上导联
25	撤出导丝与插管鞘内芯		打开锁扣，主力手将导丝与插管鞘内芯同时撤出；用拇指封堵可撕裂鞘，避免进入空气；同时嘱患者做屏气动作，减少空气进入风险
26	送导管		缓慢均速送入导管，将导管缓慢推送至预置长度

步骤	流程	图示	操作要点
27	腔内心电定位		① 当导管进入肩部时，打开输液开关，观察体内 P 波变化 ② 当导管尖端到达上腔静脉入口时，P 波升高；当导管尖端到达上腔静脉与右心房交界处时，P 波达最高尖；当导管尖端进入右心房内时，出现双向 P 波，回退导管至 P 波最高尖处 ③ 记录此时血管内导管长度
28	抽回血		抽回血，脉冲冲管，确认导管是否通畅
29	撤插管外鞘		撤除插管外鞘

（三）囊袋、隧道制作

步骤	流程	图示	操作要点
30	局部麻醉		局部麻醉囊袋和隧道位置的皮肤
31	疼痛评估		试触皮肤，患者有无痛感
32	扩皮		切开皮肤，切口长约 2.5cm，深度切至浅筋膜，使用电刀止血

步骤	流程	图示	操作要点
33	制作囊袋	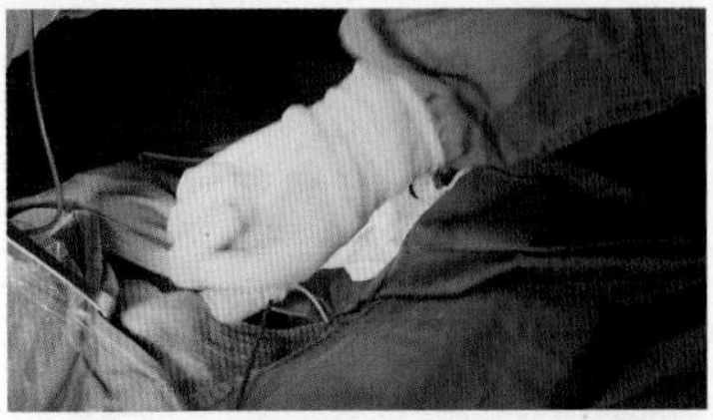	钝性分离制作皮下囊袋，皮下脂肪厚度以 1cm 左右为宜
34	制作隧道	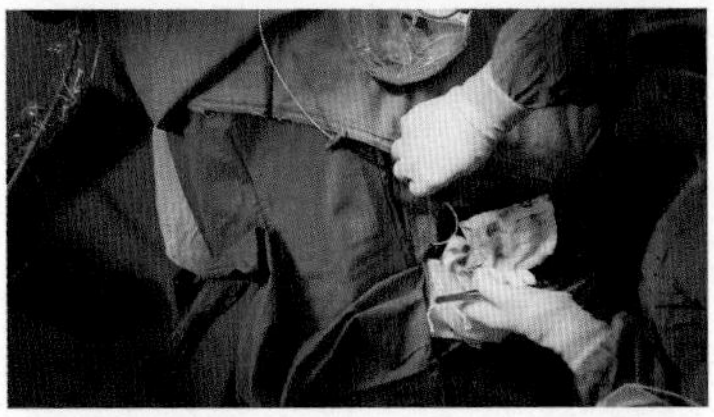	使用隧道牵引针，从切口中点处向穿刺点外侧缘做皮下隧道，隧道厚度应与囊袋厚度一致，避免导管爬坡打折
35	导管穿过隧道	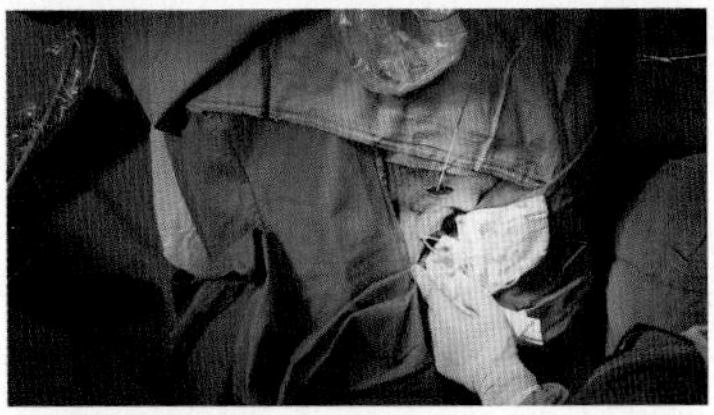	隧道牵引针连接导管，将导管从皮下隧道内穿过，避免导管打折
36	再次检查导管通畅性	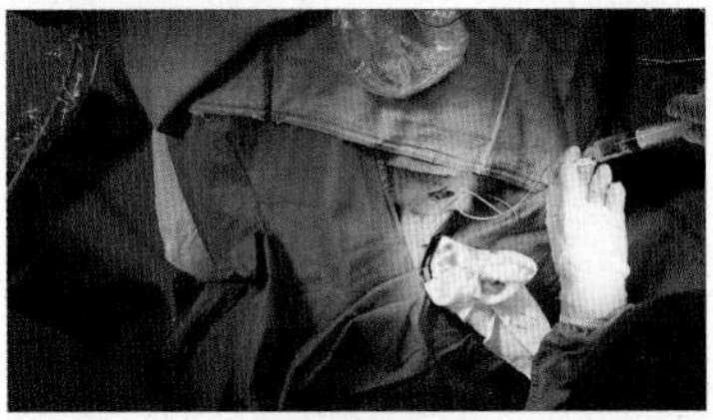	抽回血，冲管，再次检查导管是否通畅
37	修剪导管	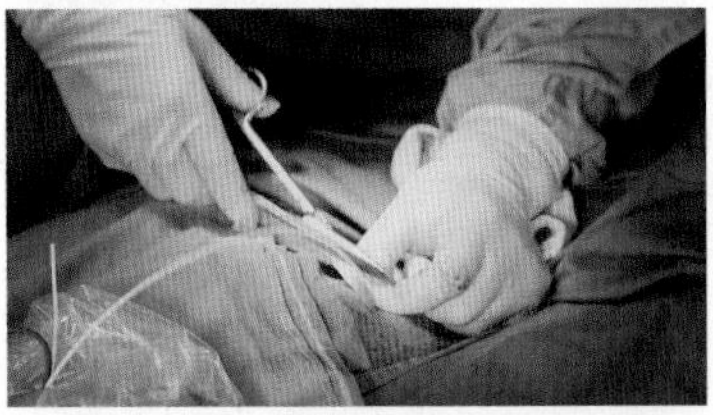	双人再次确定导管长度，修剪导管，并记录
38	连接导管锁	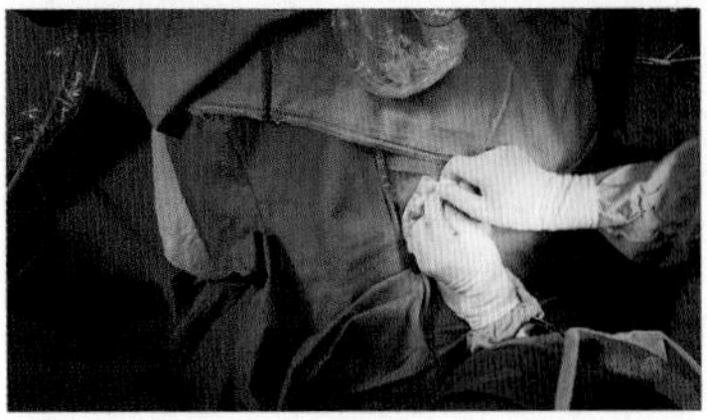	导管连接导管锁，导管过港座柄凸起处留 0.1mm，再平行套上导管锁，检查导管锁是否连接稳妥

步骤	流程	图示	操作要点
39	输液港座植入囊袋		将输液港座植入囊袋内，囊袋应大小合适，避免在切口处缝合张力
40	缝合切口		切口缝合方式包括不可吸收缝线缝合、可吸收缝线缝合，推荐胸壁输液港使用可吸收缝线缝合
41	冲封管		① 插入无损伤针，抽回血，检查导管是否通畅 ② 0.9% 氯化钠注射液脉冲冲管，并正压封管

（四）清洁及固定

步骤	流程	图示	操作要点
42	包扎切口		清除胸壁上残留的血液，纱布覆盖穿刺点及伤口，撤离手术巾
43	外贴导管标识		外贴导管标识，标注导管名称、操作者姓名、置管时间、导管体内长度
44	X 线定位		X 线定位导管尖端位置

步骤	流程	图示	操作要点
45	健康教育		告知患者胸壁港植入术后注意事项，置管期间日常护理要点
46	记录		在手术记录单与维护专用记录单、患者维护手册上记录输液港植入信息

二、注意事项

（1）导管血管内置入长度的测量方法，即预穿刺部位到右侧胸锁关节再至右侧第三肋间隙底部的长度之和。

（2）进导丝时如果遇到阻力，不应强行进入，应同穿刺针一起后退调整直至无阻力进入，以免穿刺针损伤或切割导丝。

（3）扩张器与导丝一同撤出，用拇指封堵可撕裂的插管外鞘，以免进入空气，并嘱患者做屏气动作，可减少空气进入风险。

（4）囊袋切口距离锁骨下 1.5～2cm 左右；囊袋切口与港座至少有 1cm 距离，切忌靠近港座隔膜，以免影响伤口愈合及无损伤针穿刺。

（5）颈部和胸壁皮肤损伤或接受放射性治疗，气管切开、有胸部起搏器、头颈部肿瘤患者等不宜植入胸壁港。

（6）穿刺点处导管弧度要圆润，避免导管打折。

（7）皮下隧道和囊袋应在同一平面，避免导管爬坡打折。

（8）因导管和导管锁有记忆性，如果需要重新连接，须再次修剪导管及使用备用的导管锁。

（9）患者应妥善保管维护手册，每次维护时携带。

（10）植港处如有红、肿、热、痛等异常情况，及时就医处理。

Chapter 第十六章 血液透析导管

血液透析导管包括临时性血液透析通路及长期性血液透析通路。临时性血液透析通路包括动静脉直接穿刺和无隧道无涤纶套的透析导管，长期性血液透析通路包括带隧道带涤纶套的透析导管、自体动静脉内瘘、移植物动静脉内瘘。临时性血液透析导管、长期性血液透析导管及动静脉内瘘手术各有优缺点，具体见表 16-1。

表 16-1 不同类型血液透析导管的优缺点

项目	临时性血液透析导管	长期性血液透析导管	动静脉内瘘手术
优点	操作简单易行，无成熟期、建立后可立刻行血液透析，不影响血流动力学、不增加心脏负荷，透析时使用简单，无须穿刺	操作简单易行，无成熟期、建立后可立刻行血液透析，不影响血流动力学、不增加心脏负荷，透析时使用简单，无须穿刺，感染相关并发症风险较临时性血液透析导管低	操作简单，易于掌握；创伤小，前臂局部麻醉操作，罕见发生危及生命等严重并发症；费用较低；较其他血液透析通路，患者生活质量最优，使用寿命最长，感染、狭窄、血栓形成等并发症最低
缺点	感染、血栓形成、血流量差等并发症风险较高；透析充分性较动静脉内瘘低；置管部位血管狭窄甚至闭塞等远期并发症；导管部分暴露体外，影响生活质量	感染和血栓发生率较动静脉内瘘高；透析充分性较动静脉内瘘低；置管部位血管狭窄甚至闭塞等远期并发症；导管部分暴露体外，影响生活质量	需较长时间成熟期（6～8 周）；对目标血管有要求（一般建议目标静脉、动脉直径均≥2mm 为宜）；部分患者可发生静脉瘤样扩张、高流量内瘘（动静脉内瘘流量＞1500mL/min）、诱发心力衰竭、肢端缺血综合征等远期并发症；透析时需行透析针穿刺

第一节　临时性血液透析导管置管

一、定义

临时性血液透析导管为血液透析重要通路，是以聚氨酯和聚乙烯制成的各类单腔、双腔、三腔导管。以最常用的双腔导管为例，尾端呈 Y 形设计，分别为动脉端、静脉端，合并区域内腔分隔为两个互不交通的腔，分别连通动脉端及静脉端，动脉腔以导管顶端侧孔为开口，静脉腔开口于导管顶端。临床上常以 Seldinger 技术将导管置入血管内后，通过动脉腔将血液引出，完成透析后，经由静脉腔输送回血管内。

临时性血液透析导管置管可选择双侧的颈内静脉、股静脉、锁骨下静脉、颈外静脉为穿刺点置入，根据具体置入位置选择不同规格导管。相较于其他部位，右侧颈内静脉因操作简单、并发症较少、使用寿命较久、不影响患者行动等原因最为常用；股静脉安全性最高，适用于无法平卧、颈内静脉置管体位困难者。本节将以右侧颈内静脉置入血液透析导管为例阐述操作规范。

二、适应证

（1）各种原因导致的急性肾损伤，预期透析4周以内患者。

（2）动静脉内瘘成熟前的透析过渡期，预计等待时间小于2周患者。

（3）维持性血液透析通路功能丧失需过度透析患者。

（4）腹膜透析临时转为血液透析患者。

（5）急性中毒、心力衰竭、高钾血症、重度水肿等药物控制不佳，需临时血液透析治疗者。

（6）自身免疫性疾病的短期血液净化治疗，如血栓性微血管病、风湿性疾病、神经系统疾病进行血浆置换、免疫吸附治疗等。

（7）人工肝治疗时。

三、禁忌证

（1）对导管材质过敏。

（2）预置血管存在静脉血栓、狭窄或闭塞。

（3）合并严重基础疾病，不能耐受或配合手术。

（4）存在严重的不可纠正的出凝血功能障碍。

（5）全身或手术部位局部感染、菌血症、败血症。

四、临时性血液透析导管置管标准操作规范（表16-1-1）

表16-1-1　临时性血液透析导管置管标准操作规范

步骤	流程	图示	操作要点
（一）术前评估			
1	知情同意		① 核对医嘱及患者姓名和出生年月，推荐使用 PDA 核对医嘱及患者身份信息 ② 向患者说明临时性透析导管置管术的目的、必要性、优点、可能出现的并发症以及术中配合注意事项 ③ 签署知情同意及风险告知书

步骤	流程	图示	操作要点
2	环境评估		环境清洁安全、光线充足，半小时前空气消毒，无人员走动
3	患者评估		① 全身情况：意识状态、合作程度、病情、病史、治疗方案，有无上腔静脉压迫、出凝血功能障碍、静脉血栓 ② 局部情况：预置管部位皮肤完整性，超声评估预穿刺血管情况
4	自身评估		着装整洁，洗手，无长指甲，戴口罩、手术帽
5	用物评估		① 临时性血液透析导管、置管手术包、无菌手套2副、20mL注射器2支、5mL注射器1支、0.9%氯化钠注射液100mL 1瓶、2%盐酸利多卡因1支、肝素钠注射液1支、75%酒精和络合碘各1瓶、导管标识1个等 ② 用物齐全、质量合格、符合操作要求
（二）导管置入			
6	体位摆放		协助患者取仰卧位，肩下垫高，头偏向置管对侧约45°，充分暴露置管侧颈部

步骤	流程	图示	操作要点
7	标记穿刺点		穿刺点取胸锁乳突肌胸骨头、锁骨头和锁骨形成的三角区域顶点
8	皮肤消毒		① 洗手，打开置管包，戴无菌手套，在患者术侧肩部下方垫无菌单 ② 以穿刺点为中心，使用 75% 酒精擦拭消毒穿刺部位 3 遍，同法使用络合碘消毒 3 遍。消毒范围为下颌线、右侧肩部、前胸至乳头水平、左侧至锁骨中线区域
9	穿无菌手术衣		脱手套、洗手，穿无菌手术衣，戴无菌手套
10	建立最大无菌屏障		铺无菌大单、孔巾，建立最大无菌屏障
11	无菌用物准备		① 稀释肝素钠注射液预冲临时性血液透析导管、扩张管等，检查导管完整性 ② 抽吸 2% 盐酸利多卡因 10mL 备用
12	局部麻醉		于胸锁乳突肌与锁骨形成的三角区域顶点水平，触及颈内动脉搏动，于搏动点外 0.5cm 处，以 2% 盐酸利多卡因做局部麻醉

步骤	流程	图示	操作要点
13	麻醉针试穿刺		以 5mL 注射器抽取利多卡因于搏动外侧 0.5cm 处朝向右侧乳头方向，以 45° 左右角度缓慢进针，进针后回抽未见血液，注入少量 2% 盐酸利多卡因，再继续进针；直至回抽见血，观察进针深度、角度、方向
14	静脉穿刺		取穿刺针，以麻醉针相同穿刺点及角度、方向缓慢进针，保持针筒负压，至回抽见血；如进针深度较麻醉针大仍未见回血，可保持注射器负压，缓慢回退，避免穿透颈内静脉
15	送入导丝		确认穿刺针为静脉血后，沿穿刺针送入导丝，导丝进入 15cm 左右后，退出穿刺针、留置导丝。置入导丝时，注意固定穿刺针位置
16	扩张器扩皮		沿导丝送入扩张器，保证导丝尾端超出扩张器；扩张器从细到粗，逐步扩张穿刺通道，送入有明显的突破感后撤出扩张器
17	送入导管		沿导丝自导管静脉腔将导管引入血管内，注意导丝尾端要超出导管尾部，避免导丝整体被带入血管内
18	撤导丝		导管体内段完全进入后撤出导丝

步骤	流程	图示	操作要点
19	确认导管通畅	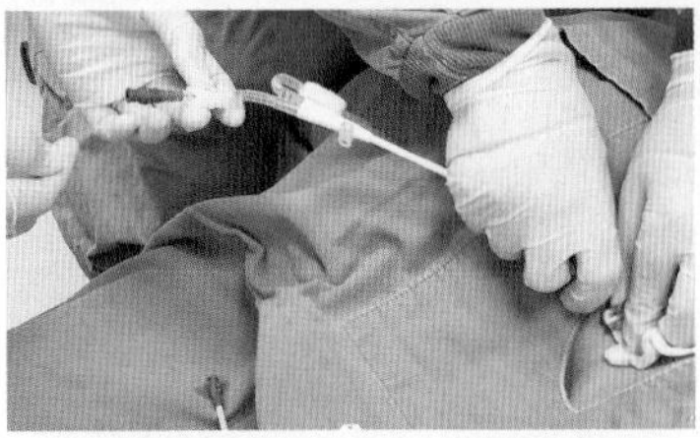	10mL 注射器抽取 0.9% 氯化钠注射液，自导管快速回抽血液，流畅无卡顿，回推通畅无阻力，动脉、静脉段均需测试
20	冲封管	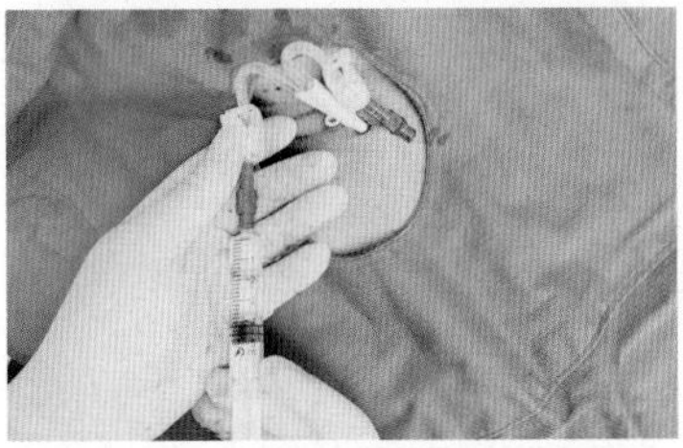	0.9% 氯化钠注射液脉冲冲管，使管腔内无血液残留；再以 1250U/mL 的肝素钠注射液，按导管标记的管腔容量正压封管
21	导管固定	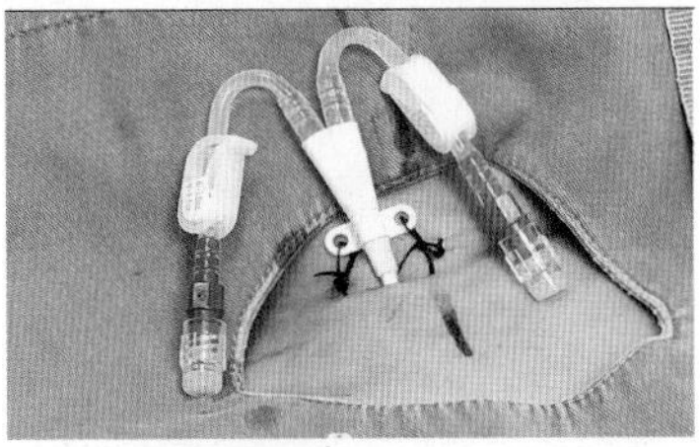 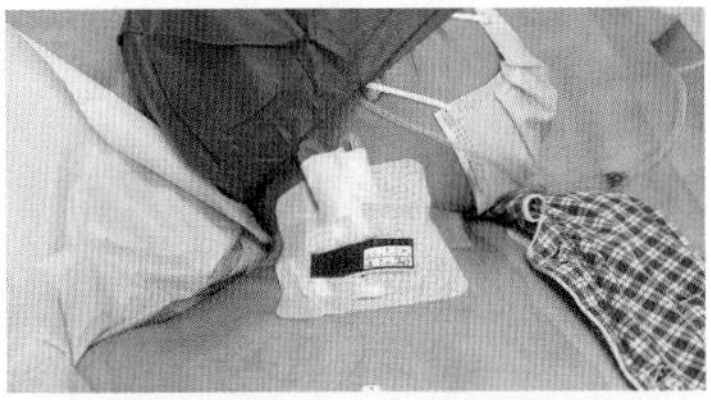	① 丝线缝合固定导管固定翼 ② 无菌敷料覆盖穿刺点及缝线固定处，无菌纱布包裹固定导管尾端；外贴导管标识
22	X 线定位	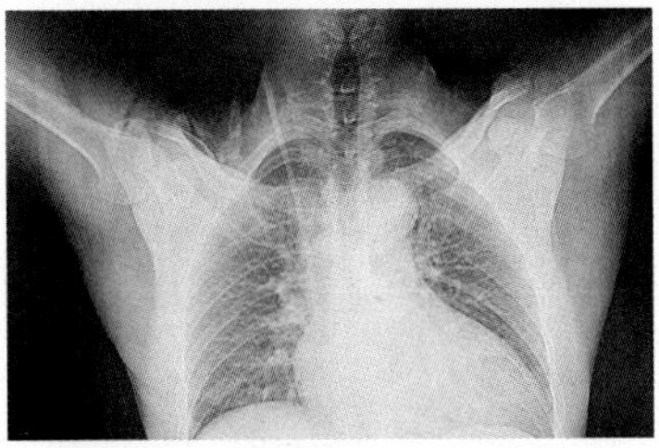	术后 X 线定位确定导管尖端位置
23	健康教育	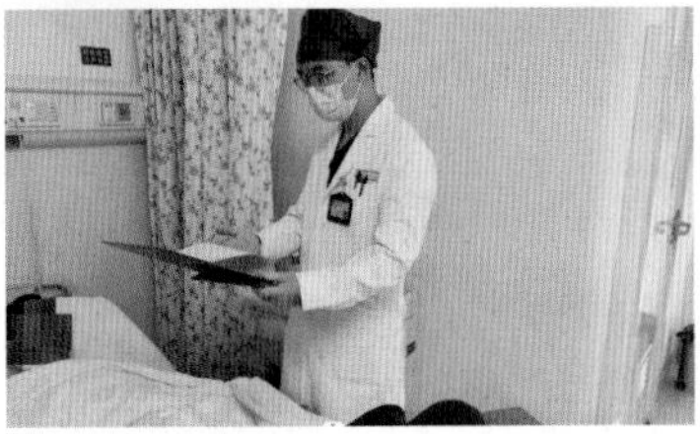	告知患者和（或）家属置管后注意事项及置管期间日常护理要点

步骤	流程	图示	操作要点
24	记录		在电子病历、维护手册上记录临时性血液透析导管置管信息

五、注意事项

（1）临时性血液透析导管置入术应由经过专门培训的医护人员进行，一般建议肾脏专科医师操作或有经验的医护人员穿刺置管。开展单位需具备血管破裂抢救条件（有资质医务人员及相应设备）。

（2）术前充分评估穿刺区域皮肤状况及出凝血功能、目标静脉情况。

（3）颈部静脉临时性血液透析导管放置时间原则上使用不得超过4周，股静脉临时性血液透析导管放置时间原则上不超过1周，长期卧床患者可以视情况酌情延长至2～4周。需更长时间留置者，建议更换为带涤纶套透析导管。

（4）右颈内静脉临时性血液透析导管通常选择12～15cm，左颈内静脉临时性血液透析导管选择15～19cm，股静脉临时性血液透析导管需要选择19cm以上长度的导管。

（5）导丝进入受阻时，切忌强行送导丝，反复调整导丝方向仍无法进入时，建议介入下置管。

（6）有条件单位推荐超声引导下置管，提高置管成功率。

（7）妥善固定导管。

（8）导管冲封管　使用0.9%氯化钠注射液脉冲冲管，使用1250U/mL（10mg/mL）的肝素钠注射液正压封管。存在活动性出血、严重出血倾向、肝素过敏或有肝素诱导的血栓性血小板减少症患者，可以采用4%～46.7%的枸橼酸钠封管。血小板减少患者优先选择枸橼酸钠封管。

六、健康教育

（1）临时性血液透析导管有部分体外留置，注意妥善固定，避免牵拉。

（2）患者淋浴时应当使用覆盖导管接头的特殊敷料和塑料袋保护导管，避免盆浴，避免导管出口潮湿，如有发生需即刻消毒处理。

（3）避免酒精、安尔碘直接接触导管。

（4）避免尖锐物品碰触导管。

（5）透析间期导管体外段用无菌纱布包扎并妥善固定，避免导管打折。

（6）非抢救情况下，禁止使用导管输液。

（7）导管功能、置管部位有异常情况，及时就医处理。

第二节　长期性血液透析导管置管

一、定义

长期性血液透析导管简称带涤纶套透析导管，材质及设计大体同临时性血液透析导管，特点为在导管上有一处涤纶套包绕导管，通过皮下隧道将涤纶套埋入皮下，愈合后与周围组织粘连，起到固定导管以及防止病原体侵入的作用，建立相对长期的有效血液透析通路。可选择双侧的颈内静脉、股静脉、锁骨下静脉、颈外静脉为穿刺点置入，根据具体置入位置选择不同规格导管；右侧颈内静脉是留置带涤纶套透析导管的首选部位，从置管难度、并发症风险、导管使用寿命等方面均明显优于其他部位。本节以右侧颈内静脉置管为例阐述带涤纶套透析导管置入术的操作规范。

二、适应证

（1）急性肾衰竭、肾移植等待期等需短期内血液透析的患者。

（2）拟行动静脉瘘成形术或内瘘尚处于成熟期，但因病情需要应起始血液透析且无法等待4周以上者。

（3）各种原因无法建立自体或人工血管移植物动静脉内瘘且无法或不接受腹膜透析或肾移植者。

（4）部分预期生命有限的终末期肾病患者，尤其是晚期肿瘤合并终末期肾病者。

（5）患有严重心力衰竭，建立内瘘可能加重或诱发心力衰竭者。

（6）患有严重的动脉血管病或低血压等致使内瘘血流量不能满足透析处方要求者。

三、禁忌证

（1）对导管材质过敏患者。

（2）目标血管血栓形成、狭窄或闭塞。

（3）合并严重基础疾病，不能耐受或配合手术。

（4）存在严重的不可纠正的出凝血功能障碍。

（5）全身或手术部位局部感染、菌血症、败血症。

四、带涤纶套透析导管置入标准操作规范（表 16-2-1）

表 16-2-1　带涤纶套透析导管置入标准操作规范

步骤	流程	图示	操作要点
（一）术前评估			
1	知情同意		① 核对医嘱及患者姓名和出生年月，推荐使用 PDA 核对医嘱及患者身份信息 ② 向患者说明带涤纶套透析导管置入术的目的和必要性、术中配合要点、优点及可能出现的并发症 ③ 签署知情同意及风险告知书
2	环境评估		环境清洁安全、光线充足，半小时前空气消毒，无人员走动
3	患者评估		① 全身情况：意识状态、合作程度、病情、病史、治疗方案，有无上腔静脉压迫或阻塞、出凝血功能障碍、静脉血栓等，心电图是否正常 ② 局部情况：预置管部位皮肤完整性，超声评估预穿刺血管情况
4	自身评估		操作者洗手、着装整洁；无长指甲；穿戴口罩、手术帽

步骤	流程	图示	操作要点
5	用物评估		① 带涤纶套透析导管包、手术器械包、20mL 注射器 1 支、10mL 注射器 1 支、5mL 注射器 1 支、0.9% 氯化钠注射液 100mL 1 瓶、2% 盐酸利多卡因 1 支、肝素钠注射液 1 支、75% 酒精和络合碘各 1 瓶、导管标识 1 个、透明敷料 1 块等 ② 用物齐全、质量合格、符合操作要求
（二）导管置入			
6	体位摆放		协助患者取仰卧位，肩下垫高，头偏左侧约 45°，充分暴露右侧颈部
7	标记穿刺点及皮下隧道		① 穿刺点取胸锁乳突肌胸骨头、锁骨头和锁骨形成的三角区域顶点 ② 锁骨中线锁骨下一横指位置预设为导管出口，在该处与穿刺点之间预设一弧形皮下隧道
8	测量预置入长度		① 预置入导管长度：穿刺点到第三肋间底部长度之和 ② 根据该长度预设涤纶套放置位置（涤纶套至导管末端长 19cm）
9	皮肤消毒		① 洗手，打开置管包，戴无菌手套，在患者术侧肩部下方垫无菌单 ② 以穿刺点为中心，使用 75% 酒精擦拭消毒穿刺部位 3 遍，同法使用络合碘消毒 3 遍。消毒范围为下颌线、右侧肩部、前胸至乳头水平、左侧至锁骨中线区域

步骤	流程	图示	操作要点
10	穿无菌手术衣	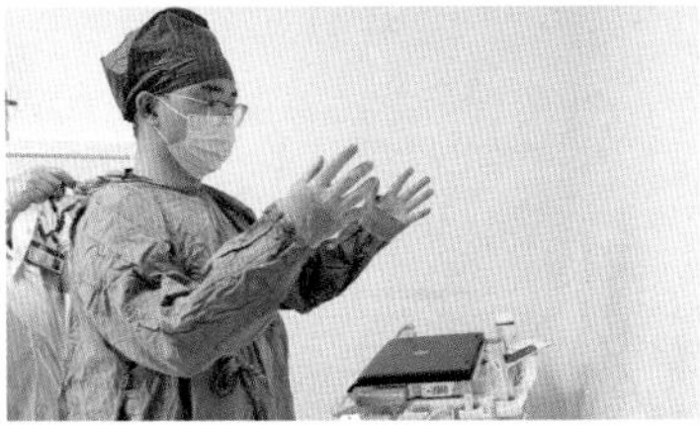	操作者脱手套、洗手，穿无菌手术衣，戴无菌手套
11	建立最大无菌屏障	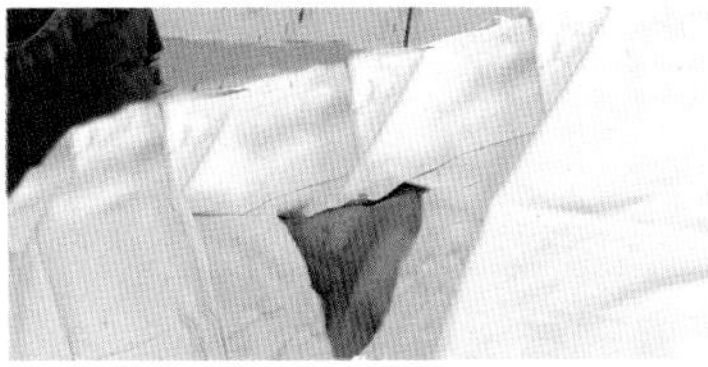	铺无菌大单、孔巾，建立最大无菌屏障
12	无菌物品准备	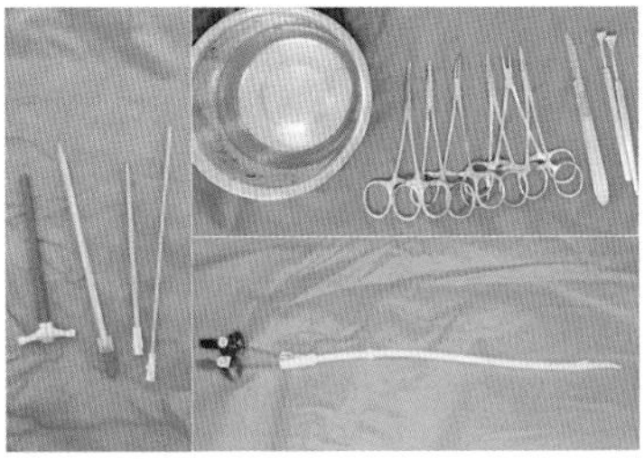	① 带涤纶套透析导管用稀释肝素钠注射液预冲，检查导管通畅情况、有无损坏及异常 ② 抽吸 2% 盐酸利多卡因 10mL 备用
13	局部麻醉	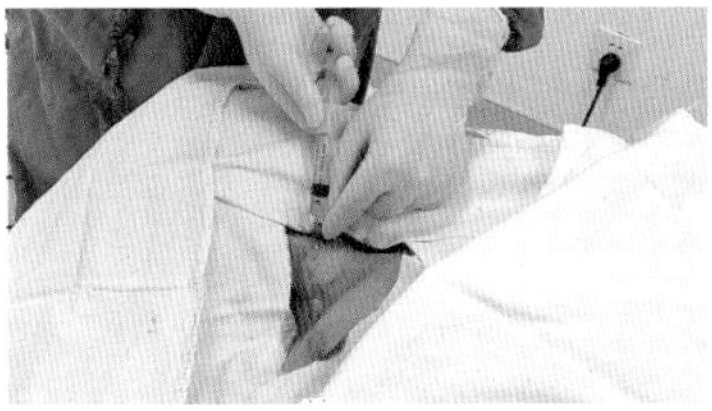	沿预设皮下隧道区域，以 2% 盐酸利多卡因做局部麻醉
14	静脉穿刺	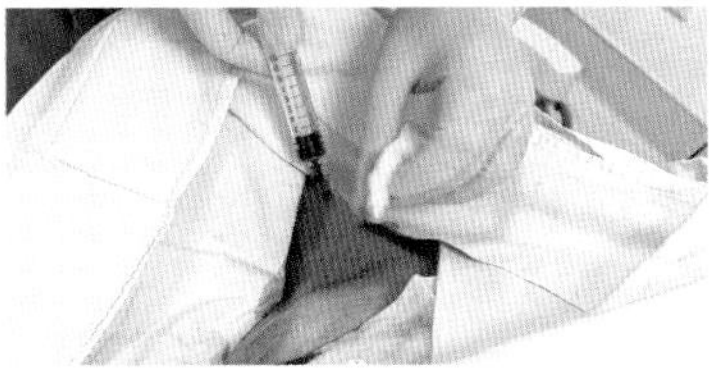	在预设穿刺点水平触诊颈动脉搏动，以 5mL 注射器于搏动外侧 0.5cm 处朝向右侧乳头方向，与水平面呈 45° 缓慢进针，保持针筒负压，见回血后退出注射器，更换导管包内穿刺针，以同样方法及位置再次穿刺，至可反复通畅回抽血液
15	送入导丝	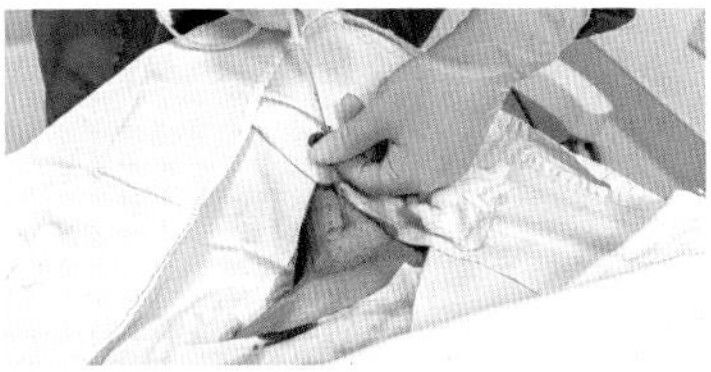	确认穿刺针为静脉血（暗红色、针管无回推力）后，沿穿刺针置入导丝

步骤	流程	图示	操作要点
16	退穿刺针	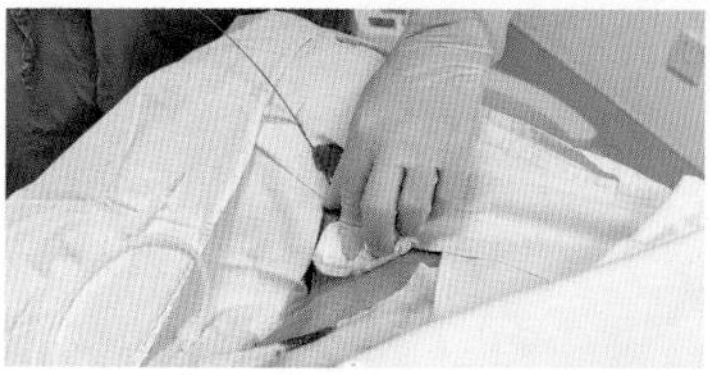	导丝进入 15cm 左右后，退出穿刺针、留置导丝
17	穿刺点切口	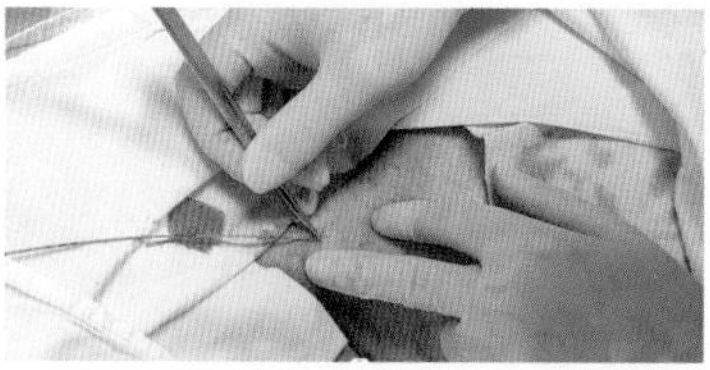	穿刺点处以导丝为中点，做 1.5cm 左右切口，游离皮下组织，建立透析导管留置空间
18	导管出口切口	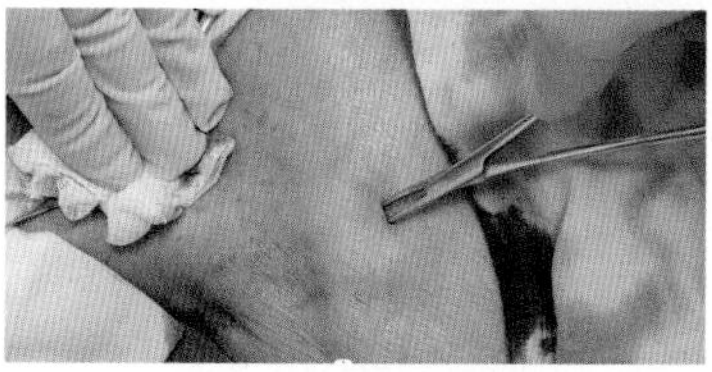	预设出口处做 0.5cm 切口，游离至皮下脂肪层备用
19	建立皮下隧道	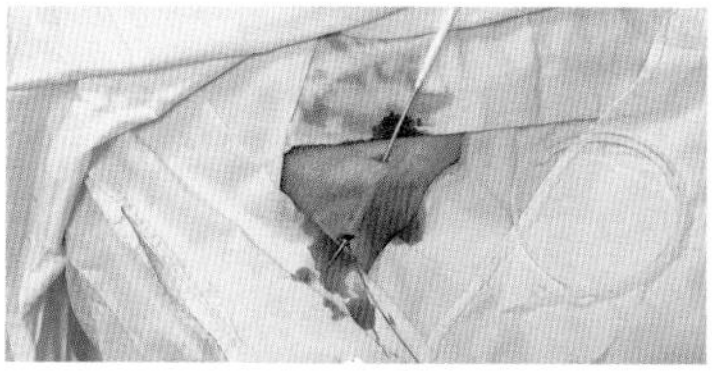	皮下隧道针自出口处切口进入皮下，于皮下脂肪层之间，沿预设弧形走行，自导丝处切口的外侧穿出，建立皮下隧道
20	连接导管与隧道针	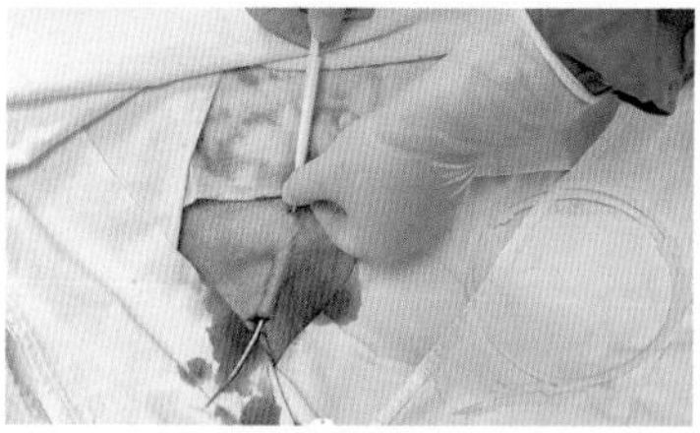	导管尖端套入隧道针末端，取下隧道针上导管保护套，卡住导管，拉拽导管确认成功固定
21	导管埋入皮下隧道	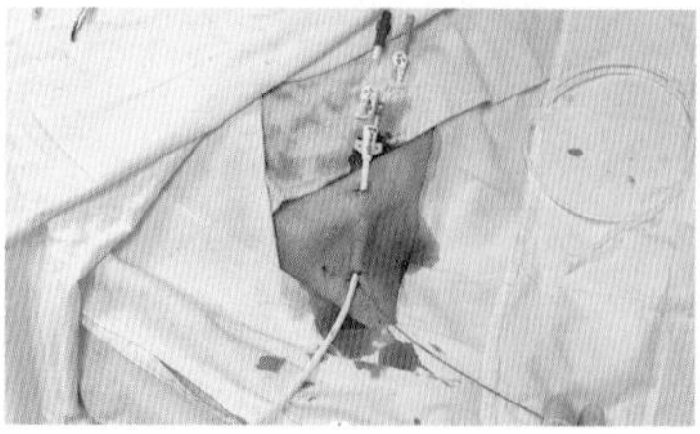	拉拽隧道针，导管顺入皮下隧道，调整涤纶套位置至术前定位处（确保涤纶套距离出口 2cm 以上），导管动脉端（红色）位于内侧较好（根据导管通畅情况调整）

步骤	流程	图示	操作要点
22	扩张穿刺通道	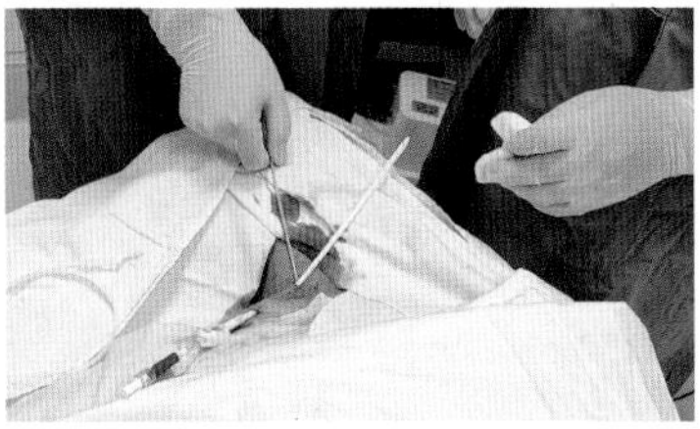	扩张管从细至粗，沿导丝逐步扩张穿刺通道；保证导丝尾端超出扩张管
23	送入插管鞘	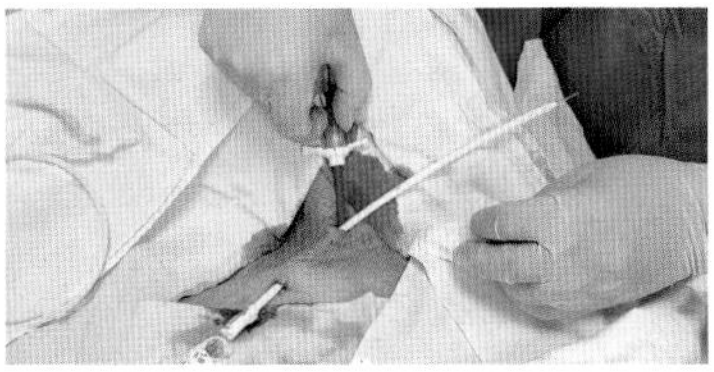	① 插管鞘为组合鞘，包含内芯及外鞘 ② 沿导丝将插管鞘缓慢送入血管内
24	撤插管鞘内芯及导丝	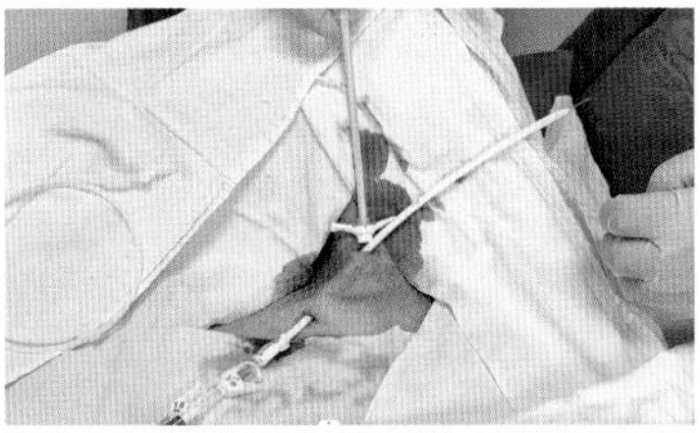	松开插管鞘内芯及外鞘固定装置，同时退出插管鞘内芯及导丝，留置插管外鞘
25	送入导管	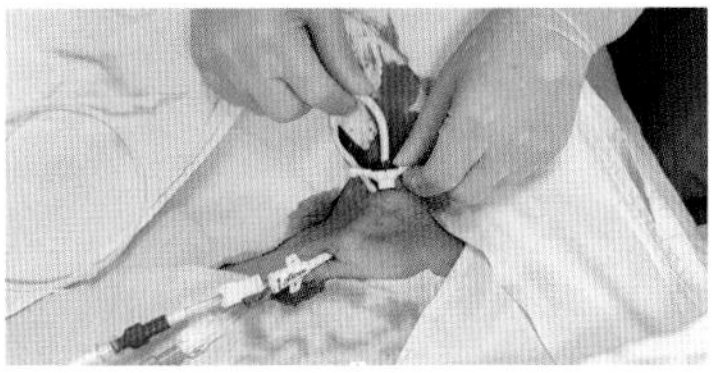	将导管自插管外鞘送入血管
26	撕裂插管外鞘	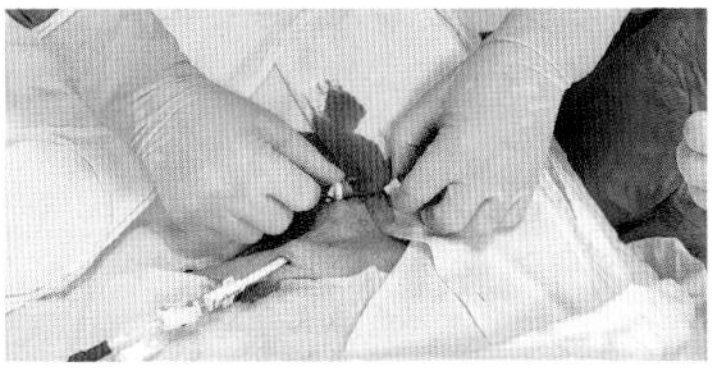	将插管外鞘向左右两侧呈水平拉开，注意固定导管，避免导管被拉出；可撕裂插管外鞘拔除后，将导管全部送入血管内，并游离皮下组织，确认导管弧度良好，无扭曲打折
27	确认导管通畅性	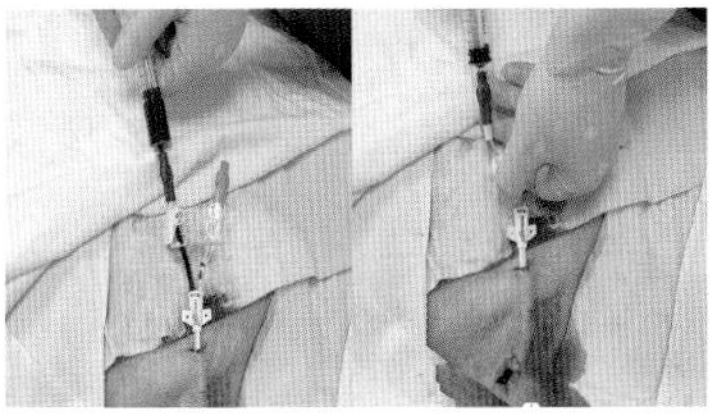	注射器自导管快速回抽血液，流畅无卡顿，推注 0.9% 氯化钠注射液通畅无阻力（动脉、静脉段均需测试；以 10mL 以上容量注射器测试）

步骤	流程	图示	操作要点
28	冲封管	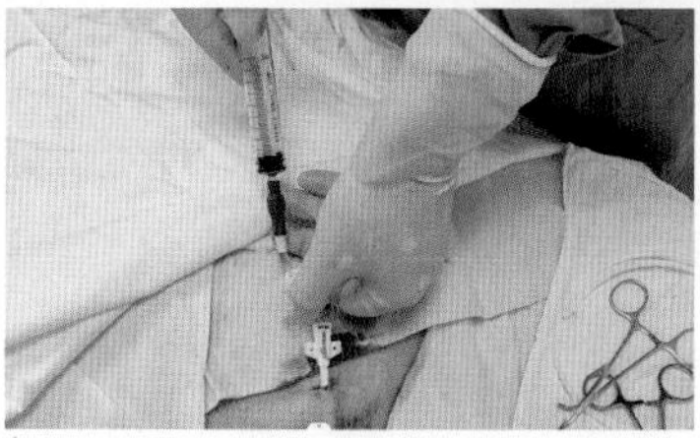	0.9% 氯化钠注射液脉冲冲洗导管，使管腔内无血液残留；再以 1250U/mL（10mg/mL）的肝素钠注射液按导管标记的管腔容量正压封管
29	导管固定	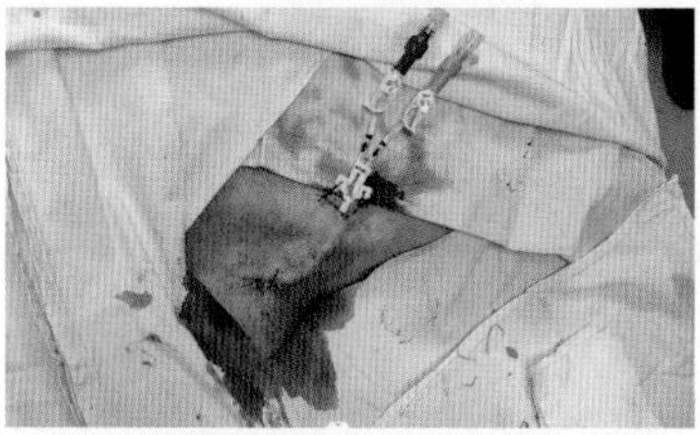	① 缝合皮肤切口及导管固定翼 ② 透明敷料无张力粘贴，导管塑形，抚平敷料；外贴导管标识，标注导管名称、置管日期、操作者等信息
30	X 线定位	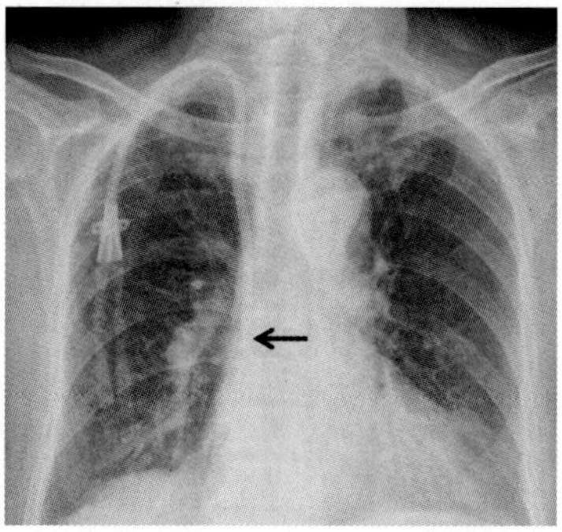	置管后建议 X 线检查确定导管尖端位于上腔静脉下 1/3 水平或上腔静脉与右心房交界处
31	健康教育	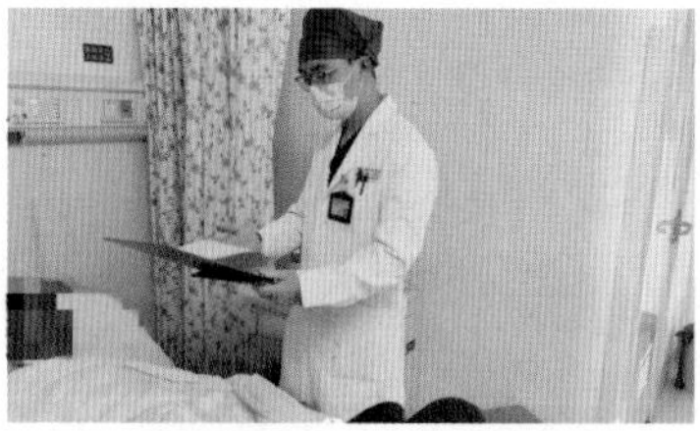	告知患者和（或）家属置管后注意事项
32	记录	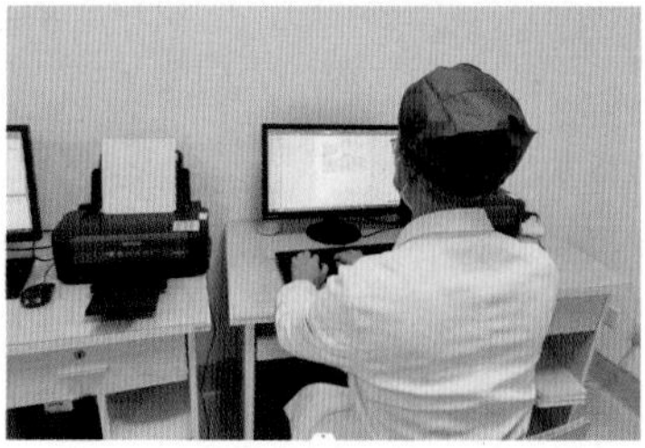	在电子病历及维护手册上记录患者置管信息

五、注意事项

（1）带涤纶套透析导管置入术应由经过专门培训的医护人员进行，要求掌握血管解剖知识、赛丁格穿刺技术、皮下隧道技术等，同时具备困难情境的应对能力。

（2）术前充分评估皮下隧道及穿刺区域皮肤状况及凝血功能、目标静脉条件。

（3）合理选择置入隧道型导管的中心静脉，选择顺序依次为右颈内静脉、右颈外静脉、左颈内静脉、左颈外静脉、锁骨下静脉或股静脉。建议只有确定右侧颈部静脉置管无法完成时，才使用左侧颈部静脉留置导管。若患者没有机会建立动静脉内瘘，则锁骨下静脉留置隧道型导管优于股静脉。若患者考虑建立上肢动静脉内瘘，则不建议采用锁骨下静脉置管以减少中心静脉狭窄风险。

（4）带涤纶套透析导管规格不一，根据患者情况、穿刺位置选取合适规格导管，一般右侧颈内静脉建议 36～40cm，左侧颈内静脉建议 40～45cm，股静脉建议 45cm 以上。

（5）有目标静脉置管史、目标静脉可疑狭窄、更换导管、有留置输液港或起搏器等情况者，建议介入下置管。

（6）有条件单位推荐超声引导下置管，提高置管成功率。

（7）皮肤切口缝线 2 周后拆除，固定翼缝线建议一个月后酌情拆除。

（8）导管冲封管　使用 0.9% 氯化钠注射液脉冲冲管，使用 1250U/mL（10mg/mL）的肝素钠注射液正压封管。存在活动性出血、严重出血倾向、肝素过敏或有肝素诱导的血栓性血小板减少症患者，可以采用 4%～46.7% 的枸橼酸钠封管。血小板减少患者优先选择枸橼酸钠封管。

（9）导管拔除时机　动静脉内瘘成熟使用、肾移植成功、肾功能恢复、导管隧道感染或者难治性导管相关血流感染、改为腹膜透析等情况，不再需要留置隧道型导管或者无法在原位继续留置隧道型导管时。

六、健康教育

（1）透析间期，导管体外段用无菌纱布包扎并妥善固定，避免导管打折，避免牵拉导管体外部分。

（2）患者淋浴时应当使用覆盖导管接头的特殊敷料和保鲜膜保护导管，避免盆浴，避免导管出口潮湿，如有发生需即刻消毒处理。

（3）避免酒精、安尔碘消毒导管。

（4）避免尖锐物品碰触导管。

（5）非抢救情况下，禁止使用导管输液。

（6）导管功能、置管部位有异常情况，及时就医处理。

第三节　动静脉内瘘手术

一、定义

动静脉内瘘为维持性血液透析患者最普遍亦最被推荐的血管通路，分为自体动静脉内瘘和移植物动静脉内瘘。自体动静脉内瘘在建立难度、并发症风险、使用寿命、经济、生存质量上，较移植物动静脉内瘘、临时性及长期性血液透析导管均有明显优势。自体动静脉内瘘即选取人体四肢浅表静脉，将其吻合至邻近动脉，使其形成人为动静脉瘘，在动脉血流压力作用下，内瘘静脉内径增宽、管壁增厚、血流量增大，最后成熟形成一处利于反复穿刺、血流量充足（内径≥ 5mm、血流量≥ 500mL/min、距离体表＜ 5mm）的透析管路。人体适宜建立自体动静脉内瘘的部位在四肢，以前臂头静脉-桡动脉最为常用，该处内瘘称为标准动静脉内瘘，本章主要以标准自体动静脉内瘘为例介绍。

二、适应证

无明显动静脉内瘘术禁忌证，拟行血液透析的慢性肾功能不全患者。

三、禁忌证

（1）严重心力衰竭。
（2）凝血功能障碍无法纠正。
（3）中心静脉狭窄、闭塞，至外周血回流障碍无法纠正。
（4）手术及穿刺目标区域皮肤病变无法纠正。
（5）全身或手术部位局部感染、菌血症、败血症。

四、动静脉内瘘手术标准操作规范（表 16-3-1）

表 16-3-1　动静脉内瘘手术标准操作规范

步骤	流程	图示	操作要点
（一）术前评估			
1	知情同意		① 核对医嘱及患者姓名和出生年月，推荐使用 PDA 核对医嘱及患者身份信息 ② 向患者和家属说明自体动静脉内瘘建立的目的、必要性、优点、可能出现的并发症以及术中配合注意事项 ③ 签署知情同意及风险告知书

步骤	流程	图示	操作要点
2	环境评估		可在门诊手术室或者大手术室进行，要求环境清洁安全、光线充足，半小时前空气消毒，无人员走动
3	患者评估		① 全身情况：意识状态、合作程度、病情、病史（尤其中心静脉插管史、外周静脉导管留置史、抗凝用药史等）、治疗方案，评估心肺功能、凝血功能、血压等，心电图是否正常 ② 局部情况：手术部位皮肤完整性，评估上肢、胸壁无明显侧支循环形成
4	血管物理检查		① 动脉：目标桡动脉触诊搏动有力，Allen 试验阴性 ② 静脉：目标静脉触诊柔软无硬结，束臂后触诊静脉弹性可，静脉走行较平直，有 > 5cm 以上适宜穿刺区域
5	血管超声评估		① 动脉：桡动脉内径 ≥ 2mm，全程无狭窄，血流充盈；同时尺动脉血流通畅 ② 静脉：全程头静脉束臂后内径 ≥ 2mm，无明显狭窄、血栓，探头加压静脉全程可被完全压闭 ③ 观察属支位置、大小及走行，绘制血管体表走行图
6	自身评估		操作者着装整洁，洗手，戴口罩和帽子

步骤	流程	图示	操作要点
7	用物评估		① 手术器械包、无菌纱布、血管缝线、10mL 注射器 2 支、0.9% 氯化钠注射液 100mL 1 瓶、2% 盐酸利多卡因 1 支、肝素钠注射液 1 支、75% 酒精和络合碘各 1 瓶、导管标识 1 个等 ② 用物齐全、质量合格、符合操作要求
8	体位摆放		取平卧位，手术侧上肢外展外旋，平放手术台上，充分暴露术侧上肢
9	皮肤消毒		患者抬手，垫无菌单于上臂下方，75% 酒精消毒皮肤 3 遍，同法使用络合碘消毒皮肤 3 遍，消毒范围从指尖至上臂中段，直径≥ 20cm；注意指缝、腕部皮肤横纹间消毒彻底
10	穿无菌手术衣		操作者脱手套、洗手，穿无菌手术衣，戴无菌手套
11	建立无菌屏障		手术台上垫无菌巾、无菌棉垫、无菌中单；手掌、上臂无菌单包裹；铺无菌大单，建立最大无菌屏障
12	无菌物品准备		① 准备手术器械、缝合包、注射器等 ② 抽吸 2% 盐酸利多卡因 10mL 备用

步骤	流程	图示	操作要点
13	局部麻醉		2% 盐酸利多卡因皮下局部麻醉，麻醉区域覆盖桡动脉、头静脉需游离区域；也可采用臂丛麻醉；必要时全麻
14	皮肤切开		可根据术者熟练方式，选用纵行切口或横行切口；以纵行切口为例，选择动静脉之间略靠近动脉侧，一般做 3～4cm 长切口（根据动静脉之间距离决定）
15	分离头静脉		眼睑拉钩拉开皮肤两侧，蚊式血管弯钳分离皮下组织，根据体表标识于皮下脂肪层下浅筋膜内寻找头静脉。以蚊式钳游离出一段头静脉（约 5cm 为宜）备用，分离时注意静脉结扎离断两侧属支
16	分离桡动脉		在肱桡肌腱及腕屈肌腱间触诊动脉搏动，于搏动位置打开浅筋膜，游离暴露深筋膜；以 2% 盐酸利多卡因在深筋膜下做再次麻醉；打开深筋膜（注意避免损伤其下动脉），暴露桡动脉血管鞘，于桡动脉上方分离血管鞘，单独游离出桡动脉约 2cm 长备用
17	离断头静脉		尽量靠近游离出的头静脉远端结扎并离断头静脉，注意先评估动静脉之间距离，务必保证离断后游离端头静脉长度可无张力达到桡动脉并行吻合。离断后头静脉断端修剪成斜行，斜面朝向桡动脉，长约 8～10mm。以 0.9% 氯化钠注射液冲洗静脉内腔，可同时压迫近心端，对静脉行一定程度液压扩张。完成后近心端以血管夹夹闭
18	桡动脉切口		血管夹阻断游离段桡动脉近心端及远心端，手术刀挑切开桡动脉前壁，再以剪刀剪开扩大切口，长约 6～10mm（与静脉斜切口匹配）；避免损伤桡动脉后壁；肝素钠注射液冲洗动脉管腔

步骤	流程	图示	操作要点
19	动静脉吻合		使用 6-0 至 9-0 血管缝线，吻合头静脉斜面和桡动脉切口；吻合方式以（静脉）端（动脉）侧吻合最常用，亦可行侧侧吻合、端端吻合，根据血管情况及术者习惯选择。吻合时针距均匀（1mm 左右）、边距略大于血管内膜厚度（0.5mm 左右）；注意避免线结位于管腔内
20	开放血流		吻合完成后，先行松开远心端动脉血管夹，使静脉充盈并排气后，先后松开静脉血管夹及动脉近心端血管夹，观察吻合口出血情况；如有喷射样出血，予以补缝；渗血予以按压
21	检查		血流开通后，内瘘可触及明显血管震颤；如震颤不明显，检查游离动脉两侧有无筋膜卡压，静脉近心端有无牵拉狭窄，有无血管痉挛、狭窄等情况。彩超检查示内瘘静脉血流通畅
22	关闭切口		内瘘震颤明显，创面及吻合口无明显出血后，缝合皮下组织和皮肤，术后可予适当抗凝、解痉治疗
23	健康教育		告知患者和（或）家属动静脉内瘘术后注意事项及日常护理要点
24	记录		在电子病历上记录动静脉内瘘手术情况

五、注意事项

（一）术前注意事项

（1）务必了解上肢血管全程情况。通过双上肢血压、动脉弹性、动脉搏动、Allen 试验来评估动脉系统；绑扎止血带后，观察流出静脉的连续性及可扩张性，中心静脉是否存在狭窄征象，如水肿、侧支循环、既往中心或外周静脉置管瘢痕等。超声评估血管管径，首次行自体动静脉内瘘成形术的最小动脉内径应 ≥ 1.5mm、束臂后静脉内径 ≥ 2mm。

（2）综合评估患者病史、病情，辅助检查检验结果，左室射血分数小于 30% 的患者暂不建议进行内瘘成形术。

（3）合理选择动静脉内瘘的位置，原则是先上肢后下肢，先远心端后近心端，先非惯用侧后惯用侧。

（二）术中注意事项

注意血管操作轻柔，避免刺激血管内膜；注意区分神经，避免误伤神经；注意近心端缝合不宜过多，避免吻合口附近流出道狭窄；结扎静脉属支时，距离主体静脉 1mm 左右，避免结扎处形成狭窄。

（三）术后注意事项

（1）密切监测血管杂音，观察伤口有无渗血及肢端有无苍白、皮温降低等。

（2）术后若发生血管痉挛，可采取适当措施如温盐水浸泡、局部手法按摩、罂粟碱肌内注射、低分子量肝素皮下注射等。

（3）依据患者情况给予抗血小板药物、抗凝药物，术后应适时进行握拳锻炼，防止动静脉瘘血栓形成。

（4）一般术后 2 周可拆除皮肤切口缝线，可采用远红外线照射等物理疗法，促进内瘘成熟、延长通路寿命。

六、健康教育

（1）术肢适当抬高，利于减轻肢体水肿。

（2）内瘘侧上肢避免测血压、提重物等压迫内瘘血管的情况。

（3）内瘘血管避免输液、血标本采集等操作。

（4）内瘘静脉血流量大，注意保护，避免外伤。

（5）低血压为内瘘血栓形成的主要原因之一，透析脱水适量，避免突发低血压情况。

（6）内瘘使用前消毒皮肤，减少感染风险。

（7）学会自行触诊内瘘震颤情况，如减弱或消失，及时就医处理。内瘘处有红、肿、热、痛等异常，应及时就医处理。

（8）内瘘应每3个月检查一次，评估内瘘功能。

第十七章 新生儿脐动静脉置管

Chapter

危重新生儿，尤其极早、超早早产儿，出生时病情危重，需要尽快建立可靠的动静脉通路。脐动静脉是新生儿早期天然的、安全有效的中心血管通路，脐静脉置管术（umbilical vein catheterization，UVC）和脐动脉置管术（umbilical artery catheterization，UAC）已成为新生儿重症监护室（neonatal intensive care unit，NICU）中救治危重患儿非常重要的一种治疗手段，主要用于输注药物、静脉营养、中心静脉压监测、动态血压监测、抽取血标本及换血等，具有操作简单快速、可避免反复穿刺对患儿造成的疼痛刺激、不良反应轻、输注药物起效快等优点，是危重新生儿的重要生命通道。

第一节 新生儿脐动脉置管

一、定义

脐动脉置管术是通过患儿脐动脉置入导管，使导管尖端到达主动脉内，以用于持续监测动脉血压、采集动脉血标本、动静脉同步换血及紧急用药等的治疗手段。

二、目的

（1）监测有创动脉血压及动脉血气分析。

（2）减少反复动脉穿刺对患儿的伤害。

三、适应证

（1）危重患儿需要频繁监测动脉血气分析者。

（2）持续监测有创血压者。

（3）交换输血或部分交换输血。

（4）紧急抢救危重新生儿，补液或输注抢救药物。

（5）无脐静脉导管的条件下，可短期内作为超低或极低出生体重儿的输液通路。

四、禁忌证

（1）脐血管严重发育畸形或损伤。

（2）脐部或脐周发育畸形，如腹裂、脐膨出等。

（3）脐炎或腹膜炎。

五、新生儿脐动脉置管标准操作规范（表17-1-1）

表17-1-1 新生儿脐动脉置管标准操作规范

步骤	流程	图示	操作要点
（一）术前准备			
1	知情同意		① 核对医嘱及患儿腕带信息 ② 与患儿家属说明脐动脉置管的必要性及可能出现的并发症，并签署知情同意及风险告知书
2	环境评估		① 备多功能暖箱于独立无菌操作室或层流病房，并预热暖箱 ② 备抢救设备
3	医务人员评估		操作者与助手流动水洗手，穿干净工作服，戴口罩、手术帽
4	患儿评估		① 核对患儿姓名、ID号、手腕带 ② 全身评估：评估患儿胎龄、体重、出生日龄、病情等 ③ 局部评估：检查患儿有无脐带红肿、脐部及脐周发育畸形。建议出生后24h内尽早置管，置管前保持脐部无菌和湿润

步骤	流程	图示	操作要点
5	用物评估		脐血管置管包1个（含无菌孔巾、无菌弯盘、消毒杯、无菌棉球、纱布、止血钳、持针器、眼科镊、一次性手术刀片、缝针、缝线）、3.5Fr或5.0Fr脐血管导管1根、无菌手套4副、无菌手术衣2件、皮尺1卷、无菌肝素帽2个、无针接头2个、三通接头2个、10mL注射器2个、0.9%氯化钠注射液100mL、稀释肝素钠注射液（1U/mL）、固定胶带1卷、络合碘1瓶、75%酒精1瓶、约束带4根等

（二）导管置入

步骤	流程	图示	操作要点
6	测算置管深度		测算脐动脉置管深度，实际深度需加脐带残端长度： 高位UAC位于横膈膜之上，平第6～9胸椎水平；低位UAC平第3～4腰椎水平 ① 体重法： 高位UAC深度（cm）=3×出生体重（kg）+9 低位UAC深度（cm）=出生体重（kg）+7 ② Dunn法： 根据肩峰至脐的垂直距离，测算置管深度（表17-1-2）
7	皮肤消毒		① 将患儿仰卧置于预热好的多功能暖箱，固定四肢，予以心电监测 ② 操作者洗手，戴手套，以脐带为中心，络合碘棉球消毒脐带残端和周围皮肤3遍，消毒范围上至剑突，下至耻骨联合，左右平腋中线
8	穿无菌手术衣		操作者和助手洗手，穿无菌手术衣，戴无菌手套

步骤	流程	图示	操作要点
9	建立最大无菌屏障	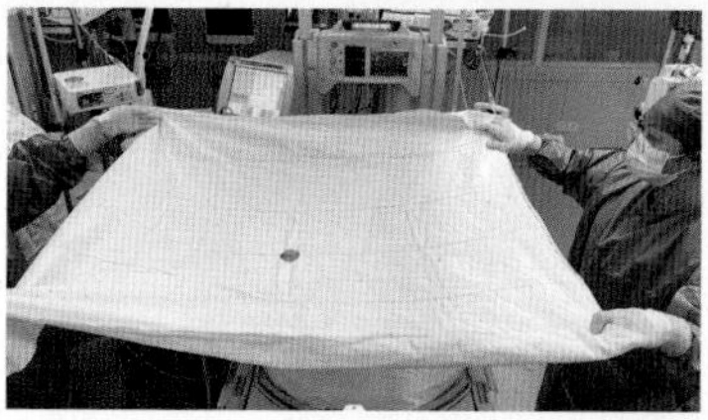	铺孔巾，暴露脐带，建立最大无菌屏障
10	无菌用物准备	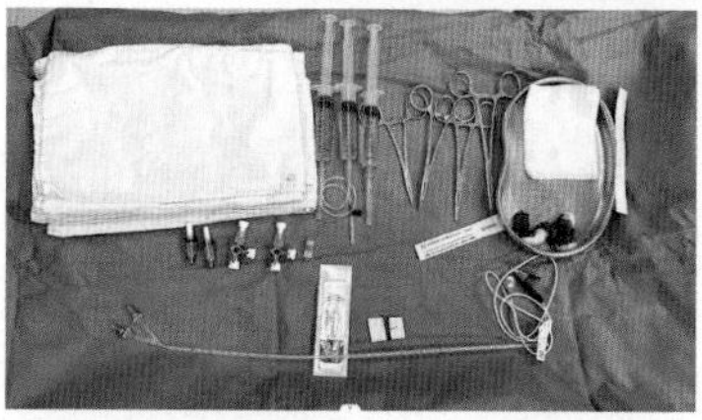	将无菌手术用物置入无菌区域，摆放有序，检查用物完整性
11	导管及附件预处理	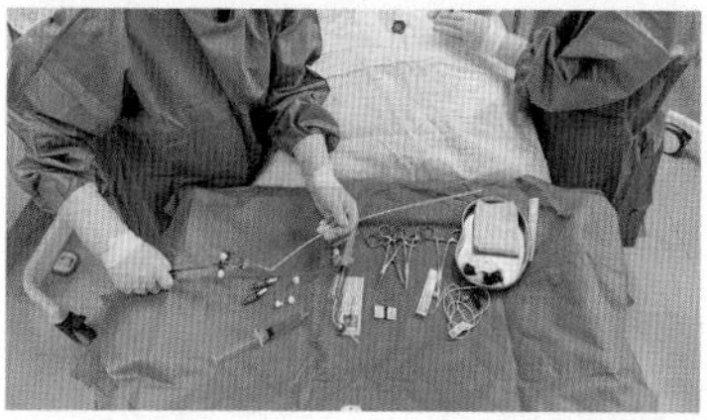	选择合适的导管（体重＜1500g用3.5Fr，体重≥1500g用5.0Fr），抽取稀释肝素钠注射液（1U/mL）预冲导管及附件，进行管路排气、检查导管及附件完整性
12	脐根部扎线	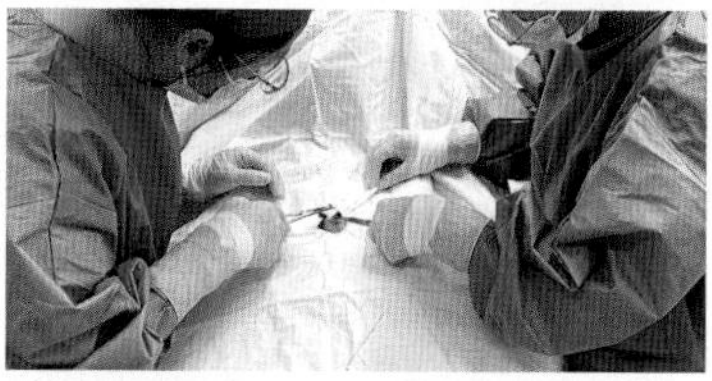	脐带根部系无菌纱布条，减少失血，但不能过紧影响导管通过脐轮
13	暴露脐血管	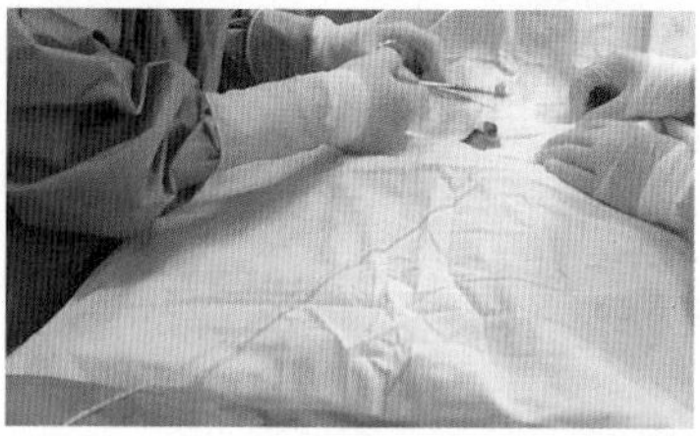	用手术刀在距脐带残端1～2cm处水平整齐地切断脐带，暴露脐血管
14	区分脐动静脉	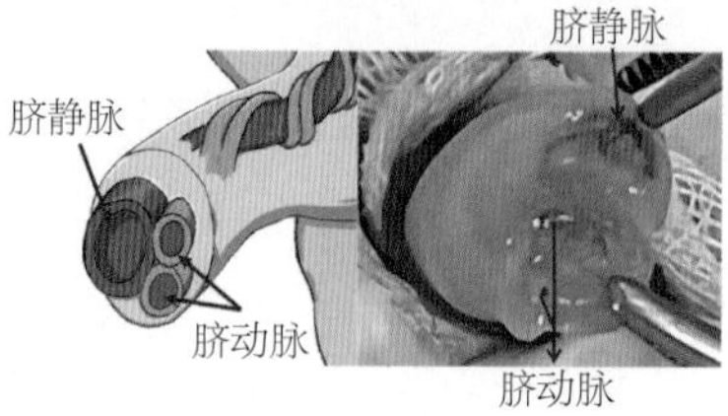	脐静脉为一条腔大、壁薄的血管，位于脐切面的12点处。脐动脉通常有2根（偶可见单脐动脉），白色，管壁厚，管腔小

步骤	流程	图示	操作要点
15	脐动脉置管		① 使用眼科镊轻轻扩张脐动脉入口 ② 持针器夹持脐导管进入脐动脉入口，缓缓插入，导管到达预定深度，注射器回抽有血，管腔内动脉搏动
16	冲封管		0.9% 氯化钠注射液经双腔脉冲冲管，稀释肝素钠注射液（1U/mL）正压封管，保持管路通畅
17	缝合		将脐切面做荷包缝合，并将线绕导管数圈后系牢
18	导管固定		方法①：桥式固定法，使用 3M 敷贴保护脐周皮肤，两条人字形医用胶布垂直贴附于脐旁两侧腹壁上，另一条医用胶布水平粘贴在脐静脉导管外露近脐残端处，然后固定于脐旁两侧的胶布上
			方法②：无菌透明胶带粘贴于脐静脉导管外露部分近脐残端处，以缝合线穿插数次后，与脐部荷包缝合预留线头相系，固定导管外露部分
19	导管标识		0.9% 氯化钠注射液清除腹部残留的血液及消毒液，外贴导管标识，标注导管名称、置管日期及深度，操作者姓名

步骤	流程	图示	操作要点
20	导管尖端定位		置管后推荐正侧位胸腹联合X线定位，根据定位结果调整导管深度。导管尖端最佳位置：横膈上，约平第6～9胸椎，或平第3～4腰椎
21	记录		在脐动脉置管记录单与维护记录单上及时记录相关信息

表 17-1-2　根据肩-脐距离对应脐导管放置深度　　　　　单位: cm

肩-脐距离	导管放置深度		
	低位 UAC	高位 UAC	UVC
9	5	9	5.7
10	5.5	10.5	6.5
11	6.3	11.5	7.2
12	7	13	8
13	7.8	14	8.5
14	8.5	15	9.5
15	9.3	16.5	10
16	10	17.5	10.5
17	11	19	11.5
18	12	20	12.5

注: 肩-脐距离指肩峰至脐的垂直距离。UAC 为脐动脉置管，UVC 为脐静脉置管。

六、注意事项

（1）脐动脉置管术应由经过专门培训的医师进行，要求掌握血管解剖知识、穿刺缝合技术等，同时具备困难情境的应对能力。

（2）置管前　充分评估患儿病情和脐带及脐周状况。

（3）置管中　①置管过程中，注意建立最大无菌屏障。②对于超低出生体重儿，注意保护脐部周围皮肤，可用无菌 0.9% 氯化钠注射液轻轻擦去消毒剂。

③置管过程中监测患儿生命体征，若患儿过度激惹，引起血管痉挛，必要时选择合适的镇静措施。④插管时避免用力过猛，如遇阻力，不能强行插入，可稍作停顿，或退出1～2cm后再插入，以免穿透血管壁。⑤若臀部及下肢出现发绀或发白现象，考虑为股动脉痉挛所致，应将导管退出一定长度，同时给予对侧肢体热敷30min及其他对症治疗，若不能好转，应拔管后改另一条脐动脉置管。⑥缝线固定时不要缝及皮肤。

（4）留置期间　①密切观察脐部渗血、渗液、脐轮红肿、异味等情况，监测患儿的临床感染征象。②避免管路脱出，做好固定，防止新生儿牵拉引起管路滑脱移位。认真记录导管外露长度，及时发现导管脱出情况。③导管通路予0.5～1mL/h稀释肝素钠注射液（1U/mL）输注保持管路通畅。

（5）拔管　①患儿病情好转（除超低出生体重儿外）或出现导管相关并发症，应予拔管。②拔管时，关闭管路，松解脐部缝线及胶布，以0.3%安尔碘反复消毒脐部，缓慢拔出导管，务必确认导管完全拔出，止血钳钳夹脐带残端以防止出血。必要时送导管尖端培养。

（6）并发症及处理

① 感染：严格遵循无菌原则。发现脐部红肿、异味、全身感染表现，及时完善感染指标监测，必要时拔除导管

② 血栓：不要试图冲洗管路末端血凝块。发现呼吸困难、血压下降、肢体肿胀或发白，及时完善血管彩超检查，必要时抗凝溶栓治疗。

③ 出血：发现出血或失血性休克表现，及时检查脐带出血情况及管路完整性，积极止血、输血、抗休克治疗。

④ 血管穿孔：置管时避免暴力送管。发现失血性休克，考虑血管穿孔，需外科手术。

第二节　新生儿脐静脉置管

一、定义

脐静脉置管术是指通过患儿脐静脉置入导管，导管经左门静脉、肝静脉到下腔静脉和右心房交界处以快速建立静脉通路的治疗手段。

二、目的

（1）为早期危重新生儿快速建立中心静脉通路，监测中心静脉压。

（2）减少反复静脉穿刺、刺激性药物、药物外渗对机体的损害。

三、适应证

（1）出生后 10 天以内，休克或心肺功能衰竭新生儿的短期血管通路。
（2）早期早产儿，尤其极低、超低出生体重儿中心静脉输液。
（3）交换输血或部分交换输血。
（4）监测中心静脉压。

四、禁忌证

（1）脐血管严重发育畸形或损伤。
（2）脐部或脐周发育畸形，如腹裂、脐膨出等。
（3）脐炎或腹膜炎。

五、新生儿脐静脉置管标准操作规范（表 17-2-1）

表 17-2-1　新生儿脐静脉置管标准操作规范

步骤	流程	图示	操作要点
（一）术前准备			
1	知情同意		① 核对医嘱及患儿腕带信息 ② 与患儿家属说明脐静脉置管的必要性及可能出现的并发症，并签署知情同意及风险告知书
2	环境准备		① 备多功能暖箱于独立无菌操作室或层流病房并预热暖箱 ② 备抢救设备
3	医务人员准备		操作者与助手流动水洗手，穿干净工作服，戴口罩、手术帽

步骤	流程	图示	操作要点
4	患儿评估		① 核对患儿姓名、ID 号、手腕带 ② 全身评估：评估患儿胎龄、体重、出生日龄、病情等 ③ 局部评估：检查患儿有无脐带红肿、脐部及脐周发育畸形 ④ 建议出生后 24h 内尽早置管，置管前保持脐部无菌和湿润
5	用物评估		① 脐血管置管包 1 个（含无菌孔巾、无菌弯盘、消毒杯、无菌棉球、纱布、止血钳、持针器、眼科镊、一次性手术刀片、缝针、缝线）、3.5Fr 或 5.0Fr 脐血管导管 1 根、无菌手套 4 副、无菌手术衣 2 件、皮尺 1 把、无菌肝素帽 2 个、无针接头 2 个、三通接头 2 个、10mL 注射器 2 支、0.9% 氯化钠注射液 100mL、稀释肝素钠注射液（1U/mL）、固定胶带 1 卷、75% 酒精 1 瓶、络合碘 1 瓶、约束带 4 根等 ② 用物齐全、质量合格、符合操作要求

（二）导管置入

步骤	流程	图示	操作要点
6	测算置管深度		测算脐静脉置管深度，实际深度需加脐带残端长度 ① BW 法：置管深度（cm）= 出生体重（kg）×1.5+5.6 ② Dunn 法：根据肩峰至脐的垂直距离，测算置管深度（表 17-1-2） ③ 体表标记法（适用于超低出生体重儿）： 置管深度（cm）= 脐到乳头的距离（cm）－1 除此之外，常用测算方法还包括 Shukla 法、改良的 Shukla 法、JSS 法，但上述任何一种估算方式都没有绝对优势
7	皮肤消毒		① 将患儿仰卧置于预热好的多功能暖箱，固定四肢，予以心电监测 ② 操作者洗手、戴手套，以脐带为中心，络合碘棉球消毒脐带残端和周围皮肤 3 遍，消毒范围上至剑突，下至耻骨联合，左右平腋中线

步骤	流程	图示	操作要点
8	穿无菌手术衣	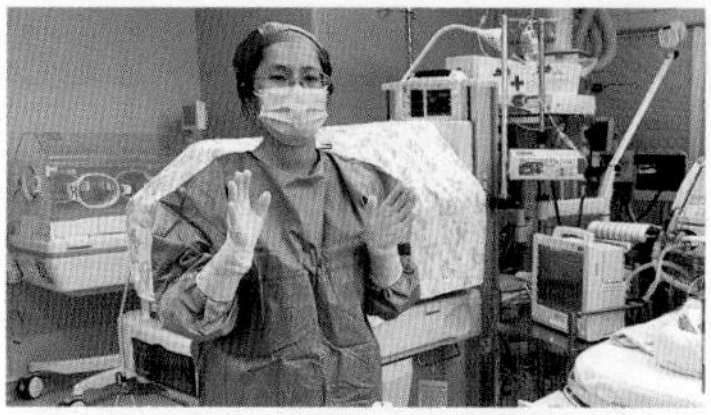	操作者和助手洗手，穿无菌手术衣，戴无菌手套
9	建立最大无菌屏障	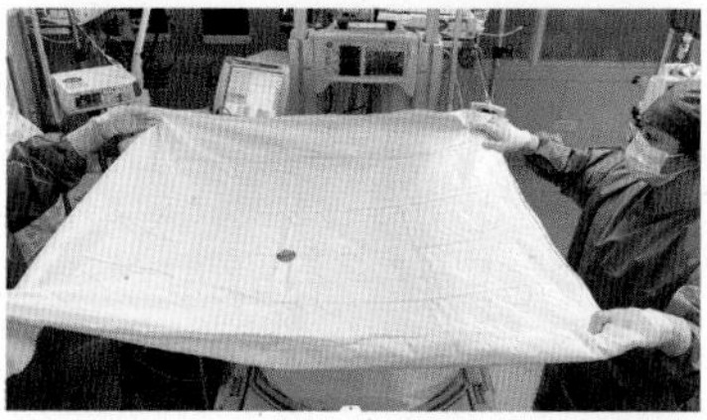	铺孔巾，暴露脐带，建立最大无菌屏障
10	无菌用物准备	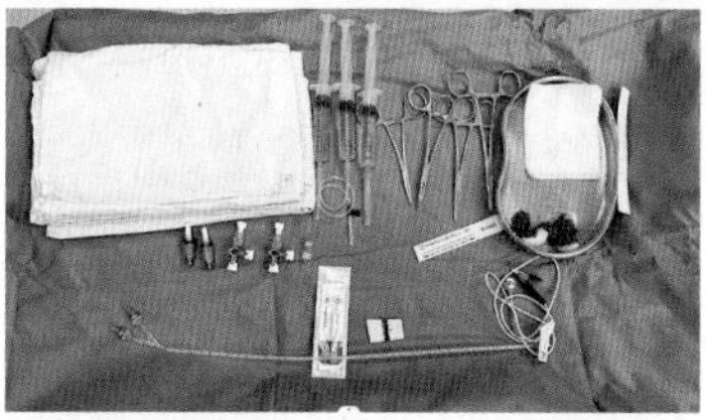	将无菌手术用物置入无菌区域，摆放有序，检查用物完整性
11	导管及附件预处理	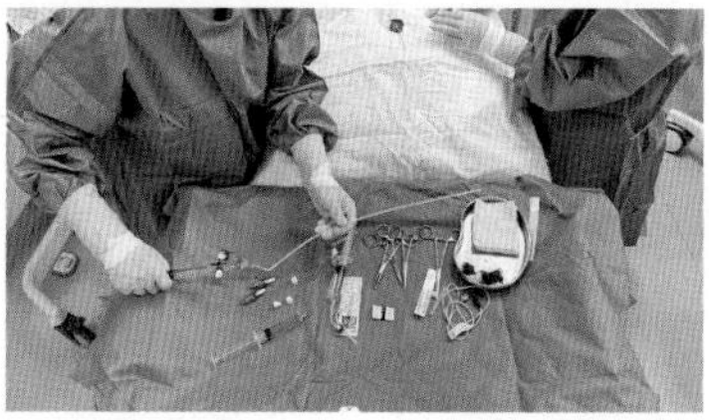	选择合适的导管（体重＜1500g用3.5Fr，体重≥1500g用5.0Fr），抽取稀释肝素钠注射液（1U/mL）预冲导管及附件，进行管路排气、检查导管及附件完整性
12	脐根部扎线	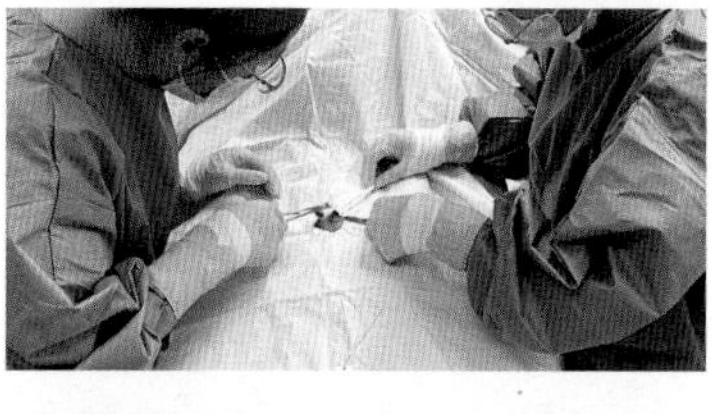	脐带根部系无菌纱布条，减少失血，但不能过紧而影响导管通过脐轮
13	暴露脐血管	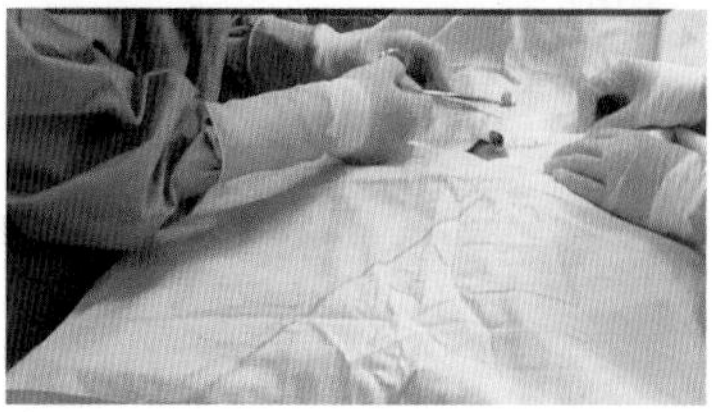	用手术刀在距脐带残端1～2cm处水平整齐地切断脐带，暴露脐血管

步骤	流程	图示	操作要点
14	区分脐动静脉		脐静脉为一条腔大、壁薄的血管，位于脐切面的 12 点处。脐动脉通常有 2 根（偶可见单脐动脉），白色，管壁厚，管腔小
15	脐静脉置管		清除血管内血凝块，持针器夹持脐导管进入脐静脉管腔，通过脐轮后向患儿左肩方向缓缓插入，达预计深度，用注射器抽吸，回血通畅且导管不回弹
16	冲封管		0.9% 氯化钠注射液经双腔脉冲冲管，稀释肝素钠注射液（1U/mL）正压封管，保持管路通畅
17	缝合		将脐切面做荷包缝合，并将线绕导管数圈后系牢
18	导管固定		方法①：桥式固定法 方法②：无菌透明胶带粘贴于脐静脉导管外露部分近脐残端处，以缝合线穿插数次后，与脐部荷包缝合预留线头相系，固定导管外露部分
19	导管标识		0.9% 氯化钠注射液清除腹部残留的血液及消毒液，外贴导管标识，标注导管名称、置管日期及深度

步骤	流程	图示	操作要点
20	导管定位	脐静脉 → ← 脐动脉	X线定位：置管后推荐正侧位胸腹联合X线定位，根据定位结果调整导管深度。导管尖端最佳位置：约平第8～10胸椎（平第9胸椎最佳），或横膈上0.5～1cm处
			腔内心电定位：提前连接腔内心电定位仪，采用盐水滴注导电法，操作者边送管边观察腔内P波变化，当首次出现双向P波时，后退导管1～2cm，即为导管较佳位置
			超声定位：条件允许时，也可联合超声定位。导管尖端最佳位置位于下腔静脉与右心房交界处
21	记录		在脐静脉置管记录单与维护记录单上及时记录相关信息

六、注意事项

（1）脐静脉置管术应由经过专门培训的医护人员进行，要求掌握血管解剖知识、穿刺缝合技术、超声心电定位技术等，同时具备困难情境的应对能力。

（2）置管前　充分评估患儿病情和脐带及脐周状况。

（3）置管中　①置管过程中，注意建立最大无菌屏障。②对于超低出生体重儿，注意保护脐部周围皮肤，可用 0.9% 氯化钠注射液轻轻擦去消毒剂。③置管过程中监测患儿生命体征，若患儿过度激惹，必要时选择合适的镇静措施。④插管时避免用力过猛，如遇阻力，不能强行插入，以免穿透血管壁。⑤缝线固定时不要缝及皮肤。

（4）留置期间　①密切观察脐部渗血、渗液、脐轮红肿、异味等情况，监测患儿的临床感染征象。②避免管路脱出，做好固定，防止新生儿牵拉引起管路滑脱移位。认真记录导管外露长度，及时发现导管脱出情况。

（5）拔管　①患儿病情好转（除超低出生体重儿外）或出现导管相关并发症，应予拔管。若需要中心静脉导管且无感染表现，推荐保留 7～10d。②拔管时，关闭输液装置，松解脐部缝线及胶布，以 0.3% 安尔碘反复消毒脐部，缓慢拔出导管，务必确认导管完全拔出，止血钳钳夹脐带残端以防止出血。必要时送导管尖端培养。

（6）并发症处理

① 感染：严格遵循无菌原则。一旦出现脐部红肿、异味、全身感染表现，及时完善感染指标监测，必要时拔除导管。

② 血管穿孔或管路脱落导致出血：一旦发现出血或失血性休克表现，及时检查管路完整性，积极输血、抗休克治疗，必要时采取外科手术。

③ 血栓或空气栓塞：避免空气进入导管，不要试图冲洗管路末端血凝块。一旦发现呼吸困难、血压下降、肢体肿胀或发白，及时完善血管彩超检查。

④ 心律失常或心脏压塞、胸腔积液、腹水：避免导管置入过深，动态监测导管位置。一旦出现心律失常、血压下降、呼吸困难等表现，停用脐静脉导管，并尽快完善心脏彩超、胸腹腔彩超明确诊断。紧急情况下可行诊断性心包穿刺、胸腹腔穿刺。

⑤ 肝脏损伤或坏死、坏死性小肠结肠炎：动态监测肝功能及腹部症状体征。导管位置过浅，回血不畅者，应及时拔管。

其他血管通路工具置入

第一节　有创动脉血压监测管路

一、定义

留置有创动脉血压监测管是临床上常见的操作，将穿刺管直接插入动脉内，通过测压管连接测压装置，利用监护仪进行直接测压，是危重患者监测的重要方法。

二、目的

（1）实时监测血压的动态变化，可以精确调整血管活性药物剂量。

（2）通过动脉压力波形的变化来评估心肌收缩力、预测液体反应性等。

（3）用于采集动脉血标本，避免反复动脉穿刺，减少患者痛苦。

三、适应证

（1）接受复杂、重大手术，如体外循环下心脏直视手术或肝移植手术，需持续监测血压变化。

（2）存在或潜在血流动力学不稳定，如严重创伤、多器官功能衰竭和各类休克。

（3）需低温或进行血压稀释、控制性降压。

（4）需指导心血管活性药物使用及持续血药浓度监测。

（5）监测无创血压困难。

（6）需反复抽取动脉血样。

（7）在采血困难时，需用此法获取大量血标本。

（8）需通过动脉压力波形获得诊断信息。

（9）需根据收缩压变异度评价容量治疗反应。

四、禁忌证

（1）桡动脉穿刺前应进行 Allen 试验，阳性者不能进行穿刺。

（2）穿刺部位或附近存在感染、外伤者。

（3）严重凝血功能障碍或机体高凝状态者。

（4）动脉炎或动脉血栓形成者。

（5）手术操作涉及同一范围部位的患者。

五、有创动脉血压监测管路标准操作规范（表 18-1-1）

表 18-1-1　有创动脉血压监测管路标准操作规范

步骤	流程	图示	操作要点
直接穿刺法			
1	知情同意		① 核对医嘱及患者姓名和出生年月，推荐使用 PDA 核对医嘱及患者身份信息 ② 告知患者或家属有创动脉压监测目的，动脉穿刺置管术的必要性、优点、可能出现的并发症及术中配合事项等
2	环境评估		环境清洁安全、减少人员走动，光线充足，隔帘遮挡
3	患者评估		① 全身情况：意识状态、合作程度、病情、病史等 ② 局部情况：首选桡动脉，评估预置管部位皮肤完整性，桡动脉穿刺需行 Allen 试验且结果为阴性
4	自身评估		操作者洗手、着装整洁，仪表端庄，无长指甲；洗手，戴口罩、手术帽

步骤	流程	图示	操作要点
5	用物准备		① 动脉穿刺针（成人 18～20G、小儿 22G、婴儿 24G）、测压装置、加压输液袋、500mL 0.9% 氯化钠注射液 1 瓶、透明敷料 1 张、无菌巾、络合碘 1 瓶、导管标识 1 个等 ② 用物齐全、质量合格、符合操作要求，B 超机功能完好
6	穿刺定位		直接定位：患者取平卧位，手臂外展与躯干呈 20°～30°，操作者左手示指、中指、环指评估患者搏动最强处；示指所指部位即为穿刺"靶点"，三指所指路线为进针方向
			超声定位：探头上涂抹少许超声耦合剂，自腕部起，对前臂侧面进行横向扫描，在桡骨茎及桡侧腕屈肌之间确定桡动脉及伴随静脉，动脉不可压瘪、有搏动感
7	皮肤消毒		手腕下垫软枕，以穿刺点为中心，使用络合碘擦拭消毒穿刺点及周围皮肤 2 遍，直径≥8cm
8	动脉穿刺		直接穿刺法：选择穿刺点搏动最明显远端 0.5cm 处缓慢进针，针体与皮肤夹角依据患者胖瘦程度而异，一般为 30°～45°；见回血后，压低穿刺针再向前推进 2～3mm，若针芯仍有回血，略退针芯，向前推送外套管，撤出针芯，套管尾部向外搏动性喷血，说明穿刺成功

步骤	流程	图示	操作要点
8	动脉穿刺	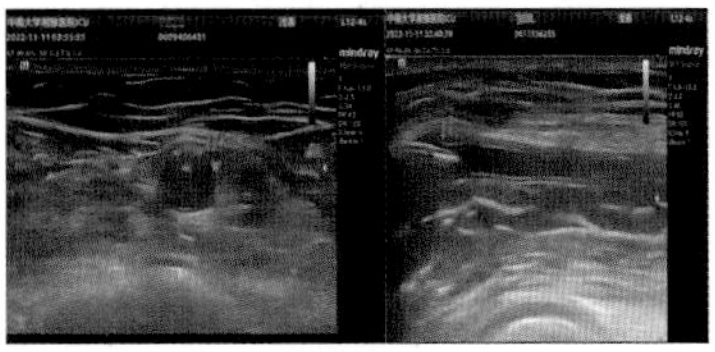	超声引导下穿刺：探头上涂抹少许超声耦合剂，套上无菌保护罩；横断面定位下以45°~60°角插入动脉针，穿刺置管；或在纵向定位下以15°~30°角进针，使针尖与血管长轴保持平行推进
9	连接测压套件	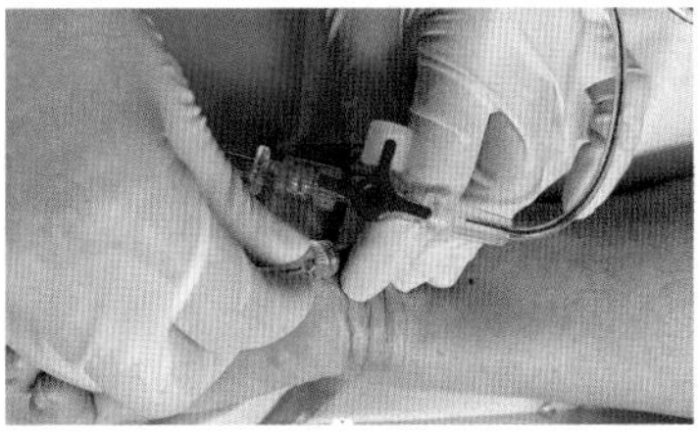	穿刺成功后，将排尽空气的测压套件连接动脉穿刺针
10	导管固定	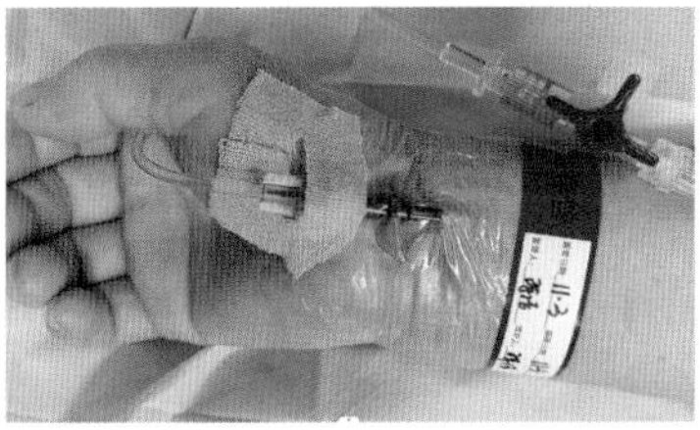	① 无菌透明敷料无张力覆盖动脉导管，并对导管塑形，抚平敷料 ② 胶布固定导管接头部分 ③ 外贴动脉导管标识，标注导管名称、置管日期、操作者等
11	连接监护仪	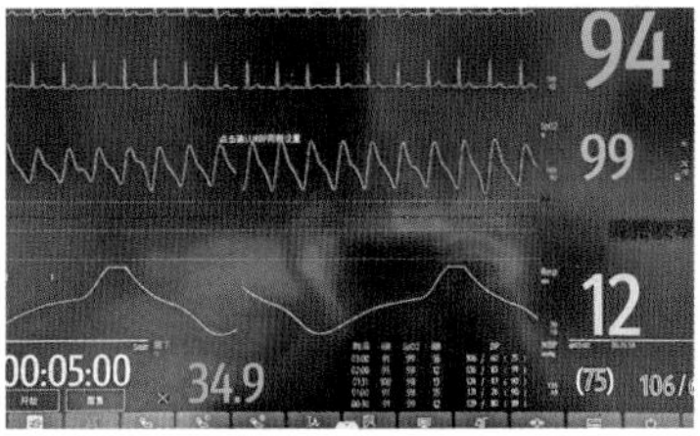	连接心电监护仪，打开动脉测压参数模块
12	校准调零	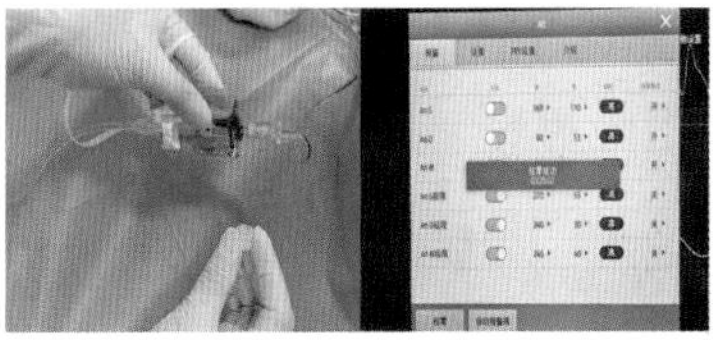	① 患者平卧，换能器置于患者腋中线平心脏水平，关闭患者端，监护仪端与大气端相通 ② 点击校零按钮，校零成功后，关闭大气端，患者端与监护仪端相通
13	观察有创血压	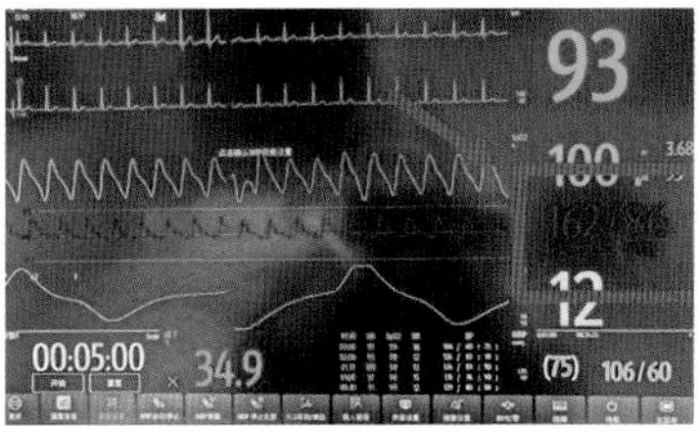	正确识别有创动脉血压波形，观察有创血压值

步骤	流程	图示	操作要点
14	健康教育		整理床单位，做好清醒患者宣教，告知注意事项
15	记录		在电子病历系统做好记录

六、注意事项

（1）穿刺前宜使用血管超声评估近端动脉搏动有无血栓形成。

（2）确定穿刺部位是操作成功的关键，末梢循环不良时，应更换穿刺部位，必要时借助超声可视化装置提高穿刺成功率。

（3）动脉测压管的各个接头连接处要旋紧，防止脱开或渗漏，保持测压管通畅，妥善固定套管、延长管及测压肢体，防止导管受压或扭曲。

（4）应定期对换能器进行零点校正，保证换能器与心脏水平一致，以保证测定数值的准确。

（5）注意无菌操作，杜绝动脉管道相关血流感染。

（6）0.9% 氯化钠注射液定期冲洗动脉导管，或用 0.9% 氯化钠注射液加压至 300mmHg 持续冲洗，发现血凝块应及时抽出，防止导管堵塞。

（7）测量取血时应避免空气进入连接管和采血管，发现空气进入，应立即排尽，防止空气栓塞。

（8）及时评估动脉导管拔除时机。动脉置管时间长短与血栓形成正相关，在患者循环稳定后，应尽早拔除导管。一旦发现血栓形成和远端肢体缺血，必须立即拔除测压导管，必要时可以手术探查取出血块，挽救肢体。

七、健康教育

（1）避免置管部位剧烈运动，或者牵拉，以防导管脱出。

（2）置管处有红、肿、热、痛、渗血等异常，及时告知医护人员。

第二节　留置肝动脉药盒

一、定义

肝动脉药盒是指在数字减影血管造影引导下，经由股动脉或锁骨下动脉入路，将注射港座完全植入皮下并长期留置体内的闭合动脉输液系统，主要用于肝脏恶性肿瘤患者行肝动脉灌注化疗。

二、目的

（1）建立化疗通路，用于肝脏恶性肿瘤的肝动脉灌注化疗。

（2）保护动脉入路血管，减少频繁动脉穿刺及插管给患者带来的痛苦和可能的血管损伤。

（3）减少化疗药物对血管的刺激，减少化疗药物外渗对机体的损害。

（4）减少穿刺相关并发症。

（5）提高患者的生活质量。

（6）肝动脉灌注化疗可能获得更高的肝内药物浓度、减少化疗药物的全身毒性。

三、适应证

（1）不能行根治性治疗（如消融、手术切除、肝移植）的肝脏恶性肿瘤（肝内弥漫性病灶、肝内肿瘤负荷重）患者。

（2）经标准全身治疗失败的肝脏恶性肿瘤（肝内弥漫性病灶、肝内肿瘤负荷重）患者。

四、禁忌证

（1）恶性肿瘤晚期，预期寿命≤3个月；体能评分（PS）>2分。

（2）动脉解剖变异，血管结构不能行药盒导管置入。

（3）预置管下肢有水肿或淋巴结回流障碍。

（4）有入路动脉血管闭塞。

（5）合并严重基础疾病，不能耐受或配合手术。

（6）存在严重的不可纠正的出凝血功能障碍。

（7）预置入部位近期有放疗史及血管外科手术史。

（8）预置入血管有血栓形成史。

（9）全身或手术部位局部感染、菌血症、败血症。

五、留置肝动脉药盒标准操作规范（表 18-2-1）

表 18-2-1　留置肝动脉药盒标准操作规范

步骤	流程	图示	操作要点
（一）术前评估			
1	知情同意		① 核对医嘱及患者姓名和出生年月，推荐使用 PDA 核对医嘱及患者身份信息 ② 告知患者或家属留置肝动脉药盒术的目的、必要性、优点、可能出现的并发症及术中配合事项等，并签署知情同意及风险告知书
2	自身评估		操作者洗手，穿洁净工作服和铅衣，戴口罩、帽子
3	患者评估		① 全身情况：意识状态、合作程度、病情、病史、治疗方案，有无出凝血功能障碍、血栓等，心电图是否正常；术前行 CTA 评估肝动脉，明确血管情况是否适合行药盒植入 ② 局部情况：评估患者手术部位皮肤有无硬结、瘢痕、炎症、破溃等
4	环境评估		须在 DSA 引导下进行，介入手术室环境标准

步骤	流程	图示	操作要点
5	用物评估		① 介入手术用物：血管鞘、造影导管（常用5F RH 导管）、导引导丝（0.038inch）、微导管及微导丝、20mL注射器3副、10mL注射器1副、无菌刀片1个、造影剂、肝素钠注射液1支、2% 盐酸利多卡因1支、75% 酒精和络合碘各1瓶、导管标识1个等 ② 缝合包用物：刀柄、镊子、持针器、血管钳、剪刀等 ③ 肝动脉药盒、无菌敷料等 ④ 用物齐全、质量合格、符合操作要求，B超机功能完好

（二）导管置入（以股动脉入路及较常见的肝动脉解剖结构为例）

步骤	流程	图示	操作要点
6	体位摆放		协助患者取仰卧位，下肢外展，选择穿刺点位于腹股沟韧带中点下方约2～3cm
7	皮肤消毒		操作者洗手、戴无菌手套，以穿刺点为中心，使用75% 酒精擦拭消毒穿刺点及周围皮肤3遍，直径≥20cm，同法使用络合碘消毒3遍
8	穿无菌手术衣		操作者脱手套、洗手，穿无菌手术衣，戴无菌手套
9	建立最大无菌屏障		铺无菌大单，建立最大无菌屏障

步骤	流程	图示	操作要点
10	准备无菌用物	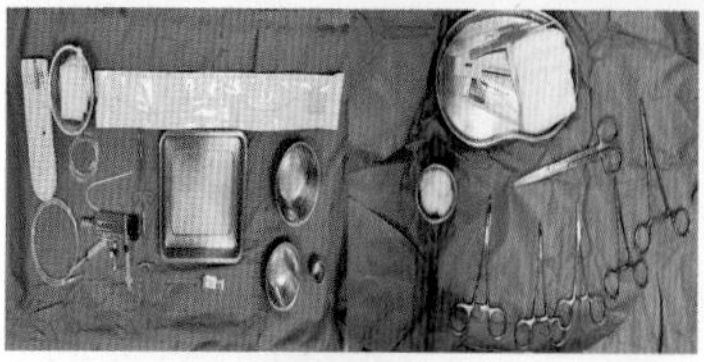	① 将无菌手术用物置入无菌区域，0.9% 氯化钠注射液预充动脉导管、港座、穿刺针、引导导丝、扩张器、输液接头，并检查导管及附件完整性 ② 抽吸 2% 盐酸利多卡因 10mL 备用
11	局麻切皮	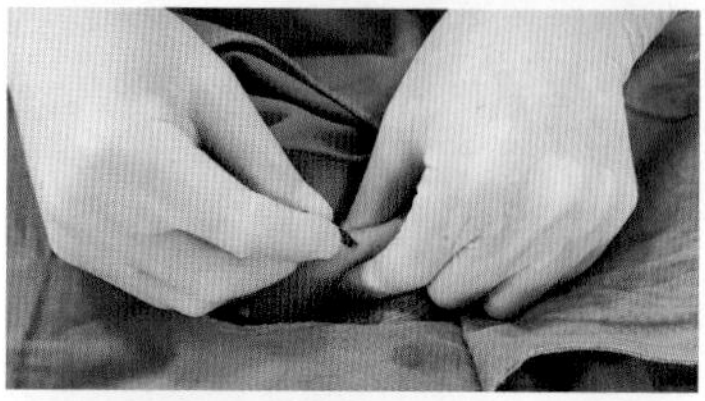	2% 盐酸利多卡因局部麻醉，尖刀片适当切皮，切皮时注意提起周围皮肤及皮下组织以免误伤股动脉
12	股动脉穿刺	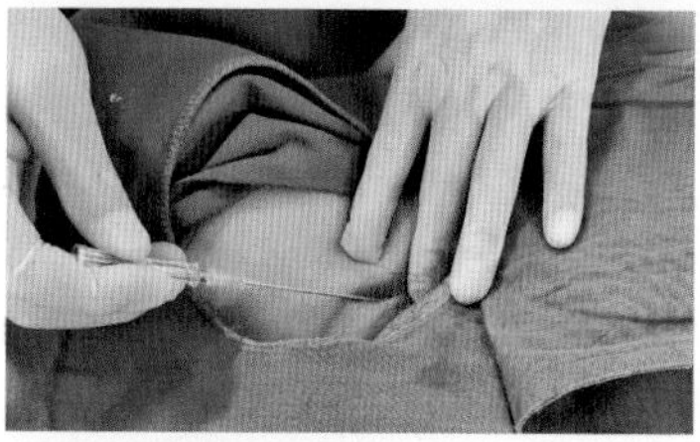	应用改良赛丁格技术，穿刺针对准股动脉搏动最明显处进针
13	送导丝及造影导管	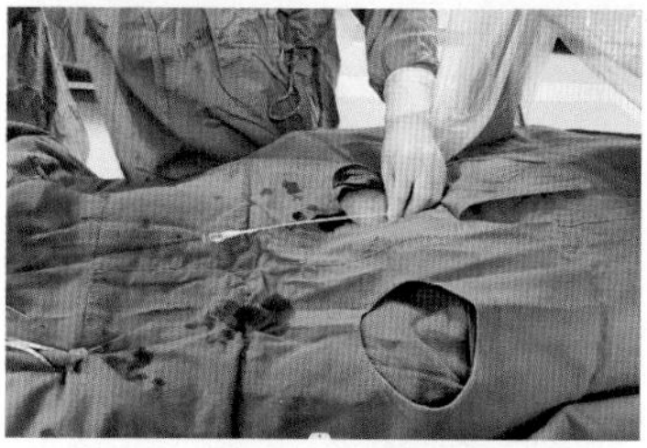	穿刺成功后可不置鞘，用泥鳅导丝交换 5F RH 造影导管
14	血管造影	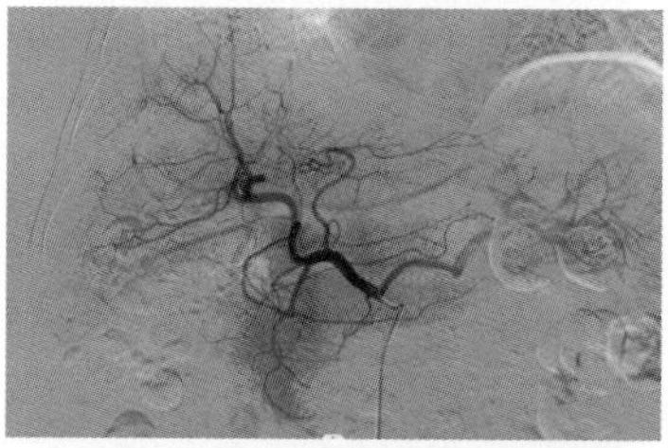	常规行腹腔干、肠系膜上动脉造影以明确肝动脉解剖、肝动脉发出的胃肠道供血分支及肝内病灶血供情况
15	肝外血流再分布术	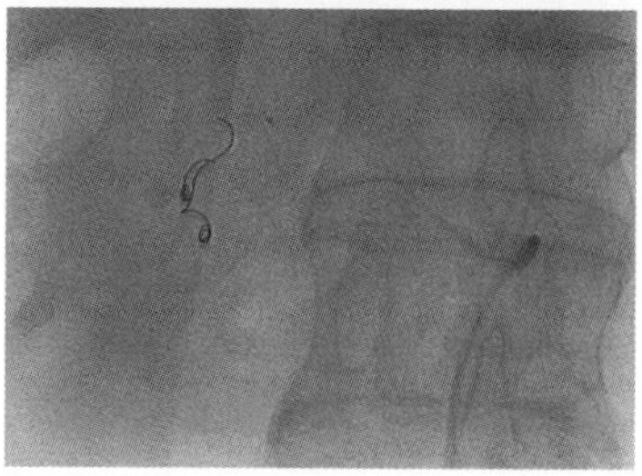	微导管分别超选肝动脉发出的各支胃肠道供血分支，用微弹簧圈予以栓塞

步骤	流程	图示	操作要点
16	药盒导管修剪侧孔		根据造影所见，在药盒导管适当位置剪一侧孔（一般为距离导管头端5cm左右）；侧孔大小约为药盒导管直径的1/3左右，以能顺利通过微导管为宜
17	送入药盒导管		拔出造影导管，保留泥鳅导丝；经泥鳅导丝送入药盒导管至胃十二指肠动脉，调整深度使侧孔正对肝固有动脉
18	送入微导管		经泥鳅导丝送入微导管，微导管自药盒导管的侧孔钻出进入胃十二指肠动脉，于胃十二指肠动脉内-导管外释放弹簧圈以固定导管头，并可酌情栓塞药盒导管端孔

（三）囊袋、隧道制作

步骤	流程	图示	操作要点
19	体外固定药盒导管		使用小血管钳少量钳夹药盒导管外皮肤，体外固定导管，防止囊袋制作过程中牵扯导管导致导管移位
20	局部麻醉		囊袋一般位于穿刺点下方约5～10cm处的大腿内侧。2%盐酸利多卡因局部麻醉囊袋和隧道位置的皮肤，需麻醉至局部触痛感消失

步骤	流程	图示	操作要点
21	局部切皮	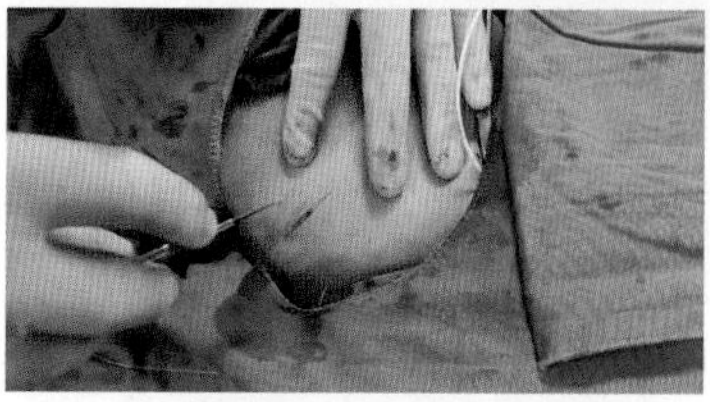	在局部做 1 个切口，宽约 1.5cm，深度至浅筋膜层（约 0.5 ~ 1cm）。
22	制作囊袋	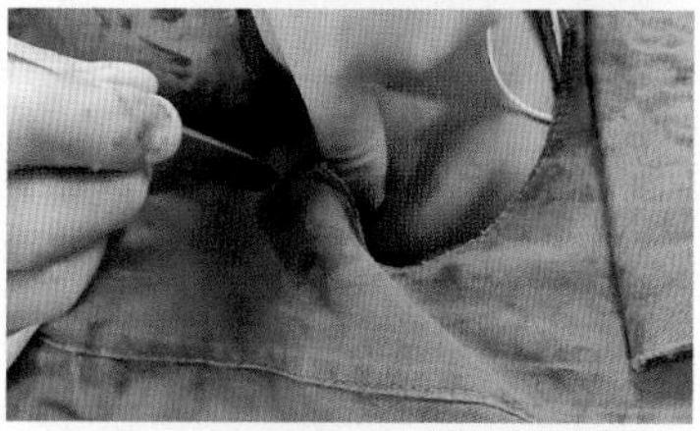	钝性分离的方法制作囊袋：用血管钳、刀柄或者术者手指进行皮下组织分离，囊袋纵深约 3cm
23	评估囊袋大小	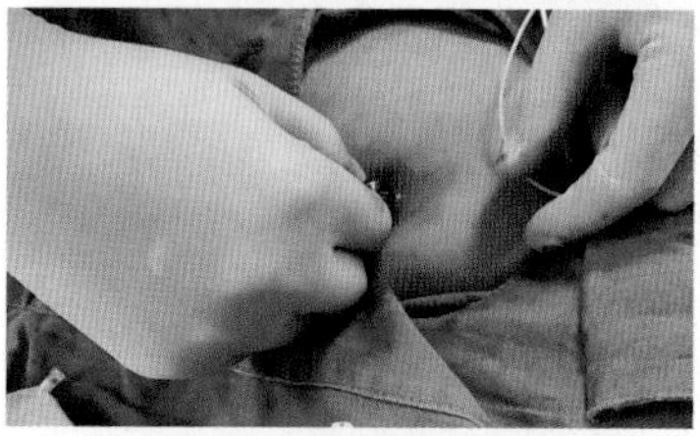	药盒港座试放入囊袋，评估囊袋大小是否合适，再取出
24	制作隧道	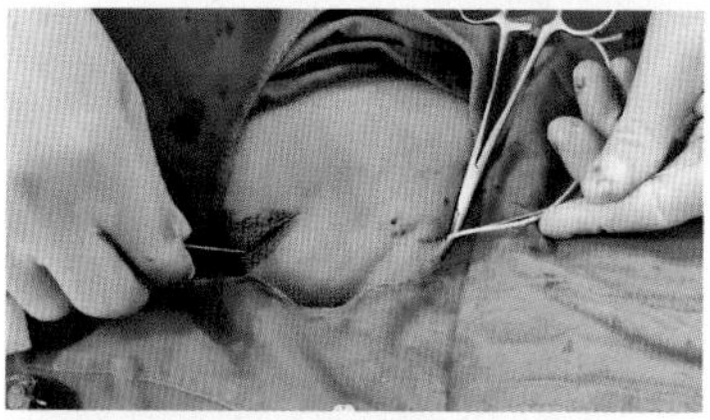	使用隧道牵引针，从切口中点处向穿刺点外侧缘做皮下隧道，隧道厚度应与囊袋厚度一致，有利于港座、导管保护锁及导管均在同一水平位置
25	导管穿过隧道	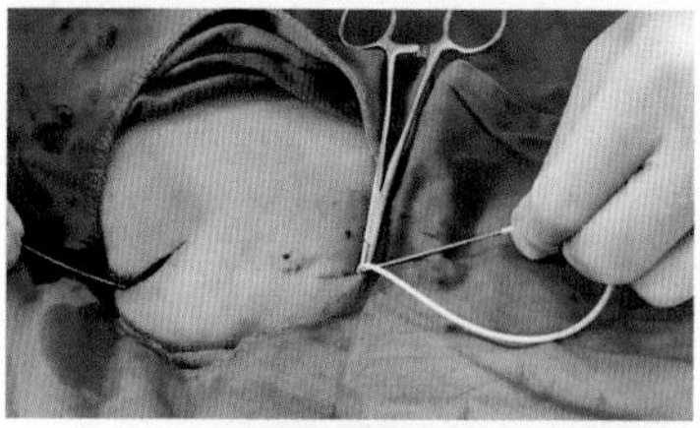	隧道牵引针连接导管，将导管从隧道内穿过
26	连接导管锁	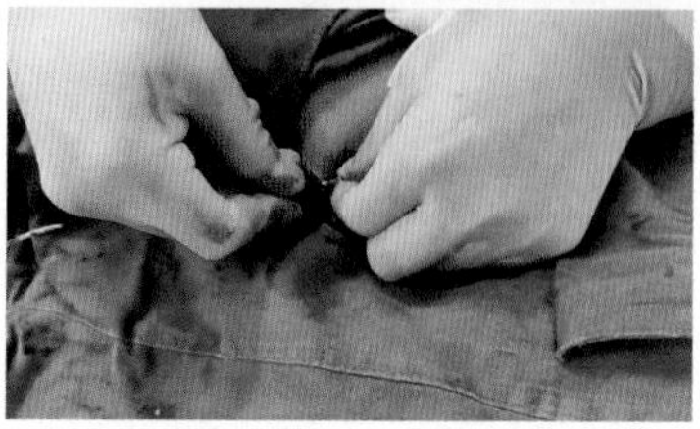	修剪导管至合适长度，连接导管锁，导管过港座柄凸起处留 1mm，再平行套上导管锁，检查导管锁是否连接稳妥

步骤	流程	图示	操作要点
27	港座植入囊袋		将动脉港座植入囊袋内，囊袋应大小合适，避免在切口处有缝合张力
28	血管造影		回抽动脉血，确认导管在动脉内；经高压注射器血管造影（流量 1.5mL/s，液量 7mL，压力 200psi）
			观察导管位置及深度、肝脏灌注是否完全、肝外侧支是否彻底栓塞等
29	清洗囊袋并缝合		0.9% 氯化钠注射液冲洗囊袋，检查囊袋是否充分止血；根据术者习惯选择不可吸收缝线或可吸收缝线缝合囊袋
30	脉冲冲管		插入无损伤针，确认有回血，使用肝素钠注射液脉冲冲洗导管，检查药盒导管是否通畅

（四）清洁及固定

步骤	流程	图示	操作要点
31	包扎切口		常规局部加压包扎切口

步骤	流程	图示	操作要点
32	DSA 定位		DSA 透视下拍片确定导管位置
33	记录		在肝动脉药盒穿刺记录单与维护专用记录单、患者维护手册上记录相关信息
34	健康教育		告知患者或家属术后及留置期间注意事项

六、注意事项

（1）肝动脉药盒植入术应由经过专门培训的介入医师进行，要求掌握血管解剖知识、赛丁格穿刺技术、血管插管术、血管栓塞术、囊袋及皮下隧道制作技术等，同时具备困难情境的应对能力。

（2）术前充分评估穿刺部位和囊袋区皮肤状况及凝血功能、入路血管是否有阻塞。

（3）囊袋应该位于大腿中段内侧（股动脉入路）或胸壁（锁骨下动脉入路）皮下，以利患者术后活动。

（4）用钝性分离的方法制作囊袋，囊袋深度至浅筋膜深度为宜，囊袋切口约1.5cm，纵深约 2～3cm。

（5）隧道厚度应与囊袋一致，将导管从隧道内穿过，注意不要有夹角，避免导管打折。

（6）缝合囊袋前检查导管是否通畅，囊袋内无出血，缝合时避免穿刺针损伤导管。

（7）植入后处置　植入部位渗血时应使用无菌纱布和透明敷料加压止血，

并在 24h 内更换；按照规范要求对药盒进行冲管和封管；一般 10～14 天后伤口拆线。

七、健康教育

（1）为避免囊袋切口部位出血，术后 24～48h 内患肢制动。

（2）为防止深静脉血栓形成，应采取相应预防措施（如鼓励患者进行下肢肌肉的收缩动作、下肢气压治疗等）；为防止伤口出血，一般无须抗凝；病情允许下，每日饮水 2000mL 以上。

（3）术后患肢伤口缝合处，局部麻醉药代谢缓慢，伤口有点麻胀感觉属于正常现象，一般 1～2 天会逐步缓解。

（4）术侧伤口 10～14 天拆线，未拆线前伤口禁止遇水。

（5）带针期间避免剧烈运动，穿脱衣服需小心，以防蝶翼针脱出。

（6）患者应妥善保管维护手册，每次维护时携带。

（7）植港处如有红、肿、热、痛等异常情况，及时就医处理。

第三节 骨髓腔输液技术

一、定义

骨髓腔输液（intraosseous，IO）技术是一种能够快速、安全、有效地建立血管通道的方法。由于骨髓腔内有不塌陷的血管丛，可作为非常规快速给药途径的选择，其给药效果相当于中心静脉通道。它是一种在特殊情况下通过骨内针等设备把液体和药物直接注入长骨骨髓的髓质静脉通道，经过全身血液循环到达目标靶位的紧急输液技术。

二、目的

（1）快速建立静脉通路，用于患者急救及标本采集。

（2）提高抢救成功率，提高患者及家属满意度。

（3）保护静脉，减少频繁穿刺给患者带来的痛苦。

（4）减少穿刺失败导致皮下血肿等并发症发生。

三、适应证

（1）成人急救中，外周静脉穿刺两次不成功。

（2）成人院外心搏骤停 2min 内无法建立静脉通路。

（3）儿童院外心搏骤停 1min 内无法建立血管通路。

（4）心搏呼吸骤停、休克、创伤、恶性心律失常、严重脱水等或其他需紧急抢救开放血管通路补液或药物治疗但无法快速建立静脉通路的儿童或成人。

四、禁忌证

（一）绝对禁忌证

（1）穿刺部位骨的完整性受到破坏。

（2）穿刺部位存在明确或可疑的感染。

（3）穿刺部位骨的血供或回流受到明显影响。

（4）穿刺部位受过重大型外科手术，安装假肢或人工关节。

（二）相对禁忌证

（1）成骨不全或骨质疏松等严重骨病的患者。

（2）穿刺部位 48h 内于目标骨接受或尝试过建立骨内通路。

（3）穿刺部位解剖结构不清。

（4）穿刺部位烧伤。

（5）右向左心脏分流的患者。

五、骨髓腔输液标准操作规范（表18-3-1）

表18-3-1 骨髓腔输液标准操作规范

步骤	流程	图示	操作要点
（一）骨髓腔通路穿刺前评估			
1	知情同意		① 核对医嘱及患者姓名和出生年月，推荐使用 PDA 核对医嘱及患者身份信息 ② 告知患者或家属骨髓腔输液的目的、必要性、优点、可能出现的并发症及术中配合事项等，并签署知情同意及风险告知书
2	自身评估		着装整洁，仪表端庄；无长指甲，洗手；戴口罩、手术帽

步骤	流程	图示	操作要点
3	环境评估		急诊复苏单元环境清洁安全，光线充足
4	患者评估		① 评估患者的意识状态、合作程度、病情、病史、治疗方案，有无出凝血功能障碍，心电图是否正常等，评估患者是否符合骨髓腔输液适用范围 ② 选择合适的预穿刺部位，常见的穿刺部位有胫骨、肱骨、股骨等；评估预穿刺部位皮肤有无破溃、炎症、硬结等。检查患者肢体有无骨折、假肢或人工关节，排除穿刺禁忌证后安置合适体位
5	用物评估		① 手动骨髓穿刺针或自动骨内输液器、穿刺针、延长管、0.9%氯化钠注射液 500mL 1 瓶、加压输液装置等 ② 用物齐全、质量合格、符合操作要求
（二）穿刺			
6	无菌用物准备		① 打开穿刺针，用 10mL 0.9%氯化钠注射液预充注射器连接延长管 ② 将穿刺针安装在驱动装置上
7	穿刺部位定位		胫骨近段定位：穿刺点位于髌骨下缘两横指约 3cm，靠内侧约 2cm 胫骨平台处

步骤	流程	图示	操作要点
7	穿刺部位定位	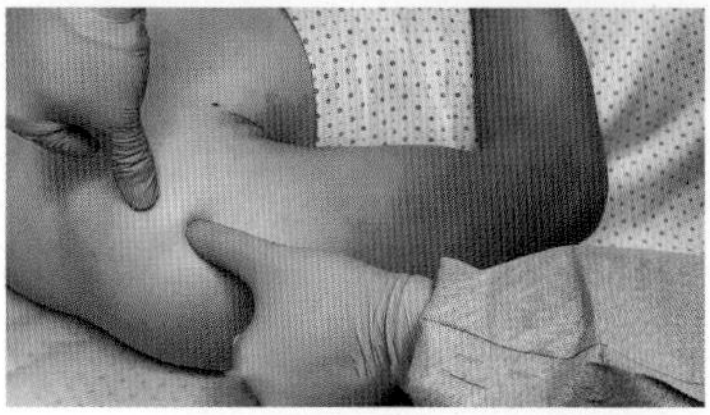	肱骨近端定位：患者仰卧位，掌心向内置于脐部，上肢处于内收状态；沿肱骨内、外侧中线向上触摸到肱骨外髁颈，外髁颈上方 1～2cm 位置即为穿刺点
		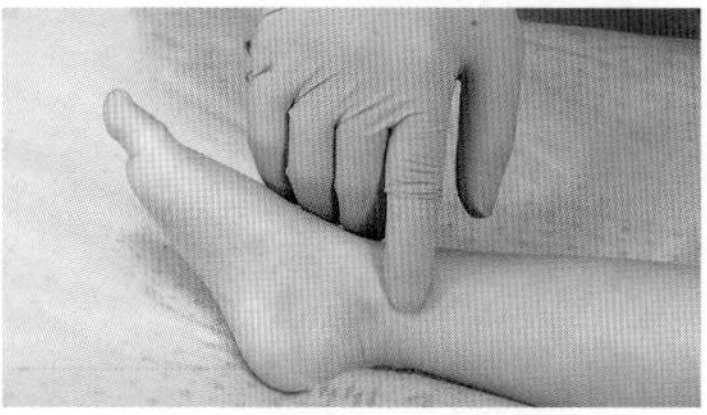	胫骨远端定位：穿刺点位于内踝上 2 横指，约 2～3cm
		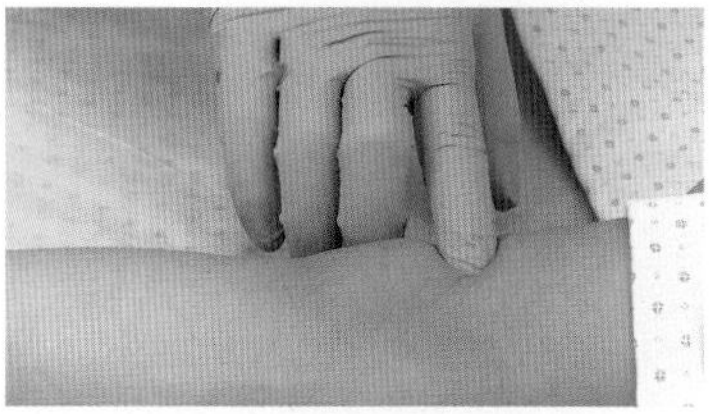	股骨远端定位：伸直下肢，穿刺点位于沿髌骨上缘向上约 1～2cm 处
8	皮肤消毒	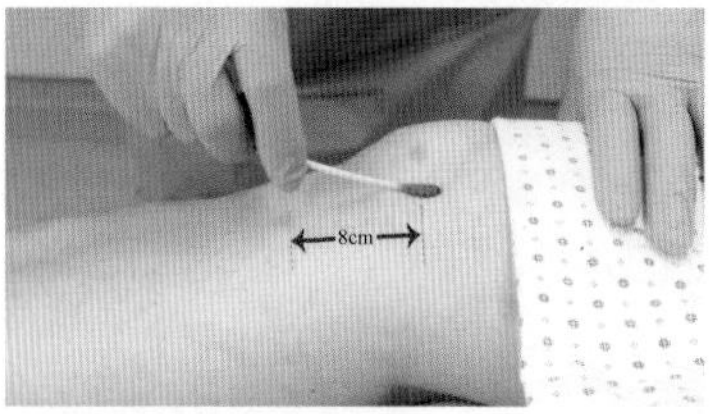	以穿刺点为中心，使用络合碘棉签消毒预穿刺部位 2 遍，消毒范围直径 ≥8cm
9	骨髓腔穿刺	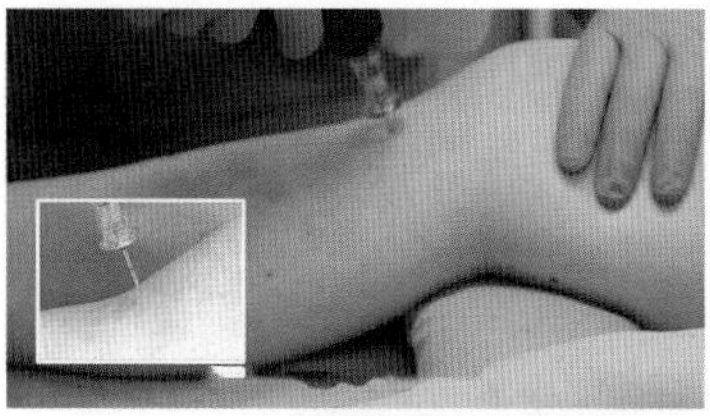	穿刺要点：先刺破体表组织，使针尖抵到骨皮质；针芯露出黑色标记线，按动开关同时向下用力；感受到落空感后即可松开开关
		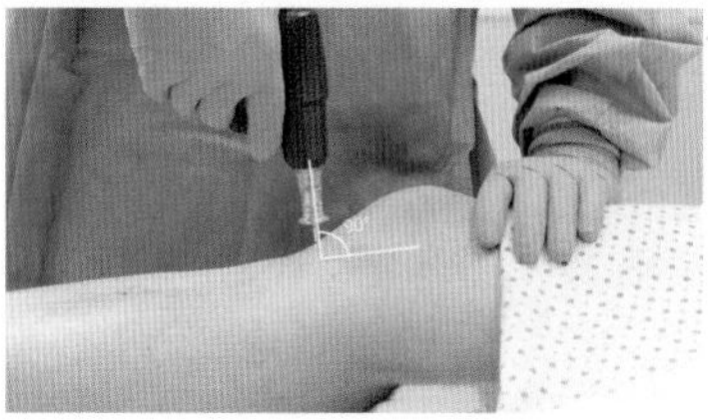	胫骨近端穿刺：穿刺针与胫骨穿刺平面呈 90°角

步骤	流程	图示	操作要点
9	骨髓腔穿刺	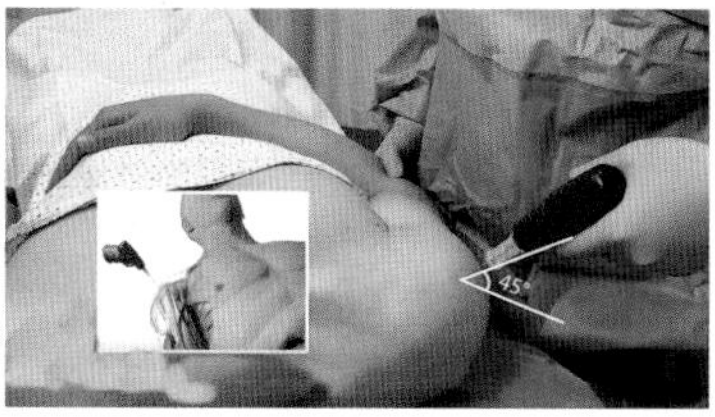	肱骨近端穿刺：穿刺时穿刺针穿刺点平面往后下方呈45°角
		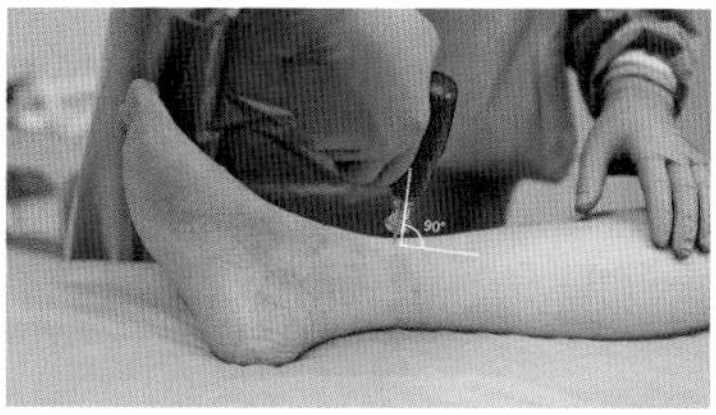	胫骨远端穿刺：穿刺针与胫骨穿刺平面呈90°角
10	退出针芯	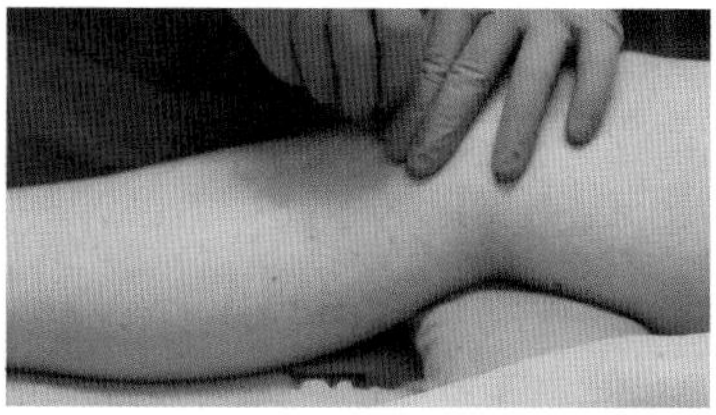	逆时针旋转退出针芯
11	骨髓腔冲洗	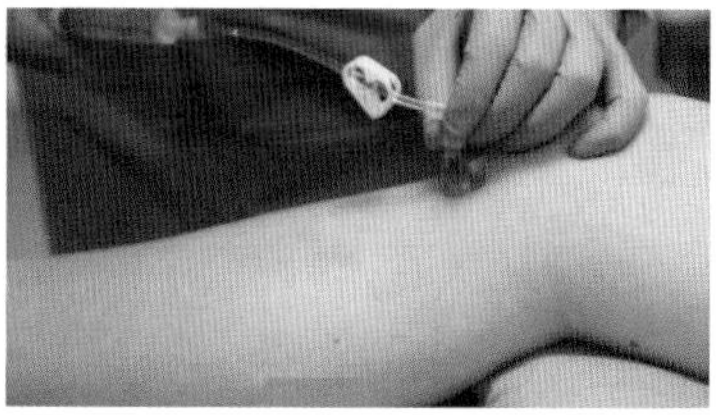	① 连接延长管，回抽，见骨髓腔内容物，确认穿刺成功 ② 10mL 0.9% 氯化钠注射液快速冲洗骨髓腔
12	固定	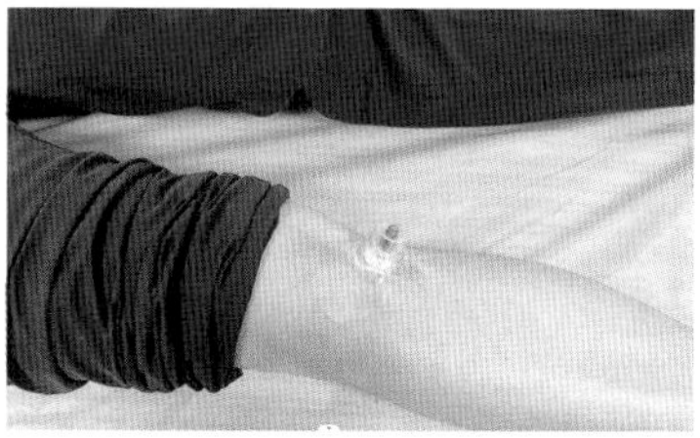	① 胫骨近端穿刺通常不需要额外的固定装置，但其他穿刺点或患者躁动或需要特殊操作治疗转运等情况，穿刺针脱落移位的风险增加，需要使用装置进行固定 ② 外贴导管标识，标注导管名称、穿刺时间、操作者
13	加压输液	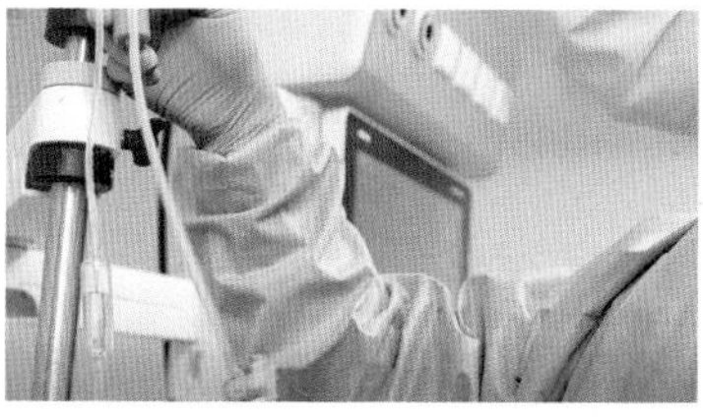	连接加压输液装置进行输液

步骤	流程	图示	操作要点
14	拔针		移除延长管和固定器，单手固定套针，把鲁尔锁注射器与针柄连接固定后，保持轴向对齐并一起拔除
15	按压穿刺点		穿刺点敷贴覆盖，按压 2 ～ 3min
16	记录		在护理记录单、心肺复苏记录单记录置管信息和拔管信息

六、注意事项

（1）骨髓腔穿刺操作应由经过专门培训的医护人员进行，要求掌握骨骼解剖知识、骨髓腔穿刺技术，同时具备困难情境的应对能力。

（2）术前充分评估患者适应证与禁忌证，穿刺时，避免过深穿透骨髓，当出现落空感时，即进入髓腔。避免在同一位置重复穿刺，穿刺失败应当更换部位再次置管。患者血流动力学稳定后，应尽早建立持久的血管通路。

（3）骨髓腔置管最长留置时间不超过48h。

（4）清醒患者应进行镇痛管理，成人选择 2% 盐酸利多卡因 40mg 经 IO 缓慢推注 ≥ 120s，药物推注结束后，使药物在骨髓腔停驻 60s，然后使用 2～5mL 0.9% 氯化钠注射液冲洗 IO 管道，再使用 2% 盐酸利多卡因 20mg 经 IO 缓慢推注，整个镇痛过程时长 > 4min。

（5）肱骨穿刺后因解剖特点，穿刺针应使用专用敷料固定。

（6）骨髓腔内有大量骨髓和纤维蛋白，为保证有效输液速度，穿刺后应先用 10mL 0.9% 氯化钠注射液冲洗骨髓腔，并在输液过程中持续加压。可连接 300mmHg 压力的加压输液袋或标准电子输液泵，进行加压输液。

（7）骨髓腔穿刺针移除时，将注射器连接到穿刺针针柄，顺时针旋转，同时向外拔，拔除的过程中不要摇动或弯曲针柄，拔出后敷贴覆盖按压 2～3min。

（8）骨髓腔输液过程中应持续关注输液是否通畅，穿刺部位及肢体有无肿胀、皮肤变色、运动感觉及远端血供情况异常，观察有无渗出、骨髓炎、骨折等其他并发症。

（9）骨髓腔加压输液时，建议成人压力为 300mmHg，儿童压力为 150mmHg。

（10）骨髓腔通路每次给药或输液前后均应使用 10～20mL 0.9% 氯化钠注射液冲洗。

（11）只有相互兼容的药物才可以通过骨髓腔通路同时输注，不同类型液体或血制品应分别输注。

（12）除了具有骨髓毒性的药物外，常规的静脉用药、复苏液体和血制品均可安全用于骨髓腔通路，且无须调整剂量。

（13）常见的具有骨髓毒性药物包括紫杉醇、环磷酰胺、多西他赛、甲氨蝶呤、硫唑嘌呤、秋水仙碱、更昔洛韦、利奈唑胺等。

（14）常规静脉用药及复苏液体包括肾上腺素、多巴胺、多巴酚丁胺、腺苷、洋地黄、肝素、2% 盐酸利多卡因、阿托品、碳酸氢钠、抗生素、晶体、胶体等。

（15）搬动或转运患者前可延长输液管路，使用胶布加强固定髓腔针。

（16）操作时及输液前后应评估穿刺针是否松动和移位。

（17）骨髓腔输液通路可以获取血液学标本：置管时可以从骨内导管获得包括血型、血糖、血红蛋白、pH 值、血二氧化碳分压（PCO_2）、血清碳酸氢盐、钠、氯化物、血尿素氮、肌酐、血清药物水平及培养（如细菌、病毒或真菌培养）等血液学标本。给药后，不建议用骨内通道进行诊断性检查。

（18）骨髓腔输液通路可以注射造影剂进行增强 CT 检查，耐高压、流速快且图像质量较好，无其他并发症。

导管维护技术

第一节　概述

一、维护目的

（1）预防导管堵塞，保持导管功能正常。

（2）预防导管相关血流感染，延长导管留置时间。

二、维护内容

（1）护理评估。

（2）输液接头消毒与更换。

（3）冲管与封管。

（4）敷料更换与导管固定。

（5）导管拔除。

三、注意事项

1. 护理评估

（1）评估患者诊断、病情、意识、出凝血功能、过敏史。

（2）评估患者自我管理导管的能力和向医护人员报告异常的意愿。

（3）评估患者治疗方案，是否输液、输血，输入药物种类、性质、用药量、用药频率、输入方式，输血种类、量、频率等。

（4）评估导管情况，包括留置时间、维护间隔、导管功能，导管是否存在堵塞、脱出、移位、打折、折断等情况。

（5）评估穿刺血管局部情况，包括穿刺局部皮肤完整性，有无红、肿、热、痛等炎症表现，臂围有无变化，敷料和导管固定的完整性，判断是否出现感染、血栓、外渗 / 渗出等并发症。

2. 输液接头消毒与更换

（1）短外周静脉导管附加的输液接头宜随导管一同更换；中线导管、PICC、

CVC、输液港附加的输液接头应至少 7 天更换 1 次。输液接头内有血液残留或有残留物，完整性受损或被取下，在血管通路装置血液培养取样之前，明确被污染时应立即更换输液接头。三通接头应与输液装置一起更换。

（2）应以螺口设计保证血管通路装置与输液接头紧密连接。

（3）无针接头应选用消毒棉片多方位用力擦拭 5～15s 并待干燥。

（4）加压输注液体时（3～5mL/s），应评估输液接头能承受的压力范围。

（5）输液接头分为正压接头、负压接头、平衡压接头、肝素帽等，不同类型输液接头的功能不一（图 19-1-1)，应根据输液接头功能类型决定封管、夹闭及断开注射器的顺序。

（6）需要快速输液时，不宜使用无针接头。

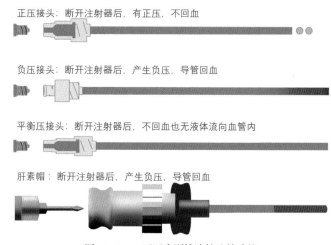

图 19-1-1　不同类型输液接头的功能

3. 冲管与封管

（1）冲管与封管时机　①输液或输血前后，输注黏稠、高渗、中药制剂、抗生素后，输注两种不相容的药物之间，应脉冲式冲管。②治疗结束后，应脉冲冲管并正压封管。

（2）冲封管溶液与浓度　①应使用不含防腐剂的 0.9% 氯化钠注射液进行冲封管，不应使用无菌注射用水冲洗导管。②输注药物与 0.9% 氯化钠注射液不相容时，应先使用 5% 葡萄糖注射液冲管，再使用 0.9% 氯化钠注射液封管。③暂不使用的外周静脉导管宜使用 0.9% 氯化钠注射液封管，PICC、CVC 可用 0～10U/mL 的肝素溶液封管，输液港可用 100U/mL 的肝素溶液封管。④冲管液宜使用一次性单剂量 0.9% 氯化钠注射液，严格执行一人一用一弃。⑤当出现导管相关性血流感染时，可使用抗生素封管液，但不宜常规预防使用。

（3）工具与操作　一般选择 10mL 注射器或 10mL 管径的预充式导管冲洗器，无损伤针针尖斜面宜与输液港港座出口方向相反，冲管采用脉冲式，封管采用正压方法。

（4）量与频次　导管冲管液量应为导管及附加装置内腔容积总和的 2 倍以上，封管液量应为导管及附加装置管腔容积的 1.2 倍。暂不使用的外周静脉导管，应间隔 24h 冲封管 1 次；治疗间歇期的中线导管和 PICC，至少 1 周冲封管 1 次，治疗间歇期的输液港，一般 4 周冲封管 1 次。双腔及多腔导管宜单手同时冲封管。

4. 敷料更换与导管固定

（1）敷料更换时机　①纱布敷料至少每 2 天更换 1 次，透明敷料至少每 7 天更换 1 次。若穿刺部位发生渗液、渗血及敷料出现卷边、松动、潮湿、污染、完整性受损时，应及时更换；②辅助外固定装置一人一用一更换。

（2）皮肤消毒　选用浓度大于 0.5% 的葡萄糖酸氯己定乙醇溶液，但年龄 < 2 个月患儿应慎用。也可选择有效碘浓度不低于 0.5% 的聚维酮碘溶液或 2% 的碘酊溶液和 75% 乙醇溶液。皮肤消毒面积应大于敷料面积，皮肤完整性受损的患者先用无菌 0.9% 氯化钠注射液清洗，再用 0.5% 的聚维酮碘溶液消毒。

（3）敷料选择　应使用无菌纱布或无菌透明敷料覆盖穿刺点，注明敷料的使用日期或更换日期。黏胶过敏、皮肤病变及皮肤完整性受损的患者，可选用纱布敷料，必要时可选择水胶体敷料。

（4）导管固定　导管固定应不影响观察穿刺点和输液速度，且不会造成血液循环障碍、压力性损伤及神经压迫。敷料或固定装置应与皮肤紧密贴合，透明敷料采用以穿刺点为中心无张力放置、塑形、抚压的方法固定。PICC 使用具有黏胶剂的固定装置固定，中心静脉导管使用黏胶类敷料或缝线固定，透明敷料覆盖。皮肤病变、过敏或禁忌使用医用黏胶剂的患者，可使用纱布敷料保护穿刺点，或使用水胶体敷料。

为防止导管脱出，降低非计划性拔管的发生率，有必要规范导管固定标准，制订导管固定的标准化操作规范（standard operating procedure，SOP）。短外周静脉导管的固定 SOP 见表 19-1-1、CVC 导管固定 SOP 见表 19-1-2、PICC 导管固定 SOP 见表 19-1-3、手臂港导管固定 SOP 见表 19-1-4、胸壁港导管固定 SOP 见表 19-1-5、血液透析导管固定 SOP 见表 19-1-6、有创动脉血压监测导管固定 SOP 见表 19-1-7、体外膜肺氧合（extracorporeal membrane oxygenation，ECMO）导管固定 SOP 见表 19-1-8。

表 19-1-1 短外周静脉导管固定 SOP

序号	项目	图片	操作要点
1	粘贴敷料		以穿刺点为中心，无张力粘贴透明敷料
2	导管塑形		对导管塑形，使导管与透明敷料360°贴合
3	抚平敷料		从内到外，排尽敷料下空气，抚平透明敷料
4	撕除边框		边压敷料边缘，边撕除敷料边框
5	外贴标识		外贴导管标识，标注导管名称、置管或维护日期、操作者姓名
6	固定接头		采用高举平台法，固定输液接头，注意短外周静脉导管的输液接头 Y 形端靠外，输液接头避免压迫导管及导管行程中的血管

表 19-1-2　CVC 导管固定 SOP

序号	流程	图片	操作要点
1	粘贴敷料		以穿刺点为中心，无张力粘贴透明敷料
2	导管塑形		对导管塑形，使导管与透明敷料 360° 贴合
3	抚平敷料		从内到外，排尽敷料下空气，抚平透明敷料
4	撕除边框		边压敷料边缘，边撕除敷料边框
5	固定蝶翼		黏胶性胶布修剪为"裤衩形"或"工"字形，固定蝶翼部分
6	外贴标识		外贴导管标识，标注导管名称、置管或维护日期、操作者姓名

表 19-1-3　PICC 导管固定 SOP

序号	流程	图片	操作要点
1	固定蝶翼		导管蝶翼两侧小孔对准思乐扣两侧小柱子，再合拢思乐扣两侧的翻盖并扣紧，撕除思乐扣两侧的自黏胶带，将思乐扣固定在皮肤上
2	粘贴敷料		以穿刺点为中心，无张力粘贴透明敷料
3	导管塑形		对导管塑形，使导管与透明敷料360°贴合
4	抚平敷料		从内到外，排尽敷料下空气，抚平透明敷料
5	撕除边框		边压敷料边缘，边撕除敷料边框
6	固定接头		黏胶性胶布剪成"裤衩形"或"工"字形，高举平台法固定输液接头

序号	流程	图片	操作要点
7	外贴标识		外贴导管标识，标注导管名称、置管或维护日期、体内和体外长度、操作者姓名
8	外套保护套		外套 PICC 保护套，防止导管脱出
9	外套防水保护套		淋浴时，外套硅胶防水保护套，避免导管或敷料被浸湿

表 19-1-4　手臂港固定 SOP——以蝶翼针为例

序号	流程	图片	操作要点
1	插入无损伤针		拇指、示指、中指固定港座，插入无损伤针
2	确定导管功能		抽回血，确定导管在血管内，0.9%氯化钠注射液脉冲冲管，确定导管功能正常；肝素钠封管液（100U/mL）正压封管

序号	流程	图片	操作要点
3	粘贴敷料		以无损伤针为中心，无张力粘贴透明敷料，注意针头外露时，在下方垫合适厚度的无菌小方纱
4	导管塑形		对无损伤针延长管塑形，使延长管与透明敷料360°贴合
5	抚平敷料		从内到外，排尽敷料下空气，抚平透明敷料
6	撕除边框		边压敷料边撕除透明敷料边框
7	固定接头		黏胶性胶布剪成"裤衩形"或"工"字形，或使用导管固定装置，应用高举平台法固定输液接头

序号	流程	图片	操作要点
8	外贴标识		外贴导管标识，标注导管名称、置管或维护日期、操作者姓名

表 19-1-5　胸壁港固定 SOP——以奶嘴针为例

序号	流程	图片	操作要点
1	插入无损伤针		拇指、示指、中指固定港座，插入无损伤针
2	确定导管功能		抽回血，确定导管在血管内；预充0.9%氯化钠注射液脉冲冲管，确定导管功能正常；肝素钠封管液（100U/mL）正压封管
3	撕除无损伤针黏胶边框		撕除无损伤针自黏胶边框，使无损伤针无缝贴合皮肤
4	透明敷料开孔		取 10cm×12cm 无菌透明敷料一块，敷料中心开孔，直径略大于无损伤针奶嘴头大小

序号	流程	图片	操作要点
5	透明敷料		以安全型装置为中心，开孔敷料无张力粘贴无损伤针
6	抚平敷料		由内向外，抚平敷料，使敷料无缝贴合无损伤针及皮肤
7	撕除边框		边压敷料外缘，边撕除透明敷料边框
8	固定接头		黏胶性胶布剪成"裤衩形"或"工"字形，采用高举平台法固定输液接头
9	外贴标识		外贴导管标识，标注导管名称、置管或维护日期、操作者姓名

表 19-1-6　血液透析导管固定 SOP

序号	流程	图片	操作要点
1	粘贴敷料		以穿刺点为中心，无张力粘贴透明敷料
2	导管塑形		对导管塑形，使导管与透明敷料 360°贴合
3	抚平敷料		从内到外，排尽敷料下空气，抚平透明敷料
4	撕除边框		边压敷料边缘，边撕除敷料边框
5	封闭敷料分叉		无菌敷料封闭敷料下方分叉处

序号	流程	图片	操作要点
6	外贴标识		外贴导管标识，标注导管名称、置管或维护日期、操作者姓名
7	固定延长管		黏胶性胶布剪成"裤衩形"，固定延长管，使拇指夹垫于胶布上，避免皮肤损伤
8	纱布包裹延长管		使用纱布包裹延长管，外贴肝素封管提示标识

表 19-1-7　有创动脉血压监测管固定 SOP

序号	流程	图片	操作要点
1	粘贴敷料		以穿刺点为中心，无张力粘贴透明敷料
2	导管塑形		对导管塑形，使导管与透明敷料360°贴合

序号	流程	图片	操作要点
3	抚平敷料		从内到外，排尽敷料下空气，抚平透明敷料
4	撕除边框		边压敷料边缘，边撕除敷料边框
5	固定接头		黏胶性胶布剪成"裤衩形"或"工"字形，固定接头连接部分
6	外贴标识		外贴导管标识，标注导管名称、置管或维护日期、操作者姓名

表 19-1-8　ECMO 导管固定 SOP

序号	流程	图片	操作要点
1	粘贴敷料		以穿刺点为中心，无张力粘贴透明敷料

序号	流程	图片	操作要点
2	导管塑形		对导管塑形，使导管与透明敷料360°贴合
3	抚平敷料		从内到外，排尽敷料下空气，抚平透明敷料
4	撕除边框		边压敷料边缘，边撕除敷料边框
5	封闭敷料分叉		无菌敷料封闭敷料下分叉，导管固定
6	固定导管出口		黏胶性胶布高举平台法固定导管出口部分

序号	流程	图片	操作要点
7	外贴标识		外贴导管标识，标注导管名称、置管或维护日期、操作者姓名

5. 导管拔除

不宜仅以留置时间长短作为静脉导管拔除依据，应综合评估导管功能、有无并发症、疗程是否结束等来决定是否拔除导管。当临床治疗不需要使用静脉导管时，应尽早拔除。外周静脉导管出现并发症时应拔除，中心静脉导管出现不能处理的并发症时应及时拔除。

第二节　短外周静脉导管使用及维护

一、定义

外周静脉短导管又称为静脉留置针，它是由不锈钢针芯、软外套管及塑料针座组成，穿刺时将外套管和针芯一起置入血管中，当外套管送入血管后抽出针芯，仅将柔软的外套管留在血管中进行输液的一种工具。主要适用于短期静脉输液治疗，以及输注血液或血液制品的患者，不宜用于腐蚀性药物等持续性静脉输注。

二、适应证

（1）穿刺部位发生渗液、渗血，敷料出现卷边、松动、潮湿、污染、完整性受损的患者应及时维护。

（2）输液接头内有血液残留或有残留物、完整性受损或被取下、血管通路装置血液培养取样之前、输液接头明确被污染时应及时维护。

三、禁忌证

无绝对禁忌证，注意导管腔内血栓形成时，不可强行冲封管。

四、短外周静脉导管使用及维护标准操作规范（表19-2-1）

表19-2-1　短外周静脉导管使用及维护标准操作规范

步骤	流程	图示	操作要点
（一）操作前评估			
1	核对患者信息		PDA扫码，核对患者床号、姓名及ID号，核对医嘱及患者输液标签
2	患者评估		① 评估患者病情、意识、心理状态、用药认知及合作程度；评估患者治疗方案、用药史、过敏史等。 ② 评估患者短外周静脉导管局部皮肤情况，导管留置时间，检查短外周静脉导管功能
3	环境评估		环境宽敞明亮，屏风遮挡，减少人员流动
4	自身评估		操作者洗手，戴口罩和帽子，着装整洁，无长指甲
5	用物评估		① 络合碘和酒精各1瓶、无菌棉签1包、配制好的液体1瓶、输液器1副、预充式导管冲洗器1支、无菌酒精棉片1张、手套1副、纸胶布1卷、输液卡1张、笔1支、PDA扫码机1台 ② 用物齐全、质量合格、符合操作要求

步骤	流程	图示	操作要点
（二）操作流程			
6	再次核对	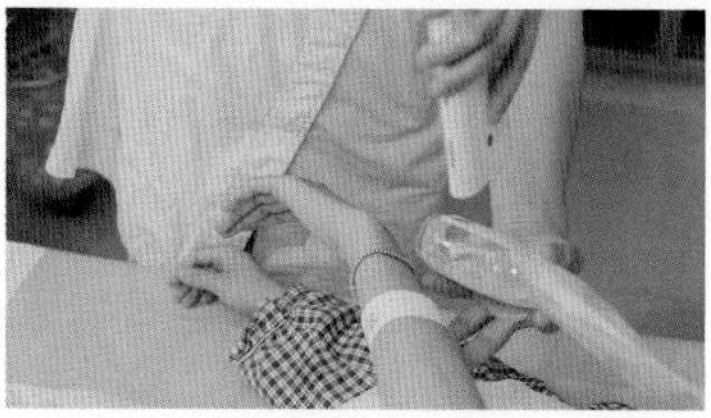	PDA扫码，再次核对患者信息，用药医嘱、输液标签、输注液体信息及液体质量
7	排气	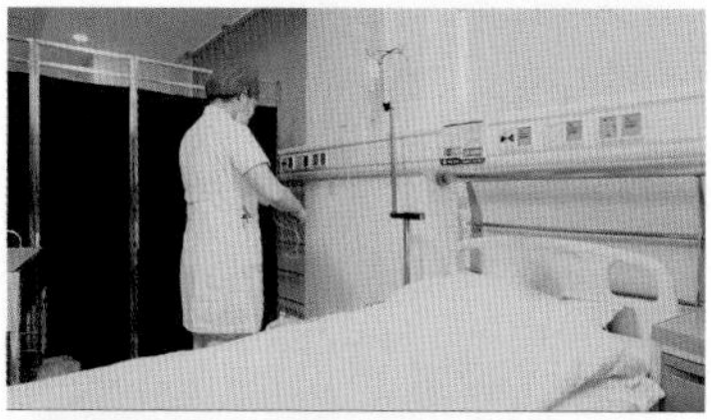	悬挂液体于输液架上，排气备用
8	洗手、戴手套	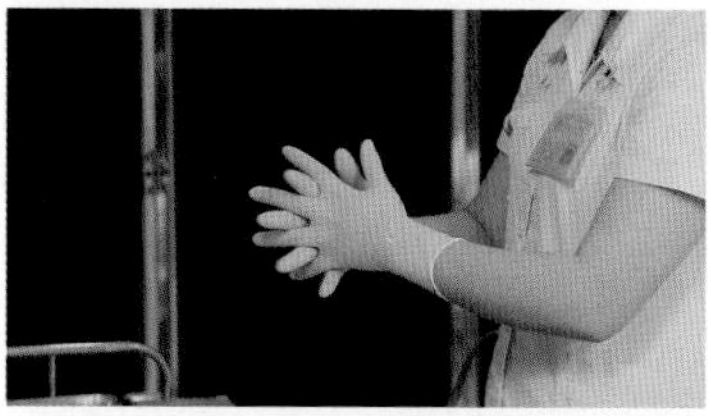	操作者洗手、戴手套
9	输液接头消毒	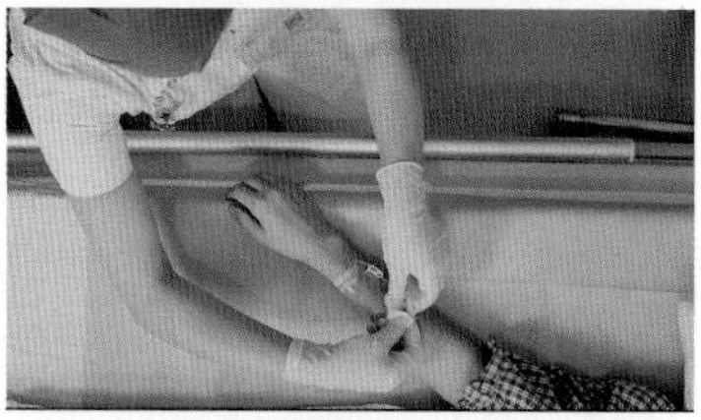	用75%酒精棉片用力擦拭消毒输液接头的横截面和外围5～15s，待干燥
10	抽回血	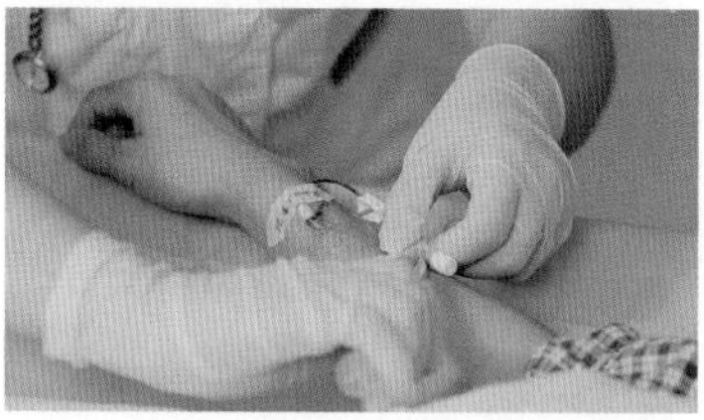	抽回血，确定导管在静脉内
11	冲封管	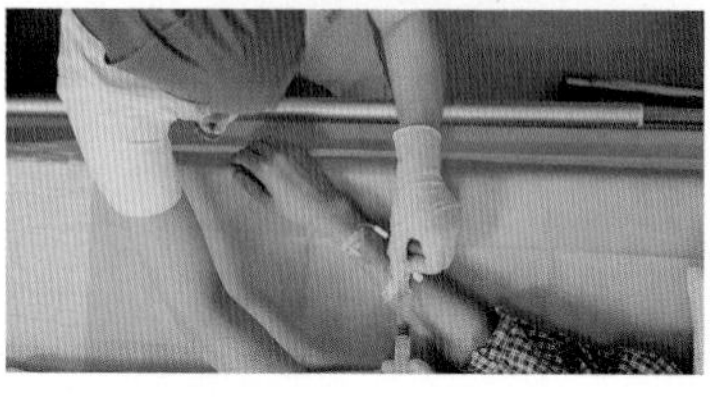	0.9%氯化钠注射液脉冲冲管并正压封管

步骤	流程	图示	操作要点
12	输液		① 连接输液器，并妥善固定 ② 根据患者年龄、病情、治疗需求等合理调节输液速度
13	脱手套、洗手		操作者脱手套、洗手
14	再次核对		再次核对患者信息，核对医嘱及输液卡标签
15	健康教育		健康教育，告知留置针输液期间注意事项
16	垃圾分类处理		整理床单位，垃圾分类处理

附　拔除短外周静脉导管

（一）评估要点

1	核对患者信息		PDA 扫码，核对患者床号、姓名、ID 号及医嘱

步骤	流程	图示	操作要点
2	患者评估		① 评估患者病情、意识及心理状态，评估患者治疗方案、疗程是否结束，若疗程结束尽早拔管 ② 评估患者短外周静脉导管局部皮肤情况，留置时间，检查短外周静脉导管功能。若导管留置时间超过 96h，或出现静脉炎、穿刺点感染、导管堵塞等并发症应拔管
3	环境评估		环境宽敞明亮，屏风遮挡，减少人员流动
4	自身评估		操作者洗手，戴口罩和帽子，着装整洁，无长指甲
5	用物评估		① 络合碘 1 瓶、酒精 1 瓶、无菌棉签 1 包、预充式导管冲洗器（10mL）1 支、无菌手套 1 副、PDA 扫码机 1 台 ② 用物齐全、质量合格、符合操作要求

（二）操作流程

步骤	流程	图示	操作要点
6	停止输液		① 输液完毕，关闭调节器 ② 夹闭短外周静脉导管拇指夹，分离输液器与短外周静脉导管连接处

步骤	流程	图示	操作要点
7	撕除敷料		采用 0°角撕除敷料
8	拔除导管		无菌棉签按压穿刺部位上方，一手快速拔针，一手顺着血管方向向下按压
9	健康教育		健康教育，告知短外周静脉导管拔管后注意事项
10	垃圾分类处理		洗手，整理床单位，垃圾分类处理

五、健康教育

参见第十一章第二节的"七、健康教育"。

第三节 中心静脉导管维护

一、定义

中心静脉导管是经颈内静脉、锁骨下静脉、股静脉穿刺，导管尖端位于上腔静脉与右心房交界处或横膈膜以上的下腔静脉。规范导管维护对减少并发症、延长导管使用寿命起着重要作用。

二、适应证

（1）治疗间歇期中心静脉带管患者，纱布敷料至少每 2 天维护 1 次，透明敷料至少每 5～7 天更换 1 次。

（2）余参见本章第二节适应证。

三、禁忌证

无绝对禁忌证，注意导管腔内血栓形成时，不可强行冲封管。

四、中心静脉导管维护标准操作规范（表 19-3-1）

表 19-3-1　中心静脉导管维护标准操作规范

步骤	流程	图示	操作要点
（一）维护前评估			
1	知情同意		PDA 扫码，核对患者身份信息及维护医嘱，查看患者导管维护记录；向患者说明中心静脉导管维护的目的和必要性
2	自身评估		无长指甲，洗手；戴口罩、手术帽，着装整洁
3	环境评估		环境清洁、减少人员走动，光线充足，隔帘遮挡
4	患者评估		① 全身评估：病情、意识、合作程度、治疗方案等

步骤	流程	图示	操作要点
4	患者评估		② 局部评估：穿刺处有无红肿、压痛，敷料有无渗血、渗液；置管侧有无肿胀、疼痛，肢体有无麻木等不适感；敷料更换时间、导管有无脱出等
5	用物评估		① 一次性无菌换药包1个、一次性中单1块、无菌巾1块、正压输液接头2个、透明敷料1张、无菌手套2副、单剂量0.9%氯化钠注射液2支、10mL注射器2支、75%酒精和络合碘各1瓶、无菌胶带 ② 用物齐全、质量合格、符合操作要求

（二）导管维护

步骤	流程	图示	操作要点
6	再次核对		携用物至床旁，再次核对患者信息
7	体位摆放		协助患者取仰卧位，头偏向置管对侧，一次性中单垫于置管侧头、肩部下方
8	投递维护用物于无菌盘		洗手，铺无菌治疗盘。依次投递维护用物，松开酒精瓶盖备用
9	倒酒精		主力手戴手套将干棉球置于无菌弯盘内一侧，非主力手持75%酒精冲洗瓶口，向无菌弯盘内倒入适量酒精

步骤	流程	图示	操作要点
10	抽吸 0.9% 氯化钠注射液		主力手持无菌注射器，非主力手持 0.9% 氯化钠注射液，抽吸 10mL 0.9% 氯化钠注射液 2 支备用
11	无菌用物摆放有序		非主力手戴无菌手套，打开络合碘棉球外包装置入无菌弯盘中，将无菌用物合理摆放
12	更换输液接头		持无菌纱布包裹一根延长管并取下原有输液接头；消毒棉片多方位用力擦拭消毒正压输液接头的横截面和外围 15s，并待干燥；更换一侧输液接头后，同法更换另一路输液接头
13	抽回血		打开双腔导管夹，连接 0.9% 氯化钠注射液，抽回血，检查导管是否通畅
14	冲封管		0.9% 氯化钠注射液脉冲式冲洗双腔导管，并正压封管；断开注射器，关闭导管夹
15	撕除敷料		一手绷紧皮肤、固定穿刺点处的导管，另一手 0°角松动敷料，最后由下而上撕除敷料

步骤	流程	图示	操作要点
16	更换手套	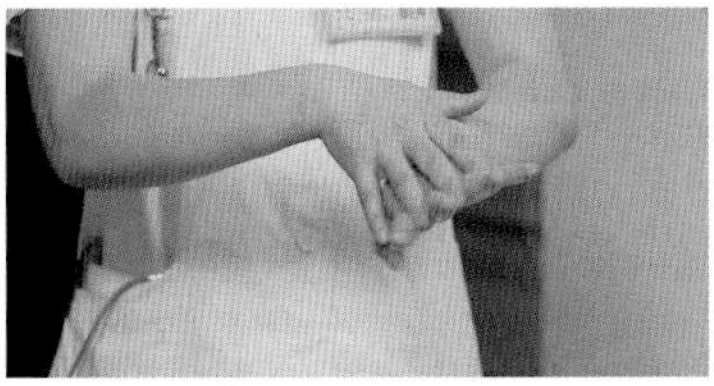	脱手套，洗手，更换手套
17	酒精消毒	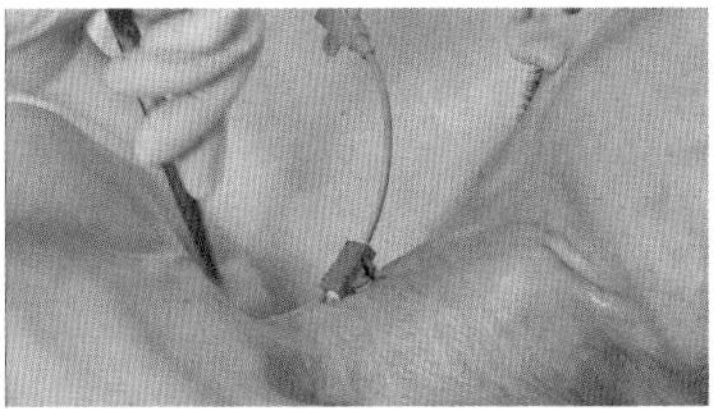	左手用无菌纱布包裹导管外露接头部分，轻轻将导管提起，右手持 75% 酒精棉球离穿刺点 0.5cm 处擦拭消毒 3 遍，皮肤消毒面积应大于敷料面积
18	络合碘消毒	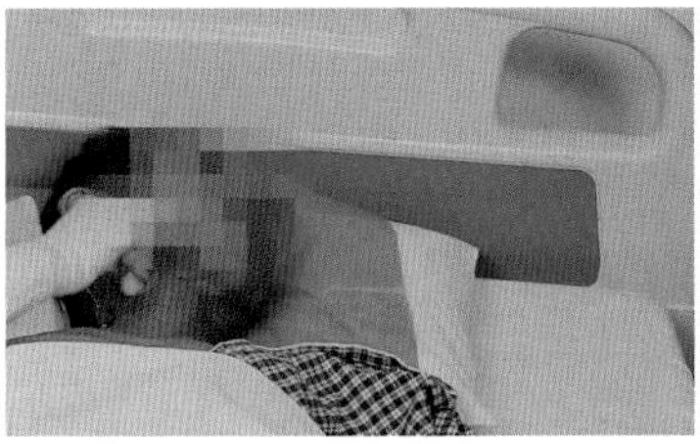	络合碘棉球先按压穿刺点 10s，擦拭消毒皮肤和导管 3 遍，注意消毒导管的正反面
19	导管固定	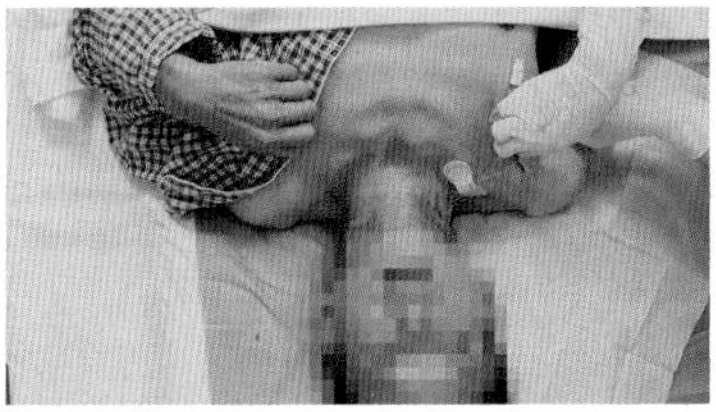	① 将导管摆放"U"形，必要时安装黏胶导管固定装置 ② 无张力粘贴透明敷料，导管塑形，抚平敷料，注意排尽敷料下的空气 ③ 高举平台法固定延长管末端
20	外贴导管标识	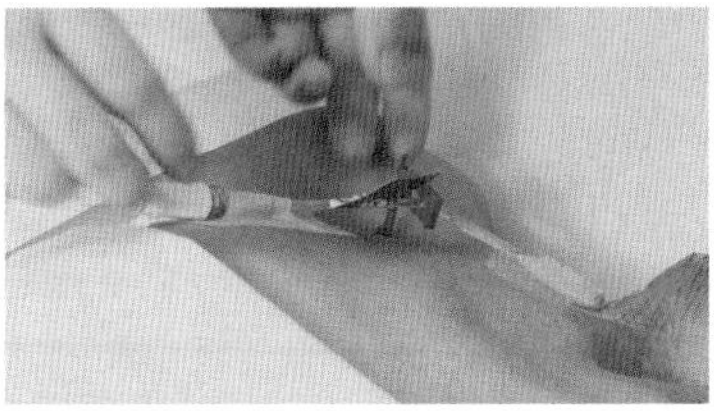	外贴导管标识，标注导管名称、体内体外长度、导管维护日期、操作者
21	健康教育	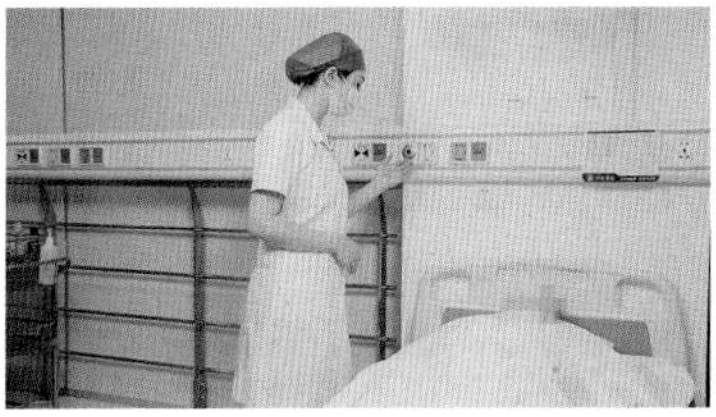	告知患者置管期间日常护理注意事项，穿刺处保持干燥，患肢适当活动

步骤	流程	图示	操作要点
22	维护记录		整理用物，垃圾分类处理，填写护理维护记录

五、健康教育

参见第十三章第一节第五点。

第四节　PICC 维护及拔除

一、定义

PICC 指经外周静脉穿刺，导管尖端位于上腔静脉或下腔静脉与右心房交界处的导管，可为患者提供中、长期静脉输液治疗的通路。

二、适应证

（1）治疗间歇期 PICC 置管患者，纱布敷料至少每 2 天维护 1 次，透明敷料至少每 7 天更换 1 次。

（2）穿刺部位发生渗液、渗血，敷料出现卷边、松动、潮湿、污染、完整性受损时的 PICC 患者，及时维护。

（3）输液接头内有血液残留、完整性受损或被取下、血管通路装置血液培养取样之前、输液接头明确被污染的 MC 和 PICC 患者，及时维护。

三、禁忌证

无绝对禁忌证，注意导管腔内血栓形成时，不可强行冲封管。

微信扫码
① 微信扫描本页二维码
② 添加出版社公众号
③ 点击获取您需要的资源或服务

四、PICC 维护标准操作规范（表 19-4-1）

表 19-4-1　PICC 维护标准操作规范

步骤	流程	图示	操作要点
（一）维护前评估			
1	知情同意		① PDA 扫码，核对医嘱、患者姓名、ID 号信息 ② 查对患者的 PICC 维护手册 ③ 向患者说明 MC 和 PICC 维护目的、必要性及可能出现的并发症
2	自身评估		洗手、着装整洁，无长指甲；戴口罩、手术帽
3	环境评估		环境清洁、光线充足，半小时前空气消毒，无人员走动
4	患者评估		① 全身情况：评估患者诊断、过敏史、意识状态、合作程度、治疗方案、检验指标，有无出现全身感染症状 ② 局部情况：穿刺部位有无红肿、疼痛、渗血、渗液、化脓、硬结，置管肢体皮肤有无过敏等情况
5	用物评估		① 无菌换药包1个、络合碘1瓶、酒精1瓶、透明敷料1张、输液接头1个、10mL 注射器 1～2 支、0.9% 氯化钠注射液 10mL 1 支、无菌手套1副、卷尺1把、笔1支、PICC 导管标识1个 ② 用物齐全、质量合格、符合操作要求

步骤	流程	图示	操作要点
(二) 导管维护			
6	体位摆放		携用物至患者床旁,再次核对患者信息,协助患者取平卧位,置管侧手臂外展与躯干成90°,暴露穿刺部位皮肤
7	测量双侧臂围		在肘窝上10cm处测量双侧臂围并记录
8	无菌用物准备		① 操作者洗手,铺无菌治疗盘,依次投递无菌物品,掰开0.9%氯化钠注射液安瓿,松开酒精瓶盖备用 ② 主力手戴无菌手套,持10mL注射器,非主力手持0.9%氯化钠注射液安瓿,抽吸0.9%氯化钠注射液,连接输液接头备用
9	准备消毒棉球		冲洗酒精瓶口,非主力手分别倒入酒精,打开络合碘棉球包装,准备酒精棉球及络合碘棉球备用
10	垫巾		在患者臂下垫治疗巾,弯盘放于治疗巾上适当位置
11	消毒接头		右手持纱布拧开原有输液接头并丢弃,使用酒精棉片用力擦拭导管接头的横截面和外围15s,待干燥

步骤	流程	图示	操作要点
12	抽回血		10mL 注射器抽取 0.9% 氯化钠注射液，连接输液头，再连接 PICC，抽回血，确认导管在血管内
13	冲封管		脉冲式冲洗导管，并正压封管
14	撕除敷料		操作者采用 0°或 180°角松动敷料，按住导管尾端接头，由下至上撕除敷料
15	皮肤及导管消毒		① 非主力手戴无菌手套，观察导管在穿刺点的刻度 ② 纱布包裹导管外露接头部分，将导管轻轻提起，用酒精棉球离穿刺点 0.5cm 以外，擦拭消毒皮肤 3 遍，皮肤消毒面积应大于敷料面积 ③ 络合碘棉球按压穿刺点片刻，以穿刺点为中心，擦拭消毒皮肤及导管 3 遍，注意消毒导管的正反两面
16	导管固定		① 导管固定装置固定蝶翼 ② 无张力垂放、粘贴透明敷料，导管部分全部置入敷料下 ③ 导管塑形，排尽敷料下的空气 ④ 由内向外，抚平敷料 ⑤ 高举平台固定输液接头
17	外贴标识		外贴导管标识，标注导管名称、体内体外长度、维护日期、操作者姓名

步骤	流程	图示	操作要点
18	宣教		① 告知患者 PICC 导管日常维护相关注意事项 ② 垃圾分类处理，洗手，整理床单位
19	记录		填写 PICC 导管维护记录单和《PICC 导管维护手册》

五、PICC 导管拔除标准操作规范（表 19-4-2）

表 19-4-2 PICC 导管拔除标准操作规范

步骤	流程	图示	操作要点
1	知情同意		核对患者信息、拔管医嘱，告知患者拔管目的、必要性、注意事项等
2	自身评估		操作者洗手、着装整齐、无长指甲
3	环境评估		环境清洁、安静、光线充足，减少人员走动
4	患者评估		① 全身评估：评估患者神志、意识、合作程度，治疗方案是否结束，检验检查结果有无异常，有肢体肿胀、疼痛症状患者拔管前需行血管彩超排查深静脉血栓

步骤	流程	图示	操作要点
4	患者评估		② 局部评估：评估患者置管侧肢体有无红、肿、热、痛等症状，测量臂围有无变化
5	用物评估		① 一次性导管维护包、无菌治疗巾、治疗盘、卷尺、压脉带、消毒液、手套等 ② 用物齐全、质量合格、符合操作要求
6	准备拔管用物		操作者洗手，铺无菌治疗盘，依次投递无菌物品，并摆放整齐
7	撕除敷料		垫无菌巾于患者手臂下，同时置压脉带于手臂下方，0°角松动敷料，从下往上撕除原有敷料
8	皮肤及导管消毒		非主力手用纱布包住接头，主力手持酒精棉签在穿刺点0.5cm外擦拭消毒皮肤3遍；络合碘棉签以穿刺点为中心，擦拭消毒皮肤及导管3遍
9	拔除导管		非主力手用无菌纱布覆盖穿刺点，主力手持无菌纱布包裹导管，缓慢拔除导管，边拔管，边询问观察患者有无胸闷、胸痛等不适，若遇阻力，不可强行拔管

步骤	流程	图示	操作要点
10	粘贴敷料		无菌纱布按压穿刺点，透明敷料以穿刺点为中心无张力粘贴；外贴标识，标注拔管日期
11	评估导管完整性		观察拔除导管刻度，与置管记录相比较，评估导管是否完整
12	健康教育		告知患者拔管后注意事项，局部保持干燥，24h 后方可撕除敷料
13	记录		在电子病历护理记录单上记录拔管信息

六、健康教育

参见第十四章第一节的"五、健康教育"。

第五节　新生儿 PICC 维护

一、定义

新生儿 PICC 置管指经患儿下肢大隐静脉、上肢贵要静脉、肘正中静脉、头静脉、头部颞静脉、耳后静脉等穿刺置管的中心静脉导管，导管尖端位于上腔静脉或下腔静脉与右心房交界处。新生儿首选大隐静脉 PICC 置管。

二、目的

（1）预防导管堵塞，维持导管正常功能。

（2）预防血管导管相关性感染发生。

三、新生儿 PICC 维护标准操作规范（表 19-5-1）

表 19-5-1　新生儿 PICC 维护标准操作规范

步骤	流程	图示	操作要点
（一）维护前评估			
1	核对信息		核对患儿床号、母亲姓名、ID 号，导管维护医嘱
2	环境评估		层流病房，环境清洁安全，光线充足
3	患者评估		① 全身评估：查看患儿病历，了解患儿胎龄、体重、出生日龄、病情、治疗方案、既往手术史、血常规等 ② 局部评估：查看上次维护记录，敷料情况，导管外露长度，穿刺点及周围皮肤有无红肿、硬结、疼痛、感染。经膝关节与腹股沟连线中点处测量双侧腿围
4	自身评估		操作者洗手，着装整洁，仪表端庄，无长指甲、戴口罩、手术帽

步骤	流程	图示	操作要点
5	用物评估		① 无菌换药包 1 个、络合碘 1 瓶、酒精 1 瓶、透明敷料 1 张、输液接头 1 个、10mL 注射器 1 支、0.9% 氯化钠注射液 10mL 1 支、无菌手套 1 副、卷尺 1 把、笔 1 支、PICC 导管标识 1 个 ② 用物齐全、质量合格、符合操作要求
（二）导管维护			
6	投递无菌用物		铺无菌治疗盘，依次投递无菌物品；戴无菌手套，将无菌用物摆放整齐
7	抽取 0.9% 氯化钠注射液		10mL 注射器抽吸 0.9% 氯化钠注射液，连接输液用三通和输液接头，排气备用
8	更换输液接头		① 无菌纱布包住原有输液接头拧下并丢弃 ② 酒精棉片用力擦拭导管接头的横断面及外围 15s；更换无菌输液接头
9	冲封管		抽回血，确认导管通畅；推注 0.9% 氯化钠注射液脉冲冲管，并正压封管
10	撕除透明敷料		先 0°角松脱透明敷料，再自下而上顺着皮肤方向撕除，注意切勿将导管拔出

步骤	流程	图示	操作要点
11	皮肤消毒	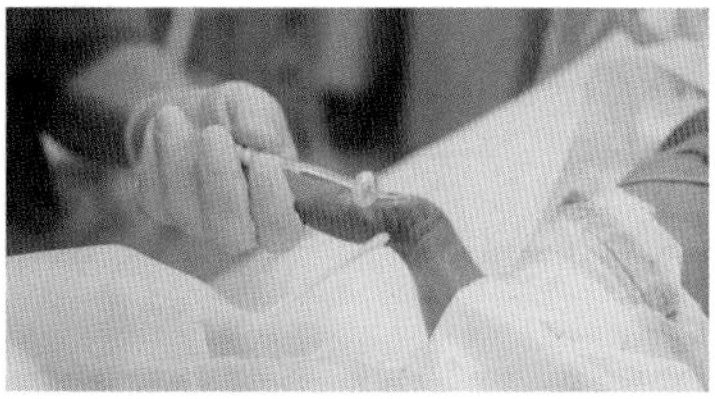	酒精棉签离穿刺点 0.5cm，由内向外擦拭消毒 3 遍，皮肤消毒面积应大于敷料面积，左右消毒整侧肢体；同时用酒精去除导管延长部分的黏胶
		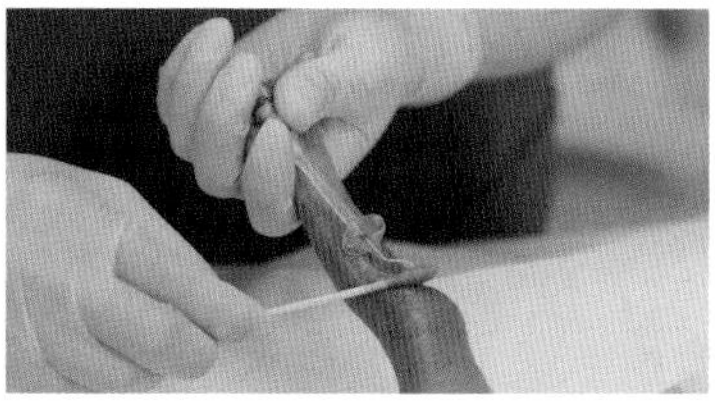	络合碘棉签先按压穿刺点片刻，再以穿刺点为中心，擦拭消毒皮肤、导管及延长管 3 遍
		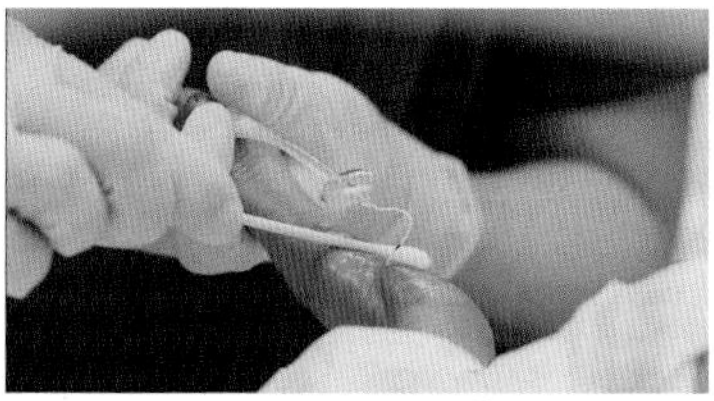	为减少碘对新生儿甲状腺功能的影响，最后用 75% 酒精或 0.9% 氯化钠注射液对局部皮肤脱碘
12	粘贴敷料	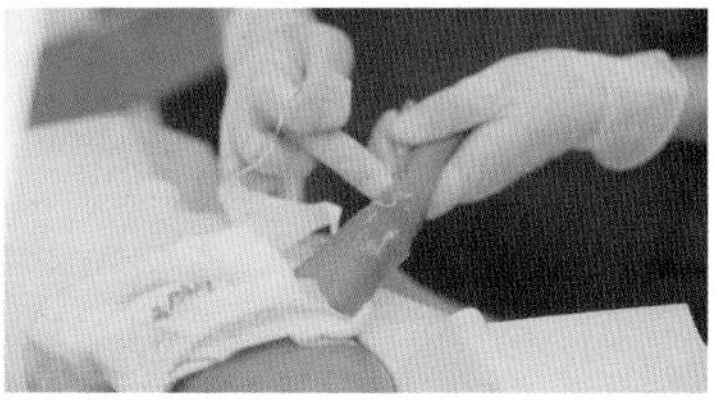	① 皮肤充分待干燥，再次核对导管外露长度 ② 将导管摆放成 S 形，右手持敷料，以穿刺点为中心无张力粘贴，注意导管塑形，抚平并排尽敷料下空气，导管圆盘以上部分全部置于敷料下
13	外贴标识	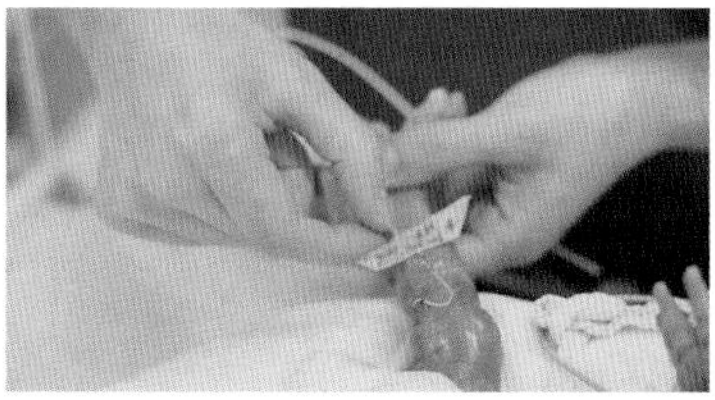	外贴导管标识，标注导管名称、体内体外长度、维护日期、操作者姓名
14	记录	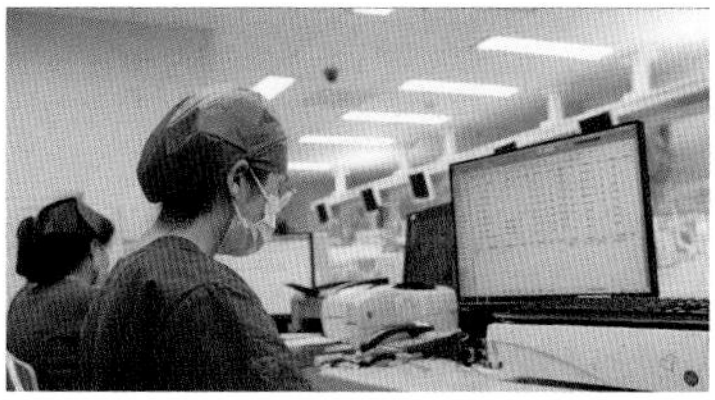	电子病历、维护手册上及时填写维护信息

四、健康教育

参见第十四章第一节的"五、健康教育"。

第六节 输液港维护

一、定义

输液港包括上臂港、胸壁港、下肢港，指将注射座完全植入皮下并长期留置体内的闭合静脉输液系统，主要用于癌症患者化疗或肠外营养支持的治疗，在治疗期间需要每周维护 1 次，治疗间歇期每 4 周维护 1 次。本节将以手臂港为例进行示范。

二、目的

（1）预防导管堵塞，保持导管通畅。

（2）预防血管导管相关性感染。

三、适应证

（1）治疗期间无损伤针已经使用 7 天。

（2）治疗间歇期超过 28 天。

（3）怀疑无损伤针脱落，有输液渗出者。

（4）无菌敷料被污染、卷边、松动者。

（5）无损伤针穿刺处有渗血、渗液或出现红、肿、痛等不适者。

（6）治疗结束需拔除无损伤针者。

四、输液港维护标准操作规范（表 19-6-1）

表 19-6-1　输液港维护标准操作规范

步骤	流程	图示	操作要点
（一）维护前评估			
1	核对信息		核对医嘱、患者信息，查看输液港维护记录本，向患者说明维护的目的和必要性，取得患者配合

步骤	流程	图示	操作要点
2	环境评估		环境清洁、宽敞明亮，减少人员走动，隔帘遮挡
3	患者评估		① 全身情况：评估患者病情、患者合作程度、治疗方案、相关检验和检查结果等 ② 局部情况：评估患者植入手臂有无压痛、肿胀、血肿；判断注射座有无移位、翻转，确定皮下脂肪大致厚度；了解植入侧肢体有无麻木、酸胀、活动受限等
4	自身评估		操作者着装规范，洗手，无长指甲，戴口罩、帽子
5	用物评估		① 一次性换药包 1 个、无损伤针 1 个、输液接头 1 个、透明敷料 1 张、无菌手套 1 副、单剂量 0.9% 氯化钠注射液 1 支、10mL 注射器 1 ~ 2 支、无菌纱布、无菌剪 1 把、卷尺 1 把、络合碘和 75% 酒精各 1 瓶 ② 用物齐全，质量合格，符合操作要求
（二）导管维护			
6	洗手		操作者洗手

步骤	流程	图示	操作要点
7	测量臂围	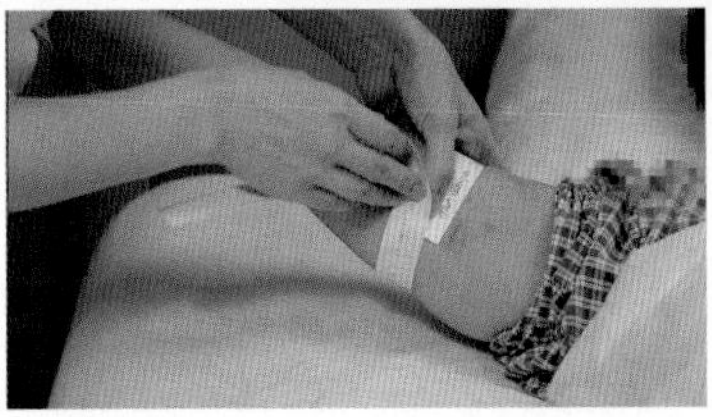	肘窝上方 10cm 处测量双侧臂围并记录，同时与上一次维护记录比较
8	体位摆放	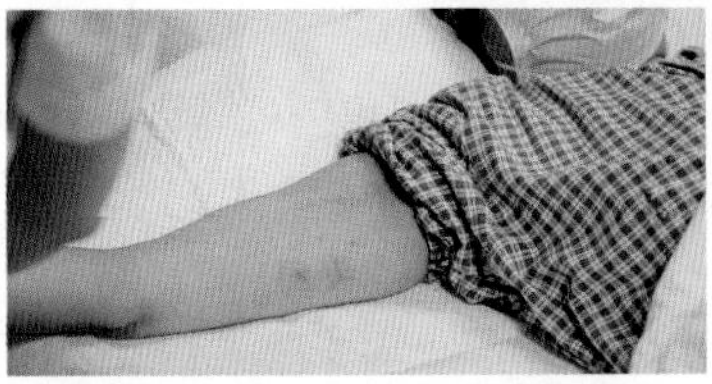	协助患者取卧位，手臂外展 90°，暴露手臂港穿刺部位，确认注射座的位置；在患者手臂下垫一块治疗巾
9	投递无菌用物	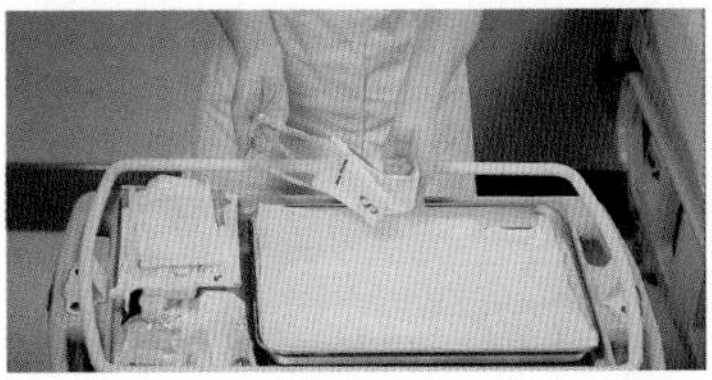	洗手，铺无菌治疗盘，依次投递无菌维护用物；松开酒精瓶盖
10	消毒剂准备	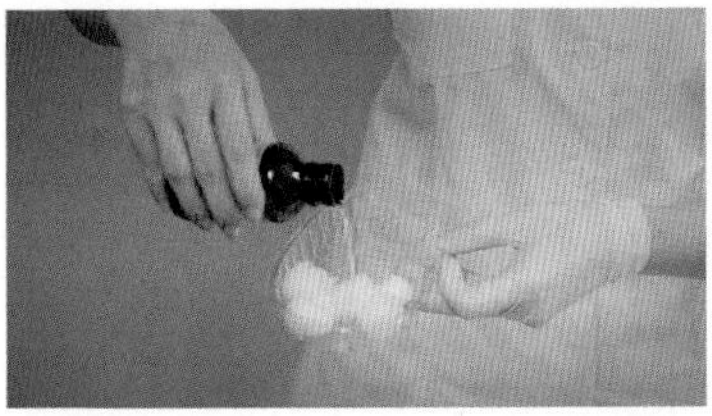	一手戴无菌手套，持装有棉球的弯盘，另一手冲洗酒精瓶口，倒入酒精；打开络合碘棉球包装
11	无损伤针排气	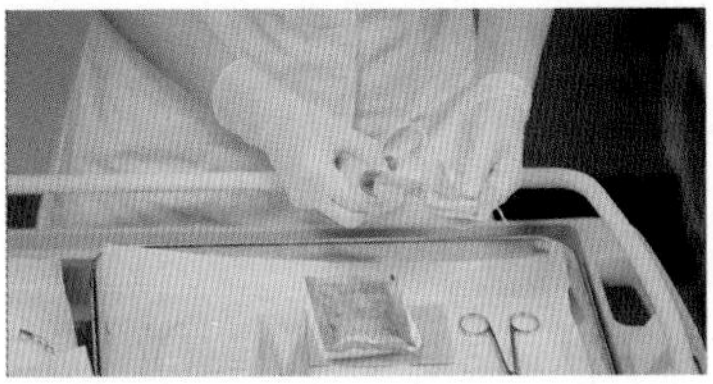	注射器抽吸 0.9% 氯化钠注射液后，另一手戴无菌手套，连接无损伤针、输液接头和注射器，排气，夹闭延长管备用
12	皮肤消毒	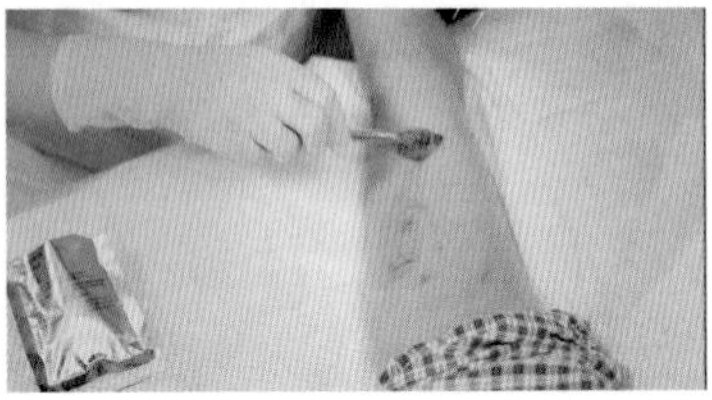	以输液港注射座为中心用 75% 酒精棉球擦拭消毒皮肤 3 遍，皮肤消毒面积应大于敷料面积；同法用络合碘棉球消毒 3 遍后，皮肤待干燥

步骤	流程	图示	操作要点
13	铺孔巾	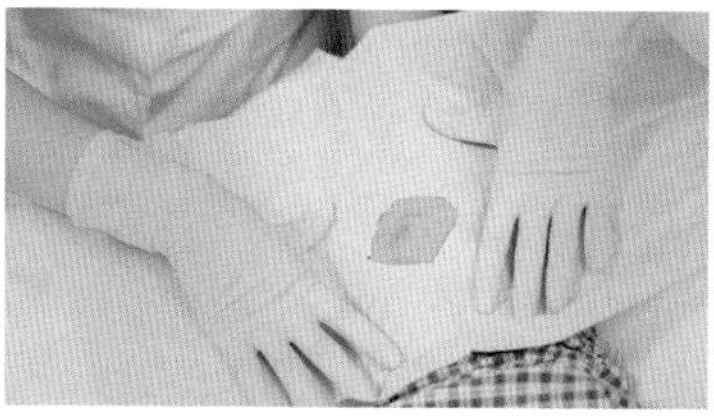	更换无菌手套，铺孔巾
14	无损伤针穿刺	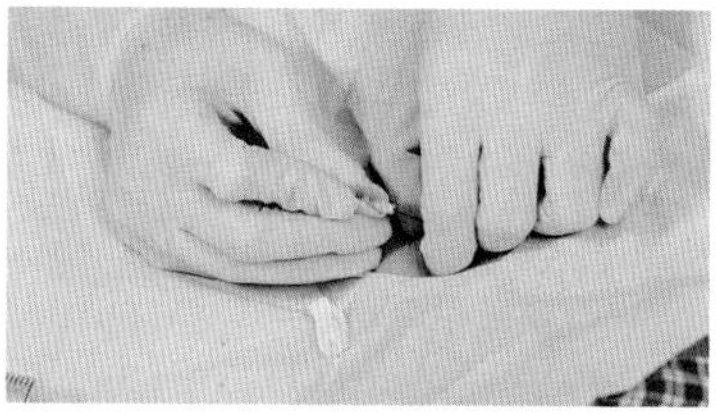	用左手拇指、示指和中指固定注射座，右手持无损伤针，自三指中心垂直刺入，穿过隔膜，直达储液槽底部
15	抽回血	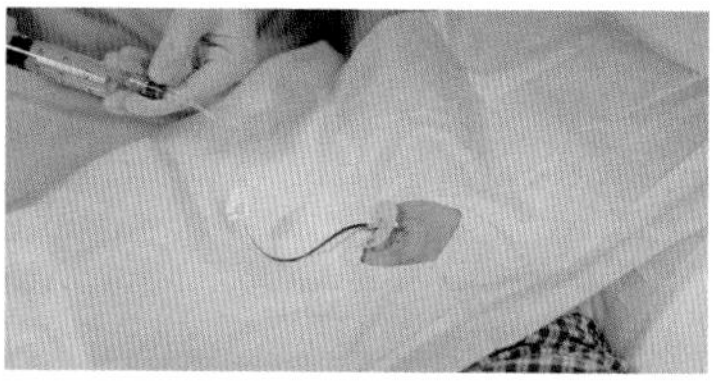	打开无损伤针延长管拇指夹、抽回血，确认针头在注射座内
16	冲封管	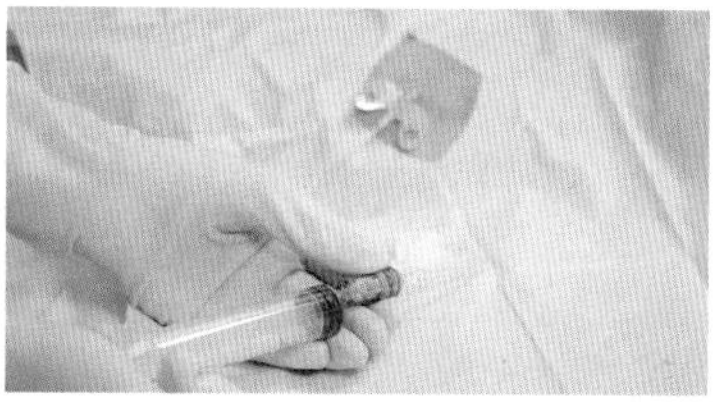	0.9%氯化钠注射液脉冲方式冲洗导管并正压封管，夹闭延长管
17	导管固定	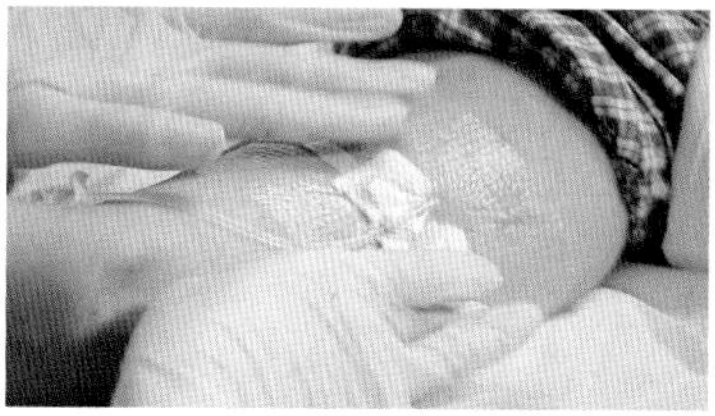	根据无损伤针型号，在蝶翼下垫适宜厚度的无菌纱布；无张力粘贴透明敷料，导管塑形，抚平敷料，高举平台法固定输液接头
18	外贴标识	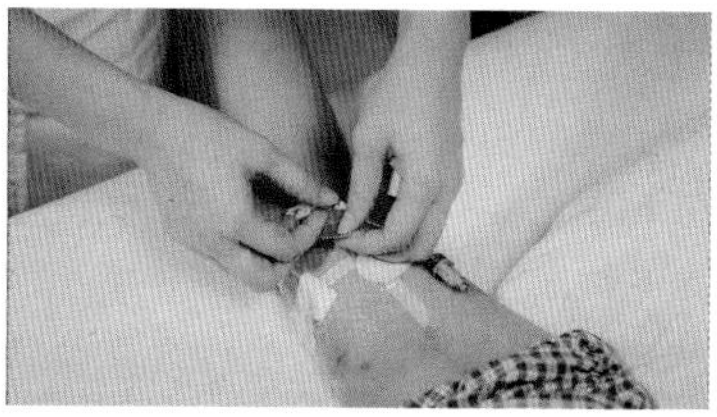	外贴导管标识，标明导管名称、臂围、维护日期、维护者

步骤	流程	图示	操作要点
19	记录		在上臂输液港维护专用记录单、患者维护手册上记录相关信息
20	健康教育		告知患者上臂港相关注意事项及日常护理要点

五、注意事项

（1）输液港应由受过专业培训的医护人员进行维护。

（2）穿刺针必须使用专用无损伤针，穿刺时无损伤针开口背对导管锁，可以更有效地冲洗干净注射座内的残留药物。

（3）针头垂直刺入，感觉有阻力时不可强行进针，以免针尖与注射座底部摩磨，形成倒钩。

（4）当推注遇阻力时勿用力推入液体，以避免输液港导管破裂。

（5）根据港体的大小及皮下脂肪厚度选择型号合适的无损伤针；连续治疗期间，每7天维护一次，治疗间歇期，每4周维护一次。

六、健康教育

（1）告知患者带针期间避免剧烈运动，穿脱衣服应小心，以防蝶翼针脱出。

（2）告知为防止静脉血栓，病情允许下，每日饮水2000mL以上。

（3）告知患者若穿刺局部出现红、肿、痛，或出现胸闷、胸痛及呼吸困难等，应及时告知医护人员。

（4）告知患者带针期间，穿刺处应保持干燥。

（5）告知患者应妥善保管维护手册，每次维护时携带导管维护手册。

第七节　肝动脉药盒维护

一、定义

肝动脉灌注化疗是肝胆系统恶性肿瘤（原发性肝癌、胆管癌和转移性肝癌等）治疗的重要手段之一，通过在肝动脉直接灌注化疗药物，显著提高肝脏和肝脏肿瘤局部药物浓度并发挥抗肿瘤作用。经皮肝动脉化疗留置导管药盒系统（简称肝动脉药盒）是一套可供反复多次 HAIC 治疗的体内导管药盒系统，由头端位于肝动脉内的留置导管和埋于皮下的药盒组成，主要用于癌症患者长期灌注化疗和输注抗癌药物，在治疗期间需要每 7 天维护 1 次，治疗间歇期每 4 周维护 1 次。

二、目的

（1）预防肝动脉药盒导管堵塞、肝动脉闭塞，保持导管通畅。

（2）预防血管导管相关性感染。

三、适应证

（1）治疗期间无损伤针已使用 7 天。

（2）治疗间歇期超过 28 天。

（3）怀疑无损伤针脱落，有输液渗出者。

（4）无菌敷料污染、卷边、松动。

（5）无损伤针穿刺处有渗血、渗液或出现红、肿、痛等不适。

（6）治疗结束需拔除无损伤针。

四、肝动脉药盒维护标准操作规范（表 19-7-1）

表 19-7-1　肝动脉药盒维护标准操作规范

步骤	流程	图示	操作要点
（一）维护前评估			
1	核对信息		核对医嘱、患者信息，查看肝动脉药盒维护记录本，向患者说明维护目的和必要性，取得患者配合

步骤	流程	图示	操作要点
2	环境评估		环境清洁、宽敞明亮，减少人员走动，隔帘遮挡
3	自身评估		操作者着装规范，洗手，无长指甲，戴口罩
4	用物评估		① 一次性换药包 1 个、无损伤针 1 个、输液接头 1 个、透明敷料 1 张、无菌手套 1 副、10mL 注射器 2 副、单剂量 0.9% 氯化钠注射液 4 支、肝素钠封管注射液 1 支、无菌纱布 1 包、无菌剪 1 把、卷尺 1 把、络合碘和 75% 酒精各 1 瓶、管道固定贴、管道标识贴 1 个 ② 用物齐全、质量合格、符合操作要求
5	患者评估		① 全身情况：评估患者病情、合作程度、治疗方案、相关检验和检查结果等 ② 局部情况：评估患者置入肝动脉药盒侧肢体有无麻木、肿胀、活动受限等；查看肝动脉药盒注射壶处皮肤有无红肿、感染、硬结、破损等；判断注射座有无移位、翻转，确定皮下脂肪大致厚度
（二）导管维护			
6	体位摆放		协助患者取平卧位，埋置肝动脉药盒侧大腿微曲并外展 45°，暴露大腿内侧穿刺部位，确认注射壶的位置；在患者大腿下垫一块无菌治疗巾

步骤	流程	图示	操作要点
7	测量腿围		测量注射座埋置处大腿围并记录，同时与上一次维护记录比较
8	无菌用物准备		操作者洗手，铺无菌治疗盘，依次投递无菌维护用物；松开酒精瓶盖，掰开 0.9% 氯化钠注射液和肝素钠封管注射液备用
			主力手戴无菌手套，持装有棉球的弯盘，非主力手冲洗酒精瓶口，倒入酒精；主力手持无菌注射器，抽取 0.9% 氯化钠注射液及肝素钠封管注射液备用
			非主力手戴无菌手套，10mL 注射器抽吸 0.9% 氯化钠注射液，连接输液接头和无损伤针，排气备用；另一支 10mL 注射器抽吸 100U/mL 肝素钠封管注射液 5mL 备用
9	皮肤消毒		以注射座为中心，由内向外，用 75% 酒精棉球擦拭消毒皮肤 3 遍，皮肤消毒面积应大于敷料面积；同法用络合碘棉球消毒 3 遍，皮肤待干燥
10	更换手套		操作者脱手套，洗手，更换手套

步骤	流程	图示	操作要点
11	铺孔巾	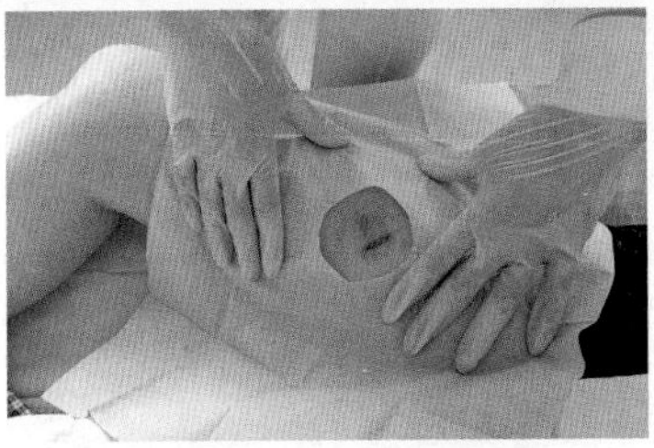	铺一次性无菌孔巾
12	无损伤针穿刺	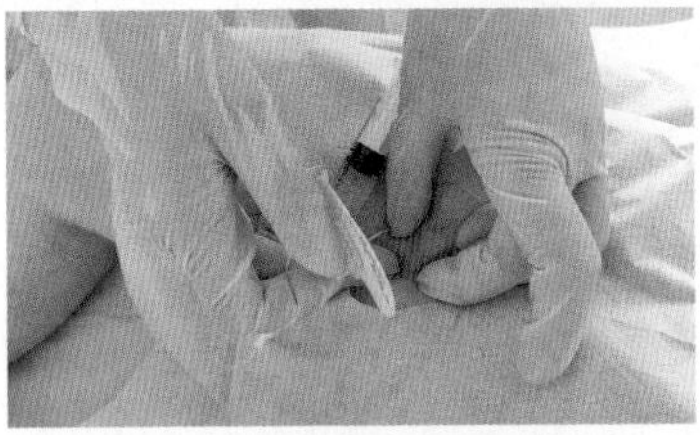	左手找到肝动脉药盒注射座位置，拇指、示指和中指将注射壶座固定，确定注射壶的中点，右手持无损伤针从注射壶中心处垂直插入，穿过隔膜，刺入后有明显的落空感，直达药盒底部
13	抽动脉回血	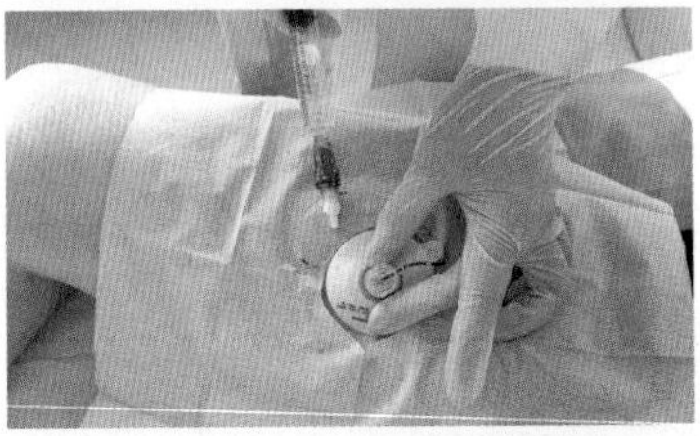	抽肝动脉回血，确认针头在注射座内，抽取约 5mL 的动脉血液弃去
14	冲封管	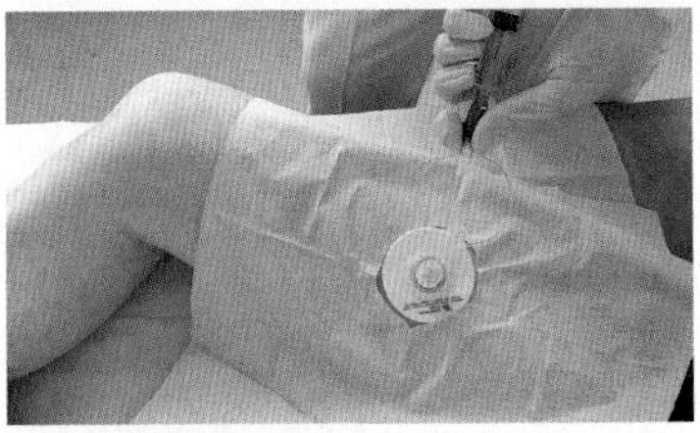	推注 0.9% 氯化钠注射液脉冲式冲洗肝动脉导管；再正压推入 5mL 肝素钠封管注射液，正压封管
15	固定无损伤穿刺针	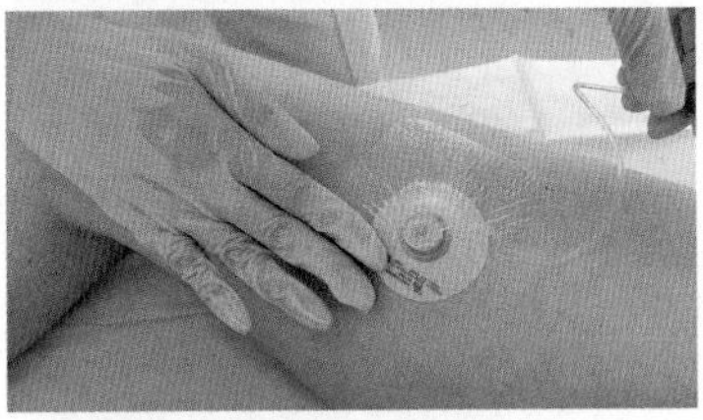	撕除无损伤穿刺针的自黏胶边框，使用中央剪孔的透明敷料无张力粘贴，无损伤针延长管塑形，抚平透明敷料，高举平台固定输液接头
16	外贴标识	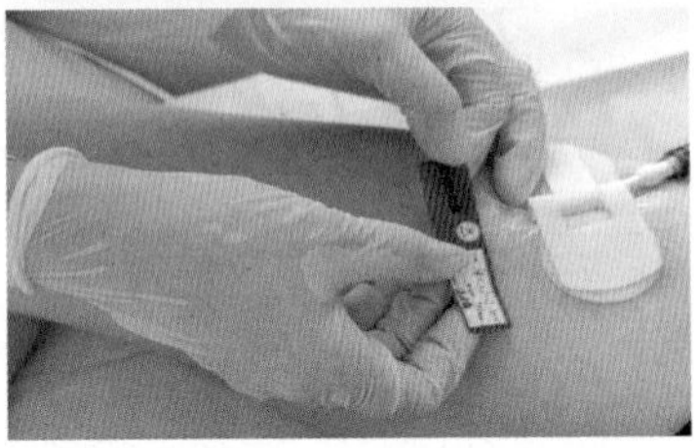	脱手套，洗手，外贴导管标识，标明导管名称、大腿围、维护日期、维护者

步骤	流程	图示	操作要点
17	记录		在肝动脉药盒维护专用记录单、患者维护手册上记录相关信息
18	健康教育		告知患者肝动脉药盒相关注意事项及日常护理要点

五、注意事项

（1）肝动脉药盒的维护应由受过专业培训的医护人员进行。

（2）穿刺针必须使用无损伤针，穿刺时无损伤针开口背对导管锁，可以更有效地冲洗干净注射座内的残留药物。

（3）针头垂直刺入，感觉有阻力则不可强行进针，以免针尖与注射座底部推磨，形成倒钩。

（4）当推注遇阻力时勿用力推入液体，以避免导管破裂。

（5）根据药盒的大小及皮下脂肪厚度选择型号合适的无损伤针；连续治疗期间，每7天维护一次；治疗间歇期，每4周维护一次。

六、健康教育

（1）带针治疗期间要保持穿刺针固定良好，进行适当体位活动，避免剧烈运动，避免外力强力撞击、敲打、挤压；穿脱裤子需小心谨慎，以防导管脱出。

（2）为防止动脉血栓，病情允许下，每日饮水 2000mL 以上。

（3）若穿刺局部及药盒置入侧有红、肿、痛等药物外渗的现象，或出现胸闷、胸痛及呼吸困难，及时告知医护人员。

（4）带针期间，保持穿刺处干燥；采用淋浴的方式进行洗澡，用防水保护套覆盖在穿刺点周围。

（5）科室应妥善保管肝动脉药盒维护手册，每次维护时查看导管维护手册。

第八节　血液透析导管维护

一、定义

血液透析中心静脉导管分为无隧道无涤纶套导管［也叫非隧道导管（non-tunneled catheter，NTC），或无涤纶套导管（non-caffed catheter，NCC），或临时导管］和带隧道带涤纶套导管（tunneled caffed catheter，TCC，或称长期导管），是实施各种血液净化治疗的重要血管通路。血液净化中心静脉导管的维护主要由护理人员负责，包括维护前评估、输液接头消毒及更换、冲管及封管、敷料更换及导管固定。

二、适应证

（1）留置血液透析导管，需要进行血液净化治疗患者。

（2）治疗间歇期血液透析导管带管患者，纱布敷料至少每 2 天维护 1 次，透明敷料至少每 5～7 天更换 1 次。

余参见第十九章第二节的适应证。

三、禁忌证

无绝对禁忌证，注意导管腔内血栓形成时，不可强行冲封管。

四、血液透析导管维护标准操作规范（表 19-8-1）

表 19-8-1　血液透析导管维护标准操作规范

步骤	流程	图示	操作要点
（一）操作前评估			
1	知情同意		核对患者信息，向患者说明血液透析导管维护的目的、必要性和配合要求，告知患者排空大小便
2	环境评估		环境清洁安全、光线充足，半小时前空气消毒，无人员走动

步骤	流程	图示	操作要点
3	患者评估		① 全身情况：患者意识状态及合作程度，评估患者有无发热、寒战、疼痛等症状及程度，有无其他不适主诉，测量生命体征及体重，并记录 ② 局部评估：评估患者导管出口部位皮肤有无红、肿、热、痛，皮下隧道有无渗血、渗液，涤纶套有无脱出、破溃、牵拉现象，敷料是否潮湿、污染、松动、卷边、脱落，测量导管出口至输液接头的间距，查看导管上次维护记录
4	自身评估		洗手、着装整洁；无长指甲；戴口罩、手术帽
5	用物评估		① 一次性使用无菌换药包1个、一次性使用橡胶检查手套1副、一次性使用无菌手套1副、无菌治疗巾1块、5mL无菌注射器4支、预冲式0.9%氯化钠注射液2支、肝素钠封管注射液1支、透明敷料1张、输液接头2个、导管固定装置1个、卷尺1把、速干手消毒液、75%酒精1瓶等 ② 用物齐全、质量合格、符合操作要求
（二）导管维护			
6	体位摆放		协助患者取舒适体位，暴露置管部位，一次性中单垫于置管侧头、肩部下方

步骤	流程	图示	操作要点
7	投递维护用物于无菌盘	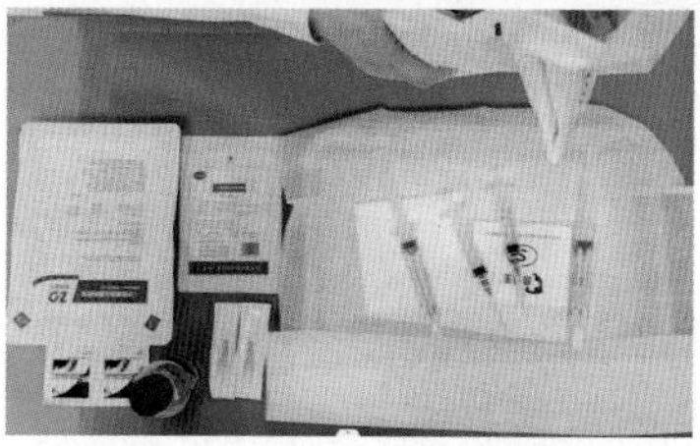	洗手，铺无菌治疗盘。依次投递维护用物，松开酒精瓶盖备用
8	倒酒精	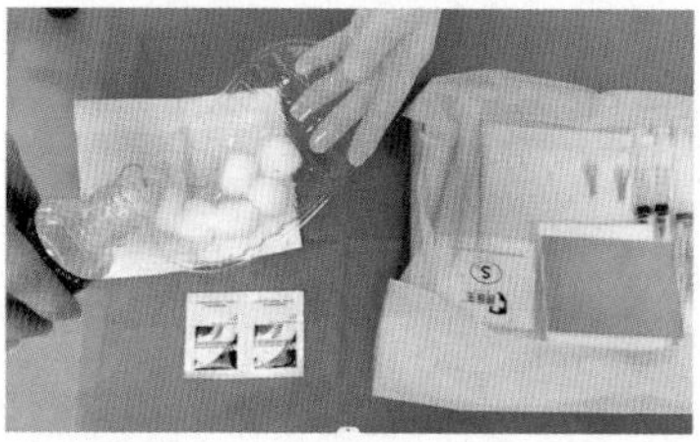	主力手戴手套将干棉球置于无菌弯盘内一侧，非主力手持75%酒精冲洗瓶口，向无菌弯盘内倒入适量酒精
9	无菌用物摆放	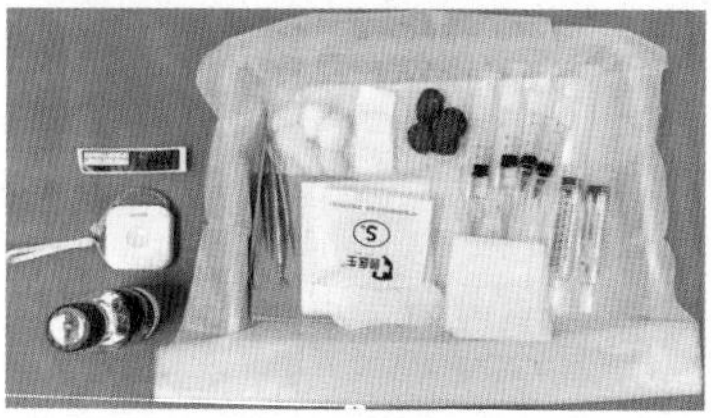	非主力手戴无菌手套，打开络合碘棉球外包装置入无菌弯盘中，将无菌用物摆放合适位置。肝素钠封管注射液注射器连接接头备用
10	评估导管	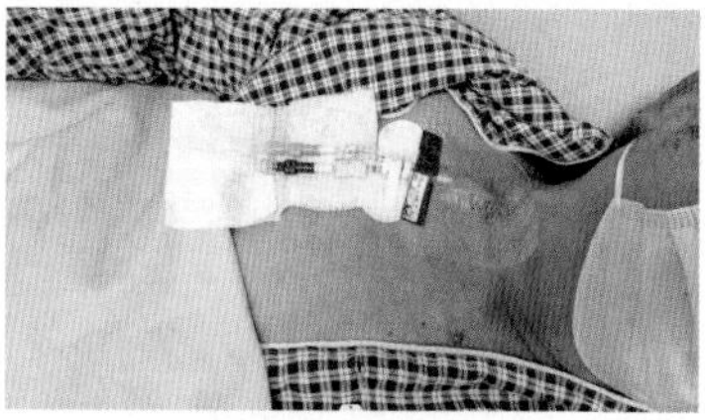	打开包裹导管外延管的纱布，观察导管夹是否夹闭，输液接头有无松动，导管外表面有无破损、变形等
11	洗手戴手套	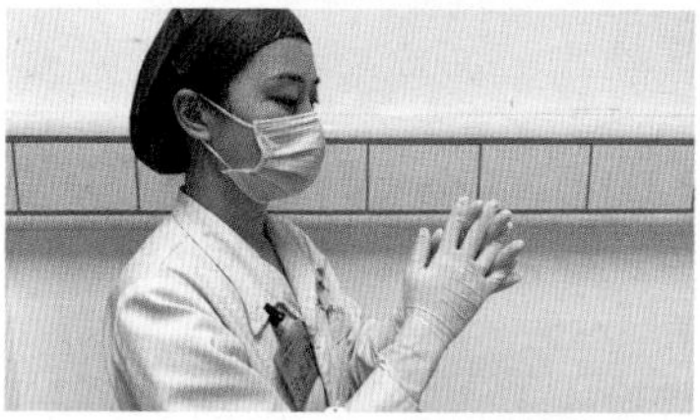	操作者脱手套、洗手、更换手套
12	垫无菌治疗巾	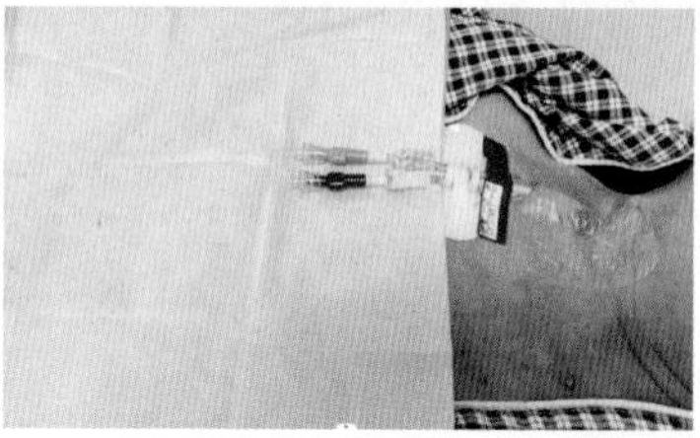	将无菌治疗巾垫于导管下方

步骤	流程	图示	操作要点
13	取下输液接头	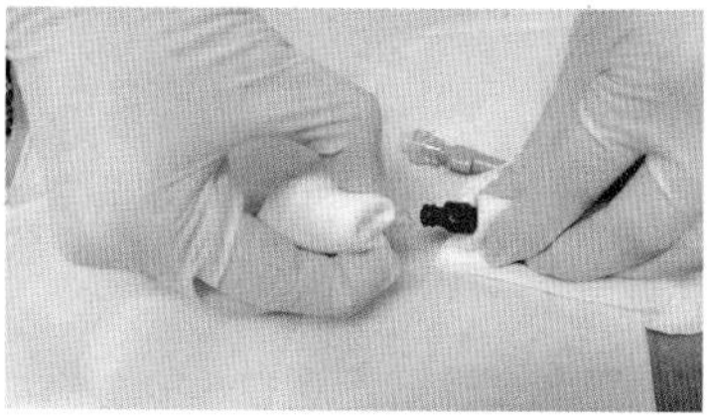	取无菌纱布包住输液接头，取下输液接头
14	消毒导管管口	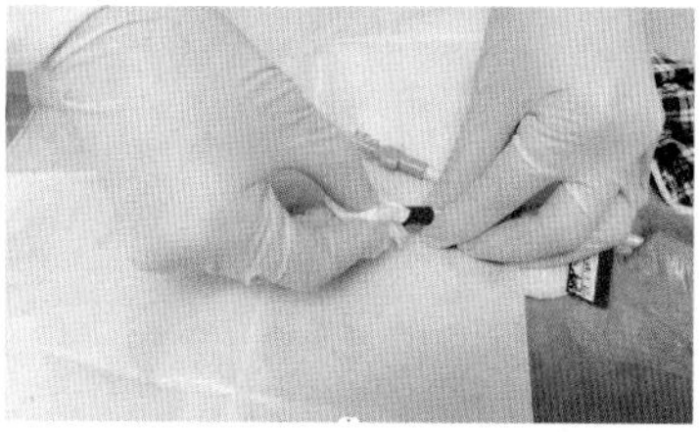	酒精棉片多方位用力擦拭消毒导管管口的横截面和外围15s，并待干燥
15	抽回血	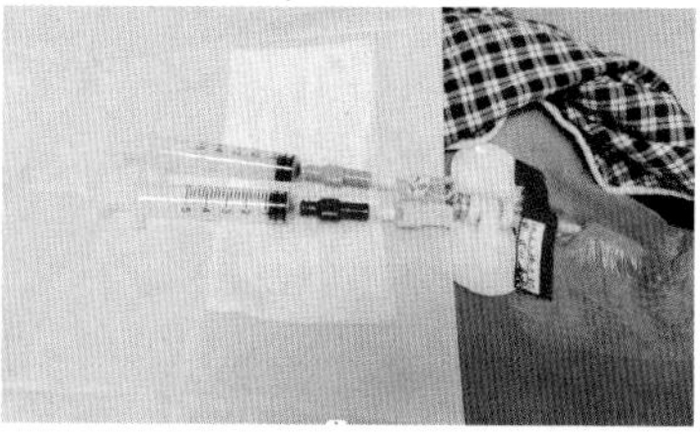	连接5mL注射器，放置于在无菌纱布上
		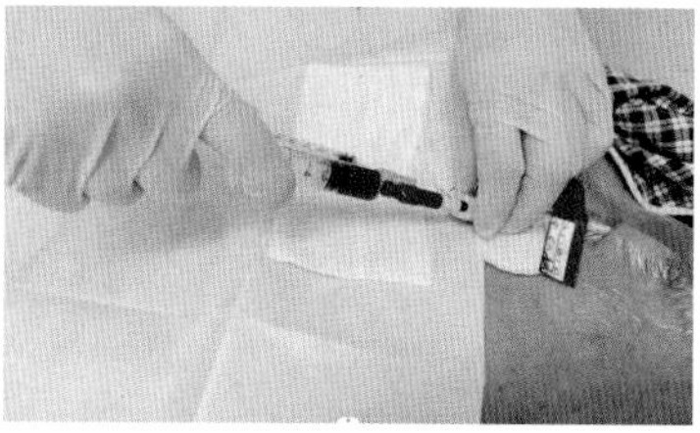	每侧抽回血各2mL，检查导管是否通畅。断开注射器，关闭拇指夹
		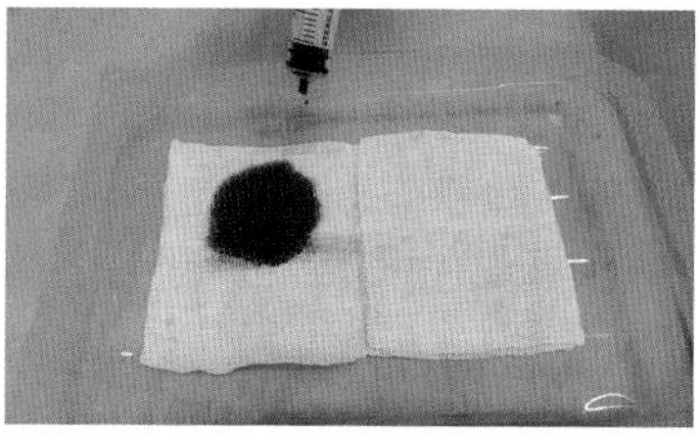	抽出物推注在纱布上，观察有无血凝块。（若有血凝块，需再抽吸1～2mL血液弃去，直到抽出液中无血凝块）
16	脉冲冲管	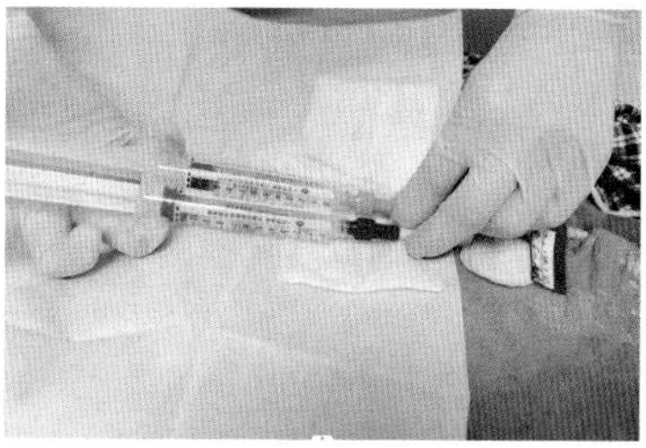	连接预充0.9%氯化钠注射液注射器，双腔同时脉冲冲管；夹闭拇指夹，断开注射器

步骤	流程	图示	操作要点
17	肝素正压封管	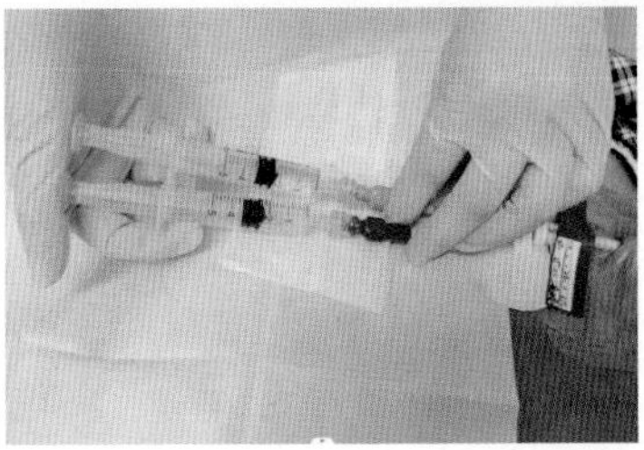	连接肝素钠封管液注射器，正压封管
18	断开注射器	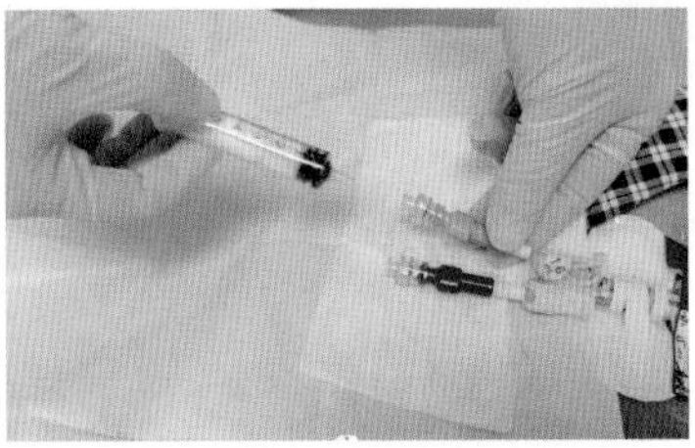	① 负压接头：先夹闭拇指夹，再断开注射器 ② 正压接头：先断开注射器，再夹闭拇指夹 ③ 平衡压接头：先后顺序不限
19	撕除原有敷料	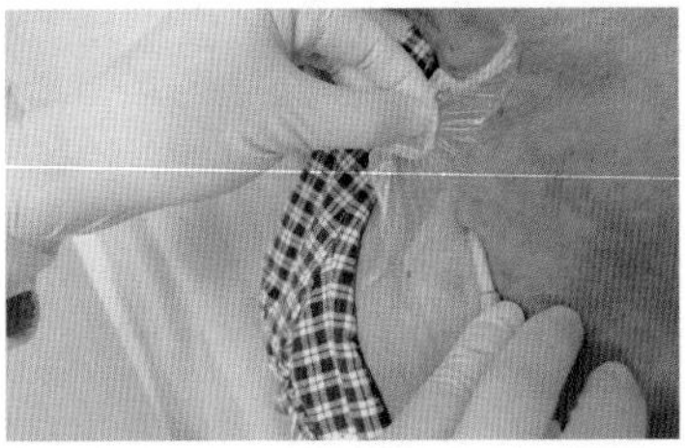	0°角松脱敷料，从下往上移除敷料，注意动作轻柔
20	更换手套	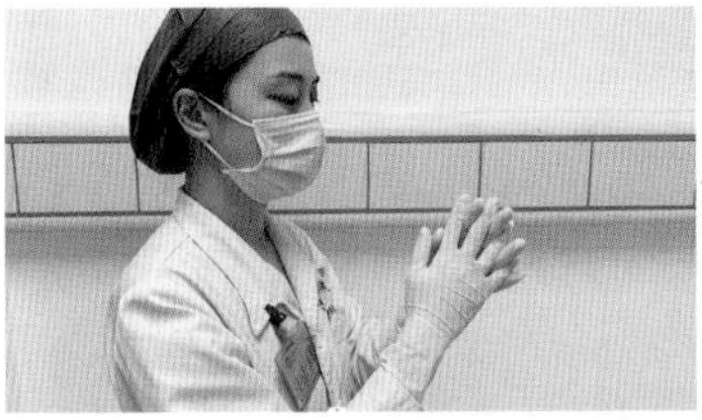	脱手套，洗手，更换手套
21	酒精消毒皮肤	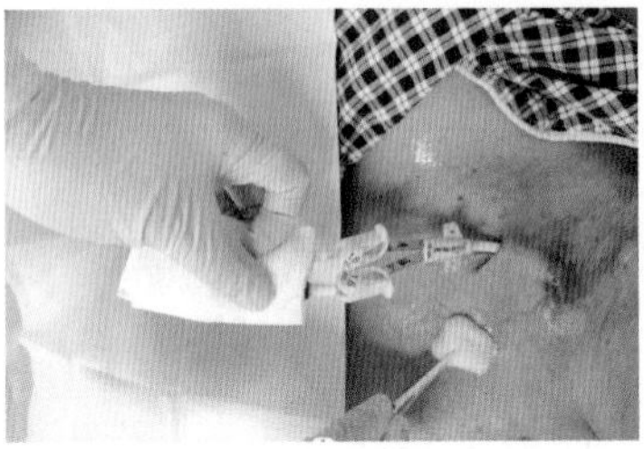	左手用无菌纱布包裹导管外露接头部分，右手持 75% 酒精棉球离穿刺点 0.5cm 处擦拭消毒皮肤 3 遍，消毒面积应大于敷料面积

步骤	流程	图示	操作要点
22	络合碘消毒	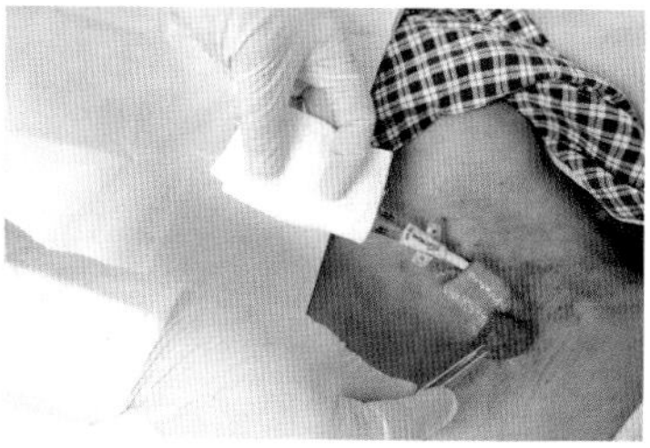	络合碘棉球按压穿刺点 10s
		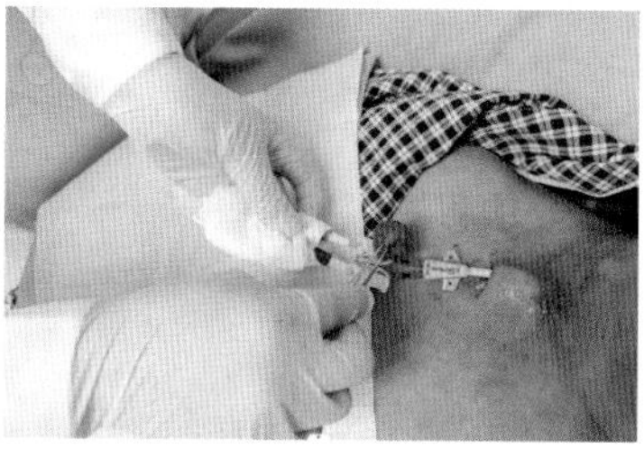	络合碘棉球擦拭消毒皮肤和导管 3 遍，注意消毒导管的正反面及延长管、拇指夹
23	导管固定	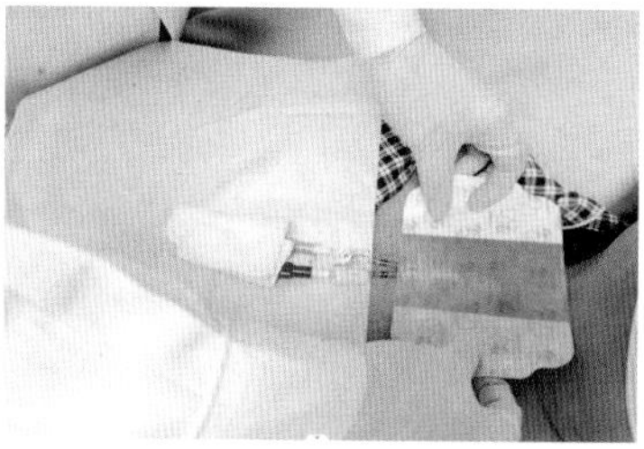	消毒液待干燥后，以导管出口部位为中心，透明敷料无张力覆盖导管及皮肤
		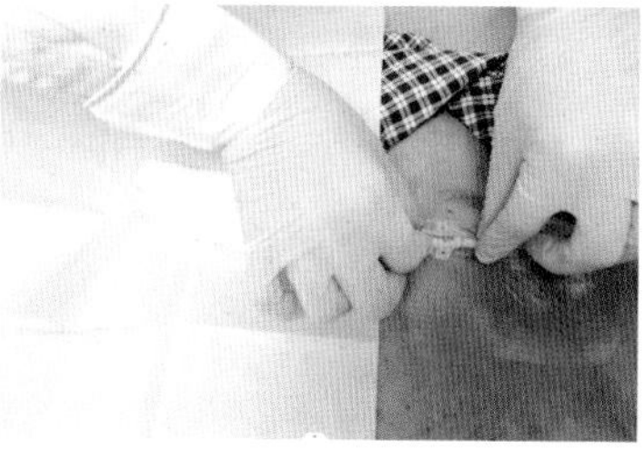	导管塑形
		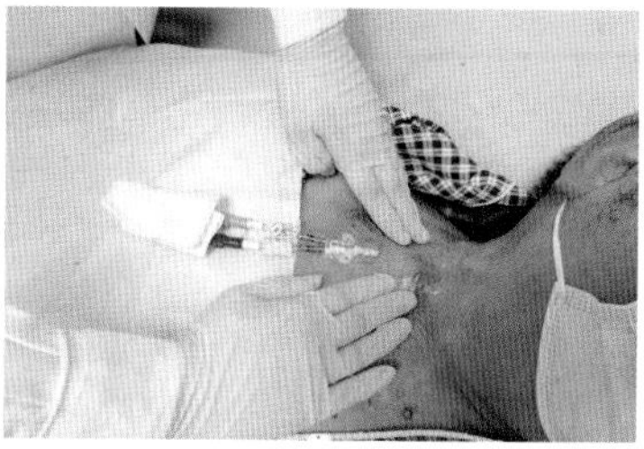	由内向外抚平敷料，使无菌敷料与皮肤紧密贴合、排尽敷料下空气

步骤	流程	图示	操作要点
23	导管固定	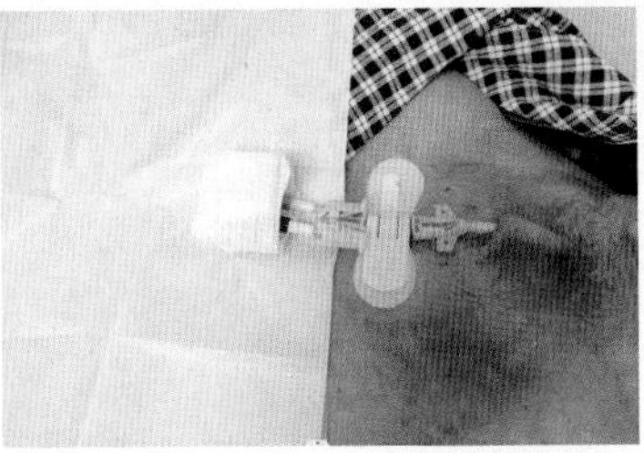	导管外固定装置固定导管
		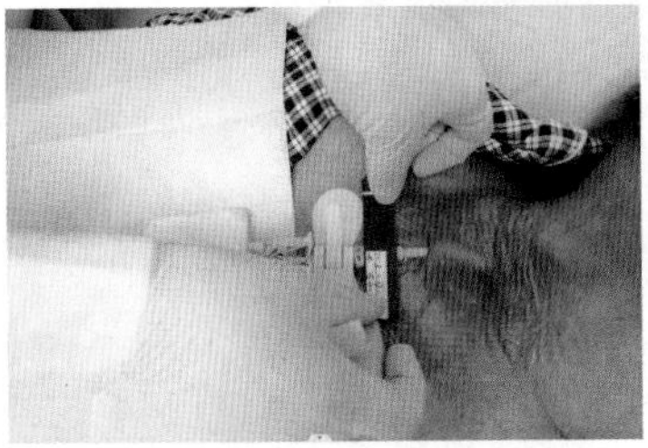	外贴导管标识，标注导管名称、外露长度、维护日期、操作者
24	包裹外延管	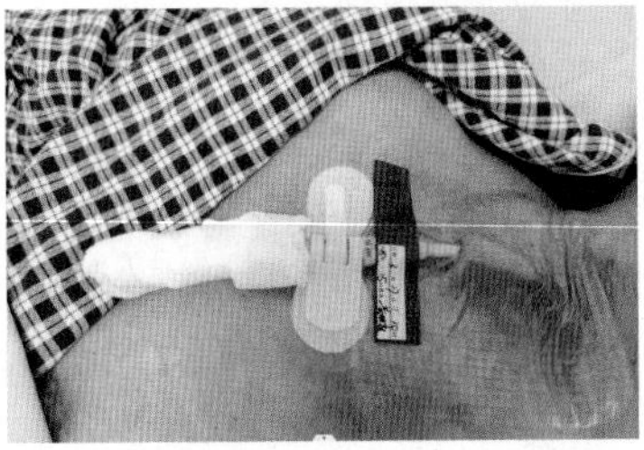	无菌纱布包裹导管外延部分
25	健康教育	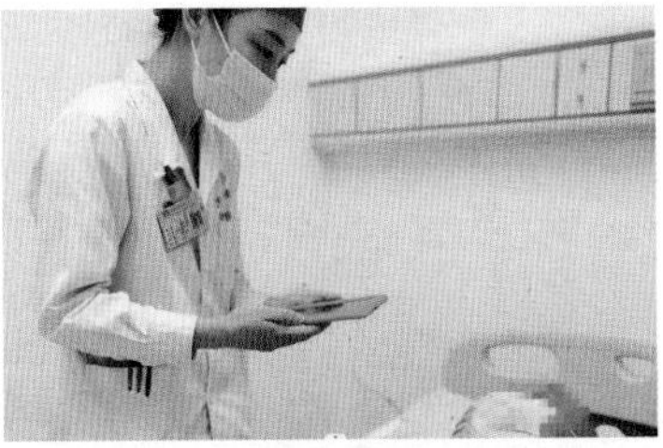	健康教育，告知患者血液透析导管置管期间日常护理注意事项
26	维护记录	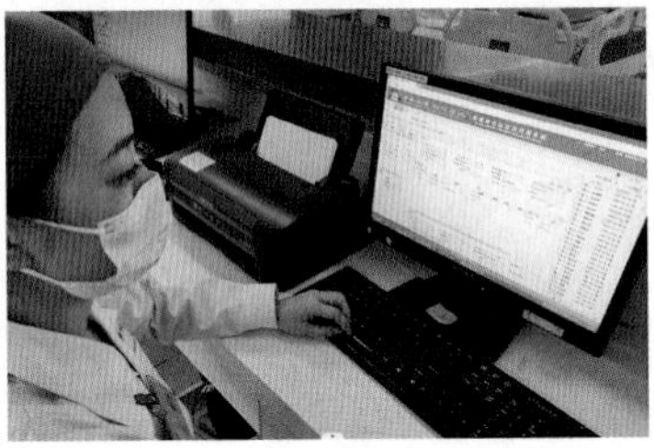	整理用物，垃圾分类处理，填写维护记录

五、健康教育

（1）告知患者养成良好的卫生习惯，保持敷料清洁、干燥。

（2）指导患者日常活动中的注意事项，防止导管脱出。

（3）不可盆浴及泡澡，可选择淋浴及擦浴；淋浴时可选用防水敷贴保护置管处，淋浴后检查敷料情况，如有异常及时处理。

（4）指导患者学会自行观察导管是否固定妥当，选择合适的衣物、正确的穿脱衣服方法，避免意外拔管。

（5）若伤口敷料不慎污染或潮湿、脱落，发现导管部分脱出、缝线脱落，或有红、肿、热、痛等感染迹象，及时告知医护人员。

（6）指导患者及家属学会自我评估及异常情况的识别与紧急处理方法。

第九节　自体动静脉内瘘的穿刺与维护

一、定义

自体动静脉内瘘（arteriovenous fistula，AVF）是最常见的血管通路形式，是血管通路医师通过外科手术，吻合患者的外周动脉和邻近的浅表静脉，使动脉血液流至浅表静脉，静脉动脉化，达到血液透析所需的血流量要求、血管直径及深度，便于血管穿刺，从而建立血液透析体外循环。

二、目的

（1）成功建立血管通路以执行血液透析治疗。

（2）预防或降低动静脉内瘘相关并发症，延长动静脉内瘘的使用寿命。

三、适应证

使用自体动静脉内瘘作为血管通路行维持性血液透析治疗的患者。

四、禁忌证

（1）自体动静脉内瘘出现严重感染。

（2）自体动静脉内瘘出现严重血栓栓塞。

（3）自体动静脉内瘘出现严重狭窄无法提供透析所需血流量。

（4）动静脉内瘘术后内瘘尚处于成熟期，未达到内瘘启用标准。

五、自体动静脉内瘘的穿刺与维护标准操作规范（表19-9-1）

表 19-9-1　自体动静脉内瘘的穿刺与维护标准操作规范

步骤	流程		图示	操作要点
（一）操作前评估				
1	知情同意			核对患者信息，告知患者动静脉内瘘穿刺目的、过程及配合要求，嘱患者排空大小便，透析前清洗瘘侧手臂
2	环境评估			透析室环境清洁、光线充足，室温适宜，减少操作现场人员的数量和流动
3	自身评估			操作者洗手，着装整洁；戴口罩、手术帽，必要时戴防护镜或面罩
4	用物评估			① 一次性使用内瘘穿刺包1个（内含无菌巾、无菌手套1副、消毒棉签、胶带1卷、止血贴、无菌镊1把、止血棉球1包、黄色垃圾袋1个）、一次性橡胶检查手套1副、动静脉内瘘穿刺针1个、一次性使用无菌注射器2副、抗凝剂1支、止血带1根、听诊器1个、速干手消毒液1瓶等 ② 用物齐全，质量合格，符合操作要求
5	患者评估	全身评估		评估患者病情、意识状态、生命体征、生化指标、体重、肢体活动能力、合作程度，是否需要吸氧、心电监测、约束。全身或局部有无出血情况，患者透析间期体重情况

步骤	流程	图示	操作要点
5	患者评估	动静脉内瘘物理检查	**视诊**：暴露动静脉瘘穿刺部位，观察瘘管走向分布、深浅、瘘管上是否有假性动脉瘤；穿刺部位有无红肿、硬结，针眼愈合情况；瘘侧肢体有无水肿、发绀
			触诊：摸清血管走向和搏动、血管弹性、震颤强弱、感觉血管内径，局部皮肤温度、指端皮肤温度
			听诊：使用听诊器依次听诊流入段、瘘体及流出段。听诊内瘘血管的杂音，杂音的音调、分期和连续性，有无异常杂音，确定是否通畅

（二）动静脉内瘘的穿刺

步骤	流程	图示	操作要点
6	洗手戴手套		操作者洗手、打开动静脉内瘘穿刺护理包，戴无菌手套
7	穿刺部位选择		内瘘侧手臂铺一次性防水垫巾，扎止血带，选择合适的穿刺部位，穿刺部位选择原则是从远心端到近心端进行阶梯式或扣眼式穿刺，避免在吻合口附近穿刺
8	皮肤消毒		操作者戴无菌手套，使用络合碘以穿刺点为中心，由内向外，擦拭消毒皮肤2遍，直径＞10cm，待干燥

步骤	流程	图示	操作要点
9	扣眼穿刺者去痂	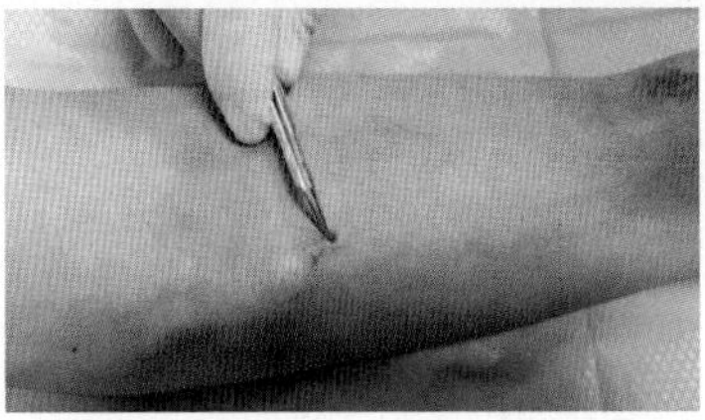	使用无菌工具去除扣眼穿刺患者针眼处血痂
10	再次消毒	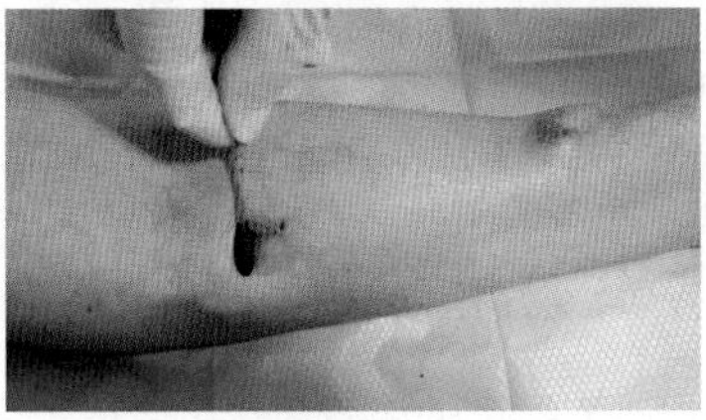	去痂后再次消毒扣眼处皮肤，并待干燥
11	穿刺近心端	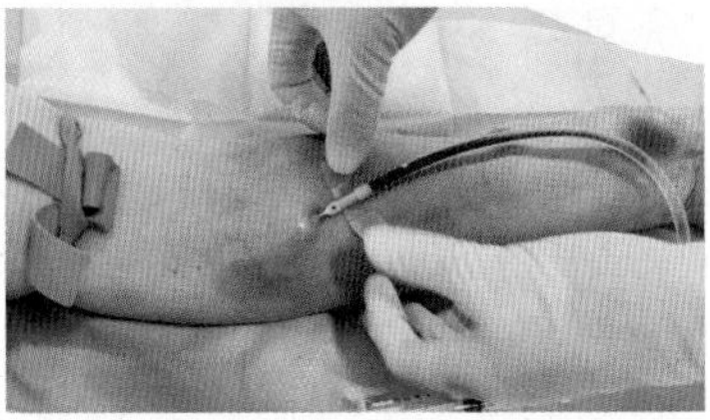	按照阶梯式或扣眼式以合适的角度穿刺血管，先穿刺内瘘近心端血管
12	固定穿刺针	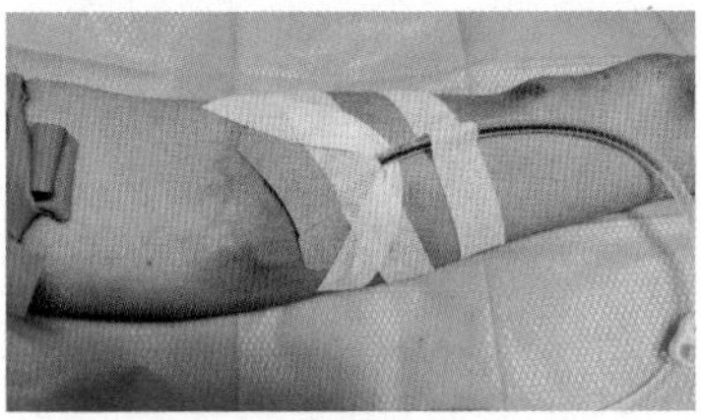	妥善固定近心端穿刺针，无菌棉球或创可贴覆盖针眼
13	穿刺远心端	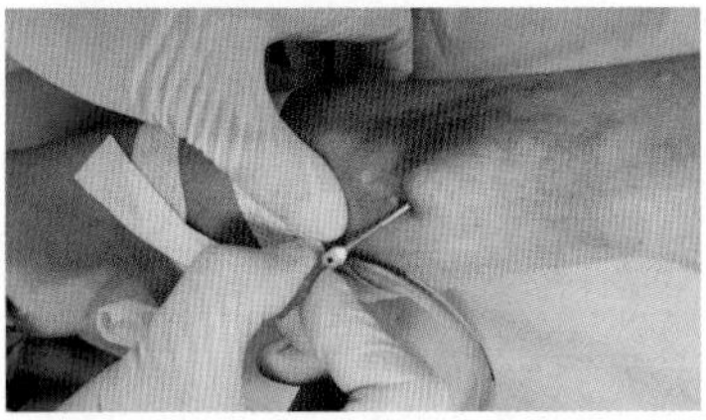	穿刺内瘘远心端血管
14	固定远心端	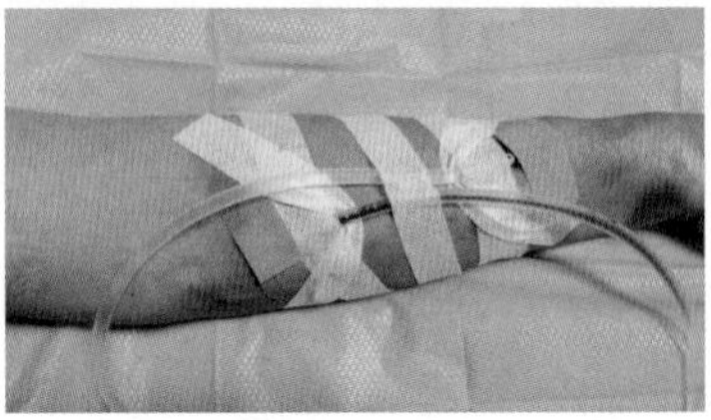	妥善固定远心端穿刺针，无菌棉球或创可贴覆盖针眼

步骤	流程	图示	操作要点
15	推注抗凝剂	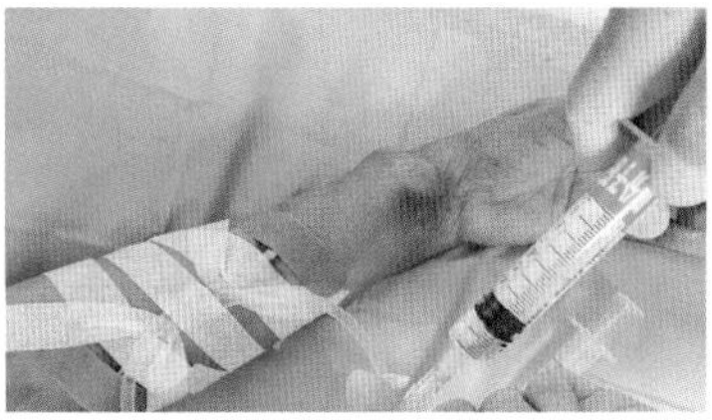	根据医嘱推注适宜的抗凝剂
（三）执行透析技术			
16	引血	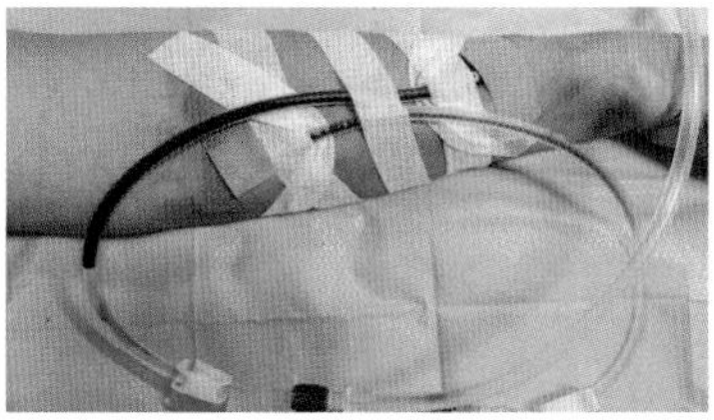	连接血路管起始端与远心端穿刺针，打开管路夹及远心端穿刺针夹子，开启血泵，以 80 ~ 100mL/min 速度引出血液
17	建立循环	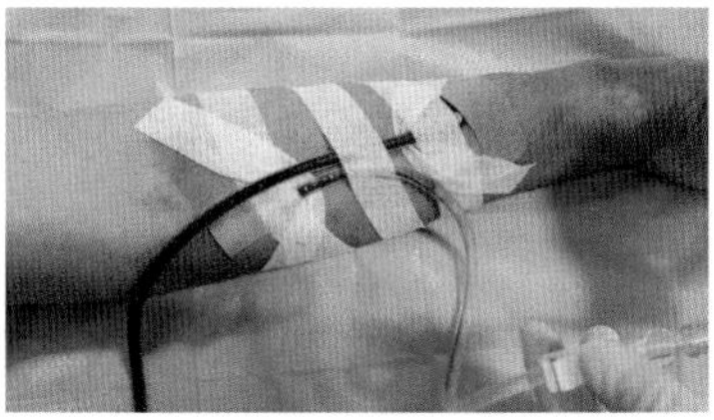	引血过程中密切观察患者反应，根据医嘱及患者具体病情选择体外循环衔接时机
18	妥善固定	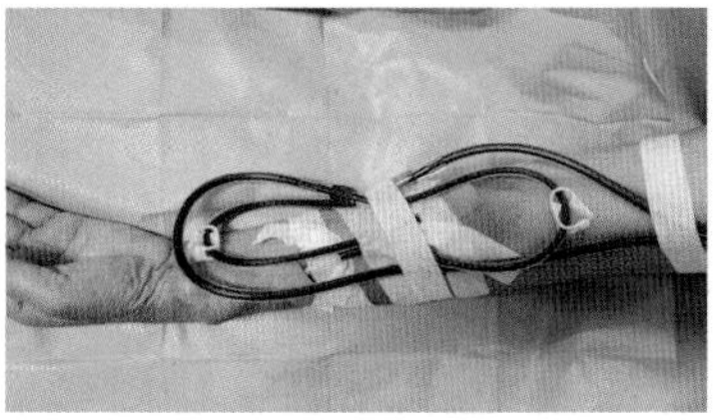	引血毕，连接血路管末端，开启血液循环；妥善固定穿刺针及血路管，执行血液透析治疗
19	透析治疗	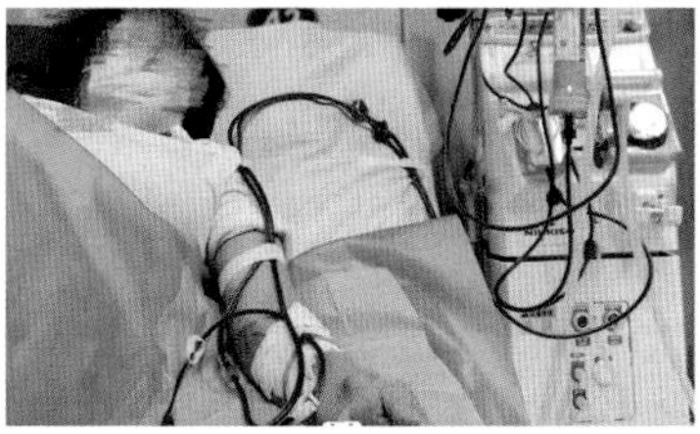	双人查对参数设置及管路连接，透析治疗过程中密切观察
20	脱手套，洗手	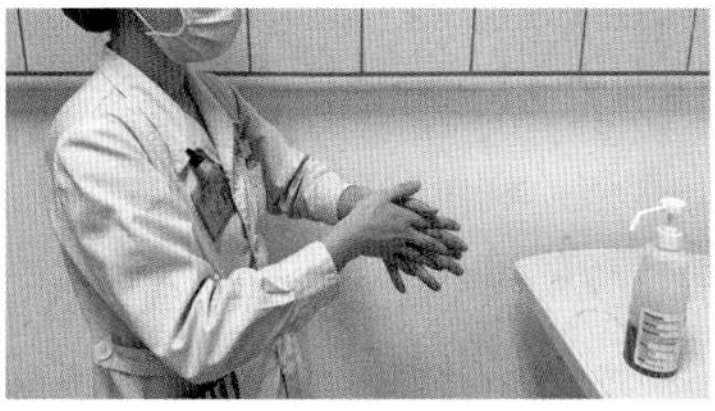	整理用物、垃圾分类处置，脱手套、洗手

步骤	流程	图示	操作要点
（四）拔针及止血			
21	回血下机	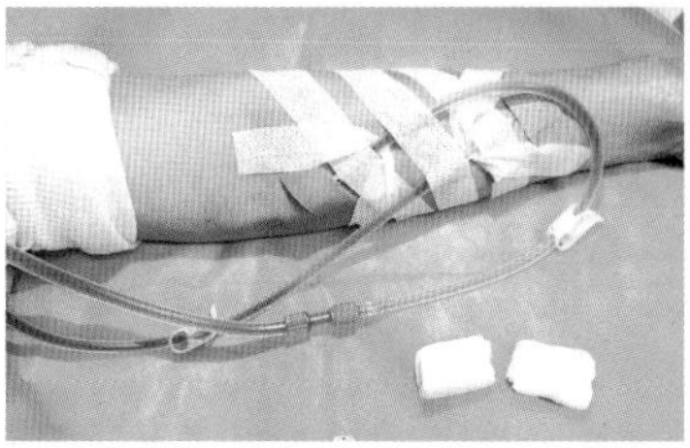	① 透析治疗结束，操作者洗手，行密闭式回血 ② 回血毕，夹闭血路管管路拇指夹及穿刺针拇指夹
22	断开连接	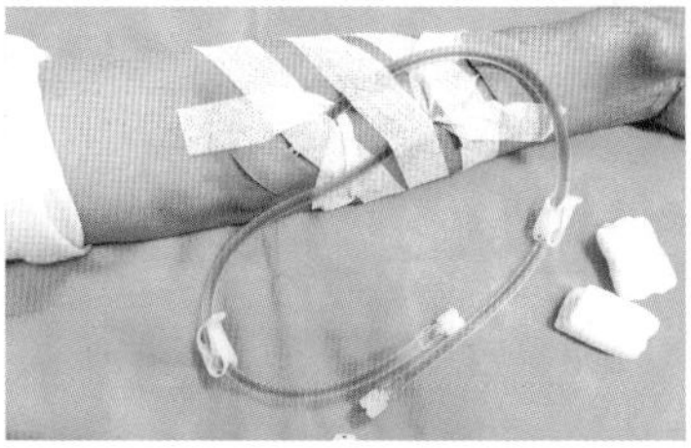	洗手，戴无菌手套，分离血路管和动静脉内瘘穿刺针
23	拔穿刺针	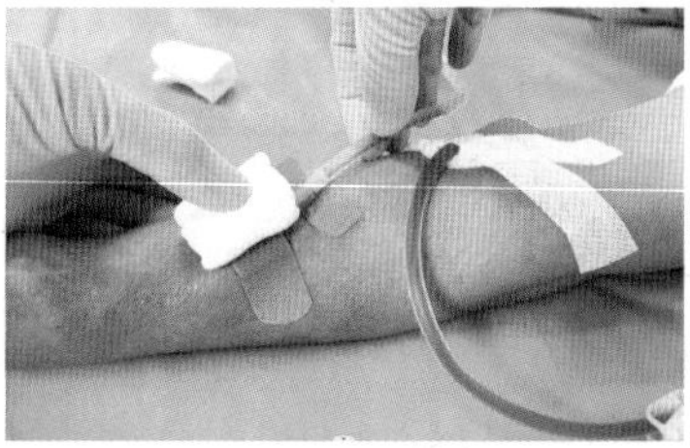	拔除穿刺针，直接弃于便携式锐器盒，先拔远心端再拔近心端
24	止血	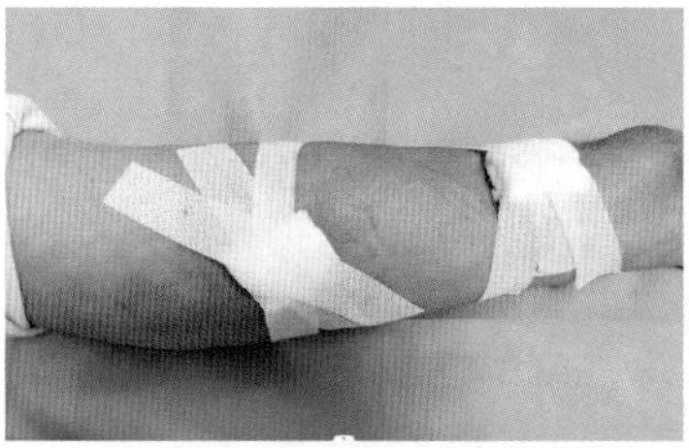	使用半环形宽胶带压迫止血，止血时间一般为 15～30min，内瘘压力大者适当延长压迫时间
25	健康教育	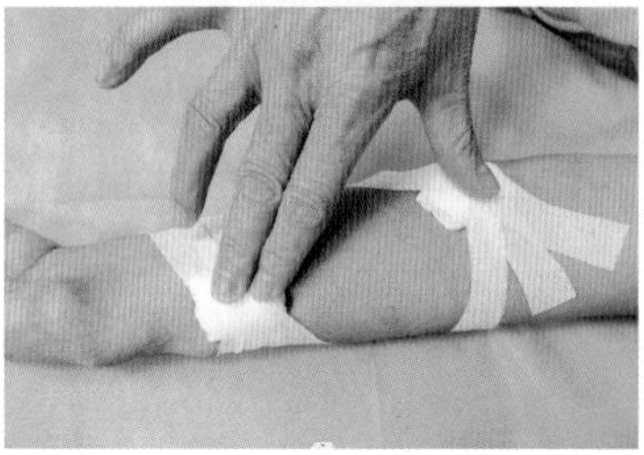	内瘘压力较大患者，告知患者拔针后用手指压迫数分钟再离开透析室；告知患者居家维护注意事项及异常情况观察和处理

步骤	流程	图示	操作要点
26	记录		操作者洗手，在血液透析护理单上记录相关信息

六、注意事项

（1）动静脉内瘘的穿刺应由经过专门培训的医护人员进行。

（2）原则上动静脉瘘仅用于血液净化治疗，注意保护患者动静脉内瘘，不在内瘘侧肢体输血、输液、测血压。

（3）合理选择穿刺点，动脉穿刺点距吻合口 4~6cm 以上，动静脉穿刺点针尖距离大于 5cm；避开感染、动脉瘤部位穿刺；尽量不要选择肘窝处贵要静脉进行穿刺。

（4）推荐自体内瘘血管穿刺角度通常为 20°~30°。血管表浅者角度小些，血管位置深者角度大些，穿刺的角度应视患者血管具体情况调整。

（5）以进针同样或相似的角度固定穿刺针，保持穿刺针针尖在血管腔的中心位置。

（6）根据血管管腔直径及所需血流量选择合适的穿刺针型号。血管较细或初期使用内瘘选择 17G 小号穿刺针。建议有条件的中心采用钝针、内瘘套管针等安全针穿刺，减少穿刺相关性血管损伤。

（7）透析过程中嘱患者穿刺侧手臂制动，透析过程中加强监测，不可依赖报警；及时发现问题，正确处理报警。

（8）穿刺针拔出与穿刺角度相同或接近，待穿刺针完全拔出后，拇指瞬间压迫止血，不要过早加压，以免划伤血管内膜；宽胶带环形压迫止血，皮肤进针点和血管进针点兼顾，一般压迫 15~30min，凝血功能差及高位瘘压迫时间适当延长。

（9）建立护理穿刺等级制度　高危、疑难血管通路首次穿刺前由血管通路小组评估、选择血管，确定穿刺方案，由资深、高年资护士进行穿刺。

（10）建议血透室配备超声等可视化设备，对患者的内瘘血管定期进行超声检查，制订穿刺计划。复杂内瘘超声实时引导穿刺，提高穿刺成功率。

（11）穿刺护士负责为穿刺初期患者进行宣教，指导患者维护方法及注意事项，并引导患者主动参与自身血管通路管理。

（12）通路小组指导责任护士预防及处理穿刺相关意外事件，遵医嘱给予内瘘维护措施。

（13）建立血管通路相关并发症处理流程，如血肿、渗血、感染、血栓形成、穿刺针脱出等，以及相应的专科监测敏感指标，利用管理工具进行持续质量改进分析。

七、健康教育

（1）衣袖宜宽松，不可过紧。寒冷季节建议家属在患者毛衣及棉衣（瘘侧）下半段加拉链，便于透析时穿刺及保暖。

（2）指导患者经常听内瘘杂音，摸内瘘震颤，特别是血液透析结束后 1h 内、低血压发生时、睡前和睡觉醒来后。如果发现瘘管疼痛、出血、肿胀、感染（红、肿、热、痛）及杂音、震颤减弱或消失，立即就医处理。

（3）不在瘘侧输血、输液、抽血，并避免其他外来压力，如测血压，戴过紧手表、首饰，提、抱重物等。睡觉时不可侧卧压迫瘘侧肢体，以免血液循环受阻造成内瘘闭塞。

（4）有血管瘤以及瘘管过度扩张者，可用腕套加以保护，以免损伤。

（5）为维持内瘘通畅，防止血管狭窄，硬结形成，可据情况选择多磺酸黏多糖软膏或七叶皂苷凝胶等外涂，或采取热敷理疗措施。

第十节　人工肝股静脉导管维护

一、定义

人工肝股静脉导管是经股静脉穿刺，置入双腔静脉导管，用于人工肝治疗的临时血管通路。规范导管维护对患者减少感染、预防血栓、延长导管留置时间有着重要作用。

二、适应证

（1）留置人工肝股静脉导管，需要进行人工肝治疗患者。

（2）治疗间歇期人工肝股静脉导管带管患者，纱布敷料至少每 2 天维护 1 次，透明敷料至少每 5～7 天更换 1 次。

余参见第十九章第二节的适应证。

三、禁忌证

无绝对禁忌证，注意导管腔内血栓形成时，不可强行冲封管。

四、人工肝股静脉导管维护标准操作规范（表19-10-1）

表19-10-1　人工肝股静脉导管维护标准操作规范

步骤	流程	图示	操作要点
（一）维护前评估			
1	知情同意		核对患者身份信息及维护医嘱，向患者说明人工肝股静脉导管维护的目的和必要性
2	环境评估		环境清洁安全、光线充足，半小时前空气消毒，隔帘遮挡，无人员走动
3	自身评估		操作者洗手，戴口罩和手术帽
4	用物评估		① 一次性无菌换药包1个、一次性中单1块、无菌治疗巾1块、正压接头2个、透明敷料1张、酒精棉片2片、无菌手套2副、肝素钠封管注射液1支、0.9%氯化钠注射液4支、5mL注射器2个、10mL注射器4个、75%酒精和络合碘各1瓶、胶带1卷、卷尺1把、速干手消毒液1瓶② 用物齐全、质量合格、符合操作要求

步骤	流程	图示	操作要点
5	患者评估		① 全身评估：评估患者意识状态及合作程度，有无发热、寒战、疼痛等症状及其程度，有无其他不适主诉，测量生命体征，并记录 ② 局部评估：协助患者取仰卧位，置管侧大腿外展外旋，略屈膝。撕开胶布，打开包裹人工肝股静脉导管外延管的纱布，观察导管夹是否夹闭，正压接头有无松动，导管外表面有无破损、变形，导管出口部位有无渗血、渗液，皮肤有无红、肿、热、痛，有无导管脱出、牵拉现象，敷料是否潮湿、污染、松动、卷边、脱落，测量腹股沟中点到髂骨上缘中点连线中点处腿围，查看腿围尺寸有无变化

（二）导管维护

步骤	流程	图示	操作要点
6	投递维护用物		操作者洗手，铺无菌治疗盘。依次投递维护用物，松开酒精瓶盖，消毒并掰开 0.9% 氯化钠注射液和肝素钠封管注射液备用
7	倒酒精		主力手戴无菌手套将干棉球置于无菌弯盘内一侧，非主力手持 75% 酒精冲洗瓶口，向无菌弯盘内倒入适量酒精。同法抽取 0.9% 氯化钠注射液、肝素钠封管注射液备用
8	无菌用物摆放整齐		非主力手戴无菌手套，将无菌用物整齐有序摆放，打开络合碘棉球置入无菌弯盘中，肝素钠封管注射液连接正压接头备用

步骤	流程	图示	操作要点
9	垫无菌治疗巾	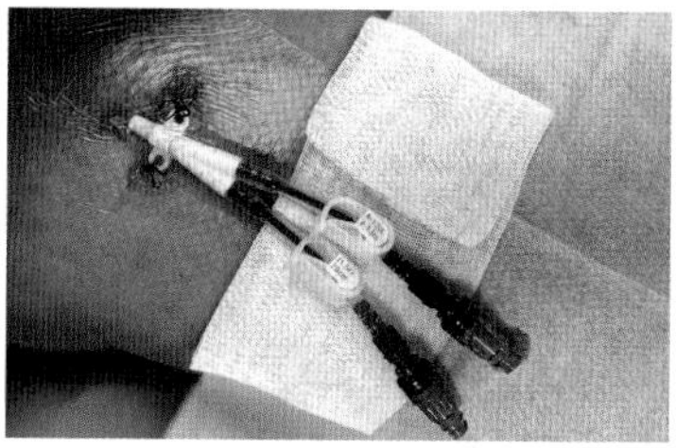	将无菌治疗巾垫于导管下方
10	消毒导管接口	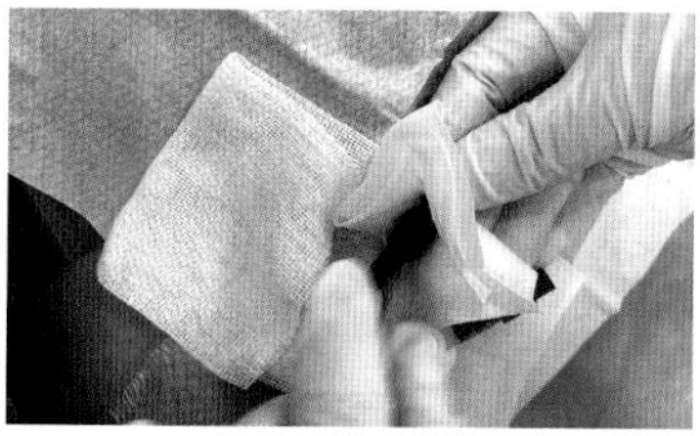	取无菌纱布包住正压接头取下，酒精棉片用力擦拭消毒导管接口的横截面和外围 15s，并待干燥
11	抽回血	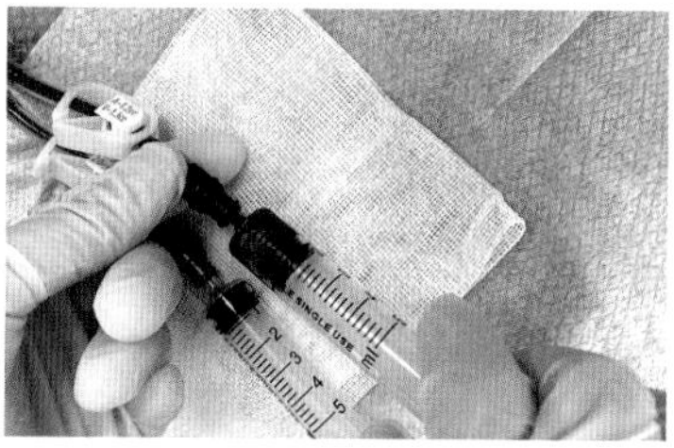	连接 5mL 注射器，抽回血，关闭拇指夹，每侧抽回血各 2mL，推注在纱布上，观察有无血凝块，若血凝块多，再回抽查看至无血凝块
12	脉冲冲管	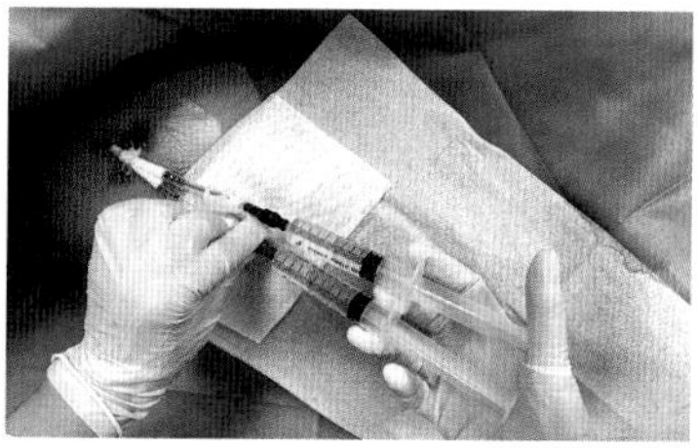	连接 0.9% 氯化钠注射液注射器，双腔同时脉冲式冲管；夹闭拇指夹，断开注射器
13	封管	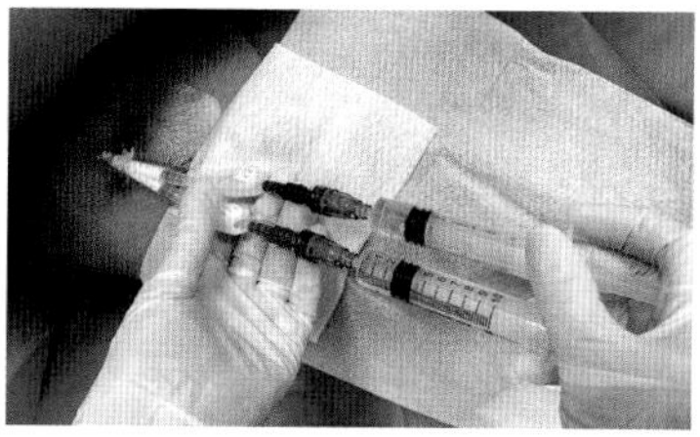	连接肝素钠封管注射液注射器，双腔同时正压封管，断开注射器，夹闭拇指夹

步骤	流程	图示	操作要点
14	撕除敷料	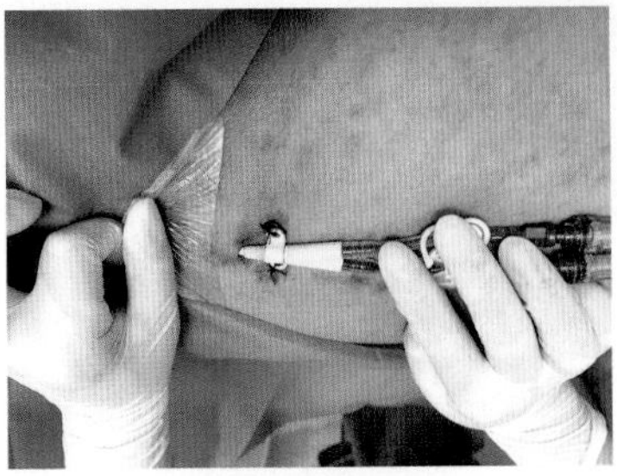	0°角松脱透明敷料，再从下往上移除敷料，注意动作轻柔
15	更换手套	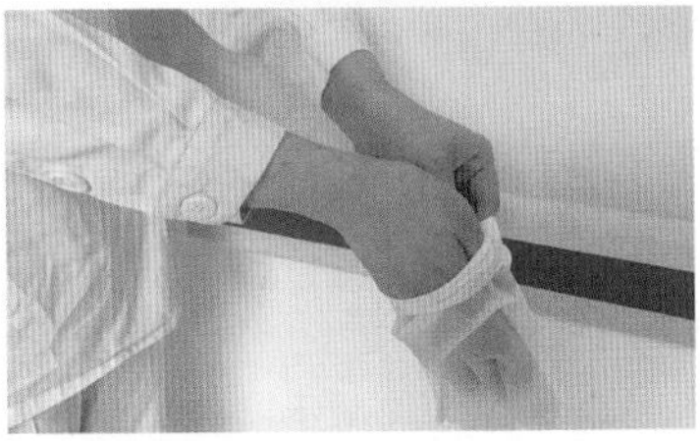	脱手套、洗手，更换无菌手套
16	酒精消毒	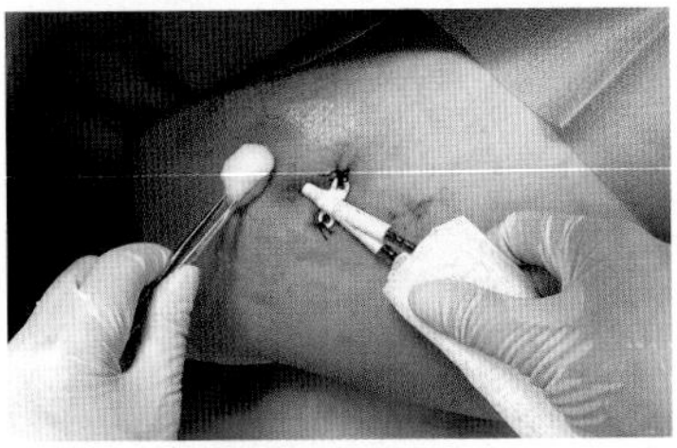	左手用无菌纱布包裹导管外露接头部分，右手持75%酒精棉球离穿刺点0.5cm处擦拭消毒皮肤3遍，皮肤消毒面积应大于敷料面积，外缘至大腿外侧正中线，内缘至大腿内侧中线，包括腹股沟
17	络合碘消毒	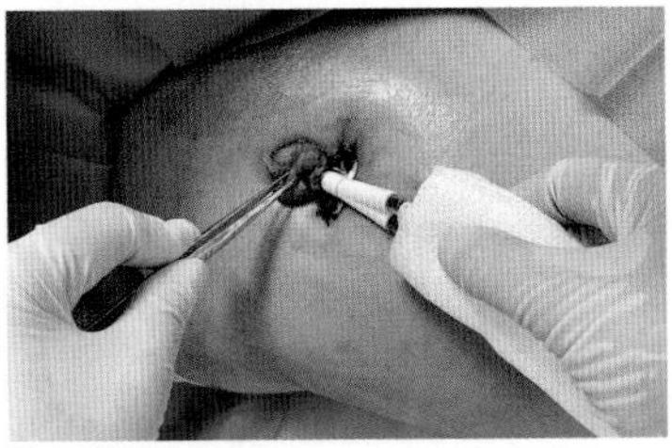	络合碘棉球按压穿刺点10s，同法再擦拭消毒皮肤及导管3遍，注意消毒导管的正反面及外延管、拇指夹
18	导管固定	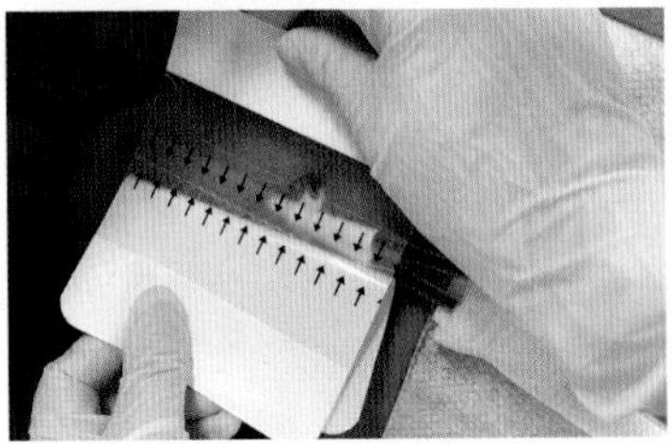	待消毒液干燥后，以导管出口部位为中心，无张力粘贴透明敷料，并进行导管塑形，注意由内向外抚平敷料，排尽敷料下空气；无菌纱布包裹导管外延部分，纱布覆盖导管，胶布妥善固定于皮肤

步骤	流程	图示	操作要点
19	外贴标识		外贴导管标识，标注导管名称、维护日期及维护者
20	健康教育		告知患者人工肝股静脉导管置管期间日常护理注意事项
21	记录		整理用物，垃圾分类处理，填写护理维护记录

五、注意事项

（1）观察穿刺部位情况　观察穿刺部位有无红肿、渗血、渗液，缝线固定是否牢固等。

（2）观察导管外露长度　导管留置时间较长时，缝线易断裂导致导管脱出，有大出血和感染的风险，注意观察导管外露长度有无变化，导管脱出后禁止再次插入体内。

（3）观察双侧腿围变化　每日测量并观察双侧腿围变化，若出现腿围增粗、下肢肿胀疼痛时，应及时行 B 超检查排查下肢深静脉血栓。

（4）防止导管感染　避免对导管的再利用，如输液、采血等；尽量减少对输液接头的开启次数；当无须使用导管时，应尽早拔管。

（5）防止导管脱出　股静脉置管者宜卧床休息，尽量床上大小便，有效固定导管。插管侧下肢适当制动，尽量减少弯曲等动作，避免增加腹内压诱因，如剧烈咳嗽、便秘等，以防管道脱出或出血。对于肝昏迷患者，留置置管处加强包扎，以免患者烦躁时拔出导管。

（6）动静脉瘘的形成　观察置管周围有无皮肤血肿。

（7）置管内栓塞的形成　治疗间歇期需定期维护，不使用导管进行药物输注，观察导管是否通畅，防止发生血栓或药物原因导致导管内栓塞。

六、健康教育

（1）活动　置管术后4～6h制动，使用坐便器大小便，避免腹股沟弯曲超过90°，睡眠时避免压迫置管侧下肢。

（2）洗浴　避免淋浴、盆浴、泡浴等，建议床上擦浴，以免引起血管导管相关性感染等。

（3）风险防范及处理　若发现导管意外脱落出血，立即制动，握拳按压出血点，家属立即告知医师予以止血换药处理。

第十一节　化疗泵的使用与维护

一、定义

化疗泵是一种便携式用于持续药物输注治疗的一次性弹性输液泵。利用输注装置内储药囊的弹性收缩作用控制药物的输出速度，以持续弹性压力推动液体输入，使高浓度的药物在患者体内保持恒定的血药浓度，使药物在体内停留长达48h，甚至120h，满足持续静脉给药方式的最佳手段。

二、目的

准确控制输液速度，使药物输入速度均匀、用量准确地进入患者体内发生作用。

三、适应证

（1）需要低流量、持续经静脉给药。如化疗药氟尿嘧啶、靶向药血管内皮生长因子抑制剂、生长抑素、镇痛药使用等患者。

（2）需持续经静脉给药而不影响患者活动。

四、禁忌证

（1）需要快速输液的患者。

（2）需要根据病情调整输液速度的患者。

五、化疗泵的使用与维护标准操作规范（表 19-11-1）

表 19-11-1　化疗泵的使用与维护标准操作规范

步骤	流程	图示	操作要点
(一) 评估			
1	知情同意		PDA 扫码，核对患者信息、医嘱，告知患者化疗泵使用目的、注意事项等
2	环境评估		病房环境清洁安全、光线充足
3	患者评估		① 全身评估：评估患者病情、意识状态、合作程度、生命体征、检验指标等 ② 局部评估：评估患者是否已建立中心静脉血管通道，置管侧肢体有无红、肿、热、痛等不适
4	自身评估		操作者洗手、着工作服，无长指甲；戴口罩、手术帽
5	用物评估		① 化疗泵 1 个、根据医嘱备化疗药及溶剂、一次性吸附垫 1 张、纱布 1 包、乳胶手套 2 副、络合碘 1 瓶、无菌巾 3 块 ② 用物齐全、质量合格、符合操作要求

步骤	流程	图示	操作要点
（二）配药			
6	再次核对医嘱		双人核对医嘱、输液卡和瓶签，包括患者床号、姓名、ID号，药物名称、浓度、剂量、用法、泵入时间等
7	做好职业防护		① 操作者洗手、穿一次性防护服，戴护目镜、乳胶手套加聚氯乙烯双层手套 ② 配药室环境清洁安全、光线充足；化疗药物与非化疗药物分区放置，有条件者使用生物安全柜
8	铺巾		铺无菌盘，标注铺盘时间，操作台覆盖一次性防水防护垫
9	贴瓶签		再次核对输液卡和瓶签，检查液体和药物质量，取出化疗泵，贴瓶签，取下加药口保护帽备用
10	配溶剂		用注射器正确抽取溶剂，排气；取下针头，将注射器套进加药口，顺时针旋转锁紧
			将注射器倒置于工作台平面，一手固定化疗泵，另一只手在注射器外套卷边上稳定地施加压力，匀速推进注射器活塞；灌注输注泵至所需的容量，逆时针轻轻取下注射器

步骤	流程	图示	操作要点
11	化疗泵排气		拧去延长管末端的翼状保护帽备用，等待两滴以上药液自然流出并排尽系统内的空气，连接保护帽备用
12	抽取化疗药物		抽取化疗药物，抽取药液以不超过注射器容量3/4为宜
			取无菌纱布排气，配制完拧紧加药口保护帽，双人再次核对无误后，放入无菌盘
13	用物处置		① 配药完毕，化疗相关医疗垃圾放专用垃圾桶 ② 清水冲洗或擦拭操作台和台面 ③ 脱手套、防护用品，洗手

（三）持续泵注

步骤	流程	图示	操作要点
14	再次核对患者信息		携用物至患者床旁，再次核对患者信息，告知配合注意事项

步骤	流程	图示	操作要点
15	评估输液通路		操作者戴手套，抽回血，确认导管在血管内，0.9% 氯化钠注射液脉冲冲管，并正压封管
16	连接化疗泵并固定		酒精棉片消毒输液接头横截面及外围 15s；核对瓶签无误后连接化疗泵延长管，让流量限速器紧贴患者皮肤，妥善固定
17	标识		在化疗泵上贴标识，标注开始输注时间并再次核对；化疗泵放入避光袋中，储药囊置于限速器同一高度
18	健康教育		告知患者化疗泵输注期间的注意事项及配合要求
19	记录		及时在护理病历上记录化疗泵输注信息

六、注意事项

（1）化疗泵是一种轻便的便携式输注装置，采用弹性药囊，以持续弹性压力推动液体输入，不受电源、电线限制，患者化疗期间日常生活可自理，并可携带化疗泵到户外自由活动，可做适当体育锻炼。

（2）建议使用经外周中心静脉导管输注，避免化疗药物外渗。班班交接，定时查看输液管路通畅性及化疗泵的工作状态，保证液体输入速度的准确。

（3）注意观察输液侧肢体皮肤情况及管路连接是否紧密，防止液体渗漏。

（4）化疗相关医疗垃圾放于专用袋内集中封闭，统一保管和处理。

（5）配制化疗药物过程中，如出现药物溅出或其他职业暴露事件，立即启动职业暴露应急预案。

（6）密切观察病情变化及不良反应，发现异常及时报告医师处理。

七、健康教育

（1）输液侧肢体勿进行剧烈活动、减少下垂。为减小误差，流量限速器应始终保持紧贴皮肤，并与储药囊同一高度放置，卧位时将化疗泵置于床旁，立位时应佩戴于颈部，同时避免管道扭曲与脱出。

（2）与患者共同观察储药囊的变化情况，告知影响流速的因素如温度、化疗泵高度、通畅度。化疗泵的流速精度是在标准条件下测得的，所谓标准条件即：标准浓度、标准温度、标准灌注容量和标准操作，其中任何一项出现偏差都会影响流速，时间误差 ±10% 是在允许范围内的。

（3）告知输入药物常见的不良反应、化学性静脉炎的防治方法等。

（4）输液侧手臂如有红、肿、热、痛等异常情况，及时告知医护人员处理。

第十二节　体外膜氧合导管维护

一、定义

体外膜氧合（extracorporeal membrane oxygenation，ECMO），又称体外生命支持技术，是一种可经皮置入的机械循环辅助技术，它通过循环血流泵与体外氧合器为核心组成的人工体外循环装置，进行替代性气体交换支持和循环支持。

二、适应证

（1）治疗期 ECMO 置管患者，纱布敷料至少每 2 天维护 1 次，透明敷料至少每 5～7 天更换 1 次。

（2）穿刺部位发生渗液、渗血，敷料出现卷边、松动、潮湿、污染以及完整性受损，应及时维护。

三、体外膜氧合导管维护标准操作规范（表 19-12-1）

表 19-12-1　体外膜氧合导管维护标准操作规范

步骤	流程	图示	操作要点
（一）维护前评估			
1	知情同意		PDA 扫码，核对患者信息、医嘱，告知患者 ECMO 导管维护目的、注意事项等
2	自身评估		无长指甲，洗手；戴口罩、手术帽
3	环境评估		环境清洁、减少人员走动，光线充足，隔帘遮挡
4	患者评估		① 全身评估：评估患者病情、意识（镇静深度）、合作程度、检查及检验结果、治疗方案等 ② 局部评估：检查穿刺点有无渗液、渗血，敷料有无卷边，导管有无脱出，置管侧肢体有无肿胀及末梢血运如足部动脉搏动、皮温、颜色等；强光源下检查插管内有无凝血块

步骤	流程	图示	操作要点
5	用物评估		① 一次性无菌换药包1个、一次性中单1张、无菌巾1块、透明敷料1张、无菌手套1副、无菌棉垫1块、络合碘和75%酒精各1瓶、无菌胶带1卷，弹性绵柔宽胶带1卷，笔1支。应急工具床旁备用（阻断钳、手摇泵） ② 用物齐全、质量合格、符合操作要求

（二）导管维护

步骤	流程	图示	操作要点
6	体位摆放		协助患者取仰卧位，暴露穿刺部位，一次性中单垫于置管侧下方
7	撕除敷料		洗手、戴手套，一手绷紧皮肤、固定穿刺点处的导管，另一手0°角松动敷料，最后自下而上撕除敷料
8	投递维护用物于无菌盘		脱手套、洗手，铺无菌治疗盘，依次投递维护用物，松开酒精瓶盖备用
9	倒酒精		① 非主力手戴手套，主力手持75%酒精冲洗瓶口，向无菌弯盘内干棉球倒入适量酒精 ② 主力手戴手套，撕开络合碘棉球外包装，置入无菌弯盘另一侧

步骤	流程	图示	操作要点
10	无菌用物摆放有序	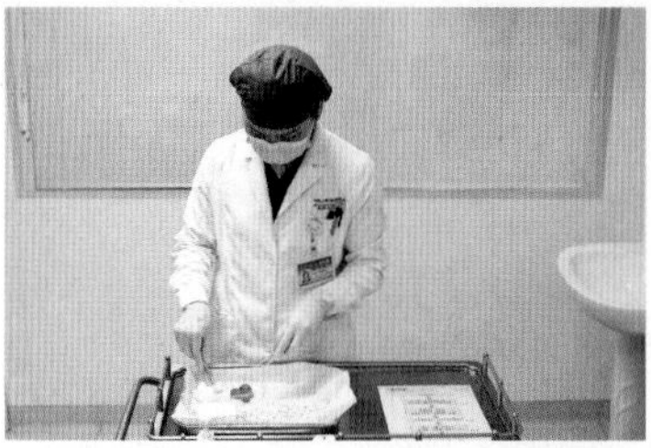	操作者将无菌用物摆放有序
11	酒精消毒	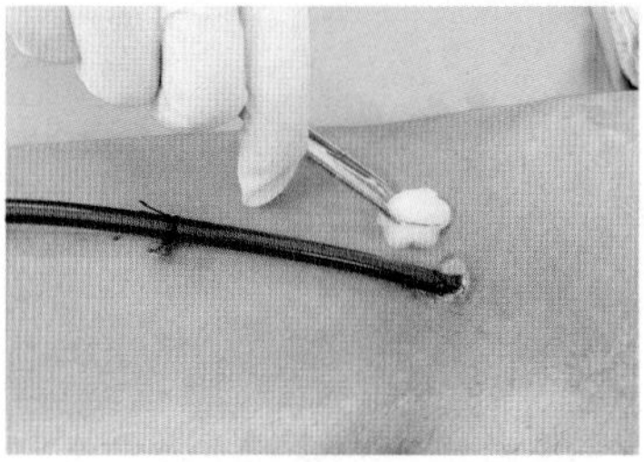	75% 酒精棉球离穿刺点 0.5cm 处由内向外擦拭消毒皮肤 3 遍，皮肤消毒面积应大于敷料面积
12	络合碘消毒	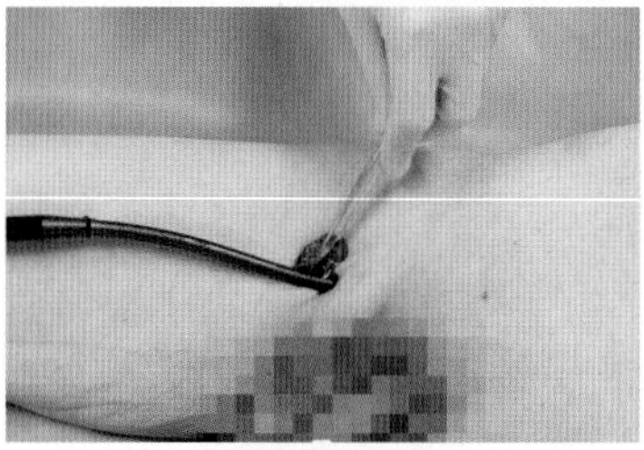	络合碘棉球先按压穿刺点 10s，同法擦拭消毒皮肤和导管 3 遍，注意消毒导管两面，皮肤消毒面积应大于敷料面积，待干燥
13	导管固定	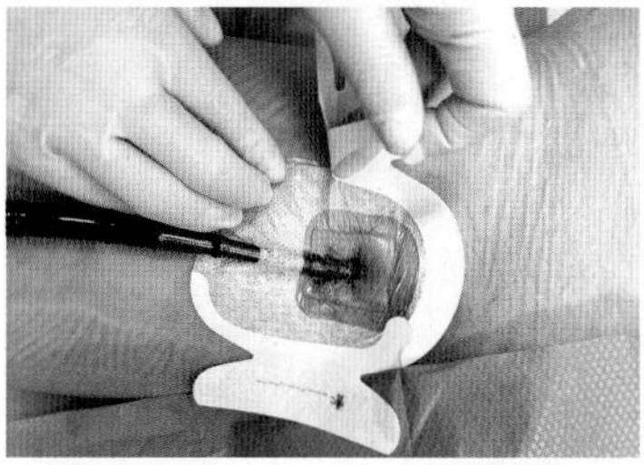	无张力粘贴透明敷料，导管塑形，抚平敷料，注意排尽敷料下的空气
14	外贴导管标识	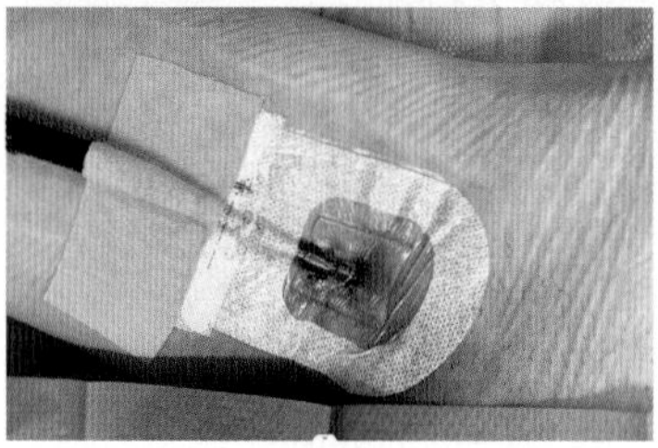	外贴导管标识，标注导管名称、体内体外长度、导管维护日期、操作者姓名

步骤	流程	图示	操作要点
15	外贴导管标识		弹性绵柔宽胶带高举平台法固定导管末端
16	健康教育		告知患者置管期间注意事项，防止导管脱出等
17	维护记录		整理用物，垃圾分类处理，书写导管维护记录

四、注意事项

（一）管路固定

（1）管路固定前，应确认导管的尖端位置合适。

（2）宜保持导管与血管走向平行，宜对导管进行外科缝线固定，股动静脉插管患者除了外科缝线，宜沿着管路至少固定两个位置。

（3）宜采取高举平台法、绳系法或其他固定装置固定，固定位置避开关节活动处。

（4）宜在床沿和 ECMO 仪器支架上分别固定一个点。

（5）管路固定在床边时，应保持一定的活动空间，防止过度牵拉。

（6）应在电子病历中记录置管日期、部位、方式、置入长度（外露长度）和导管型号。

（二）患者活动

（1）宜适当限制穿刺侧肢体活动，必要时对其进行保护性约束。

（2）应根据患者病情及配合程度，遵医嘱落实镇痛镇静个体化方案。

（3）多人协作翻身时，宜专人固定管路。

（4）ECMO套包管路手动连接处宜用扎带固定。

（5）穿刺端肢体带管期间，肢体应处于功能位，防止关节强直。

（三）病情观察

（1）密切监测并记录患者意识、瞳孔、心率、平均动脉压、体温、血氧饱和度、中心静脉压和尿量等。

（2）加强管路的检查，动态监测并记录ECMO的治疗参数。

（3）动态监测出凝血指标及抗凝药物用量，根据监测结果结合患者临床症状动态调整ECMO抗凝方案。

（4）常规观察氧合器前后导管内血液色差，管路是否有抖动及转速、流量的变化。

（5）股动脉置管患者，应常规监测、对比和记录双侧下肢动脉（如足背动脉、胫后动脉）搏动，肢端皮肤颜色、温度，双下肢腿围和肌力，便于及早发现缺血迹象。

（四）常见并发症预防

（1）导管相关感染的预防　宜建立ECMO管路维护的专业团队，操作人员应经过管路维护和导管相关血流感染防控的专业培训且考核合格。消毒液推荐使用2%的葡萄糖酸氯己定。

（2）导管脱出的应急处理　立即夹闭脱出的管路以及另一端管路，同时呼叫医师和其他护士协助；立即下调ECMO驱动泵转速至0，压迫穿刺点止血；根据需要，重新预充和循环管路，重建ECMO之前，协助医师给予患者必要的呼吸或循环支持。

附录　缩略语

英文缩写	英文全称	中文全称
AC	arterial catheters	动脉导管
ADC	antibodydrug conjugate	抗体偶联药物
ALK	anaplastic lymphoma kinase	间变性淋巴瘤激酶
AVF	autogenous arteriovenous fistula	自体动静脉内瘘
AVG	arteriovenous graft	移植物动静脉内瘘
BC	blood circulation	人体血液循环
CAJ	junction of superior vena cava and right atrium	上腔静脉与右心房交界处
CD	cytotoxic drugs	细胞毒性药物
CVADs	central vascular access devices	中心静脉通路装置
CVC	Central venous catheters	中心静脉导管
HIAC	hepatic arterial infusion chemotherapy	肝动脉灌注化疗
HVADs	hemodialysis vascular access devices	血液透析导管
IC-ECG	intracardiac electrocardiogram	心腔内心电图
IOI	intraosseous infusion	骨髓内输液
LPIVC	long peripheral inserted catheters	长外周静脉导管
MC	middle cathethers	中线导管
MIP	maximal intensity projection	最大密度投影
MRI	magnetic resonance imaging	磁共振成像
MRCP	magnetic resonance cholangiopancreatography	高分辨磁共振胰胆管造影
NCC	non-cuffed catheters	非隧道和涤纶套的透析导管
PICC	peripherally inserted central catheter	经外周穿刺的中心静脉导管
PORT	implantable infusion port	植入式输液港（简称输液港）
PVC	polyvinyl chloride	聚氯乙烯
SPIVC	short peripheral inserted catheters	短外周静脉导管
TCC	tunnel-cuffed catheter	带隧道和涤纶套的透析导管
TE	time of echo	回波时间
TPE	Thermoplastic Elastomer	聚烯烃热塑弹性体
T2WI	T2 weighted imaging	高分辨 T2 加权成像
UC	Umbilical Catheters	脐血管导管

参考文献

[1] 朱建英，钱火红 . 静脉输液技术与临床实践 [M]. 北京：人民军医出版社，2015.

[2] 张志伟 . 举世瞩目的医学成就 [M]. 太原：山西经济出版社，2017.

[3] 杨巧芳，刘延锦 . 静脉输液治疗护理技术指导手册 [M]. 郑州：河南科学技术出版社，2017.

[4] 李国锋，杨凌，李沙 . 6759 对药物配伍速查与释疑手册 [M]. 北京：化学工业出版社，2015.

[5] 贺连香，张京慧，高红梅 . 静脉治疗护理操作技术与管理 [M]. 长沙：中南大学出版社，2014.

[6] 国家药典委员会 . 中华人民共和国药典 . 2015 年版 [M]. 北京：中国医药科技出版社，2015.

[7] 姜玉新，张运 . 国家卫生和计划生育委员会住院医师规范化培训规划教材超声医学 [M]. 北京：人民卫生出版社，2016.

[8] 约翰 • 佩勒里托 . 血管超声经典教程 [M]. 温朝阳，童一砂，主译 . 北京：科学出版社，2017.

[9] Galanaud J P, Sevestre M A, Pernod G, et al. Long-term risk of venous thromboembolism recurrence after isolated superficial vein thrombosis[J]. J Thromb Haemost, 2017, 15(6): 1123-1131.

[10] 包凌云，贾凌云，李朝军，等 . 腹部及外周静脉血管超声若干临床常见问题专家共识 [J]. 中国超声医学杂志，2020, 36(11): 961-968.

[11] 中华人民共和国国家卫生健康委员会 . 静脉治疗护理技术操作标准：WS/T 433—2023[S]. 北京：中国环境出版社，2013.

[12] Kostogloudis N, Demiri E, Tsimponis A, et al. Severe Extravasation Injuries in Neonates: A Report of 34 Cases[J]. Pediatr Dermatol, 2015, 32(6): 830-835.

[13] Dykes T M, Bhargavan-Chatfield M, Dyer R B. Intravenous contrast extravasation during CT: a national data registry and practice quality improvement initiative[J]. J Am Coll Radiol, 2015, 12(2): 183-191.

[14] Kim S M, Cook K H, Lee I J, et al. Computed tomography contrast media extravasation: treatment algorithm and immediate treatment by squeezing with multiple slit incisions[J]. Int Wound J, 2017, 14(2): 430-434.

[15] 王建新，苏金娜，李云涛，等 . 静脉输液港输液外渗的原因分析及对策 [J]. 护理学杂志，2017, 32(03): 46-48.

[16] 成芳，傅麒宁，何佩仪，等 . 输液导管相关静脉血栓形成防治中国专家共识 (2020 版)[J]. 中国实用外科杂志，2020, 40(04): 377-383.

[17] 傅麒宁，吴洲鹏，孙文彦，等 .《输液导管相关静脉血栓形成中国专家共识》临床实践推荐 [J]. 中国普外基础与临床杂志，2020, 27(04): 412-418.

[18] Fallouh N, McGuirk H M, Flanders S A, et al. Peripherally Inserted Central Catheter-associated Deep Vein Thrombosis: A Narrative Review[J]. Am J Med, 2015, 128(7): 722-738.

[19] 李晓强，张福先，王深明 . 深静脉血栓形成的诊断和治疗指南（第三版）[J]. 中国血管外科杂志（电子版），2017, 9(04): 250-257.

[20] Barbara Nickel, Lisa Gorski, Tricia Kleidon, et al. Infusion Therapy Standards of Practice, 9th Edition[J]. JInfus Nurs, 2024, 47(1S Suppl 1): S1-S274.

[21] Payne V, Hall M, Prieto J, et al. Care bundles to reduce central line-associated bloodstream infections in the neonatal unit: a systematic review and meta-analysis[J]. Arch Dis Child Fetal Neonatal Ed, 2018, 103(5): F422-F429.

[22] 李旭英，孙红，魏涛，等 . 外周静脉留置针不同拔管时机的随机对照研究 [J]. 中华护理杂志，2020, 55(02): 272-277.

[23] 万润，赵思华，李玉民，等 . 肿瘤患者中心静脉导管相关性感染危险因素的 Meta 分析 [J]. 中国护理管理，2020, 20(05): 735-740.

[24] 李思宇，唐志红，李娜 . 无菌治疗巾包裹导管接头对中心静脉导管相关血流感染发病率的影响 [J]. 中国感染控制杂志，2020, 19(04): 365-369.

[25] 谢琼，卢咏梅，方少梅，等 . 植入式静脉输液港相关性感染预防及管理的最佳证据总结 [J]. 护理学杂志，2020, 35(12): 49-53.

[26] 刘云访，喻姣花，黄海燕，等 . ICU 中心静脉导管相关性血流感染预防的证据总结 [J]. 护士进修杂志，2020, 35(04): 319-325, 333.

[27] 孙众，王霞，郝丽，等 . 国内三甲医院 ICU 导管相关性血流感染护理防控实践现状的多中心调查 [J]. 中华现代护理杂志，2020, 26(13): 1688-1693.

[28] 翁亦齐，喻文立 .《英国成人外科患者静脉输液治疗指南》解读 [J]. 实用器官移植电子杂志，2019, 7(06): 417-422.

[29] 南锐伶，裴菊红，韩春彦，等 . 我国静脉治疗专科护士培养的研究进展 [J]. 中国医药导报，2020, 17(06): 44-47.

[30] 浦亚楼，孟爱凤，刘春丽，等 . PICC 血凝性堵管风险预警评估及相关预防措施的研究进展 [J]. 护士进修杂志，2019, 34(20): 1857-1860.

[31] 袁丽，罗艳，许蓉芳，等 . 不同浓度尿激酶及停留时间对 PICC 堵管再通效果的体外模拟研究 [J]. 护士进修杂志，2018, 33(11): 973-977.

[32] 范桂娣，胡雪萍 . 集束干预策略对高压氧治疗患者 PICC 堵管的影响 [J]. 护士进修杂志，2017, 32(23): 2147-2149.

[33] 范本芳，翁卫群，王煦，等 . 运用医疗失效模式与效应分析降低 PICC 堵管发生率 [J]. 护理学杂志，2017, 32(18): 68-70.

[34] 曹莉萍，闫伟娜 . PICC 导管纤维蛋白鞘形成机制和堵管再通方法的研究进展 [J]. 护理研究，2017, 31(31): 3912-3914.

[35] 石芸，郑亚萍，郦艳，等 . 单手双腔同时封管在预防 PICC 堵管中的应用 [J]. 中华护理杂志，2017, 52(05): 621-623.

[36] Kleidon T, Ullman A J, Zhang L, et al. How Does Your PICCOMPARE? A Pilot Randomized Controlled Trial Comparing Various PICC Materials in Pediatrics[J]. J Hosp Med, 2018, 13(8): 517-525.

[37] Borretta L, MacDonald T, Digout C, et al. Peripherally Inserted Central Catheters in Pediatric Oncology Patients: A 15-Year Population-based Review From Maritimes, Canada[J]. J Pediatr Hematol Oncol, 2018, 40(1): e55-e60.

[38] 李春燕 . 美国 INS 2016 版《输液治疗实践标准》要点解读 [J]. 中国护理管理，2017, 17(02): 150-153.

[39] 庄志云，张宝羡，蔡淑云 . 降低胃癌患者 PICC 脱管发生率的集束化护理 [J]. 中国卫生标准管理，2017, 8(24): 182-184.

[40] 张纯，王成林 . 耐高压 PICC 导管脱出原因分析及护理对策 [J]. 中国实用护理杂志，2016, 32(26): 2053-2055.

[41] 张玉芳，蒋开明，欧尽南 . 一例游戏障碍相关性 PICC 断裂的原因分析及护理 [J]. 中国实用护理杂志，2020, 36(7): 553-556.

[42] 徐寅，吴玲，夏冬云 . 留置中心静脉导管罕见并发症的原因分析及护理对策 [J]. 护理学杂志，2018, 33(16): 49-51.

[43] 国家卫生计委医院管理研究所护理中心，护理质量指标研发小组编写．护理敏感质量指标实用手册 2016 版 [M]．北京：人民卫生出版社，2016.

[44] 卞文霞，陶彤．某省级医院各科室静脉输液规范化操作现状及其对策 [J]．医学临床研究，2020, 37(2): 273-275.

[45] 中华人民共和国国家卫生健康委员会．重症监护病房医院感染预防与控制规范：WS/T 509-2016[S/OL]. [2017-06-01]. http://www.nhc.gov.cn/ewebeditor/uploadfile/2017/01/20170119150236548.pdf.

[46] 中华护理学会静脉输液治疗专业委员会．临床静脉导管维护操作专家共识 [J]．中华护理杂志，2019, 54(9): 1334-1342.

[47] 蔡虻，高凤莉．导管相关感染防控最佳护理实践专家共识 [M]．北京：人民卫生出版社，2018.

[48] 中华人民共和国国家卫生健康委员会．国家卫生健康委办公厅关于印发血管导管相关感染预防与控制 指南（2021 年版）的通知 [EB/OL]. [2021-03-30]. http://www.nhc.gov.cn/yzygj/s7659/202103/dad04cf799 2e472d9de1fe6847797e49.shtml.

[49] Institute for Safe Medication Practice(ISMP). Safe practice guidelines for adult IV push medications[EB/OL]. (2015-07-23) [2022-07-03]. https://www.ismp.org/guidelines/iv-push.

[50] Keogh S, Flynn J, Marsh N, et al. Varied flushing frequency and volume to prevent peripheral intravenous catheter failure: a pilot, factorial randomised controlled trial in adult medical-surgical hospital patients[J]. Trials, 2016, 17(1): 348.

[51] Schreiber S, Zanchi C, Ronfani L, et al. Normal saline flushes performed once daily maintain peripheral intravenous catheter patency: a randomised controlled trial[J]. Arch Dis Child, 2015, 100(7): 700-703.

[52] Rickard C M, Marsh N, Webster J, et al. Dressings and securements for the prevention of peripheral intravenous catheter failure in adults (SAVE): a pragmatic, randomised controlled, superiority trial[J]. Lancet, 2018, 392(10145): 419-430.

[53] 范燕华，王春燕，刘重斌．正压接头在浅静脉留置针输液中应用的 Meta 分析 [J]．护理研究，2017, 31(18): 2225-2229.

[54] Jacob J T, Chernetsky Tejedor S, Dent Reyes M, et al. Comparison of a silver-coated needleless connector and a standard needleless connector for the prevention of central line-associated bloodstream infections[J]. Infect Control Hosp Epidemiol, 2015, 36(3): 294-301.

[55] Lehn R A, Gross J B, McIsaac J H, et al. Needleless connectors substantially reduce flow of crystalloid and red blood cells during rapid infusion[J]. Anesth Analg, 2015, 120(4): 801-804.

[56] Cole D C, Baslanti T O, Gravenstein N L, et al. Leaving more than your fingerprint on the intravenous line: a prospective study on propofol anesthesia and implications of stopcock contamination[J]. Anesth Analg, 2015, 120(4): 861-867.

[57] Martino A, Thompson L, Mitchell C, et al. Efforts of a Unit Practice Council to implement practice change utilizing alcohol impregnated port protectors in a burn ICU[J]. Burns, 2017, 43(5): 956-964.

[58] Morrison K, Holt K E. The Effectiveness of Clinically Indicated Replacement of Peripheral Intravenous Catheters: An Evidence Review With Implications for Clinical Practice[J]. Worldviews Evid Based Nurs, 2015, 12(4): 187-198.

[59] 王静，魏力．健康教育应用在 PICC 置管患者中的 Meta 分析 [J]．中华现代护理杂志，2015(16): 1901-1904, 1905.

[60] 王松峰，英静静，刘志明，等．基于微信的延续性护理在患者 PICC 院外自我维护中的应用 [J]．护理

管理杂志，2015, 15(03): 215-216.

[61] 伍晓莹，林志玉，潘烨，等. 基于微信公众平台的延续护理在 PICC 带管患者中的应用效果研究 [J]. 中国护理管理，2016, 16(06): 819-823.

[62] 国家卫生健康委员会. 医院感染预防与控制评价规范：WS/T 592-2018[S/OL].[2018-11-01].http://www.nhc.gov.cn/ewebeditor/uploadfile/2018/07/20180704110058122.pdf.

[63] 中华人民共和国国家卫生健康委员会. 医疗机构消毒技术规范：WS/T 367-2012[S/OL].[2012-08-01]. http://www.nhc.gov.cn/wjw/s9496/201204/54510/files/2c7560199b9d42d7b4fce28eed1b7be0.pdf.

[64] 王红，邓孝陵，李小杰，等. 肝素与抗菌药物封管预防中心静脉导管感染的临床对比研究 [J]. 中华医院感染学杂志，2015, 25(07): 1590-1592.

[65] 中华人民共和国国家卫生健康委员会. 病区医院感染管理规范：WS/T 510-2016[S/OL].[2017-06-01]. http://www.nhc.gov.cn/cms-search/wsbz/wsbSearchList.htm.

[66] 李元，朱曦，江智霞，等. 白血病患者 PICC 相关性血流感染目标性监测及危险因素分析 [J]. 中华医院感染学杂志，2017, 27(20): 4622-4625.

[67] Garcia R A, Spitzer E D, Beaudry J, et al. Multidisciplinary team review of best practices for collection and handling of blood cultures to determine effective interventions for increasing the yield of true-positive bacteremias, reducing contamination, and eliminating false-positive central line-associated bloodstream infections[J]. Am J Infect Control, 2015, 43(11): 1222-1237.

[68] 郑娜，蒋蓉，张文婷，等. 血培养和炎症指标对血液透析患者导管相关血流感染的诊断效果研究 [J]. 中华医院感染学杂志，2018, 28(22): 3381-3384.

[69] 刘聚源，武迎宏，蔡虻，等. 北京市重症医学科导管相关血流感染监测方法调查研究 [J]. 中华医院感染学杂志，2017, 27(08): 1739-1742.

[70] 赵林芳，胡红杰. 静脉输液港的植入与管理 [M]. 北京：人民卫生出版社，2019, 28-31.

[71] 韩玲，王蓓，王莉莉，等. 上臂不同穿刺部位留置 PICC 导管对置管相关并发症的影响 [J]. 护理研究，2017, 31(19): 2394-2396.

[72] 廖妍妍，王蓓，王莉莉，等. 屈肘试验在 PICC 日常维护中的应用效果研究 [J]. 护士进修杂志，2016, 31(06): 569-571.

[73] 张纯，王成林. PICC 置管后穿刺点渗液原因分析及护理对策 [J]. 护理学杂志，2015, 30(21): 47-48.

[74] 汪洋，宋慧，孙英杰，等. B 超引导下插管鞘内鞘扩皮预防 PICC 置管后穿刺点渗血的研究 [J]. 中国实用护理杂志，2016, 32(12): 934-936.

[75] 赵林芳，曾旭芬，王雅萍，等. 经大腿中段股静脉留置 PICC 在 78 例患者中的应用 [J]. 中华护理杂志，2018, 53(09): 1089-1092.

[76] 胡婷婷，谷小燕，杨金芳，等. 隧道式经股静脉留置 PICC 在上腔静脉综合征病人中的应用 [J]. 护理研究，2020, 34(17): 3148-3152.

[77] Moureau N, Chopra V. Indications for peripheral, midline and central catheters: summary of the MAGIC recommendations[J]. Br J Nurs, 2016, 25(8): S15-S24.

[78] 孙红，王蕾，聂圣肖. 中国静脉治疗的现状与发展 [J]. 中华现代护理杂志，2019, 25(29): 3710-3713.

[79] Arias-Fernández L, Suérez-Mier B, Martínez-Ortega M D, et al. Incidence and risk factors of phlebitis associated to peripheral intravenous catheters. Incidencia y factores de riesgo de flebitis asociadas a catéteres venosos periféricos[J]. Enferm Clin, 2017, 27(2): 79-86.

[80] Gorski L A, Hagle M E, Bierman S. Intermittently delivered IV medication and pH: reevaluating the evidence[J]. J Infus Nurs, 2015, 38(1): 27-46.

[81] Helm R E, Klausner J D, Klemperer J D, et al. Accepted but unacceptable: peripheral IV catheter failure[J]. J Infus Nurs, 2015, 38(3): 189-203.

[82] Dunda S E, Demir E, Mefful O J, et al. Management, clinical outcomes, and complications of acute cannula-related peripheral vein phlebitis of the upper extremity: A retrospective study[J]. Phlebology, 2015, 30(6):381-388.

[83] Ayat-Isfahani F, Pashang M, Davoudi B, et al. Effects of injection-site splinting on the incidence of phlebitis in patients taking peripherally infused amiodarone: A randomized clinical trial[J]. J Vasc Nurs, 2017, 35(1): 31-35.

[84] 靳英辉，赵晨，甘惠，等 . 化疗性静脉炎护理干预效果的网状 Meta 分析 [J]. 护理学杂志，2016, 31(04): 85-90.

[85] Boulanger J, Ducharme A, Dufour A, et al. Management of the extravasation of anti-neoplastic agents[J]. Support Care Cancer, 2015, 23(5): 1459-1471.

[86] Kimmel J, Fleming P, Cuellar S, et al. Pharmacological management of anticancer agent extravasation: A single institutional guideline[J]. J Oncol Pharm Pract, 2018, 24(2): 129-138.

[87] 傅荣，张子嫣，陈湘玉，等 . 静脉输液治疗专科护士培训效果评价 [J]. 中华护理教育，2019, 16(09): 678-682.

[88] 秦秀丽，曾铁英，徐晶，等 . 蒽环类化疗药物外渗处置的循证护理实践 [J]. 护理学杂志，2016, 31(13): 36-39.

[89] Harrold K, Gould D, Drey N. The management of cytotoxic chemotherapy extravasation: a systematic review of the literature to evaluate the evidence underpinning contemporary practice[J]. Eur J Cancer Care (Engl)，2015, 24(6): 771-800.

[90] Papadakis M, Rahmanian-Schwarz A, Bednarek M, et al. Negative-pressure wound therapy and early pedicle flap reconstruction of the chest wall after epirubicin extravasation[J]. J Vasc Access, 2017, 18(3): e27-e29.

[91] Hale O, Deutsch P G, Lahiri A. Epirubicin extravasation: consequences of delayed management[J]. BMJ Case Rep, 2017: bcr2016218012.

[92] van der Pol J, Vöö S, Bucerius J, et al. Consequences of radiopharmaceutical extravasation and therapeutic interventions: a systematic review[J]. Eur J Nucl Med Mol Imaging, 2017, 44(7): 1234-1243.

[93] 吴玉芬，杨巧芳 . 静脉输液治疗专科护士培训教材 [M]. 北京：人民卫生出版社，2018: 309-316.

[94] Goossens G A, De Waele Y, Jérôme M, et al. Diagnostic accuracy of the Catheter Injection and Aspiration (CINAS) classification for assessing the function of totally implantable venous access devices[J]. Support Care Cancer, 2016, 24(2): 755-761.

[95] 张爱华，李晓芳 . 不同类型中心静脉导管完全血凝性堵塞的处理对策与效果探讨 [J]. 护士进修杂志，2018, 33(17): 1595-1596.

[96] da Costa A C C, Ribeiro J M, Vasques C I, et al. Interventions to obstructive long-term central venous catheter in cancer patients: a meta-analysis[J]. Support Care Cancer, 2019, 27(2): 407-421.

[97] Pittiruti M, Bertoglio S, Scoppettuolo G, et al. Evidence-based criteria for the choice and the clinical use of the most appropriate lock solutions for central venous catheters (excluding dialysis catheters): a GAVeCeLT consensus[J]. J Vasc Access, 2016, 17(6): 453-464.

[98] 王玉，徐扬，王勇，等 . 肝素间断冲洗预防成年人中心静脉导管堵塞疗效的 Meta 分析 [J]. 中国实用护理杂志，2015, 31(20): 1536-1538.

[99] Streiff M B, Holmstrom B, Ashrani A, et al. Cancer-Associated Venous Thromboembolic Disease, Version 1. 2015[J]. J Natl Compr Canc Netw, 2015, 13(9): 1079-1095.

[100] Crawford J D, Liem T K, Moneta GL. Management of catheter-associated upper extremity deep venous thrombosis[J]. J Vasc Surg Venous Lymphat Disord, 2016, 4(3): 375-379.

[101] 魏琴，杨慧杰. 深静脉置管患者拔管前行彩超筛查血栓的应用探讨 [J]. 齐齐哈尔医学院学报，2018, 39(13): 1522-1524.

[102] 徐波，耿翠芝. 肿瘤治疗血管通道安全指南 [M]. 北京：中国协和医科大学出版社，2015.

[103] Bleker S M, van Es N, Kleinjan A, et al. Current management strategies and long-term clinical outcomes of upper extremity venous thrombosis[J]. J Thromb Haemost, 2016, 14(5): 973-981.

[104] Mismetti P, Laporte S, Pellerin O, et al. Effect of a retrievable inferior vena cava filter plus anticoagulation vs anticoagulation alone on risk of recurrent pulmonary embolism: a randomized clinical trial[J]. JAM A, 2015, 313(16): 1627-1635.

[105] 叶晓燕，金彩香，韩智云. 中心静脉导管相关性血流感染的危险因素与预防研究 [J]. 中华医院感染学杂志，2015, 25(9): 2157-2160.

[106] Farrington C A, Allon M. Complications of Hemodialysis Catheter Bloodstream Infections: Impact of Infecting Organism[J]. Am J Nephrol, 2019, 50(2): 126-132.

[107] Chaves F, Garnacho-Montero J, Del Pozo JL, et al. Executive summary: Diagnosis and Treatment of Catheter-Related Bloodstream Infection: Clinical Guidelines of the Spanish Society of Clinical Microbiology and Infectious Diseases (SEIMC) and the Spanish Society of Intensive Care Medicine and Coronary Units (SEMICYUC)[J]. Enferm Infecc Microbiol Clin (Engl Ed)，2018, 36(2): 112-119.

[108] 范润平，龚青霞，巩文花，等. ICU 患者中心静脉导管血流感染危险因素的 Meta 分析 [J]. 中国感染控制杂志，2018, 17(04): 335-340.

[109] Mermel L A. Short-term Peripheral Venous Catheter-Related Bloodstream Infections: A Systematic Review[J]. Clin Infect Dis, 2017, 65(10): 1757-1762.

[110] 蔡虻，王霞，孙超，等. 导管相关感染防控最佳护理实践：从常规到循证 [J]. 中华现代护理杂志，2020, 26(13): 1681-1687.

[111] Ling M L, Apisarnthanarak A, Jaggi N, et al. APSIC guide for prevention of Central Line Associated Bloodstream Infections (CLABSI)[J]. Antimicrob Resist Infect Control, 2016, 5: 16.

[112] Webster J, Osborne S, Rickard C M, et al. Clinically-indicated replacement versus routine replacement of peripheral venous catheters[J]. Cochrane Database Syst Rev, 2019, 1(1): CD007798.

[113] Dang F P, Li H J, Wang R J, et al. Comparative efficacy of various antimicrobial lock solutions for preventing catheter-related bloodstream infections: A network meta-analysis of 9099 patients from 52 randomized controlled trials[J]. Int J Infect Dis, 2019, 87: 154-165.

[114] 邵乐文，胡晓蓉，金爱云，等. 113 例肿瘤患者 PICC 置管过程中导管异位的识别与复位 [J]. 中华护理杂志，2018, 53(04): 454-456.

[115] 徐波，陆宇晗. 中华护理学会专科护士培训教材 肿瘤专科护理 [M]. 北京：人民卫生出版社，2018: 232-235.

[116] 陈利芬，徐朝艳. 静脉治疗专科护理手册（基础篇）[M]. 广州：中山大学出版社，2019:40.

[117] Rewari V, Ramachandran R, Pande A. Compression with the ultrasound probe to prevent malposition of central venous catheter in the ipsilateral internal jugular vein during axillary vein cannulation[J]. J Clin Ultrasound, 2019, 47(2): 95-96.

[118] Oleti T, Jeeva Sankar M, Thukral A, et al. Does ultrasound guidance for peripherally inserted central catheter (PICC) insertion reduce the incidence of tip malposition? - a randomized trial[J]. J Perinatol, 2019, 39(1): 95-101.

[119] Monard C, Lefèvre M, Subtil F, et al. Peripherally inserted central catheter with intracavitary electrocardiogram guidance: Malposition risk factors and indications for post-procedural control[J]. J Vasc Access, 2019, 20(2): 128-133.

[120] 王龙凤，郭素萍. 腔内心电图技术处理 PICC 导管尖端异位的效果评价 [J]. 护理研究，2017, 31(03): 376-379.

[121] 师正燕，李晓玲，唐孟言. 医用黏胶相关性皮肤损伤的研究进展 [J]. 中华现代护理杂志，2019, 25(32): 4255-4259.

[122] Farris M K, Petty M, Hamilton J, et al. Medical Adhesive-Related Skin Injury Prevalence Among Adult Acute Care Patients: A Single-Center Observational Study[J]. J Wound Ostomy Continence Nurs, 2015, 42(6): 589-598.

[123] Fumarola S, Allaway R, Callaghan R, et al. Overlooked and underestimated: medical adhesive-related skin injuries[J]. J Wound Care, 2020, 29(Sup3c): S1-S24.

[124] Zhao H, He Y, Wei Q, et al. Medical Adhesive-Related Skin Injury Prevalence at the Peripherally Inserted Central Catheter Insertion Site: A Cross-sectional, Multiple-Center Study[J]. J Wound Ostomy Continence Nurs, 2018, 45(1): 22-25.

[125] 陈琛，陆巍，吴玲，等. 医用粘胶剂相关性皮肤损伤文献的系统性回顾 [J]. 护理学杂志，2016, 31(20): 99-103.

[126] Zulkowski K. Understanding Moisture-Associated Skin Damage, Medical Adhesive-Related Skin Injuries, and Skin Tears[J]. Adv Skin Wound Care, 2017, 30(8): 372-381.

[127] Ter N, Yavuz M, Aydoğdu S, et al. The effect of 2 adhesive products on skin integrity used for fixation of hip and knee surgical dressings: a randomized controlled trial[J]. J Wound Ostomy Continence Nurs, 2015, 42(2): 145-150.

[128] Yates S, McNichol L, Heinecke S B, et al. Embracing the Concept, Defining the Practice, and Changing the Outcome: Setting the Standard for Medical Adhesive-Related Skin Injury Interventions in WOC Nursing Practice[J]. J Wound Ostomy Continence Nurs, 2017, 44(1): 13-17.

[129] 中心静脉通路上海协作组. 完全植入式输液港上海专家共识 [J]. 介入放射学杂志，2015, 24(12): 1029-1033.

[130] Sharp R, Cummings M, Fielder A, et al. The catheter to vein ratio and rates of symptomatic venous thromboembolism in patients with a peripherally inserted central catheter (PICC): a prospective cohort study[J]. Int J Nurs Stud, 2015, 52(3): 677-685.

[131] Saugel B, Scheeren T W L, Teboul J L. Ultrasound-guided central venous catheter placement: a structured review and recommendations for clinical practice[J]. Crit Care, 2017, 21(1): 225.

[132] Sousa B, Furlanetto J, Hutka M, et al. Central venous access in oncology: ESMO Clinical Practice Guidelines[J]. Ann Oncol, 2015, 26 Suppl 5: v152-v168.

[133] 简志祥. 外科感染防治部分指南解读 [J]. 中国实用外科杂志，2016, 36(02): 185-187.

[134] 陶一明，王志明.《外科手术部位感染的预防指南 (2017)》更新解读 [J]. 中国普通外科杂志，2017, 26(07): 821-824.

[135] Song Y G, Byun J H, Hwang S Y, et al. Use of vertebral body units to locate the cavoatrial junction for optimum central venous catheter tip positioning[J]. Br J Anaesth, 2015, 115(2): 252-257.

[136] Walker G, Chan R J, Alexandrou E, et al. Effectiveness of electrocardiographic guidance in CVAD tip placement[J]. Br J Nurs, 2015, 24(14): S4-S12.

[137] Infusion Nurses society. Infusion Therapy standards of 2016: policies and procedures for infusion therapy[S]. Norwood: Infusion Nurses society, 2016.

[138] Queensland GHD. Totally implantable central venous access ports guideline [EB/OL]. (2018-06-10) [2022-06-25]. https://www.health.qld.gov.au/data/assets/pdf file/0030/444486/icare-port-guideline.pdf.

[139] 陈海燕，钱培芬．静脉血管通路护理实践指南 [M]．上海：复旦大学出版社，2016.

[140] 胡明，褚珺，陈其民，等．婴幼儿超声辅助下颈内静脉穿刺植入完全植入式静脉输液港评价 [J]．介入放射学杂志，2017, 26(8): 684-687.

[141] Perin G, Scarpa M G. Defining central venous line position in children: tips for the tip[J]. J Vasc Access, 2015, 16(2): 77-86.

[142] Rajasekhar A, Streiff M B. How I treat central venous access device-related upper extremity deep vein thrombosis[J]. Blood, 2017, 129(20): 2727-2736.

[143] Khorana A A, Noble S, Lee A Y Y, et al. Role of direct oral anticoagulants in the treatment of cancer-associated venous thromboembolism: guidance from the SSC of the ISTH[J]. J Thromb Haemost, 2018, 16(9): 1891-1894.

[144] Massmann A, Jagoda P, Kranzhoefer N, et al. Local low-dose thrombolysis for safe and effective treatment of venous port-catheter thrombosis[J]. Ann Surg Oncol, 2015, 22(5): 1593-1597.

[145] Chang D H, Mammadov K, Hickethier T, et al. Fibrin sheaths in central venous port catheters: treatment with low-dose, single injection of urokinase on an outpatient basis[J]. Ther Clin Risk Manag, 2017, 13: 111-115.

[146] Sotiriadis C, Hajdu S D, Degrauwe S, et al. A Novel Technique Using a Protection Filter During Fibrin Sheath Removal for Implanted Venous Access Device Dysfunction[J]. Cardiovasc Intervent Radiol, 2016, 39(8): 1209-1212.

[147] Ko S Y, Park S C, Hwang J K, et al. Spontaneous fracture and migration of catheter of a totally implantable venous access port via internal jugular vein--a case report[J]. J Cardiothorac Surg, 2016, 11: 50.

[148] 许立超，李文涛，陆箴琦．全程管理是中心静脉通路安全保障 [J]．介入放射学杂志，2017, 26(08): 673-675.

[149] Kukita K, Ohira S, Amano I, et al. 2011 update Japanese Society for Dialysis Therapy Guidelines of Vascular Access Construction and Repair for Chronic Hemodialysis[J]. Ther Apher Dial, 2015, 19 Suppl 1: 1-39.

[150] Association UKR. Clinical Practice Guideline on vascular access for haemodialysis(6th Edition, Final Version)[EB/OL]. (2020-06-12) [2022-07-02]. https://ukkidney.org/sites/renal.org/files/vascular-access.pdf.

[151] 缪鹏，谭正力，田然，等．人工血管动静脉内瘘透析疗效及长期随访研究 [J]．中华医学杂志，2017, 97(6): 468-470.

[152] Pisoni R L, Zepel L, Port F K, et al. Trends in US Vascular Access Use, Patient Preferences, and Related Practices: An Update From the US DOPPS Practice Monitor With International Comparisons[J]. Am J Kidney Dis, 2015, 65(6): 905-915.

[153] 王梦迪，张凌，刘鹏，等．终末期肾脏病患者初次血液透析血管通路应用的多中心调查 [J]．中华肾脏病杂志，2016, 32(6): 418-424.

[154] 阿西夫，阿米尔.介入肾脏病学 [M]. 吴世新，译.北京：科学出版社，2016.

[155] Watanabe Y, Yamagata K, Nishi S, et al. Japanese society for dialysis therapy clinical guideline for "hemodialysis initiation for maintenance hemodialysis" [J]. Ther Apher Dial, 2015, 19 Suppl 1: 93-107.

[156] 施娅雪.如何提高自体动静脉瘘的成熟 [J]. 中国血管外科杂志（电子版），2016, 8(04): 252-255.

[157] 杨涛，刘音，任树风，等.减脂术促进自体动静脉内瘘成熟的观察 [J]. 中国血液净化，2015, 14(04): 253.

[158] Valliant A, McComb K. Vascular Access Monitoring and Surveillance: An Update[J]. Adv Chronic Kidney Dis, 2015, 22(6): 446-452.

[159] Guedes Marques M, Ibeas J, Botelho C, et al. Doppler ultrasound: a powerful tool for vascular access surveillance[J]. Semin Dial, 2015, 28(2): 206-210.

[160] 徐元恺，甄景琴，张文云，等.内瘘静脉最小内径可作为判断自体动静脉内瘘狭窄的指标 [J]. 中华肾脏病杂志，2017, 33(3): 187-190.

[161] 张丽红，王玉柱.超声引导 PTA 在动静脉内瘘狭窄中的应用 [J]. 中国血液净化，2016, 15(06): 321-323.

[162] 张树超，胡为民，冯剑，等.超声引导下腔内介入治疗内瘘血管狭窄 [J]. 中国血液净化，2016, 15(11): 631-634.

[163] Nikam M D, Ritchie J, Jayanti A, et al. Acute arteriovenous access failure: long-term outcomes of endovascular salvage and assessment of co-variates affecting patency[J]. Nephron, 2015, 129(4): 241-246.

[164] 张丽红，詹申，王玉柱.自体动静脉内瘘真性动脉瘤诊治体会 [J]. 中国血液净化，2015, 14(01): 37-40.

[165] Agarwal A K. Systemic Effects of Hemodialysis Access[J]. Adv Chronic Kidney Dis, 2015, 22(6): 459-465.

[166] Huber T S, Larive B, Imrey P B, et al. Access-related hand ischemia and the Hemodialysis Fistula Maturation Study[J]. J Vasc Surg, 2016, 64(4): 1050-1058.

[167] Misskey J, Yang C, MacDonald S, et al. A comparison of revision using distal inflow and distal revascularization-interval ligation for the management of severe access-related hand ischemia[J]. J Vasc Surg, 2016, 63(6): 1574-1581.

[168] 赖艳红，杨涛，王玉柱.血液透析通路引起的肢体远端缺血征的研究进展 [J]. 中国血液净化，2017, 16(01): 57-59.

[169] 郁正亚.重视人工血管血液透析通路感染 [J]. 中国血管外科杂志（电子版），2016, 8(04): 256-258, 266.

[170] 约翰·T·多格达斯.透析手册 [M]. 5 版.李寒，译.北京：人民卫生出版社，2017.

[171] Ye C, Mao Z, Zhang P, et al. A retrospective study of palindrome symmetrical-tip catheters for chronic hemodialysis access in China[J]. Ren Fail, 2015, 37(6): 941-946.

[172] Jr P R B. Update on Insertion and Complications of Central Venous Catheters for Hemodialysis[J]. Semin Intervent Radiol, 2016, 33(1): 31-38.

[173] 周芹，焦河，刘春乘，等.经皮无名静脉穿刺技术建立长期血液透析通路的临床研究 [J]. 中国血液净化，2017, 16(03): 204-207.

[174] Gominet M, Compain F, Beloin C, et al. Central venous catheters and biofilms: where do we stand in 2017?[J]. APMI S, 2017, 125(4): 365-375.

[175] Suzuki M, Satoh N, Nakamura M, et al, Moriya K. Bacteremia in hemodialysis patients[J]. World J Nephrol, 2016, 5(6): 489-496.

[176] Han X, Yang X, Huang B, et al. Low-dose versus high-dose heparin locks for hemodialysis catheters: a systematic review and meta-analysis[J]. Clin Nephrol, 2016, 86(7): 1-8.

[177] Al Shakarchi J, Houston G, Inston N. Early cannulation grafts for haemodialysis: a systematic review[J]. J Vasc Access, 2015, 16(6): 493-497.

[178] Jennings W C, Maliska C M, Blebea J, et al. Creating arteriovenous fistulas in patients with chronic central venous obstruction[J]. J Vasc Access, 2016, 17(3): 239-242.

[179] 刘斌, 施娅雪, 葛玮婧, 等. 中心静脉闭塞同侧建立自体动静脉瘘一例 [J]. 中华肾脏病杂志, 2017, 33(10): 794-796.

[180] Cui T, Zhao Q, Zhou L, et al. A Case Report of a Direct Catheterization of Tunneled Cuffed Catheter via Superior Vena Cava: A Choice after Vascular Access Exhaustion[J]. Blood Purif, 2015, 40(1): 79-83.

[181] McClave S A, Taylor B E, Martindale R G, et al. Guidelines for the Provision and Assessment of Nutrition Support Therapy in the Adult Critically Ⅲ Patient: Society of Critical Care Medicine (SCCM) and American Society for Parenteral and Enteral Nutrition (A.S.P.E.N.)[J]. JPEN J Parenter Enteral Nutr, 2016, 40(2): 159-211.

[182] Criteria for applying or using GRADE[EB/OL]. (2016-03-16) [2016-03-24]. https://www.gradeworkinggroup. org/docs/Criteria_for_using_GRADE_2016-04-05.pdf.

[183] Dawn C S, Lauri M. Access device standards of practice for oncology nursing[R]. Pittsburgh: The Oncology Nursing Society, 2017.

[184] 杜美翠, 张晓红. 开展 PICC、CVC 专科护士认证, 提高静脉置入导管的维护质量 [J]. 护理研究, 2016, 30(25): 3199-3200.

[185] 兰永怀, 程永涛, 郑冰, 等. 超声引导下深静脉置管在急诊中的应用效果 [J]. 临床医学研究与实践, 2018, 3(03): 48-49.

[186] 王圆媛. ZIM 对提高超声引导下 PICC 置管穿刺率和降低并发症的研究 [J]. 中国医疗器械信息, 2016, 22(12): 39-40.

[187] 史丽棠. ZIM 在超声引导下改良赛丁格技术 PICC 置管中的应用 [J]. 基层医学论坛, 2018, 22(15): 2132-2133.

[188] 李欣. 全国 147 家三级甲等医院 PICC 应用现状调查 [J]. 中国护理管理, 2016, 16(06): 729-732.

[189] 辛鑫, 牛芳芳. 超声引导下 PICC 置管与传统置管技术成本效果分析研究 [J]. 护理管理杂志, 2018, 18(07): 523-526.

[190] Johnson K N, Thomas T, Grove J, et al. Insertion of peripherally inserted central catheters in neonates less than 1. 5 kg using ultrasound guidance[J]. Pediatr Surg Int, 2016, 32(11): 1053-1057.

[191] 孙文彦, 张静彦, 刘兵, 等. 2580 例疑难重症患者 PICC 成功置入的实践 [J]. 中国护理管理, 2017, 17(02): 163-165.

[192] Baldinelli F, Capozzoli G, Pedrazzoli R, et al. Evaluation of the correct position of peripherally inserted central catheters: anatomical landmark vs. electrocardiographic technique[J]. J Vasc Access, 2015, 16(5): 394-398.

[193] Oliver G, Jones M. ECG-based PICC tip verification system: an evaluation 5 years on[J]. Br J Nurs, 2016, 25(19): S4-S10.

[194] 孙红, 王蕾, 聂圣肖. 心电图引导 PICC 尖端定位的多中心研究 [J]. 中华护理杂志, 2017, 52(08): 916-920.

[195] Bloemen A, Daniels A M, Samyn M G, et al. Electrocardiographic-guided tip positioning technique for peripherally inserted central catheters in a Dutch teaching hospital: Feasibility and cost-effectiveness analysis in a prospective cohort study[J]. J Vasc Access, 2018, 19(6): 578-584.

[196] Yamaguchi R S, Noritomi D T, Degaspare N V, et al. Peripherally inserted central catheters are associated with lower risk of bloodstream infection compared with central venous catheters in paediatric intensive care patients: a propensity-adjusted analysis[J]. Intensive Care Med, 2017, 43(8): 1097-1104.

[197] Parás-Bravo P, Paz-Zulueta M, Santibañez M, et al. Living with a peripherally inserted central catheter: the perspective of cancer outpatients-a qualitative study[J]. Support Care Cancer, 2018, 26(2): 441-449.

[198] Martella F, Salutari V, Marchetti C, et al. A retrospective analysis of trabectedin infusion by peripherally inserted central venous catheters: a multicentric Italian experience[J]. Anticancer Drugs, 2015, 26(9): 990-994.

[199] 李丽，朱亭立，张萍，等 . 带液体判断的输液港维护教学模型的设计与应用 [J]. 中华现代护理杂志，2017, 23(4): 548-549.

[200] Blanco-Guzman M O. Implanted vascular access device options: a focused review on safety and outcomes[J]. Transfusion, 2018, 58 Suppl 1: 558-568.

[201] Björkander M, Bentzer P, Schött U, et al. Mechanical complications of central venous catheter insertions: A retrospective multicenter study of incidence and risks[J]. Acta Anaesthesiol Scand, 2019, 63(1): 61-68.

[202] Smit J M, Raadsen R, Blans M J, et al. Bedside ultrasound to detect central venous catheter misplacement and associated iatrogenic complications: a systematic review and meta-analysis[J]. Crit Care, 2018, 22(1): 65.

[203] Ablordeppey E A, Drewry A M, Beyer A B, et al. Diagnostic Accuracy of Central Venous Catheter Confirmation by Bedside Ultrasound Versus Chest Radiography in Critically Ill Patients: A Systematic Review and Meta-Analysis[J]. Crit Care Med, 2017, 45(4): 715-724.

[204] Velasquez Reyes D C, Bloomer M, Morphet J. Prevention of central venous line associated bloodstream infections in adult intensive care units: A systematic review[J]. Intensive Crit Care Nurs, 2017, 43: 12-22.

[205] Krenik K M, Smith G E, Bernatchez S F. Catheter Securement Systems for Peripherally Inserted and Nontunneled Central Vascular Access Devices: Clinical Evaluation of a Novel Sutureless Device[J]. J Infus Nurs, 2016, 39(4): 210-217.

[206] Luo X, Guo Y, Yu H, et al. Effectiveness, safety and comfort of StatLock securement for peripherally-inserted central catheters: A systematic review and meta-analysis[J]. Nurs Health Sci, 2017, 19(4): 403-413.

[207] Chaves F, Garnacho-Montero J, Del Pozo J L, et al. Diagnosis and treatment of catheter-related bloodstream infection: Clinical guidelines of the Spanish Society of Infectious Diseases and Clinical Microbiology and (SEIMC) and the Spanish Society of Spanish Society of Intensive and Critical Care Medicine and Coronary Units (SEMICYUC)[J]. Med Intensiva (Engl Ed)，2018, 42(1): 5-36.

[208] Zhong L, Wang H L, Xu B, et al. Normal saline versus heparin for patency of central venous catheters in adult patients - a systematic review and meta-analysis[J]. Crit Care, 2017, 21(1): 5.

[209] Barco S, Atema J J, Coppens M, et al. Anticoagulants for the prevention and treatment of catheter-related thrombosis in adults and children on parenteral nutrition: a systematic review and critical appraisal[J]. Blood Transfus, 2017, 15(4): 369-377.

[210] Madabhavi I, Patel A, Sarkar M, et al. A study of the use of peripherally inserted central catheters in cancer patients: A single-center experience[J]. J Vasc Nurs, 2018, 36(3): 149-156.

[211] Bertoglio S, Faccini B, Lalli L, et al. Peripherally inserted central catheters (PICCs) in cancer patients under chemotherapy: A prospective study on the incidence of complications and overall failures[J]. J Surg Oncol, 2016, 113(6): 708-714.

[212] Cotogni P, Barbero C, Garrino C, et al. Peripherally inserted central catheters in non-hospitalized cancer patients: 5-year results of a prospective study[J]. Support Care Cancer, 2015, 23(2): 403-409.

[213] 中国医药教育协会急诊医学专业委员会，中华医学会北京心血管病学分会青年委员会. 中国骨髓腔内输液通路临床应用专家共识 [J]. 中国急救医学，2019, 39(7): 620-624.

[214] 王坤，杨萍芬，严浩. 骨髓腔穿刺输液在院外创伤失血性休克患者抢救中的应用效果 [J]. 中国急救复苏与灾害医学杂志，2020, 15(3): 288-290.

[215] Monsieurs K G, Nolan J P, Bossaert L L, et al. European Resuscitation Council Guidelines for Resuscitation 2015: Section 1. Executive summary[J]. Resuscitation, 2015, 95: 1-80.

[216] 王立祥，孟庆义，余涛. 2016 中国心肺复苏专家共识 [J]. 中华危重病急救医学，2016, 28(12): 1059-1079.

[217] Lewis P, Wright C. Saving the critically injured trauma patient: a retrospective analysis of 1000 uses of intraosseous access[J]. Emerg Med J, 2015, 32(6): 463-467.

[218] Elliott A, Dubé P A, Cossette-Côté A, et al. Intraosseous administration of antidotes - a systematic review[J]. Clin Toxicol (Phila)，2017, 55(10): 1025-1054.

[219] 胡雁，郝玉芳. 循证护理学 [M]. 2 版. 北京：人民卫生出版社，2019: 90-93.

[220] 范曼如，申泉，王丹琦，等. 临床实践指南制订方法——形成推荐意见的共识方法学 [J]. 中国循证心血管医学杂志，2019, 11(06): 647-653.

[221] Grüneboom A, Hawwari I, Weidner D, et al. A network of trans-cortical capillaries as mainstay for blood circulation in long bones[J]. Nat Metab, 2019, 1(2): 236-250.

[222] Hampton K, Wang E, Argame J I, et al. The effects of tibial intraosseous versus intravenous amiodarone administration in a hypovolemic cardiac arrest procine model[J]. Am J Disaster Med, 2016, 11(4): 253-260.

[223] Smith S, Borgkvist B, Kist T, et al. The effects of sternal intraosseous and intravenous administration of amiodarone in a hypovolemic swine cardiac arrest model[J]. Am J Disaster Med, 2016, 11(4): 271-277.

[224] Strandberg G, Larsson A, Lipcsey M, et al. Intraosseous and intravenous administration of antibiotics yields comparable plasma concentrations during experimental septic shock[J]. Acta Anaesthesiol Scand, 2015, 59(3): 346-353.

[225] Eriksson M, Larsson A, Lipcsey M, et al. The effect of hemorrhagic shock and intraosseous adrenaline injection on the delivery of a subsequently administered drug - an experimental study[J]. Scand J Trauma Resusc Emerg Med, 2019, 27(1): 29.

[226] Muir S L, Sheppard L B, Maika-Wilson A, et al. A Comparison of the Effects of Intraosseous and Intravenous 5% Albumin on Infusion Time and Hemodynamic Measures in a Swine Model of Hemorrhagic Shock[J]. Prehosp Disaster Med, 2016, 31(4): 436-442.

[227] Bebarta V S, Garrett N, Boudreau S, et al. Intraosseous hydroxocobalamin versus intravenous hydroxocobalamin compared to intraosseous whole blood or no treatment for hemorrhagic shock in a swine model[J]. Am J Disaster Med, 2015, 10(3): 205-215.

[228] Johnson D, Penaranda C, Phillips K, et al. Effects of sternal intraosseous and intravenous administration of Hextend on time of administration and hemodynamics in a swine model of hemorrhagic shock[J]. Am J Disaster Med, 2015, 10(1): 61-67.

[229] Petitpas F, Guenezan J, Vendeuvre T, et al. Use of intra-osseous access in adults: a systematic review[J]. Crit Care, 2016, 20: 102.

[230] Iserson K V. Vascular access-intravenous, intraosseous, clysis, and peritoneal[A]. In: improvised medicine: providing care in extreme environments, 2e. New York, NY: McGraw-Hill Education, 2016.

[231] Dixon M, Voss S. Adult intraosseous access: a comparison of devices[J]. J Paramed Pract, 2018, 10(9): 376-382.

[232] Demir O F, Aydin K, Akay H, et al. Comparison of two intraosseous devices in adult patients in the emergency setting: a pilot study[J]. Eur J Emerg Med, 2016, 23(2): 137-142.

[233] Hammer N, Möbius R, Gries A, et al. Comparison of the Fluid Resuscitation Rate with and without External Pressure Using Two Intraosseous Infusion Systems for Adult Emergencies, the CITRIN (Comparison of InTRaosseous infusion systems in emergency medicINe)-Study[J]. PLoS One, 2015, 10(12): e0143726.

[234] Szarpak Ł, Czyzewski Ł, Woloszczuk-Gebicka B, et al. Comparison of NIO and EZ-IO intraosseous access devices in adult patients under resuscitation performed by paramedics: a randomized crossover manikin trial[J]. Am J Emerg Med, 2016, 34(6): 1166-1167.

[235] Greenstein Y Y, Koenig S J, Mayo P H, et al. A Serious Adult Intraosseous Catheter Complication and Review of the Literature[J]. Crit Care Med, 2016, 44(9): e904-e909.

[236] Chreiman K M, Kim P K, Garbovsky L A, et al. Blueprint for Implementing New Processes in Acute Care: Rescuing Adult Patients With Intraosseous Access[J]. J Trauma Nurs, 2015, 22(5): 266-273.

[237] Auten J D, McEvoy C S, Roszko P J, et al. Safety of Pressurized Intraosseous Blood Infusion Strategies in a Swine Model of Hemorrhagic Shock[J]. J Surg Res, 2020, 246: 190-199.

[238] 刘艳艳, 汪宇鹏, 祖凌云, 等. 骨髓腔内通路用于实验室检查的研究现状 [J]. 中国医学前沿杂志 (电子版), 2016, 8(11): 24-27.

[239] Tallman C I, Darracq M, Young M. Analysis of intraosseous blood samples using an EPOC point of care analyzer during resuscitation[J]. Am J Emerg Med, 2017, 35(3): 499-501.

[240] Winkler M, Talley C, Woodward C, et al. The use of intraosseous needles for injection of contrast media for computed tomographic angiography of the thoracic aorta[J]. J Cardiovasc Comput Tomogr, 2017, 11(3): 203-207.

[241] Cohen J, Duncan L, Triner W, et al. Comparison of COMPUTED TOMOGRAPHY Image Quality Using Intravenous vs. Intraosseous Contrast Administration in Swine[J]. J Emerg Med, 2015, 49(5): 771-777.

[242] 王飒, 封秀琴, 张茂, 等. 骨髓腔输液通路临床应用护理专家共识 [J]. 中华急危重症护理杂志, 2020, 1(04): 362-370.

[243] 中心静脉血管通路装置安全管理专家组. 中心静脉血管通路装置安全管理专家共识 (2019 版)[J]. 中华外科杂志, 2020, 58(4): 261-272.

[244] 中国医院协会血液净化中心分会血管通路工作组. 中国血液透析用血管通路专家共识 (第 2 版)[J]. 中国血液净化, 2019, 18(6): 365-381.

[245] 中心静脉通路上海协作组, 上海市抗癌协会实体肿瘤聚焦诊疗专委会血管通路专家委员会. 完全植入式输液港上海专家共识（2019）[J]. 介入放射学杂志, 2019, 28(12): 1123-1128.

[246] 中华护理学会静脉输液治疗专业委员会. 静脉导管常见并发症临床护理实践指南 [J]. 中华现代护理杂志, 2022, 28(18): 2381-2395.

[247] 皮伟珍, 莫丹, 李好, 等. 经皮股静脉人工肝临时血管通路管理的专家共识 [J]. 循证护理, 2022, 8(05): 614-619.

[248] 颜丽, 李雅彬, 刘素霞, 等. 两种血管通路在肝衰竭患者血浆置换治疗中应用的比较 [J]. 解放军护理杂志, 2018, 35(08): 48-51.

[249] 中华医学会感染病学分会肝衰竭与人工肝学组. 非生物型人工肝治疗肝衰竭指南（2016 年版）[J]. 中华临床感染病杂志, 2016, 9(2): 97-103.

[250] 何金秋, 熊墨龙. 非生物型人工肝操作与应用 [M]. 南昌：江西科学技术出版社, 2017.

[251] Ipe T S, Pham H P, Williams 3rd L A. Critical updates in the 7th edition of the American Society for Apheresis guidelines[J]. J Clin Apher, 2018, 33(1): 78-94.

[252] Yuan S, Qian Y, Tan D, et al. Therapeutic plasma exchange: A prospective randomized trial to evaluate 2 strategies in patients with liver failure[J]. Transfus Apher Sci, 2018, 57(2): 253-258.

[253] Faqihi F, Alharthy A, Abdulaziz S, et al. Therapeutic plasma exchange in patients with life-threatening COVID-19: a randomised controlled clinical trial[J]. Int J Antimicrob Agents, 2021, 57(5): 106334.

[254] Dai X H, Zhang Y M, Yu L, et al. Effect of artificial liver blood purification treatment on the survival of critical ill COVID-19 patients[J]. Artif Organs, 2021, 45(7): 762-769.

[255] 中华医学会感染病学分会肝衰竭与人工肝学组，中华医学会肝病学分会重型肝病与人工肝学组 . 肝衰竭诊治指南 (2018 年版)[J]. 临床肝胆病杂志，2019, 35(1): 38-44.

[256] 陈佳佳，范林骁，李兰娟 .《肝衰竭诊治指南 (2018 版)》指南解读 [J]. 中国临床医生杂志，2020, 48(11): 1279-1282.

[257] 周健，黄建荣 . 不同血管通路进行人工肝治疗肝衰竭临床疗效及安全性研究 [J]. 现代实用医学，2016, 28(09): 1148-1150.

[258] 龚立超，常红，赵洁 . 治疗性血浆置换术中血管通路应用及护理研究进展 [J]. 中国护理管理，2020, 20(11): 1757-1760.

[259] 颜丽，张海燕，赵军，等 . 肝衰竭血浆置换病人血管通路的使用现状及护理进展 [J]. 护理研究，2016, 30(12): 1418-1420.

[260] 张桂荣，白雪景，王芝云，等 . 不同部位中心静脉置管比较 [J]. 河北医药，2020, 42(18): 2796-2798, 2803.

[261] 王慧，姚苗苗，张佳馨，等 . 血液透析患者中心静脉置管护理的最佳证据总结 [J]. 中国血液净化，2020, 19(08): 569-572.

[262] 李文清 . 医疗废物的安全管理探讨 [J]. 世界最新医学信息文摘，2015, 15(14): 185-186.

[263] Ipe T S, Marques M B. Vascular access for therapeutic plasma exchange[J]. Transfusion, 2018, 58 Suppl 1: 580-589.

[264] Kalantari K. The choice of vascular access for therapeutic apheresis[J]. J Clin Apher, 2012, 27(3): 153-159.

[265] 王深明，武日东 . 下肢深静脉血栓形成治疗指南与实践 [J]. 中国实用外科杂志，2015, 35(12): 1264-1266, 1304.

[266] 陈芳，许艳，周少群，等 . 颈内静脉置管与股静脉置管在肝衰竭患者人工肝治疗中的应用比较 [J]. 中国中西医结合急救杂志，2019, 26(6): 688-690.

[267] Wall C, Moore J, Thachil J. Catheter-related thrombosis: A practical approach[J].J Intensive Care Soc, 2016, 17(2): 160-167.

[268] Farge D, Bounameaux H, Brenner B, et al. International clinical practice guidelines including guidance for direct oral anticoagulants in the treatment and prophylaxis of venous thromboembolism in patients with cancer[J]. Lancet Oncol, 2016, 17(10): e452-e466.

[269] Seckold T, Walker S, Dwyer T. A comparison of silicone and polyurethane PICC lines and postinsertion complication rates: a systematic review[J]. J Vasc Access, 2015, 16(3): 167-177.

[270] 张洪波，周丽娜 . PICC 置管时机对血液病患者静脉炎的影响 [J]. 中国医药科学，2018, 8(01): 230-232, 240.

[271] Pittiruti M, Scoppettuolo G. The GaVeCeLT mamual Of PICC and midline: indications, insertion, management[M]. Milano: Edra S. p. A, 2017.

[272] Sousa B, Furlanetto J, Hutka M, et al. Central venous access in oncology: ESMO Clinical Practice Guidelines[J]. Ann Oncol, 2015, 26 Suppl 5: v152-v168.

[273] 冯文浩，傅麒宁，赵渝. 无症状患者中心静脉置管拔管前彩超筛查静脉血栓的临床意义 [J]. 实用医学杂志，2017, 33(10): 1662-1664.

[274] Allassane E A, El Hammoumi M, Bhairis M, et al. Pinch-off syndrome ou syndrome de la Pince Costo-Claviculaire[J]. Rev Pneumol Clin, 2018, 74(6): 492-496.

[275] Nañez-Terreros H, Jaime-Perez J C, Muñoz-Espinoza L E, et al. D-dimer from central and peripheral blood samples in asymptomatic central venous catheter-related thrombosis in patients with cancer[J]. Phlebology, 2019, 34(1): 52-57.

[276] Cosmi B. Management of superficial vein thrombosis[J]. J Thromb Haemost, 2015, 13(7): 1175-1183.

[277] Feinberg J, Nielsen E E, Jakobsen J C. Thrombolysis for acute upper extremity deep vein thrombosis[J]. Cochrane Database Syst Rev, 2017, 12(12): D12175.

[278] 马骙，王超，傅麒宁，等. 输液港无症状导管深静脉血栓抗凝治疗的临床研究 [J]. 中国现代医学杂志，2018, 28(35): 88-91.

[279] Streiff M B, Holmstrom B, Angelini D, et al. NCCN Guidelines Insights: Cancer-Associated Venous Thromboembolic Disease, Version 2. 2018[J]. J Natl Compr Canc Netw, 2018, 16(11): 1289-1303.

[280] Key N S, Khorana A A, Kuderer N M, et al. Venous Thromboembolism Prophylaxis and Treatment in Patients With Cancer: ASCO Clinical Practice Guideline Update[J]. J Clin Oncol, 2020, 38(5): 496-520.

[281] 马军，秦叔逵，吴一龙，等. 肿瘤相关静脉血栓栓塞症预防与治疗指南 (2019 版)[J]. 中国肿瘤临床，2019, 46(13): 653-660.

[282] Kuznetsov M R, Sapelkin S V, Boldin B V, et al. Rekanalizatsiia glubokikh ven nizhnikh konechnosteĭ kak pokazatel' ĕffektivnosti lecheniia ostrogo venoznogo tromboza[J]. Angiol Sosud Khir, 2016, 22(3): 82-88.

[283] Lobastov K, Schastlivtsev I, Barinov V. Use of Micronized Purified Flavonoid Fraction Together with Rivaroxaban Improves Clinical and Ultrasound Outcomes in Femoropopliteal Venous Thrombosis: Results of a Pilot Clinical Trial[J]. Adv Ther, 2019, 36(1): 72-85.

[284] Beyer-Westendorf J, Schellong S M, Gerlach H, et al. Prevention of thromboembolic complications in patients with superficial-vein thrombosis given rivaroxaban or fondaparinux: the open-label, randomised, non-inferiority SURPRISE phase 3b trial[J]. Lancet Haematol, 2017, 4(3): e105-e113.

[285] Zhang B, Wu K T, Guo Y J, et al. Safety and Feasibility of Temporary Superior Vena Cava Filter Combined with Balloon Dilatation and Catheter-Directed Thrombolysis for Catheter-Related Thrombosis[J]. Ann Vasc Surg, 2018, 47: 69-77.

[286] Kennard A L, Walters G D, Jiang S H, et al. Interventions for treating central venous haemodialysis catheter malfunction[J]. Cochrane Database Syst Rev, 2017, 10(10): CD011953.

[287] Vlasenko S V, Agarkov M V, Khilchuk A A, et al. Endovascular management of the peripherally inserted central venous catheter iatrogenic pinch-off syndrome: A case report[J]. Radiol Case Rep, 2019, 14(3): 381-384.

[288] Janum S, Afshari A. Central venous catheter (CVC) removal for patients of all ages with candidaemia[J]. Cochrane Database Syst Rev, 2016, 7(7): CD011195.

[289] Mahé I, Puget H, Buzzi J C, et al. Adherence to treatment guidelines for cancer-associated thrombosis: a French hospital-based cohort study[J]. Support Care Cancer, 2016, 24(8): 3369-3377.